Katharina Genz, Wolfgang von Gahlen-Hoops (Hg.)
Bildungsarchitektur der Pflege in Deutschland (BAPID)

Pflege - Bildung - Wissen | Band 4

Editorial

Die Reihe **Pflege – Bildung – Wissen** widmet sich Fragestellungen mit Ausgangspunkt im Pflegerischen. Der Gegenstandsbereich des Pflegerischen reicht von gesellschaftlichen Feldern wie Pflegeheim, Krankenhaus, Pflege zu Hause, Hospiz, betreutes und inklusives Wohnen bis hinein in künstlerische Darstellungen, besonders aber in Familien, Kitas, Krippen, Schulen oder in individuelle Praxen der Selbstpflege und des Alltags.
Die Reihe **Pflege – Bildung – Wissen** schreibt selbstkritisch und innovativ über die Vielfalt und die Herausforderungen des Pflegerischen. Sie richtet sich vorrangig an Pflegestudierende, Pflegelehrende und Menschen, die sich wissenschaftlich mit Themen der Pflegeausbildung, pflegerischen Fort- und Weiterbildung und der akademischen Pflegebildung beschäftigen möchten. Sie öffnet sich damit Fragen des Handlungsfeldes Pflege genauso wie denen der Pflegeschule und der pflegebezogenen Studienprofile an Hochschulen und Universitäten oder weiterführenden Wegen wie Referendariat in der Fachrichtung Pflege. Publikationsschwerpunkte sind Monografien, Sammelbände, Lehr- und Lernmaterial sowie Dissertationen.
Die Reihe wird herausgegeben von Wolfgang von Gahlen-Hoops.

Katharina Genz (M. Sc.), geb. 1983, ist wissenschaftliche Mitarbeiterin am Lehrstuhl für Pflegepädagogik der Christian-Albrechts-Universität zu Kiel. Sie studierte Pflege und Pflegewissenschaft an der Ernst-Abbe-Hochschule Jena. Seit 2023 promoviert sie in Kiel im Fach Mittlere und Neuere Geschichte zur »Krankenpflege und ›Kindereuthanasie‹ im Nationalsozialismus – Die Rolle der Pflege in den ›Kinderfachabteilungen‹ Norddeutschlands« bei Prof. Dr. Wolfgang von Gahlen-Hoops und Prof. Dr. Oliver Auge. Zu ihrem Forschungsschwerpunkt gehört Geschichte der Pflege im Nationalsozialismus.
Wolfgang von Gahlen-Hoops (Prof. Dr. phil.), geb. 1974, ist Professor für Didaktik der Pflege und Gesundheitsberufe an der Christian-Albrechts-Universität zu Kiel.

Katharina Genz, Wolfgang von Gahlen-Hoops (Hg.)

Bildungsarchitektur der Pflege in Deutschland (BAPID)

Bestandsaufnahme und Empfehlungen für die Pflegebildung von morgen

Mit einem Vorwort von Christine Vogler
Unter Mitarbeit von Jana Herzberg

[transcript]

Im Auftrag des Deutschen Pflegerats e.V. (DPR)

Gefördert durch:
Bundesministerium für Gesundheit
aufgrund eines Beschlusses des Deutschen Bundestages

Deutscher Pflegerat e.V.
Bundesarbeitsgemeinschaft Pflege- und Hebammenwesen

CAU
Christian-Albrechts-Universität zu Kiel
Medizinische Fakultät

Bibliografische Information der Deutschen Nationalbibliothek
Die Deutsche Nationalbibliothek verzeichnet diese Publikation in der Deutschen Nationalbibliografie; detaillierte bibliografische Daten sind im Internet über https ://dnb.dnb.de/ abrufbar.

Erschienen 2024 im transcript Verlag, Bielefeld

Umschlaggestaltung: Maria Arndt, Bielefeld
Umschlagabbildung: Eugenesergeev / Adobe Stock. Monkeybusinessimages / Adobe Stock
Druck: Majuskel Medienproduktion GmbH, Wetzlar
https://doi.org/10.14361/9783839473887
Print-ISBN: 978-3-8376-7388-3
PDF-ISBN: 978-3-8394-7388-7
Buchreihen-ISSN: 2940-0783
Buchreihen-eISSN: 2940-0791

Gedruckt auf alterungsbeständigem Papier mit chlorfrei gebleichtem Zellstoff.

Inhalt

Vorwort DPR

Liebe Leser*innen, liebe Kolleg*innen,

die deutsche Bildungslandschaft der Pflege ist in seiner Struktur undurchlässig, unübersichtlich und für die Außenstehenden nur nach tiefgehender Recherche nachvollziehbar. Einer der Gründe liegt in der Aufteilung zwischen Bund und Ländern. Während der Gesetzgeber auf der Bundesebene die Berufe und deren Zulassung regelt – also Ausbildung und Grundstudium – liegt die Berufsausübung, deren Ausgestaltung und Hinführung in der Gesetzgebungskompetenz der Bundesländer. Pflegefachassistenzausbildung, Weiterbildungen und Masterstudiengänge sind derzeit so vielgestaltig wie es Bundesländer gibt, denn eine gesamtdeutsche Konzeption für die pflegerischen Qualifizierungswege gibt es nicht.

Um die Pflege als Beruf attraktiv zu gestalten, ist es allerdings unabdingbar einen transparenten Karriereweg aufzuzeigen. Junge Menschen, die sich für einen beruflichen Weg entscheiden, müssen wissen, wo sie dieser hinführen kann. Gleichzeitig benötigen die Pflegebedürftigen die Gewissheit, dass die beruflich Pflegenden auch das können, was ihr Abschluss garantiert. Und auch im Interprofessionellen Dialog mit anderen Berufen im Gesundheitswesen, braucht es Qualifikationsverlässlichkeit.

In 1994 hat der Deutsche Bildungsrat e.V.[1] das erste Mal eine Diskussionsschrift vorgelegt, um eine einheitliche Bildungsstruktur für die Pflegeberufe anzumahnen – aktualisiert dann nochmal in 2007. 30 Jahre und zwei neue Berufsgesetze später, hat sich an der grundsätzlichen Struktur nichts geändert. Zwar ist die Pflegeausbildung 2020 im Pflegeberufegesetz vereinheitlicht worden und Pflege ist endlich grundständig studierbar. Eine vereinheitlichte Weiterbildungs- und Masterstruktur lässt nach wie vor auf sich warten.

Für die Mitgliedsverbände des Deutschen Pflegerates[2] ist es aus Sicht der künftigen pflegerischen Versorgungssicherheit dringend notwendig, dass es gelingt, ein

1 Pflegebildung offensiv: Das Bildungskonzept des Deutschen Bildungsrates für Pflegeberufe. Urban& Fischer/Elsevier 2007

2 S. https://deutscher-pflegerat.de/verband/mitgliedsverbaende

durchlässiges und in sich schlüssiges Gesamtbild der Bildung in den Pflegeberufen zu erarbeiten. »Es soll den Akteuren, die sich um die Weiterentwicklung der Pflegeberufe bemühen, gemeinsame Grundlage sein für die politische Kommunikation und das Durchsetzen berufspolitischer Ziele in der Pflegebildung. Es soll aber nicht nur dazu dienen, qualitativ hochwertige Bildung zu sichern, sondern auch die Identität der Pflegeberufe als eine Berufsgruppe mit einem gemeinsamen Kern stärken und damit der Zersplitterung der beruflichen Pflege in eine Vielzahl von Einzelfunktionen entgegenwirken.«[3]

Im September 2023 startete das Projekt »BAPID – **B**ildungs**a**rchitektur der **P**flegeberufe **i**n **D**eutschland – eine Bildungskonzepterstellung« an der Christian-Albrechts-Universität zu Kiel unter der Leitung von Prof. Wolfgang von Gahlen-Hoops im Auftrag des Deutschen Pflegerates und unterstützt durch die Förderung des Bundesgesundheitsministerium für Gesundheit.

Die Ergebnisse mündeten in diesen umfangreichen Projektbericht, den Sie – liebe Leser*innen – jetzt vor sich haben. Befragungsrunden, Expert*inneneinbezüge und Reviews, Beiratssitzungen und Arbeit des Sounding Boards, Diskussionen in Rats- und Präsidiumssitzungen gingen den beiden Hauptfragen nach: *Wie kann man nach der Reform der Pflegeausbildung an vorherige Modelle und Konzeptionen des Pflegebildungsraumes in Deutschland anschließen?* und *Welche Erfordernisse stellen sich mit Blick auf künftige Bedarfslagen in Deutschland und welche Kompetenzen gehen damit einher?* Konstruktiv und lebhaft gingen die Diskussionen durch die Gremien und Expert*innenrunden. Was Ihnen nun vorliegt ist ein möglicher Entwurf einer Bildungslandkarte für die Pflegeberufe in Deutschland.

Diese Karte ist komplex, so wie es die Versorgungslandschaft benötigt. Das wichtige ist, dass Ausbildungs- und Studiengänge horizontal und vertikal verzahnt werden können, Qualifikation- und Karrierewege transparent gemacht werden und allen, die ein Interesse an den Pflegeberufen haben auch der Zugang ermöglicht wird.

Die vorgestellte Bildungslandkarte gründet auf der Historie der Entwicklung der Pflegebildungslandschaft in der Bundesrepublik, nimmt die heutigen und künftigen Herausforderungen der gesellschaftlichen Transformation auf und sichert europäische Durchlässigkeit und internationale Anschlussfähigkeit.

Das Bildungskonzept »BAPID« lädt Sie ein, mitzudiskutieren und sich einzubringen. Es ist noch nicht »fertig«, sondern stellt sich nun den Überlegungen und Diskussionen der Fachwelt. Der Zeitraum der Erstellung war kurz. Einige Aspekte konnten nur angerissen werden. Im Anschluss an das BAPID I Projekt wird es eine

---

3 Zitat aus der Zielformulierung des Antrages »Bildung in den Pflegeberufen – Aktualisierung bisheriger Konzeptionen und Ausrichtung auf die zukünftigen Versorgungserfordernisse« der antragstellenden Verbände Bundesverband Lehrende Gesundheits- und Sozialberufe e.V. (BLGS), Deutscher Berufsverband für Pflegeberufe e.V. (DBfK)

weitere Ergänzung geben, die wir zum Ende des Jahres erwarten. Ziel ist es dann, den einzelnen »Pflegenden-Typen« Handlungsradien und Aufgaben- und Rollenprofile zuzuordnen.

Pflegebildung bundesweit einheitlich, durchlässig und transparent zu gestalten. Das muss unser aller Ziel sein. Der Deutsche Pflegerat lädt Sie ein, sich einzubringen. Ganz direkt wird das beim Deutschen Pflegetag am 7. und 8. November 2024 in Berlin möglich sein[4]. Gerne lade ich Sie ein – kommen Sie vorbei und diskutieren Sie mit.

Mein Dank geht an alle die, die seit Jahrzehnten versuchen der Pflegebildung eine Gestalt zu geben, welches den Erfordernissen der Praxis entspricht, Qualifikationen fordert und fördert, die Profession Pflege voranbringt und vor allem die Versorgung der Pflegebedürftigen sichert.

Ich danke dem Fachbeirat des Projektes BAPID, allen Reviewer*innen, Kommentargeber*innen, Interviewpartner*innen, den Rats- und Präsidiumsmitgliedern und ganz besonders Prof. von Gahlen-Hoops und Katharina Genz für die Umsetzung des Projektes und die Erstellung des umfassenden Projekt- und Ergebnisberichtes.

Lassen Sie uns die Pflege(-bildung) in Deutschland weiter voranbringen. Wir liefern die Inhalte – die Gesetzgebungskompetenz und damit auch die Umsetzung des Bildungskonzeptes liegt bei den Bundesländern. Mögen diese den Ball aufnehmen.

Der Deutsche Pflegerat und seine Verbände sind gerne Ihre Ansprechpartner*innen.

Berlin, Juni 2024

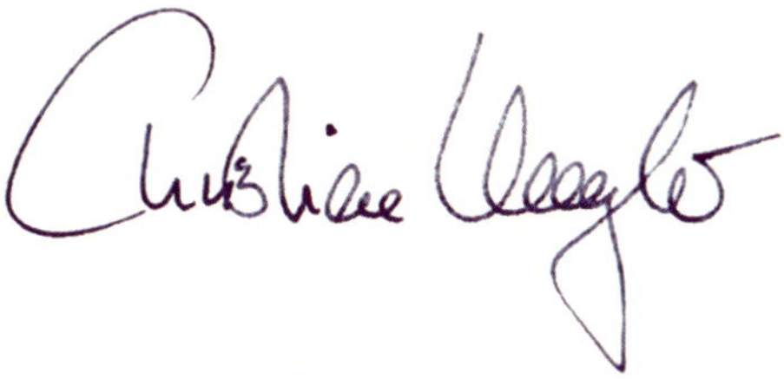

Christine Vogler
Präsidentin Deutscher Pflegerat e.V.

4 https://www.deutscher-pflegetag.de/

Zum Deutschen Pflegerat e.V. (DPR)

Der Deutsche Pflegerat e.V. wurde 1998 gegründet, um die Positionen der Pflegeorganisationen einheitlich darzustellen und deren politische Arbeit zu koordinieren. Darüber hinaus fördert der Zusammenschluss aus 18 Verbänden die berufliche Selbstverwaltung. Als Bundesarbeitsgemeinschaft des Pflege- und Hebammenwesens und Partner der Selbstverwaltung im Gesundheitswesen vertritt der Deutsche Pflegerat heute die insgesamt 1,7 Millionen Beschäftigten der Pflege. Über die berufliche Interessensvertretung hinaus ist der Einsatz für eine nachhaltige, qualitätsorientierte Versorgung der Bevölkerung oberstes Anliegen des Deutschen Pflegerats.

Präsidentin des Deutschen Pflegerats ist Christine Vogler. Vize-Präsidentinnen sind Irene Maier und Annemarie Fajardo.

Mitgliedsverbände

Arbeitsgemeinschaft christlicher Schwesternverbände und Pflegeorganisationen e.V. (ADS); AnbieterVerband qualitätsorientierter Gesundheitspflegeeinrichtungen e.V. (AVG); Bundesverband Lehrende Gesundheits- und Sozialberufe e.V. (BLGS); Bundesverband Geriatrie e.V. (BVG); Bundesverband Pflegemanagement e.V.; Deutscher Hebammenverband e.V. (DHV); Berufsverband Kinderkrankenpflege Deutschland e.V. (BeKD); Bundesfachvereinigung Leitender Krankenpflegepersonen der Psychiatrie e.V. (BFLK); Deutscher Berufsverband für Pflegeberufe e.V. (DBfK); Deutsche Gesellschaft für Endoskopiefachberufe e.V. (DEGEA); Deutsche Gesellschaft für Fachkrankenpflege und Funktionsdienste e.V. (DGF); Deutsche Gesellschaft für Pflegewissenschaft e.V. (DGP); Deutscher Pflegeverband e.V. (DPV); Initiative Chronische Wunden e.V. (ICW); Katholischer Pflegeverband e.V.; Verband der Schwesternschaften vom Deutschen Roten Kreuz e.V. (VdS); Verband für Anthroposophische Pflege e.V. (VfAP) und Verband der Pflegedirektorinnen und Pflegedirektoren der Universitätskliniken und Medizinischen Hochschulen Deutschlands e.V. (VPU).

Danksagung

Besonders dankbar sind wir allen Mitgliedern des Sounding Boards, der Expert*innen und des Reviewpanel, die mit ihrer jeweiligen Fachkenntnis, Akribie und Zuverlässigkeit die Arbeitsschritte wesentlich bereichert haben. Ein besonderer Dank gilt Dr. Jana Herzberg vom Deutschen Pflegerat e. V. (DPR), die während der laufenden Projektzeit unermüdlich mit Rat und Tat und ihrer großen Expertise zur Verfügung stand.

Sounding Board

Prof.in Dr. Katrin Balzer
Leitung Sektion für Forschung und Lehre in der Pflege am Institut für Sozialmedizin und Epidemiologie am UKSH Universitätsklinikum Schleswig-Holstein

Christoph Becker
Leiter Fachbereich Bildungsdienste bei BBT-Gruppe
Vorstandsmitglied Pflegekammer Rheinland-Pfalz

Prof.in Dr. Lea Beckmann
Pflege- und Gesundheitswissenschaftlerin (M.Sc.), Hebamme, Kinderkrankenschwester, Präsidiumsmitglied im Deutschen Hebammenverband

Prof.in Dr. Sandra Bensch
Professorin für Pflegepraxis und Pflegedidaktik an der Katholische Hochschule Mainz
Vorstandsmitglied Pflegekammer Rheinland-Pfalz

Prof.in Dr. em. Elfriede Brinker-Meyendriesch
ehem. Professorin für Berufspädagogik Pflege und Gesundheit an der Fliedner Fachhochschule Düsseldorf

Jutta Busch
Mitarbeiterin in der Arbeitsgruppe Didaktik der Pflege und Gesundheitsberufe an der Christian-Albrechts-Universität zu Kiel, Pflegepädagogin, Krankenschwester

Prof. Dr. Andreas Büscher
Professor für Pflegewissenschaft an der Hochschule Osnabrück, Wissenschaftlicher Leiter des Deutschen Netzwerks für Qualitätsentwicklung in der Pflege (DNQP)

Natascha-Elisabeth Denninger
Deutsche Gesellschaft für Pflegewissenschaft e. V., Sektion »Nachwuchs Pflegewissenschaft«; wissenschaftliche Mitarbeiterin am Universitätsklinikum Heidelberg, Pflegewissenschaftlerin MScN, Gesundheits- und Kinderkrankenpflegerin

Prof.in Dr. Astrid Elsbernd
Professorin für Pflegewissenschaft an der Hochschule Esslingen

Prof. Dr. Johannes Gräske
Professor für Pflegewissenschaft an der Alice Salomon Hochschule Berlin, Sprecher der Bundes-Dekanekonferenz Pflegewissenschaft

Lina Gürtler
Deutscher Berufsverband für Pflegeberufe Bundesverband e. V., Sprecherin/Koordinatorin Lenkungsgruppe »Junge Pflege«, Gesundheits- und Krankenpflegerin

Dr. Monika Hackel
Abteilungsleiterin für Struktur & Ordnung der Berufsbildung am Bundesinstitut für Berufsbildung (BIBB)

Prof.in Dr. em. Elisabeth Holoch
Ehem. Studiengangsleiterin im Studiengang Angewandte Gesundheitswissenschaften für Pflege an der Dualen Hochschule Stuttgart (Studienzentrum Gesundheitswissenschaften und Management)

Prof.in Dr. Gertrud Hundenborn
Deutsches Institut für angewandte Pflegeforschung e. V. (DIP)
Ehem. Professorin für Pflegepädagogik und Pflegefachdidaktik an der Katholischen Hochschule Nordrhein-Westfalen, Fachbereich Gesundheitswesen

Prof. Dr. iur. Gerhard Igl
Universitätsprofessor a.D., ehem. geschäftsführender Vorstand des Instituts für Sozialrecht und Gesundheitsrecht der Christian-Albrechts-Universität zu Kiel

Dr. Bernadette Klapper
Bundesgeschäftsführerin des Deutschen Berufsverband für Pflegeberufe e. V.

Prof. Dr. Sascha Köpcke
Professor im dualen Studiengang Klinische Pflege B.Sc. Universität Köln, Institutsleitung für Pflegewissenschaft, Vorstandsmitglied Deutsche Gesellschaft für Pflegewissenschaft e. V. (DGP)

Andrea Kupahl
Vorstandsmitglied Bundesverband Geriatrie e. V., Leiterin Unternehmensentwicklung DIAKOMED Diakoniekrankenhaus Chemnitzer Land gGmbH

Dr.in Yvonne Lehmann
BBG – Berliner Bundescampus für Gesundheitsberufe gGmbH, Krankenschwester; Dipl.-Pflege- und Gesundheitswissenschaftlerin

Sandra Postel
Präsidentin Pflegekammer Nordrhein-Westfalen, Gesundheits- und Krankenpflegerin, Pflegepädagogin sowie Pflegewissenschaftlerin

Prof. Dr. Michael Simon
Institutsdirektor Pflegewissenschaft – Nursing Science, Associate Professor, Universität Basel, Co-Chair Department of Public Health

Gertrud Stöcker
Lehrerin für Pflegeberufe; Ehrenvorsitzende des BA e.V., jetzt BLGS – Bundesverband Lehrende Gesundheits- und Sozialberufe; Ehrenpräsidentin Deutscher Pflegerat (DPR)

Prof.in Dr. iur. Martina Tamm
Professorin für Zivil-, Arbeits- und Sozialrecht, Hochschule Neubrandenburg

Prof.in Dr. Anja Walter
Professorin für Gesundheit und Pflege/Berufliche Didaktik im Institut für Berufspädagogik und Berufliche Didaktiken an der Technische Universität Dresden.

Fachbeirat der Mitgliedsverbände des DPR

Christine Vogler
Präsidentin des Deutschen Pflegerats e. V.

Dr. Jana Herzberg
Referentin des Deutschen Pflegerats e. V.

Marc Effelsberg
AnbieterVerband qualitätsorientierter Gesundheitspflegeeinrichtungen e. V.

Heike Lohmann
Arbeitsgemeinschaft christlicher Schwesternverbände und Pflegeorganisationen in Deutschland e. V.

Ulrika Gehrke
Berufsverband Kinderkrankenpflege e. V.

Ulrike Dogue
Bundesfachvereinigung Leitender. Krankenpflegepersonen der Psychiatrie e. V.

Angelika Unger
Bundesverband Lehrende Gesundheits- und Sozialberufe e. V.

Dr. Monika Engelke
Deutsche Gesellschaft für Endoskopiefachberufe e. V.

Maria Kortgen
Deutsche Gesellschaft für Fachkrankenpflege und Funktionsdienste e. V.

Prof. Dr. Roland Brühe
Deutsche Gesellschaft für Pflegewissenschaft e. V.

Andrea Kiefer
Deutscher Berufsverband für Pflegeberufe e. V.

Jannicke Schickert
Verband der Pflegedirektorinnen und Pflegedirektoren der Universitätskliniken und Medizinischen Hochschulen Deutschlands e. V.

Mary-Ann Bauer
Verband der Schwesternschaften vom DRK e. V.

Monika Kneer
Verband für Anthroposophische Pflege e. V.

Review Panel

Prof. Dr. Roland Brühe
Pflegedidaktiker und -wissenschaftler (M.Sc., Dr.rer. cur.), Professor für Pflegepädagogik an der Katholischen Hochschule Nordrhein-Westfalen in Köln

Dr. Jana Herzberg
Referentin für Bildung und Pflegewissenschaft des Deutschen Pflegerats e. V., Dipl. Medizinpädagogin, Kinderkrankenschwester, Physiotherapeutin

Dr. Bernadette Klapper
Bundesgeschäftsführerin des Deutschen Berufsverband für Pflegeberufe e. V.

Sandra Postel
Präsidentin Pflegekammer Nordrhein-Westfalen, Gesundheits- und Krankenpflegerin, Pflegepädagogin sowie Pflegewissenschaftlerin

Angelika Unger
Leitung Bundesverband Lehrende Gesundheits- und Sozialberufe, Dipl. Medizinpädagogin, Physiotherapeutin

Prof. Dr. em. Franz Wagner
Ehem. Präsident des Deutschen Pflegerats e. V., ehem. Geschäftsführer des Deutschen Berufsverband für Pflegeberufe (DBfK)

Prof. Dr. Thomas Weiß
Fachanwalt für Arbeitsrecht, Lehrbeauftragter Fachhochschule Kiel

1. Hintergrund

Im Oktober 2022 beantragten der Deutsche Berufsverband für Pflegeberufe e.V. (DBfK) und der Bundesverband Lehrende Gesundheits- und Sozialberufe (BLGS) über den Deutschen Pflegerat e.V. (DPR) ein Pflegebildungsprojekt aufzusetzen. Dieses Projekt soll dem Ziel folgen, ein durchlässiges und in sich schlüssiges Gesamtbild der Bildungslandschaft in den Pflegeberufen zu erarbeiten, und zwar unter Einbezug bisheriger Konzeptionen der deutschen Pflegebildung als auch im Lichte künftiger Versorgungserfordernisse einer Pflege von morgen. Das angesprochene Pflegebildungsprojekt soll auf der einen Seite den Akteur*innen, die sich bildungspolitisch um die Weiterentwicklung der Pflegeberufe bemühen, eine gemeinsame Folie und Kommunikationsgrundlage bieten, um gemeinsam und in der Fläche an der Durchsetzung sinnvoller berufspolitischer Ziele arbeiten zu können. Zum anderen soll es für die Pflegenden die Identität der Pflegeberufe als größte Berufsgruppe aller Gesundheitsberufe und aller anderer Berufe sowie als Pflegeprofession mit einem gemeinsamen Kern stärken und damit der Zersplitterung der professionellen Pflege in eine Vielzahl von Einzelstimmen und Einzelfunktionen entgegenwirken.

Alle Anstrengungen und alle Handlungen von Pflegenden dienen Menschen, die auf Pflege angewiesen sind, die einen Bedarf an Pflege haben. Dieser Bedarf kann in der Pflegerealität sehr verschieden sein: präventiv-pflegerisch, beratend, gesundheitsfördernd, kompensatorisch, katastrophisch bedingt ..., um nur anzudeuten wie breit aus professioneller Sicht der Pflegebedarf sein bzw. sich herleiten und begründen kann. Alle formellen Pflegeberufe zielen auf eine professionelle Versorgung von Menschen mit Pflegebedarf ab. Alle beruflich Pflegenden sind die Expert*innen zur Feststellung von Pflegebedarfen und Expert*innen der Pflegebedürftigkeit insgesamt. BAPID spricht daher in einem inklusiven Begriffsverständnis von Pflegebedürftigen oder pflegebedürftigen Personen. In den verschiedenen Handlungsfeldern kann es andere, aber mit Recht auch äquivoke Sprachgebrauche geben: zum Beispiel Bewohner*in, Patient*in, Klient*in, Zu-Pflegende oder Kunde*in.

Das pflegewissenschaftliche und pflegebildungssystematische Projekt »BAPID – Bildungsarchitektur der Pflege in Deutschland« wurde im Zeitraum September 2023 bis April 2024 durch den Lehrstuhl Didaktik der Pflege und Gesundheitsberufe an der Medizinischen Fakultät der Christian-Albrechts-Universität zu Kiel (CAU), welche über das Institut für Allgemeinmedizin des Universitätsklinikums Schleswig-Holstein (UKSH) am Standort Kiel zugeordnet ist, in enger Zusammenarbeit mit dem DPR als Auftraggeber durchgeführt. Dabei wurden nachfolgende erkenntnisleitende Fragestellungen zugrunde gelegt:

Wie kann man nach der Reform der Pflegeausbildung an vorherige Modelle und Konzeptionen des Pflegebildungsraumes in Deutschland anschließen?

Welche Erfordernisse stellen sich mit Blick auf künftige Bedarfslagen in Deutschland und welche Kompetenzen gehen damit einher?

Ziel war es in einem wissenschaftlich nachvollziehbaren Forschungsprozess eine Bildungsarchitektur des heterogenen Pflegebildungsraums in Deutschland vorzulegen. Zur Erreichung dieses Zieles sondierte diese Studie zunächst, wie man an einschlägige Vorarbeiten anschließen kann und entwickelte das Konzept für eine breite und umfassende Dokumentenanalyse sowie Expert*innenbefragungen. Damit die BAPID-Studie auch mit dem bestehenden Pflegediskurs gut interagiert, wurde mit einem einschlägigen Expert*innengremium Forschungsschritte, Zwischenbefunde und Teilziele abgestimmt und konsentiert. In einem letzten Untersuchungsschritt wurde ein mögliches Bildungskonzept für den gesamten deutschen Pflegebildungsraum unter Einbezug zentraler und künftiger Versorgungserfordernisse entwickelt.

Um die Relevanz und gegenwärtigen Herausforderungen eines neuen Pflegebildungskonzeptes deutlich zu machen, wird zunächst der Hintergrund beleuchtet und in Kapitel 1 auf die gesetzlichen Rahmenbedingungen eingegangen und die Notwendigkeit eines Bildungskonzeptes erörtert. Anschließend wird in Kapitel 2 das Methodische Vorgehen sowie in Kapitel 3 die historische Herleitung des derzeitigen (Pflege-)Bildungssystems in Deutschland herausgearbeitet. In Kapitel 4 wird auf das Zusammenwirken von Allgemeinbildung, Allgemeiner sowie Spezieller Pflegebildung näher eingegangen, um in Kapitel 5 die Allgemeine und Spezielle akademische Bildung darzustellen. In dem inhaltlich umfangreichsten Kapitel 6 werden die (künftigen) Herausforderungen und Implikationen für ein Pflegebildungskonzept aus forschungsbasierter und pflegewissenschaftlicher Sicht dargestellt. Im anschließenden Kapitel 7 wird aus den Erkenntnissen bildungssystematisch das Bildungskonzept von dem Pflegebildungsprojekt »BAPID« abgleitet und verständlich visualisiert. Es schließt mit Kapitel 8 und einer kurzen Zusammenfassung und einem Fazit bzw. Ausblick ab.

1.1 Bildungstransformationen

Die deutsche (Pflege-)Bildung unterliegt unterschiedlichen Gesetzen und Richtlinien, die ihre Ausgestaltung regeln. Die Notwendigkeit eines neuen Bildungskonzeptes ergibt sich bereits seit zwanzig Jahren über die aktive Mitgliedschaft Deutschlands in der Europäischen Union und zwar aus der EG-Richtlinie 2005/36/EG und ihrer Aktualisierung 2024. Diese EG-Richtlinie regelt die Anerkennung der Pflegeberufe in Europa und macht qualitative Vorgaben, denen die deutschen Pflegeberufe nicht genügen konnten und somit in anderen Europäischen Ländern als Hilfspflegeberufe eingestuft werden mussten. Auf Basis dieser Richtlinie wurden das Pflegeberufegesetz (PflBG), das Pflegestudiumstärkungsgesetz (PflStudStG) in Kraft gesetzt sowie das Pflegekompetenzgesetz auf den Weg gebracht, die in ihrer Bedeutung für die Pflegebildung in Deutschland nachfolgend näher erläutert werden.

1.1.1 EG-Richtlinie 2005/36/EG

Die am 7. September 2005 verabschiedete »Richtlinie 2005/36/EG über die Anerkennung von Berufsqualifikationen« spielt innerhalb der Europäischen Union (EU) eine besondere Rolle hinsichtlich Beruf und Qualifikation.

Die Richtlinie 2005/36/EG führt ein System der gegenseitigen Anerkennung von Berufsqualifikationen innerhalb der Europäischen Union (EU) ein. Die Reichweite dieses Systems der wechselseitigen Anerkennung geht über die EU hinaus und erstreckt sich unter bestimmten Voraussetzungen auch auf andere Staaten des Europäischen Wirtschaftsraums (EWR) bzw. der Europäischen Freihandelsassoziation (EFTA) und auch auf die neutrale Schweiz. Ziel der Richtlinie ist es, Fachkräften den Zugang zu den Arbeitsmärkten anderer EU-Mitgliedstaaten zu erleichtern, die grenzüberschreitende Erbringung von Dienstleistungen zu fördern und ganz wesentlich Verwaltungsverfahren zu vereinfachen. Die Richtlinie sieht eine gegenseitige Evaluierung der nationalen Berufsreglementierungen sowie eine Transparenzübung (d.h. Überprüfung der Zugangsbeschränkungen zu Berufen und Bewertung ihrer Notwendigkeit) vor. In diesem Zusammenhang sind die laufenden Transparenzverpflichtungen zu nennen, die alle Mitgliedstaaten dahingehend verpflichten, über die von ihnen reglementierten Berufe zu berichten und der Europäischen Kommission die Gründe mitzuteilen, aus denen sie der Auffassung sind, dass bestehende oder neue Anforderungen den Grundsätzen der Nichtdiskriminierung und der Verhältnismäßigkeit entsprechen. Die Richtlinie gilt als bindend für alle Staatsangehörigen, die als Selbstständige oder abhängig Beschäftigte einen reglementierten Beruf in einem anderen Land als dem, in dem sie ihre Berufsqualifikation erworben haben, ausüben wollen (vgl. Europäische Union, 2005).

Sie ersetzt die bis dahin geltende Einzelrichtlinie (Richtlinie 77/452/EWG) über die Mindestanforderungen an die Ausbildung zur Krankenschwester und zum Krankenpfleger für die allgemeine Pflege zur gegenseitigen Anerkennung der Diplome aus dem Jahr 1977. Bei einer Überprüfung der Richtlinie im Jahr 2013 wiesen nationale Behörden, Ausbildungseinrichtungen und Berufsverbände darauf hin, dass sich die Pflegeberufe seit der Harmonisierung der Mindestanforderungen an die Ausbildung erheblich weiterentwickelt hätten. Eine Überarbeitung der Mindestanforderungen an die Pflegeausbildung in Bezug auf die zu erwerbenden Mindestkenntnisse und -fertigkeiten erfolgte 2013 jedoch nicht (vgl. Europäische Kommission, 2024).

Eine weitere Überarbeitung der »Richtlinie 2005/36/EG des Europäischen Parlaments und des Rates hinsichtlich der Mindestanforderungen an die Ausbildung der Berufe der Krankenschwester und des Krankenpflegers für allgemeine Pflege, des Zahnarztes und des Apothekers« von 2024 ergab für die Pflegeberufe Änderungen. Grundlage dafür war die Feststellung, dass die Themen »personenzentrierte Pflegetheorie, Managementtheorie für Krankenpflege, evidenzbasierte Praktiken, elektronische Gesundheitsdienste und technische Innovationen im Zusammenhang mit Gesundheitsversorgung und Pflegemethoden« nicht oder nicht ausreichend vertreten waren (vgl. Europäische Kommission, 2024).

Während bisher nur »angemessene Kenntnisse in den Wissenschaften« gefordert wurden, muss die Ausbildung von Pflegefachpersonen sicherstellen, dass »umfassende Kenntnisse« in den Wissenschaften erworben werden. Dazu sind fundierte berufskundliche und berufsethische Kenntnisse zu erwerben, die über das bisher geforderte »ausreichende Maß« hinausgehen. Die Kompetenzen und Fähigkeiten zur interprofessionellen Zusammenarbeit werden in der Neufassung deutlicher hervorgehoben. Neu hinzugekommen sind in diesem Zusammenhang »die Fähigkeit, einen wirksamen Führungsansatz und Entscheidungskompetenzen zu entwickeln« sowie über »Kenntnis der technischen Innovationen in den Bereichen Gesundheitsversorgung und Pflegemethoden« zu verfügen. Im theoretischen Unterricht wurden die Aspekte Natur, Grundsätze der Gesundheitslehre, Evidenzbasierte Pflegepraxis und Forschung sowie Wissenschaft und Technik (Elektronische Gesundheitsdienste (E-Health)) ergänzt. In der klinisch-praktischen Ausbildung wurde ebenfalls der Aspekt Wissenschaft und Technik ergänzt sowie der »personenzentrierte Ansatz« verankert (vgl. Europäische Kommission, 2024).

Die Frist zur Umsetzung in nationales Recht wurde auf zwei Jahre bis 2026 festgelegt und stellt eine wichtige gegenwärtige Aufgabe dar, dass Deutschland diese EU-bedingten Anpassungen zeitnah vornehmen wird (vgl. Europäische Kommission, 2024).

1.1.2 Pflegeberufegesetz

Die Pflegeberufereform 2017 – 2020 in Deutschland war eine logische Konsequenz aus den sich kontinuierlich verändernden Anforderungen an den Beruf und seine Berufsangehörigen einerseits und aus der Notwendigkeit einer Attraktivitäts- und Professionalitätssteigerung der Pflegeberufe andererseits. Vor allem der seit 2020 spürbare demografische Wandel hat eine Ausbildungsreform notwendig gemacht. Kleinere Kohorten Auszubildender stehen einer wachsenden Anzahl an alten und hochaltrigen Menschen gegenüber (vgl. Reiber et al., 2023b). Dies und der damit einhergehende Fachkräftemangel sind kein genuin pflegerisches Problem, sondern betrifft auch andere (duale) Berufe und Berufsfelder. »Das Problem der unzureichenden Vorhersagbarkeit erforderlicher Fähigkeiten und Fertigkeiten aufgrund von sich ändernden Qualifikationsanforderungen […] ist nach wie vor eine Herausforderung für die Ausbildung.« (Reiber et al., 2023b, S. 3). Der Grundgedanke der Pflegeberufereform kommt weg vom Denken in oder für Zielgruppen (Pflege für Senior*innen, Kinder etc.) hin zu einem Denken in Settings und sorgt durch äquivalente Stundenzahlen erstmals in Deutschland für eine Gleichberechtigung zwischen akut-klinischen, im Krankenhaus erworbenen Pflegeverständnissen, langzeitstationär, im Pflegeheim erworbenen Pflegeverständnissen und ambulanten, in der Pflege zuhause erworbenen Pflegeverständnissen. Ursprünglich als generalistische im Sinne einer allgemeinen Ausbildung entworfen, die die klassische dreigeteilte Pflegeausbildung ablöst (vgl. Kap. 3), wurde mit der Möglichkeit im dritten Ausbildungsjahr einen spezifischen Abschluss zu erwerben (vgl. § 59 PflBG) (Gesundheits- und Kinderkrankenpflege bzw. Altenpflege) der Kerngedanke einer international üblichen deutschen allgemeinen Pflegeausbildung deutlich konterkariert.[1]

Mit der Pflegeberufereform wurde als Alternative zur pflegeschulischen Pflegeausbildung erstmalig der Weg für eine bundesweite Etablierung einer hochschulischen Pflegeausbildung geebnet und die Möglichkeit eines primärqualifizierenden Studiums etabliert. Ziel ist es, dass »die hochschulisch qualifizierten Pflegefachpersonen zu einer Stärkung der Versorgungsqualität im Kontext höherer Anforderungen beitragen« (Reiber et al., 2023b, S. 4).

1 Ursprünglich als generalistische Ausbildung entworfen, die (endlich) alle Berufszweige unter einer Ausbildung vereint (vgl. Kap. 3), wurde mit der Möglichkeit im dritten Ausbildungsjahr einen spezifischen Abschluss zu erwerben (vgl. § 59 PflBG) (Gesundheits- und Kinderkrankenpflege bzw. Altenpflege) der Kerngedanke der Generalistik erneut aufgeweicht. Die Ergebnisse einer Befragung der Erstkohorte in der BENP-Studie ergab, dass lediglich 1,3 Prozent den Abschluss »Gesundheits- und Kinderkrankenpfleger*in« sowie 0,4 Prozent den Abschluss »Altenpfleger*in« wählen werden (vgl. Reiber et al., 2023b). Hierbei ist eine Eindeutigkeit zu erkennen. Jedoch muss einschränkend formuliert werden, dass das Wahlrecht aufgrund verschiedener Rahmenbedingungen auch Einschränkungen unterliegt, etwa wenn kein Angebot gesonderter Abschlüsse vorhanden ist, weil die Einsatzmöglichkeiten an bestimmten Lernorten fehlen. Auch für die Praxiseinsätze in der generalistischen Ausbildung herrscht mit Einführung des PflBG zunächst ein Mangel an Pflichteinsatzmöglichkeiten in der Pädiatrie (vgl. Reiber et al., 2023). In dem Forschungsprojekt »PäLE« wurde diesem Problem begegnet und weitere mögliche Lernorte für den pädiatrischen Einsätze identifiziert sowie Handlungsempfehlungen formuliert (vgl. Wietzke & Gahlen-Hoops, 2024). Inwieweit die zielgruppenspezifischen Abschlüsse (Gesundheits- und Kinderkrankenpfleger*in« oder »Altenpfleger*in« nach 2025 Bestand haben werden, wird aktuell evaluiert (vgl. § 62 PflBG).

Darüber hinaus wurden wie in anderen Gesundheitsberufen auch üblich, erstmalig Vorbehaltene Tätigkeiten für die Pflegeberufe definiert (§ 4 PflBG), die der Think Tank Vorbehaltsaufgaben und Deutsche Gesellschaft für Pflegewissenschaft e. V. (2024) als »Meilenstein in der Professionalisierung der Pflegeberufe« bezeichnet (TT VA & Deutsche Gesellschaft für Pflegewissenschaft e. V., 2024, S. 3). Zu den berufsgesetzlich verankerten Vorbehaltsaufgaben gehören (vgl. TT VA & Deutsche Gesellschaft für Pflegewissenschaft e. V., 2024):

- die Planung der Pflege,
- die Erhebung und Feststellung des individuellen Pflegebedarfs,
- die Organisation, Gestaltung und Steuerung des Pflegeprozesses sowie
- Analyse, Evaluation, Sicherung und Entwicklung der Qualität der Pflege

Beruflich Pflegende sind damit berufsgesetzlich als diejenigen bestimmt, die sich der Pflegebedürftigkeit fachlich widmen können und dürfen. Der Pflegeprozess als umfassender und komplexer Handlungsprozess ist nach § 4 der klare Bezugspunkt für berufliche Pflegende, er steht im Zentrum jedweden pflegerischen Handelns. Da die Vorhaltsaufgaben auf einem generalistisch erworbenen Pflegeverständnis beruhen, kann das Vorbehaltsrecht bei den gesonderten Abschlüssen der Gesundheits- und Kinderkrankenpflege sowie der Altenpflege nur eingeschränkt auf die jeweilige Altersgruppe gelten (vgl. TT VA & Deutsche Gesellschaft für Pflegewissenschaft e. V., 2024). Da die Vorbehaltsaufgaben in komplexe Zusammenhänge und Versorgungskontexten eingebettet sind, gibt es keine Tätigkeitsliste im Sinne eines Katalogs, die die Vorbehaltsaufgaben abgrenzt. »Sie sind stets eingebettet in die nicht selten widersprüchlichen Wechselwirkungen zwischen Regel- und Fallverstehen.« (TT VA & Deutsche Gesellschaft für Pflegewissenschaft e. V., 2024, S. 21)

Neben den Vorbehaltsaufgaben wurde auch die Qualität des praktischen Pflegelernens in der Pflegeausbildung deutlich aufgewertet. So wurden verbindliche Anforderungen an das Praxislernen definiert, in dem die Qualifikationsanforderungen für die Praxisanleiter*innen erhöht wurden. Es wurde festgelegt, dass die Einrichtungen der praktischen Ausbildung die Praxisanleitung sicherstellen müssen. Dabei muss die Praxisanleitung mindestens in einem Umfang von zehn Prozent der Ausbildungszeit erfolgen. Die Praxisanleiter*innen selbst müssen über mindestens ein Jahr Berufserfahrung in dem Versorgungsbereich verfügen, in dem die Praxisanleitung stattfinden soll. Darüber hinaus müssen sie die Befähigung zur Praxisanleitung mit einem Umfang von mindestens 300 Stunden sowie berufspädagogische Fortbildungen im Umfang von mindestens 24 Stunden pro Jahr nachweisen (vgl. § 4 Pflegeberufe-Ausbildungs- und Prüfungsverordnung (PflAPrV)). Als größte Herausforderung bei der Umsetzung der aktualisierten Anforderungen an die Praxisanleitung stellt sich der Fachkräftemangel dar. Die Ergebnisse der Begleitforschung zur Einführung der neuen Pflegeausbildungen

(BENP) ergab, dass nur 20 Prozent der Auszubildenden die gesetzlich vorgeschriebene Mindestzahl an Praxisanleitung erhalten hat. Darüber hinaus gaben die befragten Auszubildenden an, unzufrieden zu sein sowohl mit der Qualität als auch der Quantität der Praxisanleitung (vgl. Reiber et al., 2023b).

Die Handlungsorientierung im Sinne einer umfassenden Pflegeprozessorientierung ist weiter gestärkt worden und wird durch die curricularen Rahmenpläne der Fachkommission nach § 53 des PflBG dargestellt. Die für professionelles pflegerisches Handeln in Pflegesituationen sowie für die eigene berufliche und persönliche Entwicklung erforderlichen Bereitschaften und Fähigkeiten sollen in der Ausbildung entwickelt werden (vgl. § 5 Abs. 1 PflBG). Berufsbezogene Kompetenzen müssen stets über ein umfassendes Bildungsverständnis abgesichert werden, um zu verhindern, dass Lernende auf ihre Skills reduziert und instrumentalisiert werden. Die Fachkommission hat ein gemeinsames Verständnis von Kompetenz und ein subjektorientiertes Bildungsverständnis sowie einen pflegespezifischen Handlungsbegriff entwickelt (vgl. Kap. 4.2.4) (vgl. Fachkommission nach § 53 Pflegeberufegesetz, 2020).

Um die Einführung der neuen Pflegeausbildung nach dem PflBG zu begleiten, wurde durch das Bundesministerium für Familie, Senioren, Frauen und Jugend hat eine »Ausbildungsoffensive Pflege« (2019 – 2023) gestartet, die mit konkreten Zielen und Maßnahmen Pflegefachpersonen für die Pflegeberufe begeistert (vgl. Kap. 6.2.5) (vgl. Bundesministerium für Familie, Senioren, Frauen und Jugend, 2020b).

1.1.3 Pflegestudiumstärkungsgesetz

Eine für ein neues Bildungskonzept relevante Gesetzesneuerung liegt im Pflegestudiumstärkungsgesetz (PflStudStG), welches 2023 verabschiedet wurde und in Teilen zum 1. Januar 2024 sowie 2025 in Kraft getreten ist bzw. in Kraft treten wird. Ein wichtiger Aspekt ist hierbei die Finanzierung des Pflegestudiums. Für die primärqualifizierenden Pflegestudierenden wurde hiermit eine Ausbildungsvergütung eingeführt. Die fehlende Vergütung wirkte sich vorher durch die komplementäre Möglichkeit, die Ausbildung an der Pflegeschule zu absolvieren, negativ auf die Wahl eines Pflegestudiums aus (vgl. Kap. 5.1). Dazu wurde die Praxisanleitungszeit auf zehn Prozent festgelegt, die wie die Ausbildungsvergütung durch die Praxisträger refinanziert wird (§ 1 PflStudStG).

Ein weiteres bedeutsames Novum für die Weiterentwicklung der Pflegeberufe ist die Zuschreibung heilkundlicher Kompetenzen im Bereich der Heilkunde. Über das neue Pflegestudiumstärkungsgesetz werden heilkundliche Module künftig in alle Curricula und Modulhandbücher der primärqualifizierenden Pflegestudiengänge aufgenommen und ab 2025 verbindliche Kompetenzvorgaben für die Umsetzung in den staatlichen Prüfungen bilden. Damit wird in der Ausbildungs- und Prüfungsverordnung für die Pflegeberufe (PflAPrV) zukünftig in Teil A und

Teil B unterschieden, wobei Teil B den erweiterten heilkundlichen Kompetenzen aus den Modulen des Pflegestudiums vorbehalten ist. Ein weiteres Gesetz, dass die Heilkundeübertragung für die pflegeschulische Ausbildung regelt, wurde vom Gesetzgeber angekündigt. Die heilkundlichen Kompetenzen wurden durch die Fachkommission Pflege nach § 53 des Pflegeberufegesetzes (PflBG) als standardisierte Module in ein Grundlagenmodul und acht Wahlmodule übersetzt (§ 2a PflStudStG) (vgl. Kap. 6.2.5).

Für die künftige hochschulische Organisation der Prüfung der Kompetenzen nach der PflAPrV bedeutet dies, dass zukünftig zwei ärztliche Kolleg*innen in den Prüfungsausschuss zu implementieren sind, eine vierte staatliche Klausur sowie ein weiteres Modul in die mündliche Prüfung ergänzt wird (§ 4a PflStudStG).

Eine weitere neue Regelung des PflStudStG ist die stärkere Berücksichtigung von Digitalisierung (vgl. Kap. 6.3), gendermedizinischen Aspekten sowie die Möglichkeit von Auslandssemestern und Auslandspraktika. In Hinblick auf den Fachkräftebedarf werden die Anerkennungsverfahren für ausländische Pflegefachpersonen vereinheitlicht und vereinfacht. Für verbesserte Vereinbarkeit von Familie und Studium wurden die Kinderkrankentage von 10 auf 15 Tage erhöht. Im Hinblick auf Genderaspekte kann zukünftig neben den über das Pflegeberufegesetz eingeführten Berufsbezeichnungen Pflegefachmann und Pflegefachfrau auch die neutrale Berufsbezeichnung Pflegefachperson gleichberechtigt verwendet werden (vgl. Bundesministerium für Gesundheit, 2023d).

1.1.4 Pflegekompetenzgesetz

Das Pflegekompetenzgesetz soll noch in diesem Jahr verabschiedet werden und hätte in der vorliegenden Fassung auch einige bedeutsame Auswirkungen auf ein zukünftiges Pflegebildungskonzept. Im »Kurzpapier: Vorläufige Eckpunkte Pflegekompetenzgesetz« vom 19. Dezember 2023 wird deutlich, dass Pflegende derzeit ihr Potenzial nicht ausschöpfen können und ihre Kompetenzen nicht ausreichend genutzt werden (vgl. Bundesministerium für Gesundheit, 2023b).

Neben der Gestaltung einer qualitativ hochwertigen pflegerischen Versorgung soll auch die Attraktivität der Pflegeberufe nachhaltig gesteigert werden. Aus diesem Grund sollen nach derzeitigem Stand die Befugnisse für Pflegefachpersonen im Rahmen der häuslichen Krankenpflege erweitert werden. Eine Ausweitung auf andere Versorgungsbereiche wird geprüft. Dazu sollen Pflegefachpersonen die Befugnis erhalten, Pflegehilfsmittel und Hilfsmittel zu verordnen. Darüber hinaus wird geprüft, inwiefern Pflegefachpersonen die berufsgesetzliche vorbehaltliche Aufgabe der Feststellung des Pflegebedarfs bei Pflegebedürftigkeit nach § 18 SGB XI auch künftig feststellen werden. Mit dem Pflegekompetenzgesetz soll ein pflegegradunabhängiger Anspruch auf Pflegeprozesssteuerung durch Pflegefachkräfte einschließlich eines pflegerischen Erstgesprächs festgeschrieben werden. Qualifizierte Pflegefachpersonen erhalten die Möglichkeit, erweiterte pflegerische Aufgaben in der Regelversorgung zu übernehmen (z.B. im Bereich der komplexen Wundversorgung, bei Menschen mit diabetischer Stoffwechsellage, der Pflege bei Demenz etc.). Das international bereits differenziert etablierte Berufsbild der Advanced Practice Nurse (APN) soll auch in Deutschland implementiert werden. Damit verbunden ist die Möglichkeit für Pflegefachpersonen mit einem Berufsabschluss auf Masterniveau, in ärztlich oder pflegerisch geleiteten Einrichtungen eigenständig Heilkunde auszuüben sowie häusliche pflegerische Versorgung, Hilfsmittel und bestimmte Arzneimittel zu verordnen. Es wird aber auch deutlich, dass die Implementierung bis hin zur vollständigen Etablierung von APN in der Regelversorgung Zeit benötigen und einen gemeinsamen Prozess bedeuten wird (vgl. Bundesministerium für Gesundheit, 2023b).

Um die berufsständische Vertretung in Deutschland auszubauen, soll eine zentrale berufsständische Vertretung der Profession Pflege auf Bundesebene erfolgen und die Funktion der Pflegebevollmächtigten gesetzlich verankert werden. Dazu ist vorgesehen, dass Pflegefachpersonen in Institutionen und Gremien bei der Akutversorgung sowie bei der Planung und Vorbereitung von Krisensituationen auf allen Ebenen regelhaft beteiligt werden (vgl. Bundesministerium für Gesundheit, 2023b).

Vollstationäre Pflegeeinrichtungen sollen mit dem Pflegekompetenzgesetz die Möglichkeit erhalten, akademisch qualifizierte Pflegefachkräfte, die zu mindestens 50 Prozent in der direkten Pflege tätig sind, im Rahmen der Personalvorhaltungswerte zu verhandeln. Dazu wird festgelegt, durch welches Personal fehlende Pflegefachkräfte unter bestimmten Voraussetzungen ersetzt werden können (vgl. Bundesministerium für Gesundheit, 2023b).

Darüber hinaus soll das Pflegekompetenzgesetz die Pflegeeinrichtungen bei der Umsetzung und den Umsetzungsprozessen der kompetenzorientierten Arbeitsteilung unterstützen (vgl. Bundesministerium für Gesundheit, 2023b).

Um einen Pflegekollaps zu vermeiden, wird es für die künftige Versorgungssicherung in Deutschland entscheidend sein, dass das Pflegekompetenzgesetz zeitnah eine APN-Qualifikation mit dem beschriebenen erweiterten Kompetenzspektrum ermöglicht.

1.2 Kerngedanken und Bausteine

Dem Kerngedanken zur Entwicklung eines neuen Bildungskonzeptes liegen die Zielsetzungen zugrunde, dass eine qualitativ hochwertige Pflegebildung im Lichte zukünftiger Versorgungserfordernisse unter Einbezug bereits bestehender Konzeptionen gesichert werden muss. Wichtig erscheint neben der Versorgungszielsetzung die Gewährleistung einer internationalen Anschlussfähigkeit im gesamten Pflegebildungskontext. Deutschland und insbesondere die in Deutschland arbeitenden Pflegenden sollen einen bundeseinheitlichen, in sich kohärenten durchlässigen und international anschlussfähigen Pflegebildungsraum beschreiten können. Darüber hinaus dient das Bildungskonzept als Grundlage für die Kommunikation mit relevanten Akteur*innen, um gemeinsam und konstruktiv an berufs- und bildungspolitischen Zielen zu arbeiten.

1.3 Mögliche Lesarten des Bildungskonzeptes

Das Bildungskonzept BAPID enthält verschiedene Lesarten, die sich auch durch verschiedene Positionen im Pflegebildungsraum verdeutlichen lassen. Gemeint sind Positionen wie Pflegelernende, beruflich Pflegende, Pflegelehrende, Pflegeleitende, Pflegeforschende oder berufspolitisch aktive Pflegende.

Pflegelernende: Sowohl Auszubildende als auch Studierende in der beruflichen Pflege können sich anhand der BAPID-Typik in Kapitel 7 besser einordnen. In Deutschland wird es vier verschiedene Pflegeberufe geben.

Beruflich Pflegende: Beruflich Pflegende können sich im Kontext der BAPID Typik einerseits zuordnen, andererseits auch nächste oder kommende Sprünge auf nächste Kompetenzniveaus gezielt vorbereiten. Das vorliegende Pflegebildungskonzept zeigt unterschiedliche Entwicklungsmöglichkeiten für die eigene Laufbahn auf und bietet sehr vielfältige Identifikationsmöglichkeiten für beruflich Pflegende. Das Konzept bietet Ansätze sowohl für die Zuständigkeit der Pflegeberufe (bis hin zum Disaster Nursing) als auch für die Nichtzuständigkeit.

Pflegelehrende: Berufspädagogisch fortgebildete Pflegelehrende mit Aufgaben in der Praxisanleitung, pflegepädagogisch studierte Pflegelehrende bis hin zu hochschulisch oder universitär qualifizierten Pflegeprofessuren mit Aufgaben in der primärqualifizierenden Ausbildung von Pflegestudierenden können anhand des Konzeptes von BAPID Hintergründe und Konzepte in Kapitel 6 für zukünftige Anforderungen an Pflegende ableiten und sich vergewissern, inwieweit die Zukunftsrelevanz der Ausbildungsinhalte derzeit gewährleistet ist.

Pflegeleitende: Die Leitungen in den pflegerischen Handlungsfeldern können mit Hilfe der BAPID-Typik anstehende Personalentscheidungen und den vorhandenen Qualifikationsmix besser analysieren und sind nicht mehr allein auf die Vorgabe der Kostenträger angewiesen. Argumentationen zum Qualifikationsmix nach Handlungsfeldern und spezifischeren Settings zu erarbeiten wird sicherlich eine Aufgabe sein, die sich aus BAPID ergibt. Auch die Konkretisierung von Rollen und Berufsbildern soll mit diesem Bildungskonzept nicht geleistet werden.

Pflegeforschende: Pflegewissenschaftlich Forschende können anhand dieser Ausführungen besser auf den Stand der aktuellen Studien eingehen und das vorliegende Konzept in eigene Argumentationskontexte einordnen. Die Nachvollziehbarkeit der Studie wird über die Kapitel 2 Methodisches Vorgehen und dessen breiten Darstellung gewährleistet. So können auch Limitationen und Begrenztheit von Aussagen eingeschätzt werden oder breitere Diskussionen in fachwissenschaftliche Diskursfelder angestoßen werden.

Berufspolitisch aktive Pflegende: BAPID kann und soll eine gute Grundlage für alle berufspolitisch aktiven Personen sein. Viele Argumentationen, die hier beispielsweise in Kapitel 6 gebündelt werden, sind aus aktuellen Debatten oder Kontexten entnommen und zusammengefasst. Berufspolitische Debatten werden aufgrund von BAPID weiterhin zu führen sein, dennoch sind einige Hintergründe für Entscheidungen von gestern in BAPID nochmal explizit aufgenommen worden. Es ist ausdrücklich intendiert, sich in eigenen Interpretationen und Ansätzen zu den Argumenten von BAPID zu positionieren.

2. Methodisches Vorgehen

Die Anforderungen an ein forschungsbasiertes Bildungskonzept liegen aus bildungswissenschaftlicher Sicht darin, die Komplexität und die Herausforderungen des pflegerischen Berufsfeldes mit verschiedenen Forschungszugängen zu erfassen. Es sollten sowohl die Perspektiven und Erkenntnisse von Expert*innen als auch des gegenwärtigen Forschungsstandes einfließen. Außerdem sollte bei der Entstehung eines Pflegebildungskonzeptes iterativ und partizipativ vorgegangen werden. Um diese Anforderung abzusichern, wurde ein Fachbeirat systematisch eingebunden (vgl. Kap. 2.5). Um den Untersuchungsgegenstand und Fragestellungen mehrperspektivisch begegnen zu können, wurde ein Mixed-Method-Ansatz aus qualitativer und quantitativer Forschung gewählt (vgl. Abb. 1). Die unterschiedlichen quantitativen und qualitativen Zugänge umfassen die Dokumentenanalyse nach Kuckartz und Rädiker (2022) (vgl. Kap. 2.1), die Problemzentrierten Expert*inneninterviews nach Witzel und Reiter (2022) (vgl. Kap. 2.2) sowie die iterative und partizipative Einbindung von Expert*innen eines Sounding Boards für eine quantitative Datenerhebung (vgl. Kap. 2.3). Die Ergebnisse der drei Datenerhebungs- und Analysemethoden wurden in Joint Displays visualisiert (vgl. Kap. 2.4) (vgl. Abb. 1).

Die Studie wurde von der Ethikkommission der Medizinischen Fakultät des Universitätsklinikums Schleswig-Holstein in Kiel positiv begutachtet (D625/23).

Abb. 1: Mixed-Method-Design im Projekt »BAPID« (eigene Darstellung)

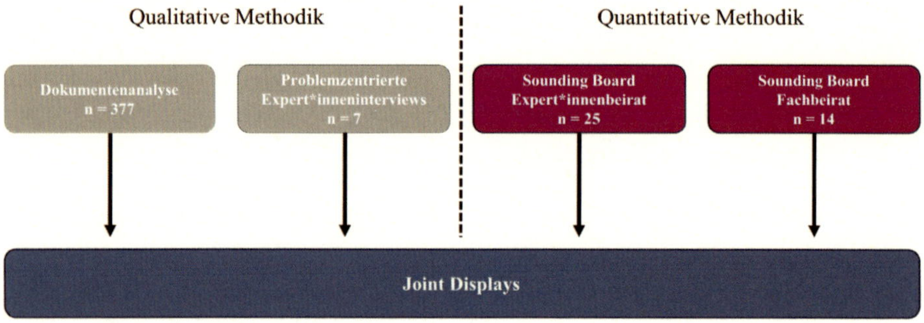

2.1 Dokumentenanalyse

Bowen (2009) definiert die Dokumentenanalyse als ein systematisches Verfahren zur Sichtung und Auswertung von gedrucktem als auch elektronischen Dokumenten. Wie andere qualitative Forschungsmethoden erfordert die Dokumentenanalyse, dass Daten untersucht und interpretiert werden, um Bedeutung zu erzeugen, Verständnis zu gewinnen und empirisches Wissen zu entwickeln. Dabei wird die Dokumentenanalyse auch oft in Kombination mit anderen qualitativen Forschungsmethoden eingesetzt (vgl. Bowen, 2009).

Der Dokumentenanalyse ging eine strukturierte Literaturrecherche nach Brocke et al. (2009) voraus. Die Konzeptualisierung erfolgte mit Hilfe der Taxonomien von Cooper (1988), mit der sich Literatur klassifizieren und einordnen lässt (vgl. Tab. 1) (vgl. Cooper, 1988).

Tab. 1: Angewandte Taxonomien nach Cooper (1988)

Charakteristik	**Ausprägung**
Fokus	Forschungsergebnisse/Praxis/Anwendung
Ziel	identifizieren von zentralen Herausforderungen
Perspektive	neutrale Repräsentation
Umfang	zentral/entscheidend

Charakteristik	Ausprägung
Aufbau	konzeptuell/methodologisch
Zielgruppe	Wissenschaftler*innen/Praktiker*innen/Entscheidungsträger*innen/ Allgemeinheit

Pflege als Berufs- und Handlungsfeld ist ein sehr heterogenes Forschungsfeld. Entsprechend umfassend sind die Schlagworte, mit denen die Literaturrecherche durchgeführt wurde (vgl. Tabelle 2). Zusätzlich wurde bei der Suche auf Trunkierungen und Bool'sche Operatoren zurückgegriffen. Eingeschlossen wurden Publikationen im Kontext von Pflegepädagogik sowie von Gesundheitsfachberufen inklusive der Pflegeberufe im Zeitraum von 2018 bis 2023. Diese Zäsur wurde aufgrund der Verabschiedung des Pflegeberufegesetzes (PflBG) am 24. Juli 2017 vorgenommen. Weiterbildungsverordnungen der Länder in Bezug auf Pflegeweiterbildungen, Stellungnahmen von Pflegeverbänden und Pflegevertretungen wurden ebenfalls einbezogen. Neben deutschsprachiger wurde auch englischsprachige Literatur berücksichtigt. Durchgeführt wurde die Suche in den Datenbanken der Deutschen Nationalbibliothek, dem Gemeinsamen Bibliotheksverbund (GBV), PubMed sowie Springer Link. Dazu wurde eine unsystematische Suche über die Suchmaschine Google durchgeführt. Ergänzt wurde dies durch eine umfangreiche Handrecherche über die bereits gefundene Literatur.

Tab. 2: Schlagworte im Literaturreview nach BAPID (eigene Darstellung)

*pflege			
*gesetz	Demografischer Wandel	Interessenvertretung	School Nursing
*kammer	Disaster Nursing	International	Sonderweg
Advanced Nursing Practice	Durchlässigkeit	Interprofessionalität	Stellungnahme
Akademisierung*	Education	Karriere	Theorie-Praxis-Transfer
Ambulantisierung	Empfehlung	Kompetenzerweiterung	Transformation
Assistenz	Erweiterte Kompetenzen	Migration	Vergleichbarkeit

Ausbildung	Europa	Pflegeberufegesetz	Versorgungsformen
Ausdifferenzierung	Fachkräftemangel	Pflegeexperte	Verweildauer
Belastungsfaktoren	Handlungsfelder	Positionspapier	Vorbehaltsaufgaben
Berufliche Bildung	Heilkunde	Primary Nursing	Weiterbildung
Climate Change	Herausforderung	Qualifikationsmix	Zugangsvoraussetzungen
Community Health Care	Hochschulische Bildung	Rolle	

Ausgeschlossen wurden Positionspapiere von politischen Parteien, kleinen Verbänden und stark spezialisierten Vereinen sowie Bildungskonzepte des allgemeinbildenden Systems. Darüber hinaus wurden Regionalstudien, Qualifikationsstudien, Einleitungstexte in Sammelbänden, Vor- und Geleitworte, Rezensionen, Interviews, Pressemitteilungen und Lehrbücher nicht berücksichtigt.

Insgesamt konnten in Datenbankrecherche n = 3.951 Treffer identifiziert werden. Nach der Duplikatentfernung und einem Handscreening verblieben noch n = 386 Treffer. Zusammen mit der unsystematischen Handsuche mit n = 289 Treffern ergab sich für den Teilschritt Screening n = 675. Nach der Sichtung der Abstracts und Inhaltsverzeichnisse wurden unter Berücksichtigung der o.g. Ausschlusskriterien weitere n = 158 Treffer ausgeschlossen. Insgesamt wurden n = 517 Volltexte auf Eignung geprüft. Ausgeschlossen wurden insgesamt n = 140 Volltexte. Eingeschlossen nach o.g. Einschlusskriterien wurden (Stand: 31.12.2023) n = 377 Dokumente. Der Dokumentenkorpus umfasst 275 Publikationen, 47 Stellungnahmen und Positionspapiere sowie 55 Gesetze, Verordnungen und Empfehlungen (vgl. Abb. 2).

Abb. 2: Flow-Chart Dokumentenanalyse BAPID (eigene Abbildung)

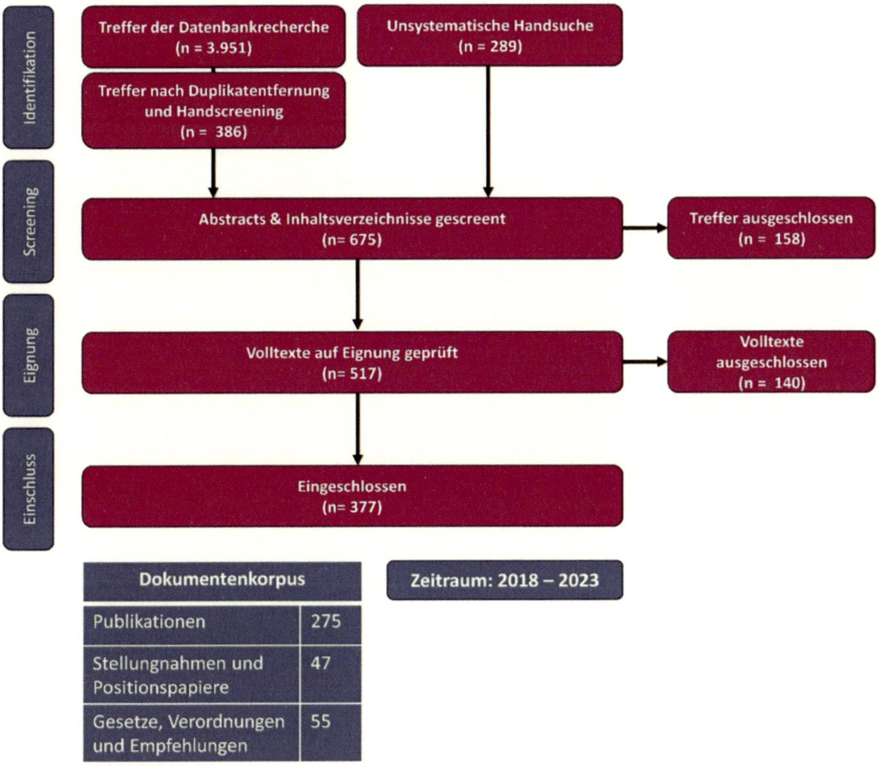

Die eingeschlossenen Dokumente wurden mittels der strukturierenden Inhaltsanalyse nach Kuckartz und Rädiker (2022) unter Nutzung der Software MAXQDA ausgewertet. Ziel dieser qualitativen Auswertungsmethode ist die Herausbildung von Typen und der Entwicklung einer Typologie am vorhandenen Material. Hierbei konnten mittels der Kombination von deduktiver und induktiver Kategorienbildung (vgl. Kuckartz & Rädiker, 2022) vier Hauptkategorien mit insgesamt 20 Subkategorien identifiziert werden (vgl. Abb. 3).

Abb. 3: : Hauptkategorien und Subkategorien (eigene Abbildung)

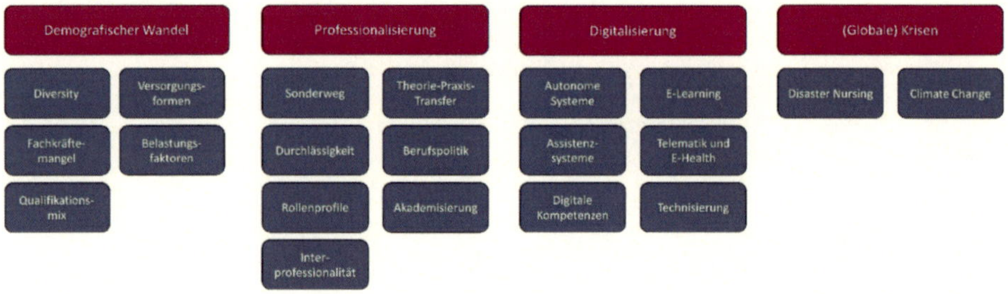

Zu den vier analysierten Hauptkategorien gehört der Demografische Wandel, Professionalisierung, Digitalisierung sowie (Globale) Krisen mit ihren Subkategorien (vgl. Abb. 3). Diese Hauptkategorien mit ihren Subkategorien waren Grundlage für die Entwicklung des Fragebogens für das Sounding Board der Expert*innen und des Beirats (vgl. Kap. 2.3) und werden in Kapitel 6 näher ausgeführt.

2.2 Expert*inneninterviews

Es erscheint von zentraler Bedeutung, neben der Dokumentenanalyse, die Expertise der sogenannten »domain experts«, also Akteur*innen und Entscheidungsträger*innen einzubeziehen und deren Expertise und Erwartungen zu erfassen. Das theoretische Vorverständnis der Dokumentenanalyse kann auf diesem Weg mit den Erwartungen der befragten Personen abgeglichen und ergänzt werden. Qualitative Forschung rekonstruiert subjektive Sichtweisen, zum Beispiel Deutungsmuster oder Wirklichkeitskonstruktionen und stellt den dahinterstehenden Sinn in das Zentrum des Erkenntnisinteresses (vgl. Helfferich, 2011). Der Forschungsblick gilt der Einzelaussage, allerdings werden auch immer wieder strukturelle Wiederkehrnisse betrachtet und als Muster zusammengefasst (vgl. Friebertshäuser et al., 2013). Insbesondere sollen die qualitativen Daten die Dokumentenanalyse ergänzen und deren Ergebnisse validieren oder spezifizieren.

Die Datenerhebung in Form qualitativer (halbstrukturierter) Interviews wurde mittels problemzentrierten Interviews (PZI) nach Witzel und Reiter (2022) durchgeführt. Das Verfahren des PZI ist dann besonders geeignet, wenn von Überschneidungen in Bezug auf Erfahrungen der Forschenden und der Beforschten ausgegangen werden kann. Es dient der Herausstellung subjektiver Wahrnehmung und Erfahrungen zu einem vorher bestimmten Problemkomplex. In Kombination mit Expert*inneninterviews wird hierbei auf die Untersuchung von Expert*innenwissen, -kompetenzen und -erfahrungen zurückgegriffen. Expert*innen sind in diesem Fall Personen, die sich meist im Rahmen von langen Bildungswegen und speziellen Aufgaben sowie Funktionen Sonderwissen angeeignet haben (vgl. Misoch, 2019). Die Interviews wurden parallel zur Dokumentenanalyse durchgeführt. Erste Arbeitsergebnisse der Dokumentenanalyse sind in die Erstellung des Leitfadens für den Fragebogen eingeflossen. Die Problemstellung des PZI lautete: Wie lässt sich der Pflegebildungsraum Deutschlands beschreiben und welchen Herausforderungen der nächsten Jahre muss die Pflegebildung berücksichtigen? Dabei wurden nachfolgende Themen angesprochen:

- Struktur der pflegerischen Bildungslandschaft
- Anerkennung von Fachgesellschaften
- Heterogenität der pflegerischen Bildungslandschaft
- Bildungsverläufe
- Rolle des praktischen Berufsfeldwissens/der praktischen Berufsfeldkenntnisse für die Pflegebildungsbiografie
- Lebenslanges Lernen
- Neues Pflegeberufegesetz
- DQR/EQR

Ergänzend zum konsentierten Interviewleitfaden wurden im Sinne des PZI offene und dialogzentrierte Gesprächstechniken eingesetzt. Dies dient der Anregungen von Reflexionen der Teilnehmenden und lässt den Diskurs relevanter Themen zu (vgl. Witzel & Reiter, 2022).

Für das Sample wurden nach gemeinsamer Abstimmung mit dem Fachbeirat des Projektes (vgl. Kap. 2.5) Personen eingeschlossen, die eine ausgewiesene Expertise oder Rolle im Pflege(bildungs)raum inne haben. Diese gehören unterschiedlichen pflegerischen Feldern wie Pflegewissenschaft, Pflegebildung, Pflegepolitik, Berufsverbänden und Organisationen an. Dieser Personenkreis wurde schriftlich über eine Interessenbekundung angefragt und um ihre Mitwirkung erbeten. Die Personen konnten entscheiden, ob eine Mitwirkung in Form eines Expert*inneninterviews und/oder gleichzeitig im Sounding Board in Frage kommt. Nach Sondierung der ersten Eingänge wurden die Expert*inneninterviews (n = 7) im Zeitraum von November bis Dezember 2023 online durchgeführt und dauerten durchschnittlich 53 Minuten (Spannweite: 44–58 Minuten).

Sechs Personen verfügen über eine grundständige Ausbildung zur Pflegefachperson und eine Person weist eine Ausbildung als Zahnmedizinische Fachangestellte auf. Bis auf eine Person verfügen alle mindestens über einen ersten akademischen Abschluss. Fünf Personen haben bereits eine Promotion abgeschlossen. Die Ausweisung der Studienfächer ist sehr heterogen und reicht von Pflegewissenschaft über Pflegemanagement, Pflegepädagogik, Psychologie und Gesundheitswissenschaft. Alle Personen verfügen über Berufsfeldkenntnisse (vgl. Tab. 3).

*Tab. 3: Merkmale der Interviewpartner*innen*

Item	Angabe	N	%
Alter	18–24 Jahre 25–34 Jahre 35–50 Jahre > 50 Jahre	0 1 2 4	0 14 29 57
Geschlechtliche Zuordnung	Weiblich Männlich Divers	4 3 0	57 43 0
Berufsabschluss	Pflegefachperson Sonstiges: Zahnmedizinische Fachangestellte	6 1	86 14
Höchster Hochschulabschluss	Bachelor Master Promotion Keinen Sonstiges:	0 1 5 1 0	0 14 71 14 0
Studienfächer Mehrfachnennungen möglich	Pflegewissenschaft Pflegepädagogik Pflegemanagement Gesundheitswissenschaft Psychologie	0 3 2 1 1	0 43 29 14 14
Berufsfeldkenntnisse Mehrfachnennungen möglich	Nein Ja davon: Akutstationäre Pflege Ambulante Pflege Stationäre Langzeitpflege Pflegeschule Kreuzfahrtschiff Zivildienst	0 7 5 3 3 2 1 1	0 100 71 43 43 29 14 14

Die digitalen Interviews wurden mit der Software f4x Spracherkennung von audiotranskription KI-gestützt transkribiert und manuell nach den Transkriptionsregeln von Kuckartz und Rädiker (2022) nachbereitet. Die anonymen Transkripte wurden mittels der Software MAXQDA 2022 inhaltsanalytisch ausgewertet (vgl. Kuckartz & Rädiker, 2022). Die Hauptkategorien wurden deduktiv aus der Dokumentenanalyse übernommen und um die Subkategorie Interprofessionalität aus den Interviews ergänzt. Die Ergebnisse flossen in die Erstellung der Sounding Board Befragung mit ein (vgl. Kap. 2.3).

2.3 Quantitative Datenerhebung

Um eine iterative und partizipative Beteiligung eines weiteren Expert*innengremiums und des Fachbeirats der Mitgliedsverbände des Deutschen Pflegerats zu gewährleisten, wurde zusätzlich zu der Dokumentenanalyse und den problemzentrierten Expert*inneninterviews ein begleitendes Sounding Board eingerichtet. Ziel dabei ist es, neben möglichen qualitativ heterogenen Befunden auch quantitativ orientierte Relevanzsetzungen zur Aufnahme in das Bildungskonzept zu fördern. Durch die quantitative Erhebung des Sounding Boards, bestehend aus 25 Pflegebildungsexpert*innen, lassen sich eindeutige Übereinstimmungen, Streuungen und Divergenzen in Bezug auf relevante Aspekte der Dokumentenanalyse erkennen, die in das BAPID-Pflegebildungskonzept aufgenommen werden sollen.

Die Methode des Einbezugs eines Sounding Boards kommt ursprünglich aus dem Change Management und ermöglicht es Feedback effizient zu organisieren. Dabei partizipieren bis zu 50 Personen mit heterogenem Wissenskorpus in einem Sounding Board. Dieses ist insbesondere in einer frühen Phase der »Produktentwicklung« ein wirksames Instrument (vgl. Walter et al., 2017; Reinke, 2020). Für das Sounding Board im Projekt BAPID zur Entwicklung eines neuen Pflegebildungskonzepts für Deutschland wurden insgesamt 42 Expert*innen aus Deutschland, Österreich, Schweiz, Niederlanden und Großbritannien angefragt, um an dem Sounding Board teilzunehmen. Insgesamt konnten n = 25 Expert*innen als Expert*innenbeirat für das Sounding Board gewonnen werden. Die Expert*innen verfügen über Erfahrungen und Wissen insbesondere in den Bereichen Pflegewissenschaft (n = 3), Pflegebildung (n = 7), Pflegerecht (n = 2), Pflegepolitik (n = 3), Pflegenachwuchsgewinnung (n = 2), Internationale Pflege und sonstige Pflegeexpertise aus spezialisierter Pflegepraxis (n = 2) sowie Verbandstätigkeit und Nachbardisziplinen (n = 6). Sieben Teilnehmende waren gleichzeitig Teilnehmende der Expert*inneninterviews (vgl. Kap. 2.2). Auf Grundlage der in der Dokumentenanalyse identifizierten Haupt- und Subkategorien wurde ein quantitativer Fragebogen mit offenen und geschlossenen Fragen über das Online-Format LimeSurvey erstellt. Der Fragebogen umfasste insgesamt 44 Fragen, die sich auf die vier Bereiche Soziodemografische Daten (10), allgemeiner Befragungsteil (4), spezieller Befragungsteil (28) sowie Abschluss (2) aufteilen. Es wurde eine dichotome Antwortmöglichkeit in Hinblick auf Zustimmung oder fehlende Zustimmung mit den Items »gar nicht relevant«, »ein wenig relevant«, »ziemlich relevant« und »sehr relevant« gewählt. Im Vorfeld wurde der Fragebogen einem Pretest unterzogen. Hierbei wurden insgesamt n =

6 Kolleg*innen der Arbeitsgruppe Didaktik der Pflege und Gesundheitsberufe der CAU Kiel um die Teilnahme am Pretest gebeten. Die Verbesserungsvorschläge wurden analysiert und flossen in die Endfassung des Fragebogens ein. Sie bezogen sich maßgeblich auf einzelne Fragenformulierungen, um das Fragenverständnis zu erhöhen.

Die digitale Befragung des Expert*innenbeirats erfolgte im Zeitraum vom 20.12.2023 bis 07.01.2024 und erfolgte ausschließlich anonym über einen externen Link und dauerte ca. 20 Minuten. Bis zum Ablauf der Beendigung des Befragungszeitraums wurden insgesamt 22 Fragebögen ausgefüllt, davon 20 Fragebögen vollständig.

Die Auswertung des Fragebogens erfolgte mittels Content-Validity Index (CVI) (vgl. Polit & Beck, 2006). Hierbei werden die Ausprägungen »gar nicht relevant« und »ein wenig relevant« mit 0 Punkten bewertet und die beiden Ausprägungen »ziemlich relevant« und »sehr relevant« mit 1 Punkt bewertet. Anschließend wird die Summe ermittelt und durch die befragten Expert*innen dividiert. Ab einem Wert von 0,78 kann ein Item als angenommen gewertet werden (vgl. Schwanda, 2016; Polit & Beck, 2006; Ausserhofer et al., 2012). Die Freitextantworten wurden entsprechend der Haupt- und Subkategorien geclustert und händisch ausgewertet.

Im Rahmen der Fachbeiratssitzung der Mitgliedsverbände des DPR am 10.01.2024 in Kiel (hybrid) wurde der Fragebogen in reduzierter Form (lediglich die Fragen des speziellen Befragungsteils ohne Freitextantworten) an die 14 Teilnehmenden per externen Link zugänglich gemacht. Die Befragung erfolgte anonym und unmittelbar. Die Auswertung erfolgte ebenfalls mittels CVI nach Polit und Beck (2006) und wurde neben den Ergebnissen des Sounding Boards des Expert*innenbeirats und den weiteren Methodiken in Joint Displays visualisiert (vgl. Kap. 2.5).

2.4 Fachbeirat der Mitgliedsverbände des DPR

Die Einbeziehung von (Fach-)Expert*innenbeiräten in die Forschungs- und Gremienarbeit ist ein etabliertes Verfahren. Eine der bekanntesten Formen ist der Wissenschaftsbeirat. Diese werden verstanden als »kollegiale Gremien, die (a) Beratungsleistungen für wissenschaftliche Einheiten bzw. Akteure erbringen und (b) mehrheitlich aus Wissenschaftlerinnen und Wissenschaftlern zusammengesetzt sind« (Beer, 2023, S. 11). In der Projektarbeit übt ein Projektbeirat eine Beratungsfunktion aus. Als entscheidungsvorbereitendes Gremium ist darauf zu achten, dass »bei der Auswahl seiner Mitglieder auf deren Neutralität bzw. Unbefangenheit bei Interessengegensätzen geachtet werden. Dies gilt umso mehr, je konfliktbehafteter das gewählte Dachthema ist« (Rhodius & Pregernig, 2018, S. 172). Die Installation eines Fachbeirates sichert die Idee einer partizipativen und iterativen Forschungsansatzes ab. Die einbezogenen Expert*innen des Fachbeirates des DPRs wurden vor Projektbeginn aus den einzelnen interessierten Mitgliedsverbänden des Deutschen Pflegerates freiwillig entsandt und sollen die Interessen ihrer jeweiligen Mitgliedsverbände vertreten (vgl. Tab. 4). Für den Deutschen Pflegerat e.V. sind die Präsidentin Christine Vogler und die Referentin Dr. Jana Herzberg beteiligt. Der Einbezug der unterschiedlichen Perspektiven impliziert einen breiten Konsens des Bildungskonzeptes in der Pflege(bildungs)landschaft.

Tab. 4: Vertretende Personen des Fachbeirats der Mitgliedsverbände des DPR e.V.

Mitgliedsverband des Deutschen Pflegerats (DPR)	Vertretende Person
Präsidentin des Deutschen Pflegerats e.V.	Christine Vogler
Referentin des Deutschen Pflegerats e.V.	Dr. Jana Herzberg
AnbieterVerband qualitätsorientierter Gesundheitspflegeeinrichtungen e.V.	Marc Effelsberg
Arbeitsgemeinschaft christlicher Schwesternverbände und Pflegeorganisationen in Deutschland e.V.	Heike Lohmann
Berufsverband Kinderkrankenpflege e.V.	Ulrika Gehrke
Bundesfachvereinigung Leitender. Krankenpflegepersonen der Psychiatrie e.V.	Ulrike Dogue
Bundesverband Lehrende Gesundheits- und Sozialberufe e.V.	Angelika Unger
Deutsche Gesellschaft für Endoskopiefachberufe e.V.	Dr. Monika Engelke
Deutsche Gesellschaft für Fachkrankenpflege und Funktionsdienste e.V.	Maria Kortgen
Deutsche Gesellschaft für Pflegewissenschaft e.V.	Prof. Dr. Roland Brühe
Deutscher Berufsverband für Pflegeberufe e.V.	Andrea Kiefer
Verband der Pflegedirektorinnen und Pflegedirektoren der Universitätskliniken und Medizinischen Hochschulen Deutschlands e.V.	Jannicke Schickert
Verband der Schwesternschaften vom DRK e.V.	Mary-Ann Bauer
Verband für Anthroposophische Pflege e.V.	Monika Kneer

Gemeinsam mit den Fachbeiratsmitgliedern wurden zwei Workshops veranstaltet. Der Workshop zu Beginn des Projektes (September 2023) fokussierte auf die anzuwendenden Methodiken und die Auswahl der Expert*innen für den Expert*innenbeirat für das Sounding Board bzw. für die Expert*inneninterviews. Der zweite Workshop erfolgte nach dem Erhebungszeitraum von Sounding Board, Expert*inneninterviews und Dokumentenanalyse im Januar 2024. Die Fachbeiratsmitglieder hatten hier die Gelegenheit die reduzierte Sounding Board-Befragung durchzuführen. Anschließend wurden die ersten Ergebnisse mittels Joint Displays (vgl. Kap. 2.5) vorgestellt und diskutiert.

2.5 Datenaggregation: Joint Display

Joint Displays ermöglichen es quantitative und qualitative Daten übersichtlich gegenüberzustellen und einfacher zu kommunizieren (vgl. Guetterman et al., 2021). Im Projekt BAPID wurde für die Darstellung der Ergebnisse auf Side by Side Displays zurückgegriffen, die aufgrund der dreiteiligen Methodik eine dreiteilige Struktur aufweisen. Im oberen linken Drittel wurden die Ergebnisse der Dokumentenanalyse, im unteren Drittel die Ergebnisse der Expert*inneninterviews und im rechten Drittel die Ergebnisse der beiden Sounding Board Befragungen dargestellt. Insgesamt wurden 26 Joint Displays erstellt. Neben einem Joint Display zur allgemeinen Befragung wurden zu den vier Hauptkategorien sowie zu den Subkategorien jeweils ein Joint Display erstellt (vgl. Abb. 4).

Abb. 4: Beispielhaftes Joint Display zu »1a. Fachkräftebedarf« (eigene Darstellung)

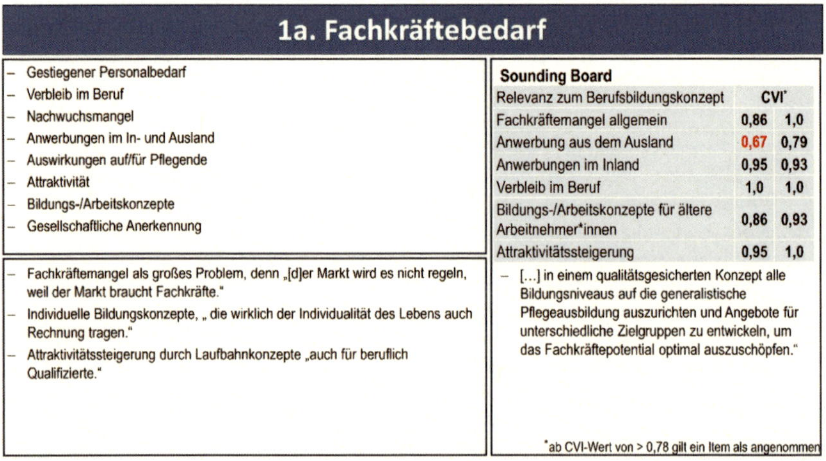

3. Die Entwicklung der Pflegebildungslandschaft

Die heutige Pflegebildungslandschaft in Deutschland ist das Ergebnis unterschiedlicher Entwicklungen und Einflüsse, die in einem neuen Bildungskonzept berücksichtigt werden müssen. Nachfolgend werden die Entwicklungen der Krankenpflegeausbildung in der BRD und DDR skizziert, so wie deren Zusammenführung nach der Wiedervereinigung. Des Weiteren wird das vorangegangene Bildungskonzept »Pflegebildung offensiv« dargelegt, das vom DBR 2003 entwickelt wurde und das bis heute die Pflegebildungslandschaft geprägt und wichtige Impulse gesetzt hat.

3.1 Krankenpflegeausbildung in der BRD und DDR

Nach dem Ende des Dritten Reiches und der folgenden Teilung in BRD und DDR kam es zu unterschiedlichen Entwicklungen der Krankenpflegeausbildung. In der BRD behielt das Krankenpflegegesetz von 1938 vorerst seine Gültigkeit und wurde lediglich um die eindeutigen nationalsozialistischen Regularien erleichtert. Sowohl die Pflegeverbände, Gesundheitsverbände und Militärregierungen sahen eine Notwendigkeit in einer Krankenpflegereform. Nicht zuletzt aus dem Grund, dass während des Zweiten Weltkriegs (1939–1945) eine Vielzahl nicht examinierter Pflegenden im Einsatz waren. Ein weiteres Problem war die sehr kurze Ausbildungsdauer. Neben der Eineinhalbjährigen bzw. ab 1942 zweijährigen, vor allem praktischen Ausbildung waren lediglich 200 Stunden theoretischer Unterricht vorgesehen. Noch vor der Gründung der BRD führte Niedersachsen eine eigene dreijährige Ausbildung ein. Um den länderspezifischen und unterschiedliche Regelungen entgegenzutreten, wurde dringend eine bundeseinheitliche Regelung benötigt (vgl. Kreutzer, 2021).

Bei der folgenden Debatte war man sich zwar bei der Ausbildungsdauer von drei Jahren einig, jedoch gab es Kontroversen, ob es eine geschlossene Ausbildung bis zum Ende des dritten Lehrjahres werden soll oder ob bereits nach zwei Jahren und dem Examen ein drittes Praktikumsjahr folgen sollte. Gegner*innen dieser 2+1 Regelung waren der Agnes Karll-Verband als Berufsorganisation sowie das Deutsche Rote Kreuz. Sie befürchteten, dass die Auszubildenden weniger als Lernende, sondern mehr als günstige Arbeitskräfte gesehen werden könnten. Die Befürworter*innen waren Caritas, Innere Mission und Gewerkschaft Öffentliche Dienste, Transport und Verkehr (ÖTV). Während es für die ÖTV tarifpolitische Motive waren, befürchteten die Caritas und Innere Mission, dass die Schwestern eher Arzthelferinnen werden aufgrund des hohen theoretischen Inputs und die eigentliche Pflegearbeit in die Hände von Hilfskräften übergehen wird (vgl. Kreutzer, 2021).

In dieser Debatte wurde sich auch für den Schutz der Berufsausübung ausgesprochen, jedoch blieb unklar was genau zu schützen sein soll. Es blieb die Frage, was sind berufsfremde und was sind berufsspezifische Aufgaben (vgl. Kreutzer, 2021).

Mit dem Krankenpflegegesetz von 1957 wurde ein neues bundeseinheitliches Krankenpflegegesetz in der BRD erlassen, dass erstmalig die Kinderkrankenpflege und »Geisteskrankenpflege« miteinschloss. Als Novum galt, dass die Leitung einer Krankenpflegeschule nun auch von Pflegenden übernommen werden kann. Als Zugangsvoraussetzung verblieb die Volksschule (achtjährige Schulbildung) und Caritas, Innere Mission und ÖTV setzten sich mit ihrer 2+1 Regelung durch. Mit insgesamt 450 Stunden theoretischen Unterricht und einer nicht näher definierten Anzahl an praktischen Unterrichtsstunden wurden die Theoriestunden nicht wesentlich erhöht. Lehrende in den Krankenpflegeschulen sollten über eine ebenfalls nicht näher definierte Eignung verfügen (vgl. Kreutzer, 2021).

Bereits kurz nach der neuen Krankenpflegegesetzgebung waren die Bestimmungen des Lehrgangs überholt und die meisten Krankenpflegeschulen überschritten bereits die Mindeststundenzahl. In der Folge begannen Diskussionen um eine Novellierung der Krankenpflegegesetzgebung. Der Agnes Karll-Verband setzte sich mit einer Denkschrift für eine volle dreijährige Ausbildung im Status als Auszubildende, eine Ausbildung für Unterrichtsschwestern sowie die Intensivierung der theoretischen Ausbildung ein. Letztere Forderung lag dem Argument der Verbesserung des Ansehens des Krankenpflegeberufs bei einem qualitativ gehobenen Ausbildungsberuf zugrunde. Sie sahen es als Möglichkeit dem seit Ende der 1950er Jahre abzeichnenden Pflegenotstand entgegenzuwirken. Die Deutsche Krankenhausgesellschaft legte 1963 Empfehlungen für die Aus- und Fortbildung von Krankenschwestern vor und schloss sich der Forderung des Agnes Karll-Verbands nach einer dreijährigen Ausbildung an. Darüber hinaus forderten sie als Mindestvoraussetzung Abitur oder Mittlere Reife bzw. eine dreijährige Pflegevorschule nach dem Volksschulabschluss. Dazu sollten sich die Unterrichtsstunden auf 1.050 bis 1.500 Stunden erhöhen (vgl. Kreutzer, 2021).

Am 20. September 1965 trat das neue Krankenpflegegesetz in Kraft. Die Ausbildung dauerte von nun an drei Jahre und umfasste mindestens 1.200 Stunden theoretischen und praktischen Unterricht in der Pflegeschule. Die Mindestzugangsvoraussetzung war ein Mittlerer Schulabschluss. Eine abgeschlossene Pflege- bzw. Schwesternvorschule sowie eine bereits absolvierte Berufsausbildung wurden anerkannt. Dazu wurden die Voraussetzung für die Anerkennung von Krankenpflegeschulen festgelegt und es wurde eine speziell ausgebildete Unterrichtsschwester bzw. ein Unterrichtspfleger vorausgesetzt. Mit den 1966 folgenden Ausbildungs- und Prüfungsverordnungen wurden die Unterrichtsstunden auf verschiedene Lehrfächer und verteilt und die Anzahl der zu absolvierenden Fachabteilungen vorgeschrieben. Damit sollte ein einheitliches Ausbildungsniveau abgesichert werden. Die vorherigen größeren Anteile an hauswirtschaftlichen Tätigkeiten gingen auf das Pflegehilfspersonal über, dessen Ausbildung ebenfalls in dem Krankenpflegegesetz geregelt wurde (vgl. Kreutzer, 2021).

Obwohl 1965 in der BRD ein Krankenpflegegesetz verabschiedet wurde und es immerhin 20 Jahre lang Gültigkeit behielt, begannen direkt nach seinem Inkrafttreten schon Diskussionen um seine Reform (vgl. Kreutzer, 2021). Mit dem europäischen Übereinkommen von 1972 zur Harmonisierung der theoretischen und praktischen Ausbildung von Krankenschwestern und Krankenpflegern in der Allgemeinen Pflege sollte an internationale Standards mit einem generalisierten Pflegeberuf angeschlossen werden. International waren keine Sonderausbildungsgänge für psychiatrische oder pädiatrische Pflege vorgesehen. Diese sollten im Anschluss an die generalisierte Ausbildung über Qualifizierungsmaßnahmen erworben werden. Für Deutschland bedeutete dies eine grundlegende Veränderung des Krankenpflegegesetzes. Bereits 1972 verständigte sich der Bundestag auf eine grundständige Neuordnung des Krankenpflegegesetzes. Jedoch kam es erst 1985 zu einer endgültigen Umsetzung nach langwierigen Diskussionen mit insgesamt 14 Entwürfen, als das neue Krankenpflegegesetz in Kraft trat. Wenig verwunderlich scheint dabei, dass viele pflegefremde Gruppen (z.B. Ärzt*innen, Kirchen, Gewerkschaften, Lobbygruppen etc.) Beiträge in diese Diskussionen einbrachten (vgl. Ammende, 2016).

Mit der Reform wurde die Klärung einer Grundsatzfrage in den Raum gestellt: Sollte die Pflegeausbildung, wie von den Gewerkschaften gewünscht im dualen System integriert werden oder wie es der Berufsverband DBfK präferierte in den tertiären Bildungsbereich? Die öffentlichen Haushalte lehnten die Vorschläge aufgrund der damit verbundenen Gleichstellung der Pflegelehrenden mit Lehrenden an allgemeinen und berufsbildenden Schulen und den damit einhergehenden finanziellen Kosten ab. Für konfessionelle Träger waren weder die tertiäre noch die duale Einbettung eine zulässige Variante und sie werteten diese Überlegungen als Eingriff in ihren Hoheitsbereich. Damit verblieb die Ausbildung der Pflegefachberufe innerhalb des Bildungsbereichs in einem Sonderstatus als Berufsfachschulen besonderer Art: Schulen des Gesundheitswesens (vgl. Kap. 4.2.2) (vgl. Kreutzer, 2021).

Die neue Krankenpflegeausbildung in der BRD qualifizierte mit seinen Inhalten, wie es die EU-Richtlinie 77/453/EWG vorsieht, zur Pflege von Menschen aller Altersgruppen. Mit der Neugestaltung war eine sofortige Anerkennung des Berufsabschlusses in der Krankenpflege innerhalb der EU verbunden. Die BRD wich jedoch zu dieser Zeit bereits von dem unterzeichneten »Europäischen Abkommen über die theoretische und praktische Ausbildung von Krankenschwestern und Krankenpflegern« ab, indem sie innerhalb des Krankenpflegegesetzes die Ausbildung zur Krankenschwester bzw. -pfleger und Kinderkrankenschwester bzw. -pfleger ermöglichte (vgl. Ammende, 2016).

Die Krankenpflegeausbildung und ihre Reformen verliefen in der DDR nach dem Ende des Zweiten Weltkriegs deutlich anders. Bereits 1946 wurde dort festgelegt, dass die Ausbildung nur an öffentlichen-kommunalen Einrichtungen erfolgen darf. Lediglich bestehende konfessionelle Pflegeschulen durften weiter ausbilden. Damit wurde der konfessionelle Einfluss innerhalb der Pflege und der Pflegeausbildung begrenzt. In den Reformen von 1950/1951, 1961 und 1965 und zuletzt 1974 ging es vor allem um Veränderungen in der Verortung innerhalb des Bildungssystems. In der letzten Ausbildungsreform 1974 wurde die Ausbildung wieder, wie bereits 1950/1951, in das Fachschulsystem integriert. Mit dieser Statuserhöhung wollten man nicht zuletzt die Attraktivität erhöhen. Von da an hatten Pflegeauszubildende mit einer mindestens zehnjährigen Schulbildung die Möglichkeit die Fachrichtungen Krankenpflege oder Kinderkrankenpflege als Fachschulstudium zu absolvieren. Dies verblieb so bis zum Ende der DDR (vgl. Kreutzer, 2021).

Mit der Wiedervereinigung wurde die Chance verpasst zu prüfen, welche Strukturen im Gesundheitswesen adaptiert übernommen werden können und sollten. Es ging von vornherein lediglich darum, die notwendigen rechtlichen Anpassungen vorzunehmen, um das DDR-System in das BRD-System zu übernehmen (vgl. Bundestiftung Aufarbeitung, 2024). Im Gegensatz zur BRD war beispielsweise die Lehrendenbildung in der DDR bereits seit längerer Zeit auf akademischem Niveau angesiedelt (vgl. Sahmel, 2018). Nach der Wiedervereinigung gab es in der Folge eine kritische Auseinandersetzung und die Forderung nach Akademisierung der Pflegelehrenden. Die Robert-Bosch-Stiftung unterstrich in ihrer Denkschrift »Pflege braucht Eliten« den Innovationsbedarf und betonte die Insuffizienz der bisherigen Weiterbildungsstruktur für Lehrende in den Pflegeberufen (vgl. Sahmel, 2018).

3.2 Weiterentwicklung der Pflegeberufe

Auf Initiative der »Arbeitsgemeinschaft Deutscher Schwesternverbände und Pflegeorganisationen e.V. (ADS) und des »Deutschen Berufsverbands für Pflegeberufe e.V. (DBfK) wurde 1993 der Deutsche Bildungsrat für Pflegeberufe (DBR) als Forum für pflegerische Bildungsfragen gegründet. Die gesellschaftlichen und strukturellen Rahmenbedingungen, in denen sich die Pflegeberufe bewegen, bedürfen einer regelmäßigen Adaption der Bildungskonzepte für pflegerische Berufe. Diese Entwicklungen sollten von der Berufsgruppe selbst gesteuert werden (vgl. Deutscher Bildungsrat für Pflegeberufe, 2007). Bereits ein Jahr nach seiner Gründung legte der DBR das erste Bildungskonzept vor. Die Implikationen des Bildungskonzepts dienten jahrelang als »Basispapier für die Bildungsdiskussion« (Deutscher Bildungsrat für Pflegeberufe, 2007, S. VII). Der Grundgedanke die Ausbildungsstränge »Gesundheits- und Krankenpflege bzw. Gesundheits- und Kinderkrankenpflege« zu erhalten sowie die Forderung nach Studienangeboten im tertiären Bildungsbereich wurden umgesetzt und gehen auf das erste Bildungskonzept zurück (vgl. Deutscher Bildungsrat für Pflegeberufe, 2007).

Der Altenpflegeberuf war bis ins Jahr 2000 sehr heterogen (zweijährig und dreijährige Ausbildungsmodelle) in Länderhoheit geregelt. Mit der Definition als Heilberuf nach Art 74 GG kam es zu einer starken Annäherung an den Krankenpflegeberuf mit dem Ziel, die beiden Berufe später zusammenzuführen. Das neue Altenpflegegesetz sollte 2001 Inkrafttreten. Aufgrund einer Normenkontrollklage Bayerns trat es jedoch erst 2003 in Kraft (vgl. Ammende, 2016). Mit dem Krankenpflegegesetz von 2003 sollte die generalistische Ausrichtung vertieft werden. Dies gelang jedoch aufgrund von Widerständen seitens Pädiater*innen, Kinderkrankenpflegeverbänden und weiteren Akteur*innen nicht und es verblieb bei einer Differenzierung in Gesundheits- und Krankenpflege und Gesundheits- und Kinderkrankenpflege mit einer fehlenden EU-weiten Anerkennung (vgl. Ammende, 2016).

Um die Pflegeberufe weiterzuentwickeln waren sowohl im Altenpflegegesetz als auch im Krankenpflegegesetz sogenannte Modellklauseln verankert, in denen befristete Erprobungen von Ausbildungsangeboten ermöglicht wurden (KrPflG § 4, Abs. 6 und AltPflG § 4, Abs. 6). Diese Modellklauseln ermöglichten eine akademische Qualifikation, die von einigen (Fach-)Hochschulen umgesetzt und evaluiert wurden. Darüber hinaus wurden eine Anzahl an generalistischen Ausbildungsmodellen erprobt (vgl. Ammende, 2016). Die von der Robert Bosch Stiftung geförderte Studie »Qualitätskriterien für Best Practice in der Pflegeausbildung« im Zeitraum von 01.10.2008 bis 31.12.2009 des Instituts für Public Health und Pflegeforschung (ipp) der Universität Bremen analysierte und bewertete die Ergebnisse bereits abgeschlossener und evaluierter Reformmodelle (vgl. Görres et al., 2009). Als eines der zentralen Merkmale für ein Best Practice-Modell der Pflegeausbildung identifizierten sie die »Aufhebung der Trennung zwischen Alten-, Gesundheits- und Krankenpflege sowie Gesundheits- und Kinderkrankenpflege« (Görres et al., 2009, S. 45). Sie begründen dies mit dem »Vorhandensein großer Schnittmengen zwischen den Pflegeberufen« und der Prognose eines zukünftig hohen Bedarfs »an altersübergreifenden Qualifikationsprofilen und Einsatzmöglichkeiten auf dem pflegerischen Arbeitsmarkt« (Görres et al., 2009, S. 45). Während sich mit der EU-Richtlinie 2013/55/EU von November 2013 die 12-jährige Schulbildung als Mindestvoraussetzung für den Zugang zur Pflegeausbildung durchsetzte, erreichte Deutschland eine Ausnahme und ging auch hier wieder einen Sonderweg.

3.3 Das Bildungskonzept »Pflegebildung offensiv«

Um den aktuellen Veränderungen Rechnung zu tragen, wurde mit dem neuen Krankenpflegegesetz aus dem Jahr 2003 die Überarbeitung des Bildungskonzepts des DBR notwendig. Dabei verfolgte der DBR nachfolgendes Ziel:

> »Mit dem vorliegenden Bildungskonzept für Pflegeberufe soll die Ansiedlung der Pflegebildung im deutschen Bildungssystem neu diskutiert werden. Dabei werden Vorschläge gemacht, die einerseits die veränderten Anforderungen des europäischen Bildungswesens berücksichtigen, andererseits der professionellen Pflege eine gleichberechtigte Position im bundesdeutschen Bildungssystem einräumen.« (Deutscher Bildungsrat für Pflegeberufe, 2007, S. VIII)

Grundlegende Kerngedanken, wie nachfolgend beschrieben, lagen dem Bildungskonzept zugrunde (vgl. Tab. 5):

Tab. 5: Kerngedanken des DBR-Bildungskonzepts von 2007 (Deutscher Bildungsrat für Pflegeberufe, 2007, S. 2)

Kerngedanken des DBR-Bildungskonzepts 2007
Das Bildungskonzept zeigt einen stringenten, fachlich begründeten und aufgabenkonformen Aufbau pflegeberuflicher Qualifizierung.
Die Qualifizierungsstufen folgen europäischen und nationalen Vorgaben des allgemeinen Bildungssystems und zielen auf eine Eingliederung pflegeberuflicher Qualifizierung in diese Normen.
Unterschiedliche Zugänge zum Berufsfeld Pflege werden aufbauend auf allgemeine Schulabschlüsse beschrieben.
Die Stufe der Assistenz ist auf einer primär schulischen Ebene angesiedelt, mit der ein möglicher Zugang zur pflegeprofessionellen Ausbildung eröffnet werden kann.
Die Parallelität beruflicher und akademischer pflegeprofessioneller Erstausbildungen ist den Kontextbedingungen im deutschen Gesundheitswesen geschuldet.
Der Qualifizierungsaufbau erfolgt über Masterstudiengänge, die je nach Zielsetzung konsekutiv, d.h. zeitlich aufeinander folgend, oder als so genannter Weiterbildungsmaster gestaltet werden können.
Die Weiterbildungsvorgaben resultieren aus der Prämisse des lebenslangen Lernens und aus der Konstruktion der Erstausbildungen.
Der Vorschlag zur Lehrqualifikation schließt sich den Entscheidungen der Kultusministerkonferenz an und ist demzufolge einzügig, aber zweistufig (konsekutiv) aufgebaut.
Die Promotion als oberste Bildungsebene schließt sich in logischer Folge an und bildet den wissenschaftlichen Abschluss der beruflichen Qualifikation in der Pflege.

Mit dem vorgelegten Bildungskonzept wurde ein Systemwechsel mit entsprechenden Umdenkprozessen bei allen Beteiligten angestoßen, um die Pflegebildung zukunftsfähig zu gestalten. Es untergliederte sich in die Konzeptbausteine Begründungszusammenhang, Bildungsverständnis und das Bildungskonzept (vgl. Abb. 5) (vgl. Deutscher Bildungsrat für Pflegeberufe, 2007).

Abb. 5: Konzeptbausteine des Bildungskonzepts des DBR 2007 (eigene Darstellung)

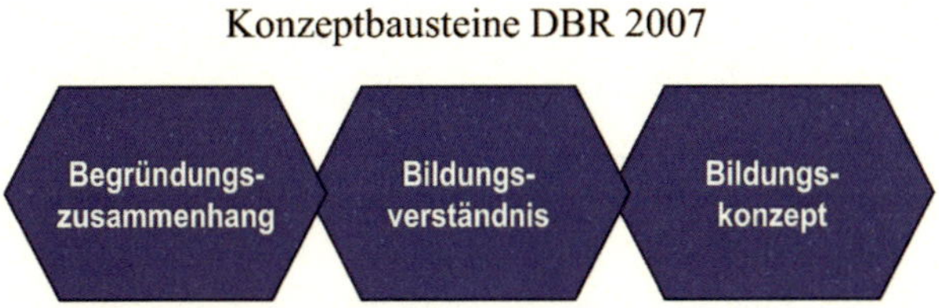

3.3.1 Begründungszusammenhänge

Dem Konzept lagen drei Begründungszusammenhänge zugrunde.

Erstens die Argumentationslinien, die aus nationalen Entwicklungen entstanden waren. Dazu gehörten die soziokulturellen Argumente, die sich auf den demografischen Wandel und die damit einhergehenden Veränderungen (z.B. Alterung, Wandel des Krankheitspanoramas, Nachwuchsschwierigkeiten etc.) bezogen. Darüber hinaus waren es sozialpolitische Argumente, die sich aus den Umstrukturierungen des Gesundheitswesens (z.B. »ambulant vor stationär«), der gezielten Ökonomisierung des Gesundheitswesens (z.B. die Beurteilung des Pflegebedarfs für den Zugang zu finanziellen Ressourcen), der veränderten rechtlichen Stellung professionell Pflegender (z.B. Gestaltung des Pflegeprozesses) sowie der Entstehung neuer Gesundheitsberufe (z.B. durch Veränderungen der Aufgabenbereiche) ergaben. Dazu kamen inhaltliche Argumente, die eine Rolle spielten: Mit der Professionalisierung der Pflegeberufe und der Ausweitung ihrer beruflichen Aufgaben stiegen auch die Anforderungen an pflegefachliche Kompetenzen. Außerdem gab es strukturelle Argumente, die sich aus den Veränderungen im Gesundheitssektor ergaben (z.B. die Veränderungen von Versorgungsarten wie beispielsweise die Integrierte Versorgung und die stärker werdende Schlüsselrolle Pflegender im Gesundheits- und Versorgungsprozess). Daraus leitete der DBR die Notwendigkeit der Akademisierung, der Pflegelehrendenbildung im Allgemeinbildenden System sowie Management- und Organisationsqualifikationen ab (vgl. Deutscher Bildungsrat für Pflegeberufe, 2007).

Zweitens gab es Entwicklungen im europäischen Bereich, die die Pflegepraxis und Pflegebildung in Deutschland beeinflussten. Hier waren es vor allem der Bologna-Prozess mit der verpflichtenden strukturellen Umwandlung von Studiengängen innerhalb des Bachelor- und Mastersystems. Die Modularisierung der Curricula schuf eine europaweite Vergleichbarkeit und Anerkennung der Studienabschlüsse. Analog dazu wurde das »European Credit System for Vocational Education and Training (ECVET)« für die berufliche Weiterbildung implementiert. Dieses Programm wurde zwischenzeitlich jedoch wieder beendet. Für Deutschland ergab sich daraus die Notwendigkeit einen »Nationalen Qualifikationsrahmen (NQR)« zu entwickeln. Der Europäische Qualifikationsrahmen (EQR) war bereits in der Planung und wurde vom DBR im neuen Bildungskonzept mitgedacht (vgl. dazu Kap. 4). Neu für das deutsche Bildungswesen war, dass nicht-formale Qualifikationen im Rahmen einer Gültigkeitsprüfung für ein entsprechendes Qualifikationsniveau anrechenbar sein sollten, um somit dem Lebenslangen Lernen Rechnung zu tragen.

Drittens wurde eine Aufforderung zur Qualitätssicherung in der pflegeberuflichen Bildung formuliert, »um für eine Verbesserung in den Bildungs- und Berufsbildungssystemen zu sorgen« (Deutscher Bildungsrat für Pflegeberufe, 2007, 24f.). Der DBR sah die Qualitätssicherung als kooperativen Prozess, der alle Ebenen und Akteur*innen miteinschließt. Dabei stimmten sie der Forderung des EQR nach messbaren Zielen und Standards, Leitlinien, Ressourcen, Evaluierungsmethoden- und -ergebnisse sowie Feedbackmechanismen zu. Sie forderten mit dem Bildungskonzept die Fachaufsicht, Bildungsträger sowie Lehrenden dazu auf, sich an diesem kooperativen Prozess zu beteiligen (vgl. Deutscher Bildungsrat für Pflegeberufe, 2007).

3.3.2 Bildungsverständnis

Das Profil der beruflichen und akademischen Pflegeausbildung wurde durch fünf Eckpunkte charakterisiert, die der DBR als zentrale bildungstheoretische und strukturelle Eckpunkte definierte (vgl. Abb. 6).

Abb. 6: Die fünf Eckpunkte des Bildungsverständnisses des DBR 2007 (eigene Darstellung)

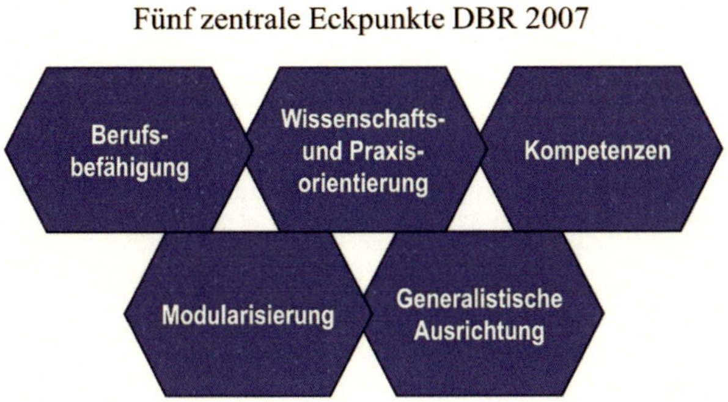

Hierbei verdeutlichte der DBR, dass eine Berufsfähigkeit »durch die curricular verankerte Verzahnung von fachwissenschaftlichen und fachpraktischen Studieninhalten erreicht« wird (Deutscher Bildungsrat für Pflegeberufe, 2007, S. 31). Dafür waren aus ihrer Sicht grundsätzliche Veränderungen unabdingbar. Dazu gehörte eine Neuordnung der Inhalte, die Auflösung der Fächerstruktur hin zu einer Orientierung an den zu erwerbenden Kompetenzen. Dazu war eine paradigmatische Umorientierung von einem handwerklich-technischen Fokus der Lehr-Lerninhalte mit pathogenetischen Ansatz, der über darbietende Lehrmethoden vermittelt wird, hin zu einem wissenschaftlich-holistischen Fokus mit salutogenetischem Ansatz für einen eigenaktiven Wissenserwerb unumgänglich (vgl. Deutscher Bildungsrat für Pflegeberufe, 2007).

Während sich in dem Bildungskonzept die Wissenschaftsorientierung auf die Pflegewissenschaft und ihre Bezugswissenschaften in der grundständigen Pflegeausbildung bezog, meinte die Praxisorientierung neben der Fachpraxis auch die Unterrichts- und Leitungspraxis. Zwischen diesen beiden Polen herrscht seit jeher ein Spannungsfeld, das bis heute besteht (vgl. Deutscher Bildungsrat für Pflegeberufe, 2007).

Dem Eckpunkt Kompetenzen schrieb der DBR neben der Handlungskompetenz weitere Kompetenzbereiche zu (vgl. Deutscher Bildungsrat für Pflegeberufe, 2007):

- Kompetenz zur Personenorientierung (Wahrnehmung der Klientel in ihrer Lebenswelt)
- Kompetenz zum ethischen und fürsorglichen Verhalten (reflektierte Haltung und sicheres Verhalten)
- Kompetenz zum analytischen und kritischen Denken (Entscheidungsverantwortung bedarf Analyse der Situationen und kritisches Hinterfragen des Wahrgenommenen)

- Kompetenz zum planenden und problemlösenden Handeln (Sachverständigkeit für gemeinsame Entscheidungsfindung)
- Kompetenz zur Informationsbeschaffung und -verarbeitung (Befähigung zur Nutzung moderner Informationstechnologie)

Bachelor- und Masterstudiengänge sollten modular ausgestaltet werden. Für die berufliche Ausbildung war die Modularisierung ebenfalls ein probates Mittel der Ausbildungsmodernisierung. Im Rahmen des Bildungskonzepts zeigt der DBR die Grenzen der Modularisierung in der beruflichen Ausbildung auf, indem sie darauf hinweisen, dass neben der Gliederung in Lernfeldern eine weiterführende Modularisierung nur im Rahmen von Modellprojekten möglich ist (vgl. Deutscher Bildungsrat für Pflegeberufe, 2007).

Die generalistische Ausbildung war zum Zeitpunkt der Konzepterstellung bereits ein viel diskutiertes Thema, strukturell und inhaltlich allerdings nicht umsetzbar. Der DBR macht jedoch deutlich, dass der europäische Weg der allgemeinen Pflegeausbildung mit dem Bildungskonzept Unterstützung erhielt. Sie begründen dies unter anderem damit, dass in Hinblick auf die gegenwärtigen Anforderungen an die Pflege eine Spezialisierung nach Altersklientel nicht sinnvoll sei, in den Sozialgesetzbüchern mit dem Begriff »Pflegefachkraft« keine Unterscheidung stattfindet und auch auf der theoretischen Ebene Pflegephänomene nicht nach Altersklientel bzw. Zielgruppen unterschieden würden (vgl. Deutscher Bildungsrat für Pflegeberufe, 2007).

3.3.3 Bildungskonzept

Das Bildungskonzept des DBR war in seiner Struktur auf Durchlässigkeit angelegt und sollte es ermöglichen, mit einem Hauptschulabschluss und einer Assistenzausbildung in die pflegefachberufliche Ausbildung zu münden, die wiederum mit einer Hochschulzugangsberechtigung verbunden sein sollte. Demnach wäre eine akademische Ausbildung im Anschluss an die berufliche Pflegeausbildung möglich. Mit seinen möglichen Querverbindungen und Qualifizierungsbahnen trug es dem Grundsatz des Lebenslangen Lernens und der individuellen Profilbildung Rechnung. In seiner Stringenz baute es auf die theoretischen Herleitungen des Bildungsverständnisses und der Begründungszusammenhänge auf. Das Bildungskonzept wurde vom DBR als »realistische Perspektive[n] für die berufliche und akademische Bildung in der Pflege für die nächsten 15 Jahre […], das konsequente Übergänge von beruflichen und akademischen Bildungsstrukturen schafft und die Qualifikationsangebote in der Pflege formt und überschaubar macht« beschrieben (Deutscher Bildungsrat für Pflegeberufe, 2007, S. 41).

Abb. 7: Bausteine des Bildungskonzepts des DBR 2007 (eigene Darstellung)

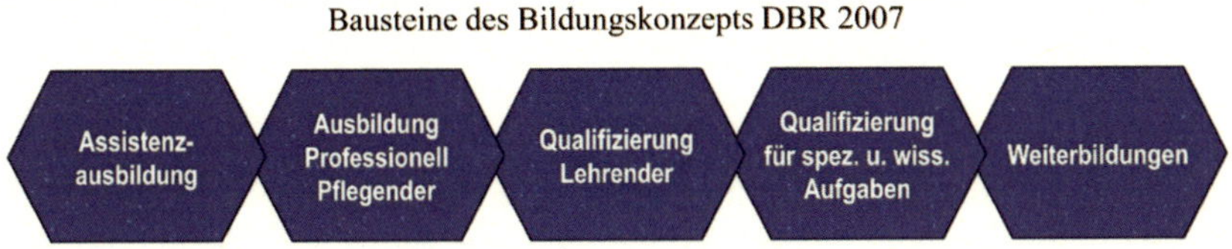

Der DBR betonte dabei bereits die Wichtigkeit der Qualifizierung von Assistent*innen, um den individuellem Pflegebedarf innerhalb des Pflegeteams zu decken. Die Qualifizierung von Pflegeassistent*innen löste damit die vorhergehenden Konzepte der Krankenpflegehilfe/Altenpflegehilfe ab. Als primärschulische zweijährige Ausbildung im Berufsfachschulsystem verblieb sie in Länderhoheit. Gleichzeitig sollte mit dem Berufsabschluss ein höherer Allgemeinbildender Abschluss erworben werden. Damit blieb zwar der Weg in das Weiterbildungssystem vorerst verwehrt, aber es wurde ein Zugang zur Pflegefachausbildung ermöglicht. Mit dieser Ausbildungsstufe sollten zum einen Absolvent*innen mit einem Schulabschluss unterhalb des Qualifikationsniveaus der Pflegefachausbildung liegen und zum anderen Interessent*innen mit anderen Berufs- und Bildungsabschlüssen angeworben werden (vgl. Deutscher Bildungsrat für Pflegeberufe, 2007).

Die Qualifikation zur Pflegefachperson erfolgte nach dem Bildungskonzept des DBR über eine berufliche oder akademische Ausbildung, die beide generalistisch ausgerichtet sind. Dies erfolgte aus den Umständen heraus, dass es in der Bundesrepublik Deutschland zu dem Zeitpunkt weder den politischen Willen zur Vollakademisierung noch eine ausreichende Anzahl an Bewerber*innen mit entsprechenden Zugangsvoraussetzungen gab. Der DBR war von der Akademisierung als »besondere Entwicklungschance für die deutsche Pflege« überzeugt (Deutscher Bildungsrat für Pflegeberufe, 2007, S. 43) und erwartete, dass sich die Erstausbildung der Pflege in den hochschulischen Kontext verlagern würde. Ihre Forderung an ein künftiges Berufszulassungsgesetz war die gleichberechtigte Öffnung der beruflichen und akademischen Erstausbildung. Damit eng verbunden war der strukturelle Ausbau der Akademisierung. Eine Konkretisierung der einzelnen Stufen und Aufgabenfelder sowie die Zuordnung zu Qualifikationswegen der beiden Ausbildungsgänge erschien zu diesem Zeitpunkt wenig sinnvoll, wobei auf die Qualifikationsstufen des Europäischer Qualifikationsrahmen (EQR) verwiesen wurde (vgl. Deutscher Bildungsrat für Pflegeberufe, 2007). Das Bildungskonzept ging von einer gleichberechtigten Tätigkeit der akademisch und berufsschulisch ausgebildeten Absolvent*innen in der Praxis aus. Sie machen jedoch bereits internationale Erfahrungen geltend, wonach akademisierte Pflegefachpersonen die Pflegepraxis wissenschaftlich weiterentwickeln werden. Während die berufsfachschulische Ausbildung einen Sekundarabschluss I oder gleichwertig benötigten, sollte für die akademische Ausbildung eine Hochschulzugangsberechtigung erforderlich sein. Mit dem beruflichen Abschluss sollte die Hochschulzugangsberechtigung erworben und damit der Zugang zur akademischen Bildung ermöglicht werden (vgl. Deutscher Bildungsrat für Pflegeberufe, 2007).

Die Qualifizierung Lehrender in der Pflegebildung sollte gemäß dem Bildungskonzept durch konsekutive Studiengänge bis zum Masterniveau erfolgen. Nach dem Abschluss eines Bachelors of Education sollte ein Master of Education anschließen. Das Bildungskonzept folgte damit der Kultusministerkonferenz (KMK), »dass die Professionalisierung des Lehrerhandelns eine berufsbiographische Identitätsbildung erfordert, die nur in einem konsekutiven Studiengang ausgebildet werden kann« (Deutscher Bildungsrat für Pflegeberufe, 2007, S. 46). Die Konsequenz daraus war jedoch, dass allgemeine Bachelorabschlüsse (z.B. fachwissenschaftlicher Bachelor of Arts) nicht in den Master of Education münden konnten und damit die Anerkennung als Lehrende verwehrt blieb. Deshalb sollten einzelne Module der allgemeinen Bachelorabschlüsse auf den Bachelor of Education angerechnet werden können. Ziel des Bildungskonzepts war eine Qualifizierung für das Lehramt mit Referendariat und damit eine Eingliederung in das allgemeine Berufsbildende System. Die bisher von vielen Fachhochschulen und einigen Universitäten angebotenen Qualifizierungswege über Diplomstudiengänge sahen sie als Sonderweg an. Diese Lehrenden erfüllten zwar die Anforderungen an die Lehrendenbildung nach dem Krankenpflegegesetz (§ 4), aber der Zugang zum höheren Dienst blieb damit ausgeschlossen (vgl. Deutscher Bildungsrat für Pflegeberufe, 2007).

Auf der Qualifikationsstufe des Masters sollten entsprechend des Bildungskonzepts zudem Pflegende für spezialisierte und wissenschaftliche Aufgaben qualifiziert werden (z.B. für spezielles Klientel oder spezielle Settings). Um forschungsbasierte Fragestellungen zu untersuchen und Lösungsansätze zu entwickeln, sollten innerhalb des Masterstudiengangs Forschungsqualifikation erworben werden. Der DBR rief die Hochschulen dazu auf, entsprechende fachspezifische Masterstudiengänge zu entwickeln und zu implementieren. Insbesondere der Master für Pflegemanagement wurde durch das Bildungskonzept hervorgehoben. Die Masterstudiengänge konnten sowohl konsekutiv als auch als Weiterbildungsmaster angeboten werden. Dem Masterstudium nachfolgend sollte die Promotion als oberste Qualifikationsebene angestrebt werden. Hierfür benötigte es aus Sicht des DBR entsprechende Qualifizierungsinstanzen (vgl. Deutscher Bildungsrat für Pflegeberufe, 2007).

Weiterbildungen sind im Kontext von Lebenslangem Lernen und den wandelnden Anforderungen im Pflegebereich ein elementarer Bestandteil der Berufsbildung. Bei den Weiterbildungen sah der DBR einen Bedarf an Neustrukturierung und ebenso für die Weiterentwicklung des bestehenden Weiterbildungssektors. Die Angebote müssten an die Lebenswelt der Pflegenden angepasst werden. Der DBR unterschied dabei in Anpassungs- und Aufstiegsweiterbildungen. Erstere dienen der Aktualisierung der Qualifikationen und Kenntnisse (Fortbildung). Bei letzterer wird eine höhere Qualifikation angestrebt. Diese können entweder in Form eines Masterstudiengangs oder in Form eines Weiterbildungskurses erworben werden. Dabei sind Lernangebote grundsätzlich modular anzubieten und mit Leistungspunkten (Credit-Points) zu versehen. Diese dienten der Anrechenbarkeit und sollen der Durchlässigkeit Rechnung tragen. Sie sollten dabei auf andere Weiterbildungen anrechenbar sein und Studienzeiten verkürzen können. Der Erwerb von Credit-Points ermöglicht individualisierte Bildungswege und Profilbildung. Der DBR forderte in seinem Bildungskonzept auch die Anrechnung von informellem Lernen, wie es der EQR vorsieht. Dies war in Deutschland bis dato nicht vorgesehen (vgl. Deutscher Bildungsrat für Pflegeberufe, 2007). Das änderte sich erst mit dem OECD-Bericht zum »Stand der Anerkennung non-formalen und informellen Lernens in Deutschland« von 2008, der eine Anerkennung non-formalen bzw. informellen Lernens implizierte (vgl. Bundesministerium für Bildung und Forschung, 2008). Für den DBR stand jedoch Folgendes fest: »Die Diffusion von beruflicher und akademischer Bildung als erwünschter Effekt des EQF [EQR, Anm. d. Verf.] kann nur gelingen durch klare Orientierungen an Modulansprüche, Modulergebnissen und Modulbewertungen« (Deutscher Bildungsrat für Pflegeberufe, 2007, S. 51). Die Einteilung der Weiterbildungen sollte nach den Bezugspunkten »Organisation« und »Klient« erfolgen. Für den Bezugspunkt »Klient« liegt der Fokus auf den gesundheitlichen und altersspezifischen Beeinträchtigungen der Klient*innen. Daneben fokussiert der Bezugspunkt »Organisation« die Anforderungen des Managements (vgl. Deutscher Bildungsrat für Pflegeberufe, 2007). Für alle Weiterbildungsformen sind Akkreditierungsverfahren unerlässlich, um eine Qualitätssicherung zu gewährleisten. Dabei sollte das Akkreditierungssystem in den Händen der Berufsgruppe Pflege selbst liegen. Darüber hinaus bedarf es einer Selbstverwaltungsstruktur, die regelmäßige Auffrischung im Rahmen der Berufsausübung kontrolliert (vgl. Deutscher Bildungsrat für Pflegeberufe, 2007).

Der DBR hatte sein Bildungskonzept innerhalb des bestehenden Gesundheitssystems konzipiert. Damit verbunden waren konzeptionelle Begrenzungen. Nichts destotrotz »werden Systemgrenzen aufgebrochen und gesetzliche Bestimmungen erfahren nationale Angleichungen an EU-Normen« (Deutscher Bildungsrat für Pflegeberufe, 2007, S. 55). Benannt wurden jedoch auch Probleme und Grenzen, für die es dringend notwendig war, Lösungen zu finden. Dazu gehörte, dass Erstausbildungen an Hochschulen nicht automatisch die Berufszulassung erhielten, da die Berufsausübung mit einer geschützten Berufsbezeichnung und einer Berufszulassung verbunden war, die Hochschulen bis dato nicht erteilen durften. Hochschulen unterlagen dem Zwang Berufszugänge für ihre Absolvent*innen zu ermöglichen. Der DBR sah eine Lösung darin, dass beide Ausbildungsmodelle EU-konform zugelassen werden (vgl. Deutscher Bildungsrat für Pflegeberufe, 2007). In der Lehrendenbildung wurde erkannt, dass es eine Diskrepanz zwischen der fehlenden Pflegeberufsqualifizierung bei aufeinanderfolgenden Studiengängen für die Lehrqualifikation gibt. In der Praxis sind Lehrende auf Praktiker*innen angewiesen. So wurden zwar die Bedingungen der dualen Berufsausbildung, jedoch nicht die gesetzlichen Anforderungen der Pflegeausbildung erfüllt. Hier sah der DBR die politische Ebene gefordert, Abhilfe zu schaffen. Eine Lösung wäre aus ihrer Sicht die Anpassung der Curricula in den konsekutiven Studiengängen, um dort die professionstypischen Merkmale zu erwerben (vgl. Deutscher Bildungsrat für Pflegeberufe, 2007). Eine weitere Problematik sahen sie in der Veränderung der Studiendauer im Rahmen des Bologna-Prozesses. Die ehemaligen meist vierjährigen Diplom- und Magisterstudiengänge wurden in einen dreijährigen Bachelor- und einen zweijähren Masterstudiengang transformiert[1]. In der Summe sind die beiden Studiengänge länger, jedoch gehen sie davon aus, dass nur 10–20 Prozent der Bachelorabsolvent*innen im Anschluss einen Masterstudiengang anstreben. Damit wird sich für viele die akademische Ausbildung auf lediglich drei Jahre reduzieren. Hier muss aus ihrer Sicht das lebenslange Lernen anknüpfen (vgl. Deutscher Bildungsrat für Pflegeberufe, 2007).

3.4 Fazit

Die Entwicklung der Krankenpflegeausbildung in der BRD und der DDR verliefen unterschiedlich. Während in der BRD die Ausbildung außerhalb des dualen Systems vorgesehen war, wurde die Krankenpflegeausbildung in der DDR bereits seit 1974 ins Fachschulsystem integriert. Mit der Wiedervereinigung ging die Krankenpflegeausbildung der DDR widerspruchslos in die gesetzlichen Bestimmungen und Rahmenbedingungen der BRD auf. Der Deutsche Bildungsrat (DBR) wurde 1993 aus der Berufsgruppe selbst initiiert, mit dem Auftrag ein Bildungskonzept für die Pflegeberufe zu entwickeln. Bereits ein Jahr später wurde dieses Bildungskonzept erstmalig vorgelegt. Mit dem Krankenpflegegesetz von 2003 und dem Altenpflegegesetz von 2000/2003 und den einhergehenden Veränderungen, wurde ein neues Bildungskonzept notwendig. In den neuen Gesetzen waren sogenannte Modellklauseln verankert, die zur Weiterentwicklung der Pflegeberufe die Erprobung neuer Ausbildungsangebote ermöglichten. In einer Studie des Instituts für Public Health und Pflegeforschung (IPP) der Universität Bremen, die die Ergebnisse bereits abgeschlossener und evaluierter Studien untersuchten, wurde deutlich, dass die Trennung der drei Pflegeberufe (Krankenpflege, Kinderkrankenpflege, Altenpflege) aufgehoben werden sollte. Hier ging Deutschland wie auch bei der Mindestvorausset-

---

1 Dabei entspricht das absolvierte Diplomstudium an einer Universität heute in der Regel einem Masterabschluss (DQR 7) und das absolvierte Diplomstudium an einer Fachhochschule einem Bachelorabschluss (DQR 6) (vgl. Bundesministerium für Bildung und Forschung, n. d.).

zung der schulischen Bildung im europäischen Vergleich einen Sonderweg, der bis heute nicht aufgehoben ist.

Im Jahr 2007 legte der DBR sein neues Bildungskonzept vor. Ziel war es, die Pflege zukunftssicher zu gestalten. Die Begründungszusammenhänge, die dem Konzept zugrunde liegen, sind auch heute aktuell. So haben der demografische Wandel, die Umstrukturierung des Gesundheitswesens, die finanziellen Ressourcen, die rechtliche Stellung der Pflegefachpersonen und die Entstehung neuer Gesundheitsberufe weiterhin Bestand. Im damaligen Bildungskonzept war die Professionalisierung mit der Ausweitung der Aufgaben und Anforderungen an die Kompetenzen ein wichtiges Argument für die Weiterentwicklung. So ist es auch heute. Die Professionalisierung der deutschen Pflegelandschaft ist seit dem letzten Bildungskonzept weiter vorangeschritten. In der Akademisierung wurde ein wichtiger Schlüssel für die Weiterentwicklung der beruflichen Pflege identifiziert und davon ausgegangen, dass die tertiäre Bildung die pflegeschulische Bildung ablösen wird. Über 15 Jahre später ist die Akademisierung der deutschen Pflege nur mühsam vorangeschritten. Mit gerade einmal 2,5 Prozent Akademisierungsquote ist die deutsche Pflege noch weit von der empfohlenen Akademisierungsquote von 20 Prozent entfernt, die der Wissenschaftsrat als Empfehlung für die Pflege bereits 2012 herausgab (vgl. Wissenschaftsrat, 2023). Im europäischen Bereich waren es vor allem der Bologna-Prozess der Einfluss nahm auf das Bildungskonzept. Die Modularisierung mit ihrer europaweiten Vergleichbarkeit wurde als Chance für die Durchlässigkeit im Bildungssystem erkannt. Ein Novum für Deutschland war die Forderung nach Anrechenbarkeit von nicht-formalen Qualifikationen.

Im Bildungsverständnis des DBR waren fünf Eckpunkte Berufsbefähigung, Wissenschafts- und Praxisorientierung, Kompetenzen, Modularisierung und Generalistische Ausrichtung profilgebend für die akademische und berufliche Ausbildung. All diese Themen haben bis heute Bestand in Konzeptualisierungsbemühungen für Pflegeberufe, wenn auch in unterschiedlicher Gewichtung und Intensität. Im Hinblick auf die generalistische Ausbildung war mit dem Pflegeberufegesetz (PflBG) von 2020 die Generalisierung nicht durchsetzbar, so dass die spezifischen Abschlüsse »Kinderkrankenpflege« und »Altenpflege« vorerst weiter möglich sind. Seit dem europäischen Übereinkommen der generalisiert ausgerichteten Pflegeausbildung von 1972 sind immerhin schon über 50 Jahre vergangen.

Die Bausteine des Bildungskonzepts Assistenzausbildung, Ausbildung professionell Pflegender, Qualifizierung Lehrender, Qualifizierung für spezialisierte und wissenschaftliche Aufgaben sowie Weiterbildungen sind auch heute noch aktuell bzw. aktueller denn je. Bereits im Bildungskonzept des DBR von 2007 wurde der Assistenzausbildung ein wichtiger Stellenwert zugerechnet. Gegenwärtig gibt es weiterhin die Bestrebungen die Pflegeassistenzausbildung auf Bundesebene zu verankern, um eine Vereinheitlichung und Vergleichbarkeit herzustellen (vgl. Deutscher Pflegerat e.V., 2024). Für die Ausbildung professionell Pflegender ging der DBR davon aus, dass mit dem Abschluss der beruflichen Bildung die Hochschulzugangsberechtigung erworben wird, um die akademische Laufbahn anschließen zu können. Dies ist gegenwärtig noch immer nicht der Fall. Für die Qualifizierung der Lehrenden war aus Sicht des DBR der Weg über das Lehramt und damit und die Zugehörigkeit zum höheren Dienst der einzig sinnvolle Weg (vgl. Deutscher Bildungsrat für Pflegeberufe, 2007). Gegenwärtig werden sieben mögliche Zugänge unterschieden, um die Lehrqualifikation für die Pflegeberufe zu erhalten. Dabei unterscheiden sie sich teilweise erheblich, was die pflegerische Grundausbildung betrifft (ohne pflegerische Berufskenntnisse bis pflegeschulische bzw. hochschulische Pflegeausbildung) (vgl. Gahlen-Hoops & Brühe, 2024). Der Großteil der Lehrenden wird jedoch im Fachhochschulsystem für den Einsatz an Schulen des Gesundheitswesens ausgebildet (vgl. Reiber et al., 2019). Im Bereich der Qualifikation für spezialisierte und wissenschaftliche Aufgaben, hat sich seit dem Bildungskonzept von 2007 einiges getan. Vielfältige Angebote im Bereich Management, Pflegewissenschaft und sonstigen Spezialisierungen sind entwickelt und implementiert worden. Jedoch fehlt es hier häufig an Gemeinsamkeiten und Vergleichbarkeit innerhalb der Bundesdeutschen oder Europäischen Bildungslandschaft, so dass Anerkennungen und Gleichwertigkeit nur schwierig umsetzbar sind. Das gleiche gilt für die Möglichkeit der Promotion. Mit dem Wegfall der privaten Universität Vallendar als bisher einzige Pflegewissenschaftliche Fakultät an einer deutschen Universität, hat sich das Angebot noch einmal mehr reduziert. Die Ansiedlung der Pflegestudiengänge überwiegend an Fachhochschulen ohne Promotionsrecht verschärfen diese Problematik (vgl. Kapitel 5).

Lebenslanges Lernen ist gestern wie heute ein elementarer Bestandteil der Pflegelandschaft. Bereits in ihren Bildungskonzept von 2007 sah der DBR einen Neustrukturierungsbedarf und eine Weiterentwicklung des bestehenden Weiterbildungssektors. Heute gibt es eine Vielzahl von Weiterbildungen, die sich jedoch massiv in ihren Inhalten und Stundenzahlen unterscheiden, dass auch heute eine Neustrukturierung der Weiterbildungslandschaft ein drängendes Thema ist (vgl. Bundesministerium für Arbeit und Soziales & Bundesministerium für Bildung und Forschung, 2019) (vgl. Kap. 4). Bereits 2007 forderte der DBR eine Selbstverwaltungsstruktur, die es bis heute in Deutschland nur in vereinzelten Bundesländern gibt (vgl. Kap. 6.2.7) (vgl. Deutsche Gesellschaft für Pflegewissenschat e. V., 2021).

Einige Begrenzungen des Bildungskonzepts von 2007, wie z.B. die fehlende Berufszulassung für primärqualifizierende Bachelorabsolvent*innen konnten gelöst werden. Auch die Diskrepanz bei den Lehrenden in Bezug auf die Fachpraxis wurde mit einer Aufwertung der Rolle und der Qualifizierung von Praxisanleitenden erreicht. Anderes blieb bislang offen und unbeantwortet.

4. Über das Zusammenwirken von Allgemeinbildung, allgemeiner beruflicher Bildung und spezieller berufliche Bildung in der Pflegeprofession

Seitdem die Bundesrepublik Deutschland ein demokratischer und sozialer Bundesstaat ist, wurde im Grundgesetz von 1949 die föderalistische Ordnung festgeschrieben. Damit liegt die Kulturhoheit, insbesondere in den Bereichen Bildung, Wissenschaft und Kultur in Länderhoheit. Das bedeutet, dass das Recht der Gesetzgebung von den Bundesländern ausgeübt wird. Um eine vergleichbare Entwicklung der Bildung über die Bundesländer der BRD zu gewährleisten, wurde die Kultusministerkonferenz (KMK) gegründet. Die neuen Bundesländer schlossen sich 1991 an (vgl. Kultusministerkonferenz, 2021).

Entsprechend den im Grundgesetz festgelegten Regelungen hat der Bund begrenzte Kompetenzen, die auf die berufliche Pflege Einfluss hat (vgl. Kultusministerkonferenz, 2021):

- außerschulische und berufliche Aus- und Weiterbildung
- Hochschulzulassung und Hochschulabschlüsse (abweichende gesetzliche Regelung der Länder möglich)
- Ausbildungsförderung
- Förderung von Forschung und technologischer Entwicklung
- Berufszulassung für Heil- und Hilfsberufe
- Maßnahmen Förderung und Forschung von Arbeitsmarkt und Beruf

Grundsätzlich gilt für den Bildungsbereich die Verankerung der Freiheit von Kunst, Wissenschaft, Forschung und Lehre (Art. 5 Abs. 3), die Freiheit der Berufswahl und der Ausbildungsstätte (Art. 12 Abs. 2) sowie Gleichheit vor dem Gesetz (Art. 3 Abs. 1) (vgl. Kultusministerkonferenz, 2021).

Das Bildungswesen im Allgemeinen bewegt sich unter anderem im Spannungsfeld zwischen gesamtgesellschaftlichen und ökonomischen Interessen. Dazu gehören die Geburtenentwicklung und das Wanderungsgeschehen der Bevölkerung sowie auf der anderen Seite die wirtschaftliche Entwicklung und Erwerbstätigkeit, die einen Einfluss auf die Ausstattung, Struktur und Angebote des Bildungssystems und die Förderung von individueller Bildung haben (vgl. Autorengruppe Bildungsberichterstattung & W. Bertelsmann Verlag, 2022). In erster Linie ein gesamtgesellschaftliches Phänomen, wirkt es sich im Detail auf die Pflegebildung und die Pflegeberufe aus. Die demografische Entwicklung und Wanderungsbewegungen innerhalb Deutschlands haben nicht nur Auswirkungen auf den potenziellen Nachwuchs, sondern auch auf die Gesamtzahl aktiver Pflege(fach)personen sowie die Altersstruktur innerhalb der Pflegeberufe (vgl. Kap. 6.1). Der Anteil der Menschen mit Migrationshintergrund betrug 2020 rund 27 Prozent der Gesamtbevölkerung in Deutschland. Rund 37 Prozent von ihnen sind unter 30 Jahre alt und rund ein Drittel von ihnen hat eine Zuwanderungserfahrung (vgl. Autorengruppe Bildungsberichterstattung & W. Bertelsmann Verlag, 2022). Sie treten also in unterschiedlichen Bildungsphasen in die deutsche Bildungslandschaft ein und stehen dann theoretisch zukünftig dem Arbeitsmarkt bzw. dem Pflegemarkt zur Verfügung. Generell »trägt das Bildungsniveau einer Gesellschaft entscheidend zu ihrer Leistungskraft« bei (Köller & Zimmer, 2019, S. 229).

Bildung ist als Lebenslanges Lernen zu verstehen und beginnt bereits bei der frühkindlichen Bildung, Betreuung und Erziehung und wird über das allgemeinbildende System, die berufliche und/oder hochschulische Bildung sowie Weiterbildungen im Erwachsenenalter fortgeführt.

Das deutsche Bildungssystem gliedert sich auf in die fünf Bereiche:

- Elementarbereich (Einrichtungen bin zum Schuleintritt mit i.d.R. sechs Jahren)
- Primarbereich (vgl. Kap. 4.1.1)
- Sekundarbereich I und II (vgl. Kap. 4.1.2 und 4.1.3)
- Tertiärbereich (vgl. Kap. 5)
- Weiterbildungsbereich (vgl. Kap. 4.4)

Die Teilhabe an Bildung wird durch die Schulpflicht geregelt, die je nach Bundesland neun bzw. zehn Vollzeitschuljahre umfasst und in der Regel mit dem vollendeten sechsten Lebensjahr beginnt. Im Grundgesetz ist lediglich der staatliche Erziehungsauftrag in Art. 7 Abs 1 GG geregelt (vgl. Vossenkuhl, 2018). Die Schulpflicht wird mit dem Recht auf Bildung, einer diskriminierungsfreien Partizipation, die gesellschaftliche Integration sowie der Heranbildung als verantwortungsbewusste Staatsbürger*innen begründet (vgl. Reimer, 2021).

Betrachtet man die Entwicklung des Bildungsstands 25 bis 34-Jähriger nach Ausrichtung des Bildungsgangs von 2015 und 2022 (vgl. Abb. 8), so wird für Deutschland deutlich, dass der Trend zur Höherqualifizierung geht. Vor allem gehen die Zahlen im berufsbildenden Sekundarbereich II stark zurück (-13 %) und steigen dafür im Tertiärbereich um rund 7 Prozent an. Im Vergleich zum OECD-Durchschnitt liegt Deutschland bei der Akademisierung weiterhin deutlich zurück und ist dahingegen im berufsbildenden Sekundarbereich II deutlich höher vertreten (vgl. OECD, 2023). Diese Tendenz sollte im Hinblick auf die Entwicklung der Pflegeberufebildung zwingend Berücksichtigung finden.

Abb. 8: Entwicklung des Bildungssands 25- bis 34-Jähriger nach Ausrichtung des Bildungsgangs Deutschland und OECD-Durchschnitt (eigene Darstellung) (vgl. OECD, 2023)

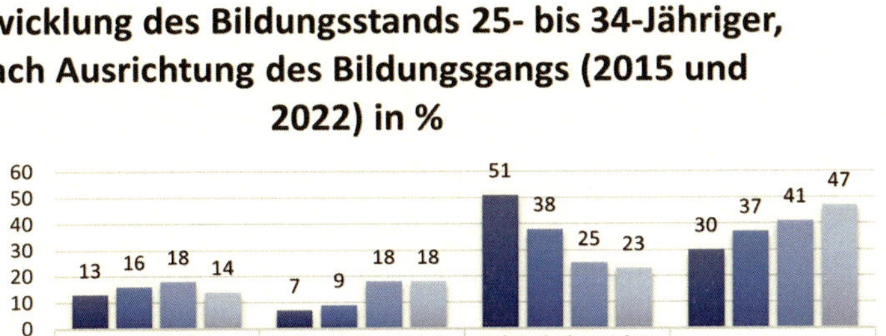

	Unterhalb Sekundarbereich II	Sekundarbereich II Allgemeinbildend	Sekundarbereich II Berufsbildend	Tertiärbereich
Deutschland 2015	13	7	51	30
Deutschland 2022	16	9	38	37
OECD 2015	18	18	25	41
OECD 2022	14	18	23	47

Im Jahr 2022 befanden sich lediglich rd. 8,6 Prozent der 18- bis 24-Jährigen nicht in einer Ausbildung (61,6 %) oder in einem Beschäftigungsverhältnis (29,9 %). Damit liegt Deutschland deutlich unter dem OECD-Durchschnitt (15 %) (vgl. OECD, 2023). Wenn diese Zahlen auch erfreulich sind, bedeutet es im Umkehrschluss, dass eine begrenzte Anzahl junger Menschen für Pflegebildungsangebote zur Verfügung stehen und es von großer Bedeutung ist, frühzeitig für diesen Beruf zu werben und diesen attraktiv auszugestalten.

4.1 Allgemeinbildend orientierte schulische Bildung

Die Bildungsbiografie einer jeden zukünftigen Pflegefachperson beginnt bereits, bevor sie es meistens selbst weiß, im Bereich der allgemeinbildenden Schule. Die allgemeine schulische Bildung geht jedweder Pflegebildung voraus. Umgekehrt enthält berufliche Pflege sowie Pflegebildung immer auch eine allgemeinbildende Dimension, weil pflegerische Arbeit als soziales reales Geschehen immer Bereiche der gesellschaftlichen Ordnung und damit deren Wissensbereiche integriert.

Das Ziel der Allgemeinbildung ist es, Schüler*innen »angemessen auf das Leben in der Gesellschaft vorzubereiten und sie zu einer aktiven und verantwortlichen Teilhabe am kulturellen, gesellschaftlichen, politischen, beruflichen und wirtschaftlichen Leben zu befähigen.« (Kultusministerkonferenz, 2017a, S. 2)

In Deutschland besteht das Allgemeinbildende System aus dem Primarbereich sowie dem Sekundarbereich I und II. Der Primarbereich umfasst die Jahrgangsstufen 1 bis 4 bzw. 1 bis 6 in den Bundesländern Berlin und Brandenburg.

4.1.1 Primarbereich

Das Ziel des Primarbereichs ist eine grundlegende Bildung und zielt auf den

> »Erwerb und die Erweiterung grundlegender und anschlussfähiger Kompetenzen. Dazu gehören vor allem die Schlüsselkompetenzen im sprachlichen und mathematischen Bereich, die eine Grundlage nicht nur für alle anderen Bildungsbereiche der Grundschule, sondern auch für weiterführende Bildung sowie lebenslanges Lernen und selbständige Kulturaneignung darstellen.« (Kultusministerkonferenz, 2021, S. 111)

Dabei umfasst der Fächerkanon des Primarbereichs Deutsch, Mathematik, Sachunterricht, Fremdsprache, Kunst, Werken/Textiles Gestalten, Musik, Sport, Religion oder Ethik oder ein vergleichbares Fach. Daneben spielen fächerübergreifende Unterrichtsinhalte eine Rolle wie z.B. interkulturelle Bildung, Bildung für nachhaltige Entwicklung, MINT-Bildung, Wertebildung, gesundheitliche Bildung (vgl. Kultusministerkonferenz, 2021).

Nach Vollendung des Primarbereichs ist der Übergang in den Sekundarbereich I vorgesehen, der mindestens bis zum Ende der Schulpflicht weiterführen soll.

4.1.2 Sekundarbereich I

Der Sekundarbereich unterteilt sich in Schularten mit einem Bildungsgang oder auch mit zwei bis drei Bildungsgängen. Schularten mit einem Bildungsgang zielen auf einen bestimmten Abschluss ab – Erster Schulabschluss (ESA)[1] nach neun Jahren, Erweiterter Erster Schulabschluss (EESA)[2] nach zehn Jahren, Mittlerer Schul-

---

1 Je nach Bundesland wird der Abschluss als ESA (Hamburg, Nordrhein-Westfalen, Schleswig-Holstein), Hauptschulabschluss (Baden-Württemberg, Hessen, Niedersachsen, Saarland, Sachsen, Sachsen-Anhalt, Thüringen), Erfolgreicher Abschluss der Mittelschule (Bayern), Berufsbildungsreife (BBR) (Berlin, Brandenburg), Einfache Berufsbildungsreife (EinfBBR) (Bremen) oder Berufsreife (Mecklenburg-Vorpommern, Rheinland-Pfalz) bezeichnet.

2 Je nach Bundesland wird der Abschluss als EESA (Hamburg, Nordrhein-Westfalen), Werkrealschulabschluss (Baden-Württemberg), Qualifizierender Abschluss der Mittelschule (Bay-

abschluss (MSA)[3] nach zehn Jahren –, während Schularten mit mehreren Bildungsgängen z.B. die Gesamtschule umfassen (vgl. Kultusministerkonferenz, 2021, 2022).

Die Ziele der Sekundarstufe I liegen darin, eine allgemeine Grundbildung, eine individuelle Schwerpunktsetzung sowie eine leistungsgerechte Förderung zu ermöglichen. Dazu gehört (Kultusministerkonferenz, 2021, S. 123):

- »die Förderung der geistigen, seelischen und körperlichen Gesamtentwicklung der Schülerinnen und Schüler, Erziehung zur Selbständigkeit und Entscheidungsfähigkeit sowie zu personaler, sozialer und politischer Verantwortung;
- die Sicherung eines Unterrichts, der sich am Erkenntnisstand der Wissenschaft orientiert sowie in Gestaltung und Anforderungen die altersgemäße Verständnisfähigkeit der Schülerinnen und Schüler berücksichtigt;
- eine schrittweise zunehmende Schwerpunktsetzung, die individuelle Fähigkeiten und Neigungen der Schülerinnen und Schüler aufgreift;
- die Sicherung einer Durchlässigkeit, die nach einer Phase der Orientierung auch Möglichkeiten für einen Wechsel des Bildungsgangs eröffnet.«

Die Schulform für den Ersten Schulabschluss (ESA) bzw. den Ersten Erweiterten Schulabschluss (EESA) (je nach Bundesland z.B. Hauptschule, Mittelschule) beinhaltet die Jahrgangsstufe 5–9 bzw. 10 Jahre. Hier wird den Schüler*innen eine grundlegende Allgemeine Bildung vermittelt. Diese wird in der Regel über die Fächer Deutsch, Fremdsprache, Mathematik, Physik/Chemie, Biologie, Erdkunde, Geschichte, Arbeitslehre, Sozialkunde, Musik, Kunst, Sport, Religion sowie bundeslandabhängig berufsorientierende Fächer gewährleistet. Befähigte Schüler*innen können im Anschluss an einen ESA weiterführend einen mittleren Schulabschluss (EESA) erwerben (vgl. Kultusministerkonferenz, 2021). Die Schulform »Hauptschule« (ehemals Volksschule) fokussierte früher vor allem auf das Fach Arbeitslehre, um die Berufswahl für die Schüler*innen zu vereinfachen, galt als Eingangsstufe in die berufliche Bildung und sollte eine Berufswahlreife vermitteln. Später wurde das Fach Arbeitslehre durch andere Fächer ersetzt. Die berufliche Orientierung steht weiterhin im Fokus (vgl. Schröder & Fletemeyer, 2019). Mit dem ESA/EESA ist es möglich in die Pflegefachassistenzausbildung einzumünden bzw. mit einer

ern), Qualifizierender/Qualifizierter Hauptschulabschluss (Hessen, Sachsen, Sachsen-Anhalt, Thüringen), Erweiterte Berufsbildungsreife (EBBR/EBR/ErwBBR) (Berlin, Brandenburg, Bremen) oder Sekundarabschluss I – Hauptschulabschluss (Niedersachsen) bezeichnet.

3 Je nach Bundesland wird der Abschluss als MSA (Berlin, Bremen, Hamburg, Nordrhein-Westfalen, Schleswig-Holstein), Realschulabschluss (Baden-Württemberg, Bayern, Hessen, Sachsen, Sachsen-Anhalt, Thüringen), Mittlerer Schulabschluss an der Mittelschule (Bayern), Fachoberschulreife (FOR) (Brandenburg), Mittlere Reife (Mecklenburg-Vorpommern), Sekundarabschluss I – Realschulabschluss (Niedersachsen), Qualifizierter Sekundarabschluss (Rheinland-Pfalz) oder Mittlerer Bildungsabschluss (Saarland) bezeichnet.

abgeschlossenen mindestens einjährigen Helfer- bzw. Assistenzausbildung sowie einem EESA in die generalistische Ausbildung zur Pflegefachperson einzumünden (vgl. Kap. 4.2).

Der Mittlere Schulabschluss (MSA) (z.B. Realschule) umfasst eine erweiterte Allgemeine Bildung, die derzeit ausreichend ist, um die pflegeschulische Pflegeausbildung zu absolvieren. Die Schulform umfasst in der Regel die Jahrgangsstufen 5–10. Dabei werden nachfolgende Fächer unterrichtet: Deutsch, Fremdsprache, Mathematik, Physik, Chemie, Biologie, Erdkunde, Geschichte, Politik, Musik, Kunst, Sport und Religion. Ab der Jahrgangsstufe 7 bzw. 8 wird in der Regel ein weiteres Wahlpflichtfach angeboten (häufig eine zweite Fremdsprache), welches jedoch zwischen den Schulen variiert. Der Abschluss ermöglicht den Zugang zu berufsqualifizierenden Bildungsgängen und bei der Erfüllung bestimmter Leistungskriterien zum Besuch der gymnasialen Oberstufe. Die Schüler*innen erwerben einen mittleren Bildungsabschluss (vgl. Kultusministerkonferenz, 2021). Die Realschule (früher Mittelschule) wurde bereits 1955 als wichtige Schulform herausgestellt, weil sie die Schüler*innen auf die praktischen Aufgaben des Lebens vorbereitet und sie für die Ausbildung in gehobenen praktischen Berufen (z.B. in der Pflege, dem Handwerk oder der Landwirtschaft) befähigt. Neben der Allgemeinbildung stand immer eine berufsorientierte Vorbildung im Fokus. Sie steht für eine Schulform für die Mitte der Gesellschaft und soll Theorie und Praxis miteinander kombinieren. Dazu soll sie den Weg im weiterführenden Schulsystem ermöglichen (vgl. Schröder & Fletemeyer, 2019).

Das Ziel des Gymnasiums ist die Vermittlung einer vertieften allgemeinen Bildung. Sie umfasst den Sekundarbereich I sowie II und erstreckt sich über die Jahrgangsstufen 5–12 bzw. 13 oder 7–12 je nach Bundesland. Im Sekundarbereich I (Jahrgangsstufe 5 bzw. 7 bis 9 bzw. 10) werden die Fächer Deutsch, mindestens zwei Fremdsprachen, Mathematik, Physik, Chemie, Biologie, Erdkunde, Geschichte, Politik, Musik, Kunst, Sport und Religion vermittelt. Die Hochschulreife wird erst in der gymnasialen Oberstufe erworben (Sekundarstufe II) (vgl. Kultusministerkonferenz, 2021). Im 19. Jahrhundert verstand sich das Gymnasium, als der Ort, an dem die gesellschaftliche Elite ausgebildet wurde. Hierbei wurde bereits früh kritisiert, dass die berufliche Anschlussfähigkeit fehlt. In der Folge wurden vermehrt naturwissenschaftliche und gesellschaftswissenschaftliche Themen in die Lehrpläne integriert. Gymnasien waren Orte des sozialen Aufstiegs. In der Gegenwart ist sie die meistgewählte Anschlussbildung, da mit ihrem Abschluss alle Optionen der Berufswahl potenziell offenstehen. Mit der großen Nachfrage verbindet sich eine Veränderung der Schüler*innenstruktur. Im Kern ist das Ziel eines Gymnasiums die Allgemeinbildung, der erst im Anschluss eine spezielle Bildung folgt (vgl. Schröder & Fletemeyer, 2019).

4.1.3 Sekundarstufe II

Die Sekundarstufe II unterteilt sich in zwei Arten: Zum einen die allgemeinbildende Sekundarstufe II (gymnasiale Oberstufe) und die berufliche Sekundarstufe II (berufliche Vollzeitschulen).

In der gymnasialen Oberstufe haben die Schüler*innen die Möglichkeit der individuellen Schwerpunktbildung, der je nach persönlichen Interessen und Begabungen ausgewählt werden kann. Hierbei gibt es die Wahlmöglichkeiten zwischen einem sprachlich-literarischen-künstlerischen Aufgabenfeld, einen gesellschaftswissenschaftlichen Aufgabenfeld und einem mathematisch-naturwissenschaftlich-technischen Aufgabenfeld (vgl. Kultusministerkonferenz, 2021). Das Hessische Kultusministerium weist darüber hinaus noch eine deskriptiv-exploratorische Begegnung und Auseinandersetzung mit existentiellen Fragen der Weltdeutung und Sinnfindung auf (vgl. Hessisches Kultusministerium, 2018). Eine gesundheitsbildende/-wissenschaftliche Ausrichtung lässt sich in keinem der Aufgabenfelder erkennen. Dies gilt jedoch auch für alle anderen Stufen und sollte im Rahmen des Lebenslangen Lernens für Gesundheit berücksichtigt werden.

Des Weiteren zählen Religion (bundeslandabhängig) und Sport als Pflichtfächer. Dazu kommen in der Regel die Fächer Deutsch, Fremdsprache, Mathematik, Sport, Geschichte und eine Naturwissenschaft. Mit dem Abschluss wird die Allgemeine Hochschulzugangsberechtigung verliehen, die den Zugang in den Tertiärbereich ermöglicht.

Die berufliche Sekundarstufe II wird von den beruflichen Vollzeitschulen wie z.B. die Berufsfachschulen, die Fachoberschule, das Berufliche Gymnasium (Fachgymnasium) sowie die Berufsoberschule gebildet (vgl. Kultusministerkonferenz, 2021).

Die Berufsfachschulen haben das Ziel »Grundlagen für den Erwerb beruflicher Handlungsfähigkeit zu vermitteln und zu vertiefen, ihnen entweder berufliche Grundqualifikationen für einen oder mehrere anerkannte Ausbildungsberufe zu vermitteln oder sie zu einem Berufsausbildungsabschluss in einen Beruf zu führen.« (Kultusministerkonferenz, 2021, S. 148) Der Zugang zur Berufsfachschule erfolgt mit einem Ersten Schulabschluss (ESA) oder einem Mittleren Schulabschluss (MSA). Die Dauer unterscheidet sich je nach Bildungsgang und dauert zwischen ein und drei Jahren. Unter bestimmten Voraussetzungen können an Berufsfachschulen der Abschluss der fachgebundenen Hochschulreife erworben werden (vgl. Kultusministerkonferenz, 2021).

Die Fachoberschule wird in der Regel durch die Jahrgänge 11 und 12 gebildet und baut auf einem Mittleren Abschluss (MSA) auf. Das Ziel ist der Erwerb der Fachhochschulreife, die sie über allgemeine, fachtheoretische und fachpraktische Kenntnisvermittlung erreicht. Unter bestimmten Bedingungen kann eine 13. Jahrgangsstufe ergänzt werden, die zur Allgemeinen Hochschulreife führt. In der Fachoberschule gibt es die Möglichkeit eine Vertiefung im Bereich Gesundheit und Soziales anzustreben (vgl. Kap. 4.1.4). Dazu werden die Fachrichtungen Wirtschaft und Verwaltung, Technik, Gestaltung, Ernährung und Hauswirtschaft sowie Agrarwirtschaft, Bio- und Umwelttechnologie angeboten. Liegt bereits eine einschlägige Berufsausbildung vor, ist ein Einstieg in Jahrgang 12 möglich (vgl. Kultusministerkonferenz, 2021).

> »Sie haben so die Möglichkeit, neben vertieften beruflichen Kenntnissen, Fähigkeiten und Fertigkeiten die Fachhochschulreife zu erwerben. Die Fachoberschule leistet so einen wichtigen Beitrag zur Durchlässigkeit des Bildungssystems und damit zur Gleichwertigkeit von allgemeiner und beruflicher Bildung.« (Kultusministerkonferenz, 2021, S. 149)

Eine weitere berufsbildende Schulform ist die Berufsoberschule. Dadurch, dass Absolvent*innen einer (dualen) Berufsausbildung eine Hochschulzugangsberechtigung erwerben können, trägt die Berufsoberschule ebenfalls zur Durchlässigkeit bei. Die Fachrichtungen, die gewählt werden können, sind mit denen der Fachoberschule identisch. Hier gibt es ebenfalls die Fachrichtung Gesundheit- und Soziales.

4.1.4 Fachrichtung Gesundheit und Soziales

Nachfolgend wird die Vertiefungsrichtung Gesundheit und Soziales im Rahmen des Bildungsweges im Sekundarbereich II an der Fachoberschule am Beispiel zweier Rahmencurricula aus Niedersachsen und Rheinland-Pfalz vorgestellt. Die »Rahmenrichtlinien für den berufsbezogenen Lernbereich in der Fachoberschule – Gesundheit und Soziales – Schwerpunkt Gesundheit-Pflege« des Niedersächsischen Kultusministerium für die Fachoberschule bietet einen Schwerpunkt im Bereich Gesundheit und Pflege an. Schüler*innen mit einer einschlägigen Berufserfahrung münden gleich in Jahrgang 12 ein. Ziel des berufsbezogenen Lernbereichs ist der Erwerb von Kompetenzen von gesundheits- und pflegewissenschaftlichen Fachgebieten. In Jahrgang 11 sammeln die Schüler*innen Praktikumserfahrung, die als Ausgangspunkt für die Lernprozesse verstanden werden. Im Jahrgang 12 werden die gesundheits- und pflegewissenschaftlichen Kompetenzen im wissenschaftspropädeutischen Sinne vertieft und Prozesse im Gesundheits- und Sozialwesen analysiert und bewertet (vgl. Niedersächsisches Kultusministerium, 2015). Aufgeteilt auf die Jahrgänge 12 und 13 werden neun Lerngebiete unterschieden mit einem Stundenumfang von insgesamt 640 Stunden (vgl. Tab. 6) (vgl. Niedersächsisches Kultusministerium, 2015).

Tab. 6: Die neun Lerngebiete der Fachoberschule Niedersachsen (Niedersächsisches Kultusministerium, 2015, S. 5)

Lerngebiete		Zeitrichtwert in Unterrichtsstunden
Klasse 11		
11.1	Die Komplexität des menschlichen Organismus darstellen	80
11.2	Institutionen und Strukturen des Gesundheits- und Pflegewesens analysieren	40
11.3	Hygiene- und Arbeitsschutzmaßnahmen bewerten	40
Klasse 12		
12.1	Gesundheitsfördernde und präventive Maßnahmen beurteilen	80
12.2	Medizinische Maßnahmen bei einer Infektionskrankheit analysieren	80
12.3	Pflegerische und rehabilitative Prozesse untersuchen	80
12.4	Die volkswirtschaftlichen Auswirkungen von Erkrankungen erfassen	80
12.5	Organisatorische und betriebswirtschaftliche Zusammenhänge im Gesundheits- und Pflegewesen EDV-gestützt untersuchen	80
12.6	Projekte planen, durchführen und auswerten	80

Ein weiteres Curriculum für die Fachrichtung Gesundheit und Soziales in Rheinland-Pfalz bietet seinen Schüler*innen ebenfalls eine Vertiefungsrichtung in Gesundheit und Pflege an. In den Jahrgangsstufen 11 und 12 werden insgesamt 560 Stunden in Gesundheit und Pflege absolviert. Dazu wird ein einjähriges schulbegleitendes Praktikum an drei Tagen die Wochen vorgesehen. Die Lernbereiche weichen von denen aus Niedersachsen deutlich ab, so dass auch in diesem Bildungsfeld eine Heterogenität besteht, die im Rahmen der Durchlässigkeit zu Schwierigkeiten führen können (vgl. Tab. 7) (vgl. Ministerium für Bildung, Wissenschaft, Jugend und Kultur Rheinland-Pfalz, 2020).

Tab. 7: Die zehn Lernbereiche der Fachoberschule Rheinland-Pfalz (Ministerium für Bildung, Wissenschaft, Jugend und Kultur Rheinland-Pfalz, 2020, S. 23)

Nr.	Lernbereiche	Klasse 11	Klasse 12
1	Präventionsansätze im Rahmen der Gesundheitsförderung entwickeln	30	
2	Erste-Hilfe-Maßnahmen durchführen	20	
3	Pflegerisches Handeln als Prozess gestalten	70	
4	Ernährung als Baustein gesundheitsfördernder Lebensführung gestalten		80
5	Bewegung als Baustein gesundheitsfördernder Lebensführung gestalten		40
6	Immunsystem stärken		60
7	Wahrnehmungsprozesse unterstützen		60
8	Lebensraum bedarfsgerecht gestalten		60
9	Gesundheitsbezogene Handlungsfelder unter Berücksichtigung des demografischen Wandels gestalten		60
10	Gesundheitssystem analysieren und bedarfsgerecht anwenden		80

Vergleichend lässt sich feststellen, dass das Curriculum aus Niedersachsen einen deutlich höheren Pflegeanteil aufweist. Im Curriculum von Rheinland-Pfalz liegt der Schwerpunkt auf Gesundheit im Allgemeinen. Dabei wird die Anschlussfähigkeit für die Schüler*innen aus Rheinland-Pfalz deutlich herausgestellt:

> »Schülerinnen und Schüler, die die Fachoberschule besuchen, streben die Möglichkeit an, ausgehend von ihrem qualifizierten Sekundarabschluss I in einem berufsbezogenen Zusammenhang die Qualifikationen für ein Studium an einer Fachhochschule zu erlangen. Gleichzeitig stellt für viele Absolventinnen und Absolventen der Abschluss der Fachoberschule den Eintritt in einen hoch qualifizierten Gesundheitsfachberuf dar.« (Ministerium für Bildung, Wissenschaft, Jugend und Kultur Rheinland-Pfalz, 2020, S. 21)

Mit dem Zugang zum Pflegestudium ergeben sich für die Absolvent*innen eine weitere Möglichkeit in die Pflegeberufe einzumünden (vgl. Kap. 5). Für die Nachwuchsakquise in der Pflege stellen Vertiefungsrichtungen für Schüler*innen der Sekundarstufe II eine gute Möglichkeit dar, den Beruf kennenzulernen und erste Erfahrungen im Kontext der beruflichen Bildung zu sammeln.

4.1.5 Berufsorientierung und Übergang

Lerninhalte der beruflichen Orientierung wurde im Bereich der allgemeinen Schulbildung seit der Jahrtausendwende stark ausgebaut und hat sich mittlerweile in den Schulformen der Sekundarstufe bis hin zu der gymnasialen Oberstufe fest etabliert (vgl. Schröder, 2019).

> »Die Förderung der Schülerinnen und Schüler orientiert sich an deren Interessen, Kompetenzen und Potenzialen. Sie ist verbunden mit einer kontinuierlichen Begleitung und Beratung. Schülerinnen und Schüler sollen befähigt werden, den Übergangsprozess von der Schule in eine Ausbildung bzw. ein Studium eigenverantwortlich und erfolgreich zu gestalten.« (Kultusministerkonferenz, 2017a, S. 2)

Insbesondere den Kompetenzen, die über den reinen Wissenszuwachs hinausgehen, kommt dabei eine besondere Bedeutung zu, da sich fachliche Expertise nur in Verbindung mit personalen und sozialen Kompetenzen entfalten kann (vgl. Hessisches Kultusministerium, 2018). Die Relevanz der Berufsorientierung ist vielfältig. Neben dem allgemeinen Fachkräftemangel, dem Trend zur Höherqualifizierung, der geschlechtertypischen Berufswahl, sind es die hohen Abbruchzahlen in Ausbildung und Studium, die eine verstärkte Förderung des beruflichen Übergangs notwendig machen (vgl. Schröder, 2019).

Der Übergang von der schulischen in die berufliche Bildung stellt eine große Herausforderung dar, denn je erfolgreicher der Start ins Berufsleben verläuft, desto besser findet eine Eingliederung in die Arbeitsgesellschaft statt. Jugendliche und junge Erwachsene sind aufgrund ihrer individuellen Voraussetzungen sowie der institutionellen und regionalen Bedingungen unterschiedlich auf die damit einhergehenden Entscheidungen und sozialen Herausforderungen vorbereitet. Es ist wichtig, diese Unterschiede zu berücksichtigen und individuelle Unterstützung anzubieten, um den Übergangsprozess erfolgreich zu gestalten (vgl. Enggruber et al., 2021). In diesem Zeitraum können beispielsweise Barrieren vor allem aufgrund körperlicher Beeinträchtigungen sowie ethnischer oder sozialer Herkunft auftreten (vgl. Enggruber et al., 2021). Als grundlegendes Prinzip im Sinne der Menschenrechte und des Grundgesetzes muss für diese Übergangsphase daher gelten: »Jeder Mensch hat Anspruch auf diskriminierungsfreie gesellschaftliche

Teilhabe und demzufolge auf diskriminierungsfreien Zugang zu Bildung und Arbeit.« (Enggruber et al., 2021, S. 4) Benachteiligungen von Jugendlichen mit Migrationshintergrund und soziale Ungleichheiten führen hingegen zu verminderten Chancen im Berufsbildungssystem (vgl. Balzter, 2016). Historisch betrachtet, ist die Bildung von Mädchen und Frauen höher denn je. Trotz alledem folgt die Berufs- und Studienwahl weiterhin überwiegend der binären Geschlechterlogik (vgl. Micus-Loos et al., 2016). Demnach lässt sich konstatieren, dass die Pflege weiterhin weiblich dominiert ist. Vor allem Berufe, die als typische Männer- oder Frauenberufe gelten, sind häufig Engpassberufe. Berechnungen des Instituts der Deutschen Wirtschaft (IW) ergaben für das Jahr 2021/2022, dass unter den Top 10 der Berufe mit der größten Fachkraftlücke »Altenpflegefachkräfte« (Platz 3) und »Gesundheits- und Krankenpflege – Fachkraft« (Platz 5) vertreten sind (vgl. Hickmann & Koneberg, 2022). Die Erwerbsbiografien haben sich im Laufe der Zeit verändert. Heute ist davon auszugehen, dass ein ursprünglich gewählter Beruf nicht mehr zwangsläufig bis zum Eintritt in das Rentenalter bzw. bis zum Ende des Berufslebens beibehalten wird (vgl. Klein & Müller, 2024). Damit stellt sich die Berufswahl als lebensbegleitende Aufgabe dar. Übergänge sind dabei immer durch Brüche, Unsicherheiten, Reversibilitäten, Unplanbarkeiten und Individualisierungstendenzen gekennzeichnet. Berufsorientierung ist eine gesamtgesellschaftliche Aufgabe, da eine mangelhafte oder fehlende Berufsorientierung sich in hohen oder höheren Abbruchquoten niederschlägt (vgl. Balzter, 2016). Für 2022 ermittelte das Pflegepanel des Bundesinstituts für Berufliche Bildung (BIBB), dass die Pflegeschulen ihren Ausbildungskapazitäten deutlich erhöht haben, jedoch nur zu rd. 70 Prozent ausgelastet waren. Damit bleibt die Nachfrage hinter den tatsächlichen Ausbildungsplätzen zurück. Dazu lagen die Abbrecherquoten bzw. vorzeitigen Vertragslösungen in den dualen Ausbildungsberufen für das Jahr 2019 bei 27 Prozent (vgl. Garcia González & Peters, 2021).

Um zukünftige Auszubildende auf die berufliche Pflegeausbildung vorzubereiten, erstellte das BIBB im Auftrag des Bundesministeriums für Familie, Senioren, Frauen und Jugend (BMFSFJ) »Kompetenzorientierte Qualifizierungsbausteine« (vgl. Saul, 2023). Angelehnt an den Grundsatz der Ausbildungsoffensive Pflege 2019–2023, soll mit einem weiteren Baustein dem bundesweiten Fachkräftemangel begegnet werden. Dieser Baustein beinhaltet, dass jedem, der sich für eine Ausbildung in der Pflege interessiert und die Zugangsvoraussetzungen erfüllt, ein Ausbildungsplatz angeboten wird, insbesondere geeignete Jugendliche mit Ausbildungshemmnissen (vgl. Bundesministerium für Familie, Senioren, Frauen und Jugend, 2019).

4.2 Erstausbildung

Nach Abschluss der schulischen Allgemeinbildung sind im Bildungsverlauf der Wechsel in ein Studium oder in das berufsbildende System vorgesehen. Um in die Pflegeberufe einzumünden, gibt es neben der beruflichen Pflegeausbildung, die Möglichkeit eine Umschulung zu absolvieren oder ein primärqualifizierendes Pflegestudium (vgl. Kap. 5) zu beginnen.

4.2.1 Deutscher Qualifikationsrahmen (DQR)

Der im Rahmen der Lissabon-Strategie geschaffene »Europäische Qualifikationsrahmen für lebenslanges Lernen – EQR (European Qualifications Framework for Lifelong Learning – EQF, 2000) dient dazu, die nationalen Qualifikationsrahmen der einzelnen europäischen Staaten miteinander zu harmonisieren, um ein grenzüberschreitendes lebenslanges Lernen zu fördern und zu unterstützen. Dazu wurden acht Niveaustufen im EQR-Niveau definiert, die die Dimensionen »Wissen«, »Fertigkeiten« und »Kompetenz« festschreiben, um die jeweiligen Lernergebnisse der jeweiligen Niveaus festzulegen (vgl. Tab. 8):

Tab. 8: Deskriptoren der Lernergebnisse des EQR-Niveaus (DQR, 2013, S. 13)

Kenntnisse	Fertigkeiten	Kompetenz
»Das Ergebnis der Verarbeitung von Informationen durch Lernen. Kenntnisse bezeichnen die Gesamtheit der Fakten, Grundsätze, Theorien und Praxis in einem Arbeits- oder Lernbereich. Im EQR werden Kenntnisse als Theorie- und/oder Faktenwissen beschrieben.«	»Die Fähigkeit, Kenntnisse anzuwenden und Know-how einzusetzen, um Aufgaben auszuführen und Probleme zu lösen. Im EQR werden Fertigkeiten als kognitive Fertigkeiten (logisches, intuitives und kreatives Denken) und praktische Fertigkeiten (Geschicklichkeit und Verwendung von Methoden, Materialien, Werkzeugen und Instrumenten) beschrieben.«	»Die nachgewiesene Fähigkeit, Kenntnisse, Fertigkeiten sowie persönliche, soziale und methodische Fähigkeiten in Arbeits- oder Lernsituationen und für die berufliche und/oder persönliche Entwicklung zu nutzen. Im EQR wird Kompetenz im Sinne der Übernahme von Verantwortung und Selbstständigkeit beschrieben.«

»Der DQR beschreibt Lernergebnisse – unabhängig von dem Ort, an dem sie erworben wurden. Damit bietet er die Möglichkeit, auch Ergebnisse informellen

Lernens zuzuordnen.« (DQR, 2013, S. 11) Im Rahmen der Weiterentwicklung wurden dazu vom Europäischen Parlament und dem Europäischen Rat weitere Empfehlungen verabschiedet, wobei die Leistungspunkte ECTS (European Credit Transfer System) für die hochschulische Bildung sowie ECVET (European Credit System for Vocational Education and Training) für die berufliche Ausbildung besonders wichtig im Kontext eines Bildungskonzept sind (vgl. DQR, 2013). Die einzelnen europäischen Länder waren aufgefordert den EQR in nationale Qualifikationsrahmen zu übertragen. In Deutschland wurde ein Arbeitskreis DQR gegründet, der einen ersten Entwurf vorlegte, der nach einer Erprobungsphase und Evaluation im Jahr 2012 bestätigt wurde. Zu den Zielen des DQR vgl. Tabelle 9.

Tab. 9: Ziele des DQR (DQR, 2013, 9f.)

»Mit dem DQR werden die Ziele verfolgt,
das deutsche Qualifikationssystem transparenter zu machen, Verlässlichkeit, Durchlässigkeit im Bildungssystem und Qualitätssicherung zu unterstützen, die sich dabei ergebenden Gleichwertigkeiten, insbesondere von beruflicher und allgemeiner Bildung einerseits, von beruflicher und Hochschulbildung andererseits, zu verdeutlichen, aber auch Unterschiede von Qualifikationen sichtbarer zu machen, den Akteuren im Bildungs- und Beschäftigungssystem ein Übersetzungsinstrument an die Hand zu geben, um Qualifikationen besser einordnen zu können und die Anerkennung von in Deutschland erworbenen Qualifikationen in Europa zu erleichtern, die Gleichwertigkeit von allgemeiner, beruflicher und hochschulischer Bildung – jeweils einschließlich der Weiterbildung – zu verdeutlichen, die Mobilität von Lernenden und Beschäftigten zwischen Deutschland und anderen europäischen Ländern sowie in Deutschland im Sinne bestmöglicher Chancen zu fördern, die Orientierung der Qualifikationen an Kompetenzen zu fördern, die Orientierung der Qualifizierungsprozesse an Lernergebnissen (Outcome-Orientierung) zu fördern und Möglichkeiten der Anerkennung und Anrechnung von Ergebnissen nicht-formalen und informellen Lernens zu verbessern, um lebenslanges Lernen insgesamt zu stärken.«

Die DQR-Struktur weicht von der EQR-Struktur ab und unterstreicht das ganzheitliche Kompetenzverständnis im deutschen Bildungssystem (vgl. Tab. 10).

Tab. 10: DQR-Struktur der Niveaus (DQR, 2013, S. 14)

Fachkompetenz		**Personale Kompetenz**	
Wissen	**Fertigkeiten**	**Sozialkompetenz**	**Selbständigkeit**
Fachkompetenz umfasst Wissen und Fertigkeiten. Sie ist die Fähigkeit und Bereitschaft, Aufgaben und Problemstellungen eigenständig, fachlich angemessen, methodengeleitet zu bearbeiten und das Ergebnis zu beurteilen.		Personale Kompetenz – auch Personale/Humankompetenz – umfasst Sozialkompetenz und Selbständigkeit. Sie bezeichnet die Fähigkeit und Bereitschaft, sich weiterzuentwickeln und das eigene Leben eigenständig und verantwortlich im jeweiligen sozialen, kulturellen bzw. beruflichen Kontext zu gestalten	
Wissen bezeichnet die Gesamtheit der Fakten, Grundsätze, Theorien und Praxis in einem Lern- oder Arbeitsbereich als Ergebnis von Lernen und Verstehen. Der Begriff Wissen wird synonym zu »Kenntnisse« verwendet.	Fertigkeiten bezeichnen die Fähigkeit, Wissen anzuwenden und Know-how einzusetzen, um Aufgaben auszuführen und Probleme zu lösen. Wie im Europäischen Qualifikationsrahmen werden Fertigkeiten als kognitive Fertigkeiten (logisches, intuitives und kreatives Denken) und als praktische Fertigkeiten (Geschicklichkeit und Verwendung von Methoden, Materialien, Werkzeugen und Instrumenten) beschrieben	Sozialkompetenz bezeichnet die Fähigkeit und Bereitschaft, zielorientiert mit anderen zusammenzuarbeiten, ihre Interessen und sozialen Situationen zu erfassen, sich mit ihnen rational und verantwortungsbewusst auseinanderzusetzen und zu verständigen sowie die Arbeits- und Lebenswelt mitzugestalten.	Selbständigkeit bezeichnet die Fähigkeit und Bereitschaft, eigenständig und verantwortlich zu handeln, eigenes und das Handeln anderer zu reflektieren und die eigene Handlungsfähigkeit weiterzuentwickeln.
Differenziert nach den Subkategorien			

Fachkompetenz		Personale Kompetenz	
Wissen	**Fertigkeiten**	**Sozialkompetenz**	**Selbständigkeit**
Tiefe Breite	Instrumentelle Fertigkeiten Systemische Fertigkeiten Beurteilungsfähigkeit	Team-/Führungsfähigkeit Mitgestaltung Kommunikation	Eigenständigkeit/Verantwortung Reflexivität Lernkompetenz

Der DQR hat aus rechtlicher Perspektive einen orientierenden Charakter. Das formulierte Anspruchsniveau kann demnach bei unterschiedlichen Bildungsinhalten und Bildungsbereichen gleichwertig sein, ohne gleichzeitig gleichartig sein zu müssen. Des Weiteren setzen die Zuordnungen von informellem Lernen entsprechende Validierungsinstrumente voraus. Erreicht man ein bestimmtes Niveau, sind damit nicht automatisch der Zugang zum nächsten Niveau sowie tarif- und besoldungsrechtlichen Konsequenzen verbunden (vgl. DQR, 2013).

In der Zuordnung von Feuchtinger und Jahn (2018) der Pflegeberufe umfassen die Niveau Stufen 1 und 2 die Lai*innenpflege bzw. die Pflegehelfer*innen. In der Niveau-Stufe 3 ist die Kranken- und Altenpflegehilfe verortet. Die Pflegefachpersonen befinden sich auf Niveau-Stufe 4. Allerdings herrscht hier Uneinigkeit, ob die Verortung der Pflegeausbildung auf Niveau-Stufe 4 ausreicht oder ob die Niveau-Stufe 5 angemessener wäre. In der Niveau-Stufe 5 findet sich derzeit keine pflegefachliche Zuordnung. Die Fachweiterbildungen werden aktuell im DQR-System nicht abgebildet. Mit den Niveaus-Stufen 6 (Bachelor), 7 (Master) und 8 (Promotion) werden die Abschlüsse der akademischen Pflegebildung abgebildet (vgl. Abb. 9) (vgl. Feuchtinger & Jahn, 2018). Dies entspricht jedoch nur teilweise der offiziellen Zuordnung. In der offiziellen DQR-Zuordnung finden sich sowohl Lai*innen-, Hilfs- und Assistenzpflegeabschlüsse nicht zugeordnet. In Niveau-Stufe 4 finden sich jedoch Kinderpfleger*innen, Krankenpflegehelfer*innen, Pflegeassistent*innen und Altenpflegeassistent*innen. Ebenfalls auf Niveau-Stufe 4 befindet sich die pflegeschulische Ausbildung (vgl. Bundesministerium für Bildung und Forschung, n. d.).

Abb. 9: DQR-Niveaustufen in der Pflege (eigene Abbildung nach DQR, 2013; Feuchtinger & Jahn, 2018)

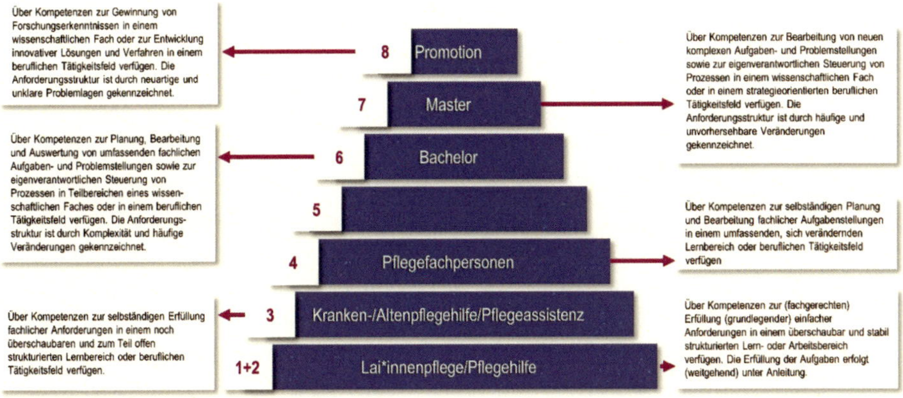

Bestehende Fort- und Weiterbildungsangebote der beruflichen Pflege müssen noch an die generalistische Ausbildung und an das primärqualifizierende Studium angepasst werden und eine entsprechende Einordnung in die DQR-Niveaus erfahren (vgl. Peters & Telieps, 2023). Im Forschungsprojekt »Qualifizierungsanforderungen von Weiterbildungen (QUAWE)« wurden verschiedene Weiterbildungen den DQR-Niveau-Stufen zugeordnet. Die Ergebnisse zeigen, dass die Qualifikationen, die mit den ausgewählten Weiterbildungsangeboten verbunden sind, über eine große Bandbreite an DQR-Niveau-Stufen verteilt sind. Ein Großteil dieser Qualifikationen entspricht dem DQR-Niveau 5, welches bislang im Gesundheits- und Pflegebereich nicht offiziell besetzt wurde (vgl. Bergmann et al., i.E.). Darüber hinaus wurde festgestellt, dass die Abschlussbezeichnungen, wie z.B. »Fachkraft« oder »Expert*in« häufig nicht mit den DQR-Niveaueinschätzungen übereinstimmen (vgl. Bergmann et al., i.E.).

4.2.2 Exkurs: Schulen der besonderen Art

Die Strukturen der Lehrendenbildung Pflege in Deutschland sind einigermaßen komplex und in sich heterogen (vgl. Gahlen-Hoops & Brühe, 2024). Gerade die Lehrendenbildung der Gesundheitsberufe folgt einer Doppellogik aus zuständigen Berufsgesetzgebungen (Gesundheitsministerien) und Bildungsgesetzgebungen (Bildungsministerien), was die Gesundheitsberufe zu einem besonderen Berufsfeld und zu einer besonderen Fachrichtung macht (vgl. Gahlen-Hoops, 2019).

Pflegeschulen erhalten mit dem bundesweiten Pflegeberufegesetz einen eigenen Status. Dieser Status sichert gesetzlich Mindestanforderungen ab. Demnach muss eine Pflegeschule ein schulnahes Curriculum und ausreichend Pflegelehrende vorhalten sowie Lehrmittelfreiheit garantieren. Darüber hinaus muss die Pflegeschule Lehrende beschäftigen, die über eine Masterqualifizierung mit der Facultas (Lehrbefähigung) in Pflege verfügen (§ 9) (z.B. einen Master in Pflegepädagogik). Außerdem müssen Schulleitungen mindestens eine pädagogische Masterqualifikation besitzen.

Das Bundesgesetz macht keine Vorgaben, wie das Bundeskonstrukt Pflegeschule in den einzelnen Ländern umgesetzt wird und so gibt es verschiedene Varianten der Umsetzung in den einzelnen Ländern. Arens (2022) hat die 16 Bundesländer untersucht und festgestellt, dass die meisten Länder eine Sonderform für die Umsetzung der Pflegeschule einführen. Diese Sonderform soll dem Heilberufestatus gerecht werden, führt jedoch dazu, dass Pflegschulen nicht unter den Rechtsrahmen des Schulgesetzes des jeweiligen Bundeslandes fallen. Acht der 16 Bundesländer setzen Schulen des Gesundheitswesens vollständig als Sonderform um: Berlin, Brandenburg, Bremen, Hessen, Nordrhein-Westfalen, Saarland, Sachsen-Anhalt und Schleswig-Holstein (vgl. Arens, 2022).

Daneben besteht die Möglichkeit, dass Pflegeschulen als vollzeitschulische Variante der berufsbildenden Schulen umgesetzt werden und als eine Berufsfachschule oder Höhere Berufsfachschule bezeichnet werden. Dieses Modell wird bereits von fünf der 16 Bundesländer umgesetzt: Bayern, Mecklenburg-Vorpommern, Niedersachsen, Sachsen und Thüringen. Die Bundesländer Hamburg, Rheinland-Pfalz und Baden-Württemberg verfolgen zum Teil sehr kreative und ausbildungsträgerfreundliche Mischvarianten aus beiden Modellen (vgl. Arens, 2022).

4.2.3 Helfer- und Assistenzausbildung

Bereits seit den 1950er Jahren existierten im pflegerischen Setting Hilfsberufe mit einer mindestens einjährigen Qualifikation (BRD) oder einer mindestens zweijährigen Qualifikation (DDR). Mit der Krankenpflegereform von 2003 und dem Anheben der Bildungsanforderungen für die Pflegefachberufe auf Bundesebene, verblieben die Helfer- und Assistenzberufe in der Verantwortung der Länder (vgl. Jürgensen, 2023). Im Rahmen der Pflegeberufereform wurden die Helfer- und Assistenzausbildungen nicht berücksichtigt und verblieben erneut in der Verantwortung der Länder (vgl. Daxberger et al., 2020). Derzeit gibt es ca. 30 verschiedene Helfer- und Assistenzausbildungen in 16 Bundesländern, die sich in Umfang, Dauer, Kompetenzprofilen, Berufsbezeichnung und Ausführungsverordnungen stark unterscheiden (vgl. Deutscher Pflegerat e. V., 2024).

Die Mindestanforderungen für Pflegehilfs- bzw. assistenzausbildungen werden zwar fast flächendeckend erfüllt, aber von der in der Koalitionsvereinbarung der Bundesregierung beschlossenen Vereinheitlichung der Assistenz- und Hilfsberufe in der Pflege sind die Länder weit entfernt (vgl. Jürgensen, 2023). Insgesamt lassen sich die Altenpflegehilfe, Krankenpflegehilfe und generalistische Pflegeassistenz unterscheiden. Letztere ist auf Menschen aller Altersgruppen ausgerichtet. Jedoch fehlen bislang häufig Inhalte zur Versorgung von Kindern und Jugendlichen. In einigen Bundesländern werden für ausländische Bewerber*innen zusätzlich ausreichende Deutschkenntnisse verlangt, die jedoch außer in Baden-Württemberg (GER-Niveau A2) nicht näher ausgeführt sind (vgl. Jürgensen, 2023). Die Heterogenität der Ausbildungslandschaft auf dem Helfer- bzw. Assistenzniveau ist darüber hinaus daran erkennbar, dass z.B. im Saarland mindestens eine zehnjährige Schulausbildung oder ein ESA mit einer mindestens einjährigen Praxiserfahrung vorausgesetzt wird. Andere Bundesländer wie z.B. Hamburg, Hessen und Mecklenburg-Vorpommern ermöglichen auf Grundlage einer günstigen Eignungsprognose und als Einzelfallentscheidung in die Helfer-/Assistenzausbildung einzumünden. In verschiedenen Bundesländern wie z.B. Sachsen, Schleswig-Holstein und Nordrhein-Westfalen ist mit dem Erwerb einer Helfer- oder Assistenzausbildung gleichzeitig der Erwerb eines allgemeinbildenden Abschlusses möglich. Darüber hinaus variiert die Ausbildungsdauer sehr stark zwischen zwölf bis 24 Monaten in Vollzeit. In den einjährigen Ausbildungen schwanken die Stunden im berufsbezogenen Unterricht zwischen 600 und 800 Stunden sowie im fachpraktischen Teil zwischen 850 und 1.000 Stunden. Wird gleichzeitig ein allgemeiner Schulabschluss angestrebt, kommen ergänzend Unterrichtsstunden in Fächern wie z.B. Deutsch, Politik, Englisch, Mathematik etc. hinzu (vgl. Jürgensen, 2023).

Mit einer erfolgreich abgeschlossenen mindestens einjährigen Helfer- bzw. Assistenzausbildung und einem ESA/EESA, ist es möglich, in die Ausbildung zur Pflegefachperson einzumünden. In einem Eckpunktepapier der Länder wurden »Eckpunkte für die in Länderzuständigkeit liegenden Ausbildungen zu Assistenz- und Helferberufen in der Pflege« 2016 beschlossen. Ziel war es, ein länderübergreifend transparentes sowie durchlässiges Aus- und Weiterbildungsangebot von Assistenz- und Helferberufen bis zu Pflegefachpersonberufen und akademischen Aus- und Weiterbildungen bereitzustellen, das Beschäftigungsmöglichkeiten auf unterschiedlichen Fachniveaus im Rahmen überschaubarer Ausbildungszeiten anbietet (vgl. Bundesministerium für Familie, Senioren, Frauen und Jugend & Bundesministerium für Gesundheit, 2016).

Festgelegt wurden dabei eine Ausbildungsdauer von mindestens einem Jahr mit mindestens 700 Stunden berufsbezogenem theoretischen Unterricht sowie mindestens 850 Stunden fachpraktischer Ausbildung unter Anleitung einer Pflegefachperson (vgl. Bundesministerium für Familie, Senioren, Frauen und Jugend & Bundesministerium für Gesundheit, 2016). Dabei steht die Mindestdauer von einem Jahr Ausbildungszeit im Widerspruch zu den Anforderungen, die im Berufsbildungsgesetz (BBiG) verankert ist. Hier wurde unter § 5 Ausbildungsordnung festgelegt, dass »die Ausbildungsdauer [...] nicht mehr als drei Jahre und nicht weniger als zwei Jahre betragen« soll (BBiG, § 5, Abs. 1). In der fachpraktischen Ausbildung sollten mindestens zwei Praxisbereiche abgedeckt werden (ambulante

Pflege und stationäre Akut- oder Langzeitversorgung). Als Zugangsvoraussetzung galt der ESA (vgl. Bundesministerium für Familie, Senioren, Frauen und Jugend & Bundesministerium für Gesundheit, 2016). Hinzu kamen weitere Möglichkeiten, in die Hilfs- bzw. Assistenzausbildung bzw. unmittelbar zur Abschlussprüfung zugelassen zu werden. Letzteres war möglich, wenn bereits mindestens die Hälfte der Ausbildung zur Pflegefachperson absolviert wurde. Lag bereits ein anderer beruflicher Abschluss, berufliche Tätigkeit, eigenständige Haushaltsführung oder ein Eignungstest vor, wurde die Möglichkeit angeboten in die Pflegehilfe- bzw. -assistenzausbildung einzumünden oder mit dem Nachweis von einschlägigen Fortbildungen etc. direkt die Abschlussprüfung zu absolvieren (vgl. Jürgensen, 2023). Vorgesehen war auch, die erfolgreich abgeschlossene Ausbildung in der Pflegehilfe bzw. Pflegeassistenz mit einem Jahr auf die Ausbildung zur Pflegefachperson anzurechnen (vgl. § 12 PflBG). Dafür wurden Kenntnisse, Fähigkeiten und Fertigkeiten festgelegt, die als Mindestanforderung in der Hilfe- bzw. Assistenzausbildung erworben werden müssen, um die ihnen zugedachten Aufgaben selbständig durchführen zu können (vgl. Tab. 11). Im Rahmen der Steuerungsverantwortung werden diese Aufgaben von der Pflegefachperson geplant, überwacht und gesteuert. Die Hilfs- und Assistenzpersonen haben dabei die Durchführungsverantwortung inne. Kann die Tätigkeit aufgrund ihrer Art und Schwierigkeit oder aufgrund der Umstände oder des Gefährdungspotenzials für die pflegebedürftige Person nicht von der Pflegefachperson selbst durchgeführt werden, obliegt es der Pflegefachperson, die Assistenzkräfte und Pflegehilfspersonen konkret anzuleiten. Dabei handelt es sich insbesondere um Maßnahmen mit erhöhtem Schwierigkeitsgrad, bei ärztlich verordneten Maßnahmen oder bei instabilen Pflegesituationen (Bundesministerium für Familie, Senioren, Frauen und Jugend & Bundesministerium für Gesundheit, 2016, S. 2).

Tab. 11: Tätigkeiten zur selbständigen Durchführung durch Pflegehilfe und Pflegeassistenz (Bundesministerium für Familie, Senioren, Frauen und Jugend & Bundesministerium für Gesundheit, 2016, S. 1)

Tätigkeiten zur selbständigen Durchführung durch Pflegehilfe und Pflegeassistenz
»grundpflegerische Maßnahmen in stabilen Pflegesituationen sicher durchführen, im Pflegeprozess bei der Erstellung von Biographie und Pflegeplanung unterstützend mitwirken, den Pflegebericht fortschreiben und die eigenen Tätigkeiten selbständig dokumentieren, Kontakte mit pflegebedürftigen Menschen herstellen, mit ihnen einen respektvollen Umgang pflegen und sie unter Beachtung wesentlicher Vorbeugungsmaßnahmen bei der Grundversorgung unterstützen, Ressourcen erkennen und aktivierend in die Pflegehandlung einbeziehen, pflegebedürftige Menschen bei der Lebensgestaltung im Alltag unter Beachtung der Lebensgeschichte, der Kultur und der Religion unterstützen, Notfallsituationen und Veränderungen der Pflegesituation durch gezielte Beobachtung rechtzeitig erkennen und angemessen handeln, mit anderen Berufsgruppen unter Reflektion der Situation und der eigenen Rolle zusammenarbeiten. Sie vermitteln mindestens diejenigen Kompetenzen, die dazu befähigen unter Anleitung und Überwachung von Pflegefachkräften insbesondere folgende Tätigkeiten durchzuführen: bei der Durchführung ärztlich veranlasster therapeutischer und diagnostischer Verrichtungen mitwirken (insbesondere Kontrolle von Vitalzeichen, Medikamentengabe, subkutane Injektionen, Inhalationen, Einreibungen, An- und Ausziehen von Kompressionsstrümpfen), Menschen in der Endphase des Lebens unterstützend begleiten und pflegen.«

Derzeit gibt es Bestrebungen, die Pflegeassistenzausbildung im Rahmen einer bundeseinheitlichen Gesetzgebung zu reformieren. Dies entspricht einer Forderung, die bereits seit einigen Jahren im Pflegediskurs hörbar ist. Der Pflegepersonalmangel und der demografische Wandel, lassen den Bedarf an generalistisch ausgebildeten Pflegeassistent*innen wachsen. Die Qualitätsanforderungen müssen sich mit den erforderlichen Kompetenzen präzise von den generalistisch ausgebildeten Pflegefachpersonen abgrenzen lassen. Der DPR fordert aus diesem Grund die Implementierung »einer generalistisch ausgerichteten, bundeseinheitlichen Ausbildung von einer zweijährigen Dauer auf einem Qualifikationsniveau EQR/DQR 3« (Deutscher Pflegerat e. V., 2024, S. 1).

Das DQR-Niveau 3 legt fest, dass die Absolvent*innen: »[ü]ber Kompetenzen zur selbständigen Erfüllung fachlicher Anforderungen in einem noch überschaubaren und zum Teil offen strukturierten Lernbereich oder beruflichen Tätigkeitsfeld verfügen.« (DQR, 2013, S. 18)

Im Pflegebereich befähigt dieses Anforderungsniveau zur Qualifikation der Förderung der Selbstpflege und zur Pflege von Menschen mit Pflege- und Unterstützungsbedarf. Pflegepläne werden systematisch erstellt und von Pflegefachpersonen durchgeführt (vgl. Deutscher Pflegerat e. V., 2024). Die aktuelle Ausbildungsreform der Assistenzausbildung muss die Durchlässigkeit im berufsbildenden System gewährleisten und damit eine vertikale und horizontale Anschlussqualifizierung ermöglichen (vgl. Deutscher Pflegerat e. V., 2024).

4.2.4 Pflegeschulische generalistische Pflegeausbildung

Seit Januar 2020 erfolgt die Ausbildung auf Grundlage des neuen Pflegeberufegesetzes (PflBG). Durch die Möglichkeit der altersbezogenen Sonderabschlüsse (Gesundheits- und Kinderkrankenpflege sowie Altenpflege) wurde der Kerngedanke einer generalistischen Ausbildung erneut aufgeweicht. Nach einer gemeinsamen Grundbildung in den ersten zwei Jahren haben die Auszubildenden die Möglichkeit, die generalistische Fachrichtung mit dem Abschluss Pflegefachmann/Pflegefachfrau beizubehalten. Nach dem sie von ihrem Wahlrecht eines altersbezogenen Sonderabschlusses Gebrauch gemacht haben, endet diese Ausbildungsform mit dem Abschluss »Gesundheits- und Kinderkrankenpfleger/in« bzw. »Altenpfleger/in« (vgl. Kap. 1).

Die generalistische Pflegeausbildung wird der DQR-Niveau-Stufe 4 (vgl. Kap. 4.2.1) zugeordnet. Dabei sollen Pflegefachpersonen nach ihrem Abschluss: »[ü]ber Kompetenzen zur selbständigen Planung und Bearbeitung fachlicher Aufgabenstellungen in einem umfassenden, sich verändernden Lernbereich oder beruflichen Tätigkeitsfeld verfügen.« (DQR, 2013, S. 18)

Der theoretische und praktische Unterricht umfasst jeweils mindestens 2.100 Stunden (vgl. Tab. 12) und die praktische Ausbildung mindestens 2.500 Stunden (vgl. Tab. 13) (vgl. § 1 PflAPrV).

Tab. 12: Stundenverteilung theoretischer und praktischer Unterricht (vgl. Anlage 6 PflAPrV)

Kompetenzbereich		1./2. Ausbildungsdrittel	3. Ausbildungsdrittel	Gesamt
I.	Pflegeprozesse und Pflegediagnostik in akuten und dauerhaften Pflegesituationen verantwortlich planen, organisieren, gestalten, durchführen, steuern und evaluieren.	680 Std.	320 Std.	1.000 Std.
II.	Kommunikation und Beratung personen- und situationsbezogen gestalten.	200 Std.	80 Std.	280 Std.

Kompetenzbereich		1./2. Ausbildungsdrittel	3. Ausbildungsdrittel	Gesamt
III.	Intra- und interprofessionelles Handeln in unterschiedlichen systemischen Kontexten verantwortlich gestalten und mitgestalten.	200 Std.	100 Std.	300 Std.
IV.	Das eigene Handeln auf der Grundlage von Gesetzen, Verordnungen und ethischen Leitlinien reflektieren und begründen.	80 Std.	80 Std.	160 Std.
V.	Das eigene Handeln auf der Grundlage von wissenschaftlichen Erkenntnissen und berufsethischen Werthaltungen und Einstellungen reflektieren und begründen	100 Std.	60 Std.	160 Std.
Stunden zur freien Verteilung		140 Std.	60 Std.	200 Std.
Gesamtsumme		1.400 Std.	700 Std.	2.100 Std.

Tab. 13: Stundenverteilung praktische Ausbildung (vgl. Anlage 7 PflAPrV)

Erstes und zweites Ausbildungsdrittel		
I.	Orientierungseinsatz	
	Flexibel gestaltbarer Einsatz zu Beginn der Ausbildung beim Träger der praktischen Ausbildung	400 Std.
II.	Pflichteinsätze in den drei allgemeinen Versorgungsbereichen	
	Stationäre Akutpflege	400 Std.
	Stationäre Langzeitpflege	400 Std.
	Ambulante Akut-/Langzeitpflege	400 Std.

III.	Pflichteinsatz in der pädiatrischen Versorgung	
	Pädiatrische Versorgung	120 Std.
Summe erstes und zweites Ausbildungsdrittel		1.720 Std.
Letztes Ausbildungsdrittel		
IV.	Pflichteinsatz in der psychiatrischen Versorgung	
	Allgemein-, geronto-, kinder- oder jugendpsychiatrische Versorgung	120 Std.
	Bei Ausübung des Wahlrechts nach § 59 Absatz 2 PflBG: nur kinder- oder jugendpsychiatrische Versorgung	
	Bei Ausübung des Wahlrechts nach § 59 Absatz 3 PflBG: nur geronto-psychiatrische Versorgung	
V.	Vertiefungseinsatz im Bereich eines Pflichteinsatzes	
	Im Bereich des Pflichteinsatzes nach II. bis IV.1. Im Bereich des Pflichteinsatzes nach II.2 auch mit Ausrichtung auf die ambulante Langzeitpflege	500 Std.
	Für das Wahlrecht nach § 59 Absatz 2 PflBG; Im Bereich eines Pflichteinsatzes nach III.	
	Für das Wahlrecht nach § 59 Absatz 3 PflBG: Im Bereich eines Pflichteinsatzes nach II.2. oder II.3. mit Ausrichtung auf die ambulante Langzeitpflege	
VI.	Weitere Einsätze/Stunden zur freien Verteilung	
	Weiterer Einsatz (z.B. Pflegeberatung, Rehabilitation, Palliation) Bei Ausübung des Wahlrechts nach § 59 Absatz 2 PflBG: nur in Bereichen der Versorgung von Kindern und Jugendlichen Bei Ausübung des Wahlrechts nach § 59 Absatz 3 PflBG: nur in Bereichen der Versorgung von alten Menschen	80 Std.
	Zur freien Verteilung im Versorgungsbereich des Vertiefungseinsatzes	80 Std.
Summe letztes Ausbildungsdrittel		780 Std.
Gesamtsumme		2.500 Std.

Um die Pflegeberufe erlernen zu können, ist ein mittlerer Schulabschluss (MSA nach 10-jähriger Allgemeinbildung) die Mindestvoraussetzung. Im internationalen

Vergleich steht Deutschland damit allein da, da sich die anderen europäischen Staaten an der EU-Richtlinie 2013/55/EU von November 2013 orientieren, die als Mindestvoraussetzung eine 12-jährige Schulbildung für den Zugang zur Pflegeausbildung vorsieht (vgl. Kap. 3). Eine zusätzliche Zugangsmöglichkeit ist ein ESA mit einer erfolgreich abgeschlossenen mindestens zweijährigen Berufsausbildung oder einer erfolgreich abgeschlossenen geregelten Assistenz- oder Helferausbildung (vgl. § 11 PflBG).

Die Erwartungen, die an die neue Pflegeausbildung gestellt wurden, sind dabei heterogen. Die Pflegeberufe sollen als professioneller und zukunftsfähiger Beruf wahrgenommen werden, der eine EU-weite Anerkennung beinhaltet, wobei lediglich der generalistische Abschluss Pflegefachmann/-frau dieses Kriterium ohne Einzelfallprüfung erfüllt. Zudem wird eine Attraktivitätssteigerung angestrebt, indem das Interesse von Schulabgänger*innen geweckt werden soll, um dem anhaltenden Fachkräftemangel zu begegnen. Darüber hinaus soll die Weiterentwicklung der Pflegeberufe durch eine Selbstverwaltung vorangebracht werden (vgl. 6.2.6) (vgl. Wecht, 2021). Ziel der generalistischen Ausbildung ist es, die zukünftigen Pflegefachpersonen für ein breites Spektrum in der pflegerischen Versorgung von Menschen aller Altersstufen und in vielfältigen Settings zu qualifizieren. Die pflegerischen Aufgaben werden dabei in drei Bereiche unterschieden. Zum einen in selbständig verantwortete Aufgaben, zu denen die Vorbehaltsaufgaben nach § 5 PflBG gehören, wie die Erhebung und Feststellung des individuellen Pflegebedarfs und Planung der Pflege, die Organisation, Gestaltung und Steuerung des Pflegeprozesses sowie die Analyse, Evaluation, Sicherung und Entwicklung der Qualität der Pflege (vgl. Kap. 1.1.2). Zum anderen gehören dazu die eigenständig durchzuführenden ärztlichen Maßnahmen sowie drittens die interdisziplinäre Zusammenarbeit und Kommunikation (vgl. Genz, 2022). Während der Ausbildung zur Pflegefachfrau oder zum Pflegefachmann soll das professionelle, ethisch fundierte Pflegeverständnis und ein berufliches Selbstverständnis entwickelt und gestärkt werden (§ 5 PflBG).

Die pflegeschulische Pflegeausbildung dauert drei Jahre in Vollzeit (höchstens fünf Jahre in Teilzeit) und besteht aus theoretischem und praktischem Unterricht sowie einer praktischen Ausbildung (letzterer Anteil überwiegt). Der theoretische und praktische Unterricht basiert dabei auf einem schulinternen Curriculum (§ 6 PflBG). Eine Fachkommission, bestehend aus einer elfköpfigen Expert*innenrunde aus Pflegepraxis, Pflegewissenschaft und Pflegepädagogik, entwickelte einen Rahmenlehrplan, der Pflegeschulen und Trägern der praktischen Ausbildung als Orientierungshilfe zur Erstellung dieser schulinternen Curricula zur Verfügung steht (vgl. Fachkommission nach § 53 Pflegeberufegesetz, 2020). Dieser Rahmenlehrplan hat einen empfehlenden Charakter und den einzelnen Bundesländern ist es freigestellt, eigene Curricula zu entwickeln oder auf den Rahmenlehrplan der Fachkommission zu verweisen (vgl. Genz, 2023). Die praktische Ausbildung gliedert sich in Pflichteinsätze, einen Vertiefungseinsatz und weiteren Wahleinsätzen zur freien Verteilung. In allen Praxiseinsätzen müssen die Trägereinrichtungen die vorgeschriebene Mindestanleitungszeit von zehn Prozent der praktischen Ausbildungszeit gewährleisten (vgl. § 6 PflBG). Zu Einrichtungen der Pflichteinsätze gehören stationäre Einrichtungen der allgemeinen Akutpflege und der allgemeinen Langzeitpflege sowie ambulante Einrichtungen in der Akut- und Langzeitpflege. Hinzu kommen spezielle Einsatzbereiche in der pädiatrischen Versorgung sowie Einrichtungen der allgemein-, geronto-, kinder- oder jugendpsychiatrischen Versorgung. Der Vertiefungseinsatz wird beim Träger der praktischen Ausbildung durchgeführt (vgl. § 7 PflBG).

Abb. 10: Überblick der pflegeschulischen Pflegeausbildung (eigene Darstellung)

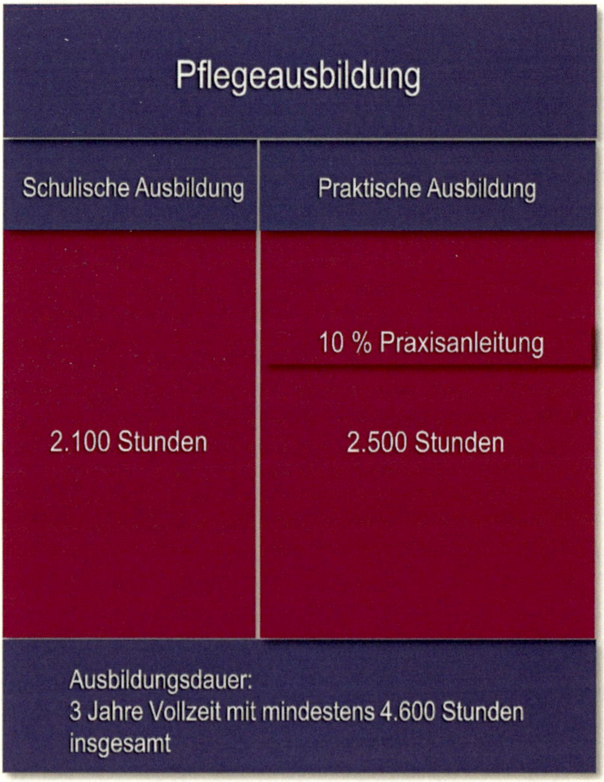

4.3 Umschulung

Pflegeauszubildende stellen eine vielfältige Gruppe Lernender am Lernort Praxis wie auch am Lernort Schule dar. Laut dem Statistisches Bundesamt haben im Jahr 2022 insgesamt 52.100 Personen eine Ausbildung zur/zum Pflegefachfrau/Pflegefachmann in Deutschland begonnen (vgl. Statistischen Bundesamt, 2023a). Eine Umschulung ist der beruflichen Weiterbildung zuzuordnen und führt in Deutschland nach ihrem erfolgreichen Abschluss zu einem in Deutschland anerkannten Berufsabschluss (vgl. Doering et al., 2024).

Durch eine Umschulung werden primär Erwachsene angesprochen, die bereits Berufs- und Lebenserfahrung mitbringen. Die Beweggründe für eine Umschulung sind hierbei verschieden. Strukturelle Veränderungen des Arbeitsmarktes können Anlässe einer Umschulung sein (vgl. Peters, 2023). Mit diesen Veränderungen sind technisch-wirtschaftliche Veränderungen gemeint, wie beispielsweise Strukturanpassungen in der Kohlen-, Eisenhütten- und Stahlindustrie (vgl. Bontrup et al., 2001). Es können aber auch eigene gesundheitliche Gründe ausschlaggebend sein, den Beruf zu wechseln (vgl. Peters, 2023). Die Ergebnisse des vom BIBB beauftragten Forschungsprojekts »Partizipatives Ausbildungskonzepts zur Förderung und Entstigmatisierung von Schüler*innen mit längeren Bildungswegen (ParA-ScholaBi) zeigten gesundheitliche Gründe als wenig ausschlaggebender Grund, eine Umschulung in die Pflege anzugehen. Die Arbeit in der Pflege stellt sich als körperlich wie auch psychisch belastend heraus (vgl. Schmucker, 2020). Personen entscheiden sich für eine Umschulung im Bereich der Pflege eher aus persönlichen Interessen.

Da das Alter ein entscheidendes Differenzierungsmerkmal bei der Betrachtung von Umschulende Personen ist, verteilt sich diese Personengruppe der Umschulenden Personen auf zwei unterschiedliche Altersgruppen. Generell liegt der Medianwert des Durchschnittsalters der Auszubildenden zum Ausbildungsbeginn bei 21 Jahren. Die Ergebnisse des Forschungsprojektes ParAScholaBi legen nahe, dass Pflegeauszubildende ab 21 Jahren und älter zu »Umschulenden Personen«, d.h. zu den Menschen mit vielfältigen bildungsbiografischen Hintergründen zu zählen sind, die bereits vor der Pflegeausbildung erworben wurden. Die Ergebnisse weisen ebenfalls daraufhin, dass diese Hintergründe im Ausbildungsverlauf eine deutliche Relevanz entfalten können, die sich von »Erstauszubildenden Personen« deutlich unterscheidet. Rund 11.000 Auszubildende (21 %) sind zwischen 21–24 und rund 6.000 (11 %) sind zwischen 25 und 29 Jahre alt. Ebenfalls 6.000 Personen (11 %) im Alter von 30 bis 39 Jahren und 3.900 Personen (7 %) im Alter ab 40 Jahren gingen die Ausbildung zur Pflegefachfrau/Pflegefachmann ein (vgl. Statistisches Bundesamt, 2023c). Demnach umfasst die Gruppe »Umschulender Personen« ca. 51 Prozent an Ausbildungsteilnehmenden. Die Personengruppe im höheren Alter stellen in der Forschung eine wenig betrachtete Gruppe dar.

Ein weiteres Differenzmerkmal der Gruppe Umschulender Personen ist die Kategorie: Förderung oder Nichtförderung durch die Bundesagentur für Arbeit (vgl. Doering et al., 2024). Umschulungen können durch die Agentur für Arbeit oder das Jobcenter finanziell gefördert werden. Hierbei ist eine Förderung über die Dauer der drei Ausbildungsjahre bei einer Vollzeitausbildung möglich (vgl. § 180 Absatz 4 Satz 3 SGB III). Teilzeitmodelle und berufsbegleitende Ausbildungen können ebenfalls gefördert werden. Seit 2019 wird die Förderung über das Programm »Weiterbildung Geringqualifizierter und beschäftigter älterer Arbeitnehmer in Unternehmen/ Qualifizierungschancengesetz« (QCG) der Agentur für Arbeit (vgl. Bundesministerium für Familie, Senioren, Frauen und Jugend, 2019; Agentur für Arbeit, 2023) ermöglicht. Das QCG sieht eine finanzielle Förderung der Weiterbildungskosten, eine volle Weiterzahlung des Gehaltes sowie die Übernahme von Kinderbetreuungs- und Fahrtkosten vor. Zuvor wurde die Finanzierung beruflicher Weiterbildung durch das 2005 initiierte Programm »Weiterbildung Geringqualifizierter und beschäftigter älterer Arbeitnehmer im Unternehmen« (WeGebAU) gewährleistet (vgl. Agentur für Arbeit, 2012). Zahlen der Jahre 2020 bis 2022 für geförderte Umschulungen im Pflegebereich belegen hohe Relevanz dieses Bildungsweges für die berufliche Pflege. Waren es im Jahr 2020 noch rund 5 Prozent geförderte Umschulungen im Pflegebereich, waren es 2021 bereits 6,2 Prozent und 2022 sogar 9 Prozent. Dies entspricht einer Steigerungsrate von 44 Prozent. Damit hat sich die Anzahl der geförderten Umschulungen in den vergangenen drei Jahren fast verdoppelt (vgl. Statistisches Bundesamt, 2023b).

Das interdisziplinäre Forschungsprojekt ParAScholaBi untersuchte die bisher wenig betrachteten Gruppe Umschulender Personen als Auszubildende in der Generalistischen Pflegeausbildung. Dabei wurden Herausforderungen und Chancen von Umschulenden Personen in der Pflegeausbildung qualitativ zusammengetragen und untersucht. Besonders interessierten die Erfahrungen der Umschulenden Personen am Lernort Schule, am Lernort Praxis und die finanzielle Förderung durch die Agentur für Arbeit und die Jobcenter. Umschulende Personen sind gekennzeichnet durch längere Bildungswege vor der Ausbildung zum/zur Pflegefachmann/Pflegefachfrau, da sie zuvor meist eine Ausbildung oder ein Studium in einem fachfremden Bereich absolviert haben, oder lange un- oder angelernt in Tätigkeiten gearbeitet haben. Sie verfügen über Vorerfahrungen und sind in der Regel älter als Erstauszubildende Personen, die ihre Ausbildung direkt nach ihrem Schulabschluss aufnehmen. Umschulende Personen bringen mehr Berufliche- und Lebenserfahrung mit. Gerade diese Erfahrungen ermöglichen es Umschulenden Personen besser einzuschätzen und zu reflektieren als Erstauszubildenden, mit welchen Herausforderungen aber auch mit welchen Chancen sie in der Arbeit im Pflegebereich konfrontiert werden. Haben sie erst die Ausbildung abgeschlossen, verbleiben sie länger als Fachkraft in der Pflege als es Erstauszubildende tun. Aus diesem Grund stellen Umschulende Personen eine wertvolle Personalressource dar (vgl. Doering et al., 2024).

4.4 Fort- und Weiterbildungen

Im Rahmen des lebenslangen Lernens wird man sich kontinuierlich weiteres Wissen aneignen (müssen). Umso wichtiger sind vielfältige und durchlässige Karrierewege. Die Durchlässigkeit bei Fort- und Weiterbildung ist ein wesentlicher Bestandteil einer dynamischen und zukunftsorientierten Arbeitskultur, die die kontinuierliche Entwicklung von Einzelpersonen, Unternehmen und Gesellschaften unterstützt (vgl. Bundesministerium für Arbeit und Soziales & Bundesministerium für Bildung und Forschung, 2019). Die Pflegeberufe ermöglichen eine Vielzahl an Qualifikations- und Karrieremöglichkeiten. Karriere ist die positiv empfundene berufliche Weiterentwicklung. Sie trägt zur Arbeitszufriedenheit und einem längeren Verbleib im Beruf bei. Dabei werden horizontale und vertikale Karrieremöglichkeiten unterschieden. Horizontale Karrieremöglichkeiten sind Fachkarrieren, die der fachlichen Weiterentwicklung auf der gleichen Ausbildungsstufe dienen (z.B. zur Praxisanleitung, innerbetriebliche Fortbildungen etc.). Vertikale Karrieremöglichkeiten streben einen Aufstieg in ein höheres Niveau bzw. mehr Verantwortungsüberahme an (z.B. ein Masterstudium nach einem Bachelorstudium) (vgl. Robert Bosch Stiftung, 2018). Zu weiteren Merkmalen von Karrieren gehören die Position im Organigramm, materielle Anreize (z.B. Vergütung), immaterielle Anreize (z.B. erweiterte Autonomie), der Erwerb von Qualifikationen (z.B. akademische Abschlüsse) und der Erwerb von Fähigkeiten (z.B. Fremdsprachen) (vgl. Genz, 2022).

Im Zuge der beruflichen Weiterentwicklung werden bei einer Fortbildung Wissen und Können innerhalb eines bereits besetzten bekannten Handlungs- bzw. Aufgabenfeldes aktualisiert bzw. vertieft, wobei die Vertiefungen, Erweiterungen und die Verknüpfung mit verbundenen Themenfeldern überschaubar bleiben. Aus diesem Grund wird die Komplexität von Fortbildungen als begrenzt eingeschätzt (vgl. Bensch & Greening, 2023). Bei sogenannten Anpassungsfortbildungen wird demzufolge keine Höherqualifikation erworben. Sie gehören dem horizontalen Karriereweg an und ermöglichen im aktuellen Kontext den Stand des Wissens, der Fähigkeiten und Fertigkeiten auf den neuesten Stand zu bringen (vgl. Bensch & Greening, 2023). Dazu gehören im Pflegekontext die Pflichtfortbildungen wie z.B. zu den Themenbereichen Datenschutz, Hygiene, Erste-Hilfe-Kurse etc. Jedoch auch Fortbildungen, die auf einen Wissens- und Kompetenzzuwachs in der direkten Versorgung von Pflegebedürftigen abzielen, wie z.B. Fortbildungen in den Bereichen Kinaesthetics®, Basale Stimulation, Integrative Stimulation nach Nicole Richards® u. v.a. (vgl. Genz, 2022). Das Lesen von Fachzeitschriften sowie die Teilnahme an Vorträgen und Fachtagungen gehören ebenfalls in das Spektrum von Fortbildungen.

Die Linie zwischen Fort- und Weiterbildung ist nicht immer trennscharf voneinander abzugrenzen und geht fließend ineinander über (vgl. Genz, 2022). Weiterbildungen werden in der Regel als längerfristige Bildungsmaßnahme beschrieben, die als vertikale Karrieremöglichkeit auf neue Verantwortungs- bzw. Aufgabenbereiche sowie in der Regel auf eine höhere Vergütung abzielen. Berufliche Weiterbildungen für Pflegefachpersonen sind auf Länderebene geregelt und weisen, wie bereits für die Helfer- und Assistenzausbildungen (vgl. Kap. 4.2.2), eine große Heterogenität auf (vgl. Bergmann et al., i.E.). Die von der Deutschen Krankenhausgesellschaft (DKG) für alle Bundesländer ohne landesrechtliche Regelung erstellte Musterweiterbildungsordnung richtet sich allerdings nur an Pflegefachpersonen im Bereich der Kranken- und Kinderkrankenpflege (vgl. Bergmann et al., 2022). Der Deutsche Bildungsrat für Pflegeberufe (2020) hat ebenfalls eine Musterweiterbildungsordnung für Pflegeberufe vorgelegt, die als »Rahmenempfehlung für rechtlich verbindliche Weiterbildungsordnungen der Bundesländer bzw. der Landesberufekammern dienen« soll (Deutscher Bildungsrat für Pflegeberufe, 2020, S. 3). Die beiden derzeit einzigen Landespflegekammern in Rheinland-Pfalz und Nordrhein-Westfalen verabschiedeten ebenfalls eigene Weiterbildungsordnungen, um Weiterbildungskriterien innerhalb der eigenen Berufsgruppe zu definieren (vgl. Weiterbildungsordnung der Landespflegekammer Rheinland-Pfalz, 2021; Weiterbildungsordnung der Pflegekammer Nordrhein-Westfalen, 2023).

Das vom Bundesinstitut für Berufliche Bildung (BIBB) beauftragte Forschungsprojekt »Qualifizierungsanforderungen von Weiterbildungen (QUAWE)« von Bergmann et al. zeigt als Ergebnis die Heterogenität der Pflegebildungslandschaft deutlich auf. In einem ersten Schritt explizieren sie zehn verschiedene Kategorien aus den Weiterbildungsverordnungen der Länder, der Verordnungen der zur Projektzeit bestehenden Pflegekammern Niedersachsen und Rheinland-Pfalz sowie der Empfehlungen der Deutschen Krankenhausgesellschaft (vgl. Bergmann et al., 2022):

- **Kategorie 1:** »Bildungsbereiche« (es herrscht eine uneindeutige Verwendung der Begrifflichkeiten »Fortbildung« und »Weitebildung« vor)
- **Kategorie 2:** »Kompetenzen« (heterogene Kompetenzdimensionen)
- **Kategorie 3:** »Fachbereiche« (Festlegung auf die sieben Fachbereiche der DKG-Empfehlung)
- **Kategorie 4:** »Unterrichtsform« (unterschiedliche Unterrichtsformen innerhalb der ländereigenen Weiterbildungsverordnung)
- **Kategorie 5:** »Durchführungsform« (heterogene Durchführungsformen)
- **Kategorie 6:** »Dauer« (heterogene Zuteilung von Theorie und Praxis sowie heterogene Stundenzahlen)
- **Kategorie 7:** »Voraussetzung/Zielgruppe/Adressaten« (Voraussetzung ist eine dreijährig abgeschlossene Berufsausbildung in der Pflege)

- **Kategorie 8:** »Aufbau und Form« (entweder modularer oder fachspezifischer Aufbau)
- **Kategorie 9:** »Settings/Sektoren« (ambulant, akutstationär, Langzeitpflege, Rehabilitation, Palliative Pflege)
- **Kategorie 10:** »Weiterbildungsbezeichnung« (heterogene Weiterbildungsbezeichnungen)

Insgesamt ermittelten sie 362 Weiterbildungen mit einem Mindestumfang von 150 Stunden, die einen deutlichen Fachbezug aufweisen und eine primärqualifizierende Pflegeausbildung erfordern. Darunter waren 223 Weiterbildungsangebote zur Praxisanleitung sowie 81 Angebote für »Pflege in der Psychiatrie, Psychosomatik und Psychotherapie« (vgl. Bergmann et al., i.E.). Es wird deutlich, dass ähnlich wie bei der Helfer- und Assistenzausbildung eine erforderliche Systematik in der Weiterbildungsstruktur für die Pflegefachpersonen fehlt. Eine Systematik ist jedoch unbedingt erforderlich, da diese Unübersichtlichkeit und Heterogenität die Orientierung für Fort- und Weiterbildungsinteressierte sowie für Einrichtungs- und Bildungsverantwortliche erheblich erschweren (vgl. Deutsches Institut für angewandte Pflegeforschung e.V., 2017).

Als eine mögliche Ursache benennen die Autor*innen die Verortung pflegeberuflicher Weiterbildungen im Spannungsfeld unterschiedlicher Bezugswissenschaften (u.a. Medizin, Pflegewissenschaft, Pflegepädagogik), die wiederum unterschiedlichen Logiken unterliegen und eigene Systematisierungsansätze verfolgen (vgl. Bergmann et al., i.E.). Zudem ist das Weiterbildungssystem als vierter Bereich im Bildungssystem nicht in das deutsche Gesamtbildungssystem verankert (vgl. Bensch & Greening, 2023).

Die Heterogenität in Dauer, Inhalten und dem erreichten Niveau erschweren eine Vergleichbarkeit und Anerkennung von Leistungen und erschweren damit die Durchlässigkeit im Karriereverlauf. Die Heterogenität stellt auch ein Hemmnis für das Interesse und die Auswahl von Weiterbildungsangeboten dar, denn sie führt zu unüberschaubaren Strukturen und fördert Informationsdefizite hinsichtlich der Weiterbildungsmöglichkeiten. Hinzu kommt, dass Weiterbildungen für Pflegefachpersonen häufig nicht monetär vergütet werden und in einem frauendominierten Beruf eine Weiterbildung mit den dort vorherrschenden Arbeitszeitmodellen und privaten Betreuungsaufgaben mit Schwierigkeiten verbunden ist (vgl. Mittelstät et al., 2024).

Als Ergebnis der 31 leitfadengestützten Interviews mit Pflegedienstleitungen, Leitungen von pflegeberuflichen Einrichtungen, Lehrenden und Pflegenden im Forschungsprojekt »QUAWE« wird erkennbar, dass die Meinungen divergieren zwischen einem erkennbaren »Wildwuchs« und einem positiven Status Quo, der die Weiterbildungen positiv bewertet und Änderungen für nicht notwendig hält. Dazu wird die Modularisierung der Weiterbildung gefordert und es wird kritisch angemerkt, dass das Bildungspersonal in den Weiterbildungen nicht den gleichen Qualifikationsanforderungen unterliegen wie die Lehrenden in der primärqualifizierenden Ausbildung (vgl. Bergmann et al., i.E.). Die Modularisierung kann nach Bensch und Greening (2023) durch drei Prinzipien realisiert werden:

- Einfachheit und Machbarkeit (es werden nur Inhalte vermittelt, bei denen eine Umsetzungsübung möglich ist)
- Anschlussfähigkeit und vereinfachte Bildungszugänge (wird durch ein bundesländerübergreifendes Verfahren der Anerkennung von Grund-/Basismodule erreicht)
- Bottom-up/Top-down-Strategien (die Fort- und Weiterbildungsmodule entstehen aus der Berufsgruppe heraus)

In einem weiteren Projektbaustein wurde im Forschungsprojekt »QUAWE« mittels einer standardisierten Onlinebefragung Pflegende befragt, um Einflussfaktoren für die Teilnahme von Pflegefachpersonen zu identifizieren. Dabei wurde deutlich, dass der Großteil (85 %) eine Fachweiterbildung mit mindestens 150 Stunden (75 %) absolviert hatte. Eine Schlüsselrolle nahm der Arbeitgeber ein, da hierbei Finanzierung und/oder Freistellung eine Rolle spielen. Als Hemmnis stellt sich der Faktor Zeit heraus. Am größten ist der Bedarf an fachspezifischen Weiterbildungen (rd. 61 %) wie z.B. Fachweiterbildungen in der Unfallchirurgie, Kardiologie, Weiterbildungen zu Resilienz, für Praxisanleitung sowie an Angeboten für Wundexpertise mit einem Umfang über 150 Stunden (vgl. Bergmann et al., i.E.).

Schließlich wurden aus den Ergebnissen des Forschungsprojekts »QUAWE« neun Handlungsempfehlungen für Wissenschaft, Weiterbildungspraxis und Weiterbildungsverordnungsarbeit abgeleitet (vgl. Bergmann et al., i.E.):

1. Etablierung eines einheitliches Begriffsverständnisses von Fort- und Weiterbildung in der Pflege;
2. Adäquate Außendarstellung der Weiterbildungsportale;
3. Fort- und Weiterbildungsangebote aus dem Pflegebereich sollten künftig stärker am DQR ausgerichtet werden;
4. Systematisierung der Fort- und Weiterbildungsangebote;
5. Förderung eines bundeslandübergreifenden kollegialen Austausches;
6. Einrichtung einer Expert*innengruppe;
7. Konzeptionierung von Mindeststandards pflegeberuflicher Weiterbildungsordnungsarbeit;
8. Gestaltung und Aufbereitung des Transfers wissenschaftlicher Erkenntnisse in die pflegeberufliche Weiterbildungspraxis;
9. (Weitere) Erforschung der pflegeberuflichen Weiterbildungen und Verschränkung mit den weiteren Bildungsteilsystemen.

Mittelstät et al. (2024) empfehlen darüber hinaus ein besseres »Matching« zwischen Weiterbildungsangeboten und interessierten Pflegenden. Dazu fordern sie eine konzertierte Bearbeitung des Themas auf Bundesebene mit dem Ziel einer bundeseinheitlichen Vereinheitlichung und der Verankerung einer Weiterbildungsordnung auf Bundesebene. An die Einrichtungen und Verbände adressieren sie die Empfehlung die Umsetzung einer systematischen individuellen Karriere- und Personalplanung mit dem Ergebnis einer erhöhten Versorgungsqualität in den jeweiligen Settings. Darüber hinaus sollte die Vergütung nach Abschluss einer Weiterbildung entsprechend angepasst werden (vgl. Mittelstät et al., 2024). Es herrscht Einigkeit darüber, dass Weiterbildungen die Möglichkeit der individuellen Weiterentwicklung fördern und die Attraktivität der Pflegeberufe steigern.

Mit einer erfolgreich abgeschlossenen mindestens 400 Stunden umfassenden Weiterbildung ist in einzelnen Bundesländern (z.B. Hamburg) zusammen mit dem primärqualifizierenden Abschluss zur Pflegefachperson der Zugang in den tertiären Bereich in Form eines Bachelorstudiums möglich (vgl. Genz, 2022).

4.5 Fazit

Das Bildungssystem in Deutschland ist föderalistisch geprägt. Der Bund hat daher auch für die berufliche und akademische Pflegebildung nur vereinzelte begrenzte, im Grundgesetz festgelegte Regelungskompetenzen. Der Pflegebildungsraum wird ebenfalls von demografischen Entwicklungen und Migrationsbewegungen tangiert. Im Gegensatz zu den herausfordernden Auswirkungen des demografischen Wandels auf den zukünftigen Fachkräftebedarf in der beruflichen Pflege kann eine Bevölkerungszuwanderung als Chance und Herausforderung zur Bewältigung des Fachkräftemangels bewertet werden. Denn eines ist bereits heute schon klar: Ohne Zuwanderung und die damit verbundene Schaffung angemessener privater und berufsbezogener Lebensumstände, wird der Fachkräftemangel in Deutschland nicht gelöst werden können (vgl. Kap. 6.1.1).

Bildung versteht sich als lebenslanges Lernen, dass bereits in frühester Kindheit beginnt und sich über Primär-, Sekundär-, Tertiärbereich sowie den Weiterbildungsbereich im Erwachsenenalter erstreckt. Die Schulpflicht wird dabei als Instrument genutzt, das Recht auf Bildung, diskriminierungsfreie Partizipation, gesellschaftliche Integration zu gewährleisten und demokratischen Staatsbürger*innen heranzubilden. Dass die derzeitige Entwicklung der Bildung eine Tendenz zur Höherqualifizierung zeigt, lässt sich aus dem Rückgang der Personen mit einem Bildungsgrad im Sekundarbereich II Berufsbildend erkennen, während die Anzahl des Bildungsgrads im Tertiärbereich ansteigt. Dieser Entwicklungstrend muss für Bildungskonzepte in der Pflegebildungslandschaft berücksichtigt werden, um den Schulabsolvent*innen attraktive Anschlussmöglichkeiten innerhalb der beruflichen Pflegebildungswege anzubieten. Da sich nur wenige junge Menschen nach dem Schulabschluss weder in einer Ausbildung noch in einem Beschäftigungsverhältnis befinden, muss es also darum gehen, bereits frühzeitig das Interesse der Lernenden für einen Berufsabschluss in der Pflegebildungslandschaft zu wecken.

Ein Erster Schulabschluss am Ende der Jahrgangsstufe 9 ermöglicht den Zugang zur Helfer- bzw. Assistenzausbildung. Gemeinsam mit einer abgeschlossenen Helfer- und Assistenzausbildung kann direkt in die generalistische Ausbildung zur Pflegefachperson eingemündet werden. Der Mittlere Schulabschluss (MSA) ist in Deutschland die Mindestanforderung, um in die Ausbildung zur Pflegefachperson einzusteigen. Die allgemeine Hochschulreife, fachgebundene Hochschulreife und Fachhochschulreife, die an Gymnasien und in der gymnasialen Oberstufe erworben werden kann, ermöglichen den direkten Zugang in das primärqualifizierende Hochschulstudium.

In verschiedenen Bundesländern werden die Vertiefungsrichtung »Gesundheit & Soziales« an Fachoberschulen angeboten. Diese unterscheiden sich inhaltlich sehr stark voneinander. Sie bieten jedoch die Möglichkeit einer frühzeitigen Berufsorientierung, da in der Regel Praktika in den Curricula verankert sind. Berufliche Orientierung ist mittlerweile in allen Schulformen implementiert. Der Berufsorientierung kommt die entscheidende Funktion zu, dem Fachkräftemangel entgegenzuwirken, dem Trend der Höherqualifizierung zu begegnen, die geschlechtertypische Berufswahl aufzubrechen und die Abbruchzahlen in Ausbildung und Studium zu senken.

Der Deutsche Qualifikationsrahmen ist die nationale Antwort auf den Europäischen Qualifikationsrahmen. Er ordnet Lernergebnisse acht Niveaustufen zu, um sie vergleichbar zu machen und damit die grenzüberschreitende Anerkennung von Lernergebnissen zu ermöglichen. Darüber hinaus soll er die Durchlässigkeit im Bildungssystem gewährleisten. Der DQR unterscheidet zwischen Fachkompetenz (Wissen und Fertigkeiten) und Personaler Kompetenz (Sozialkompetenz und Selbständigkeit). Die Qualifikationsabschlüsse der Pflegeberufe sind nach Feuchtinger und Jahn (2018) bis auf Niveaustufe 5 allen Niveaustufen zugeordnet. Für die Niveaustufe 5 wäre z.B. die Zuordnung von Fachweiterbildungen denkbar (vgl. Kap. 4.2.1).

Für den Skill- und Grademix sind Helfer- und Assistenzberufe ein wichtiger Baustein. Aufgrund der föderalen Verortung der Helfer- und Assistenzberufe findet sich in Deutschland ein sehr heterogenes Feld der Ausbildungsmerkmale. Die Länder haben zwar gemeinsame Mindestanforderungen festgelegt, die Vergleichbarkeit und Durchlässigkeit ist durch die bestehende Heterogenität jedoch nur schwer zu gewährleisten. Derzeit gibt es eine Gesetzesinitiative des Bundesministeriums für Gesundheit die Pflegeassistenzausbildung bundeseinheitlich zu verankern. Mit einem Gesetz ist im Jahr 2024 zu rechnen.

Mit dem Pflegeberufegesetz wurde die generalistische Pflegeausbildung eingeführt. Aufgrund einer Sonderklausel, die derzeit evaluiert wird, sind weiterhin die Spezialabschlüsse »Gesundheits- und Kinderkrankenpflege« und »Altenpflege« möglich. Die generalistische Ausbildung ist dem DQR-Niveau 4 zugeordnet und umfasst insgesamt 2.100 Stunden theoretischen und praktischen Unterricht sowie 2.500 Stunden praktische Ausbildung. Ziel der Pflegeberufereform ist es, die Professionalisierung nach innen und außen weiter voranzutreiben, die Pflegeberufe zukunftssicher zu gestalten und gleichzeitig die EU-weite Anerkennung der Pflegeberufe zu erreichen. Neu in der Pflegeausbildung ist die festgelegte Anleitungszeit von mindestens zehn Prozent durch eine qualifizierte Praxisanleitung. Darüber hinaus wurde das Qualifikationsniveau der Pflegelehrenden für den theoretischen Unterricht auf Masterniveau angehoben (vgl. Bundesministerium für Gesundheit, 2024c).

Eine attraktive Möglichkeit dem Fachkräftemangel zu begegnen, stellen Umschulende Personen dar, die derzeit noch viel zu wenig Beachtung finden. Konservativ geschätzt gehört jede/r fünfte Auszubildende zu der Gruppe der Umschulenden Personen. Diese verfügen aufgrund bereits absolvierter Berufsausbildungen und/oder Berufstätigkeiten in anderen Berufen über einen großen Fundus an Vorerfahrungen, die als Ressourcen für die berufliche Pflege genutzt werden können. Darüber hinaus verbleiben Umschulende Personen nach der Ausbildung deutlich länger im Beruf als ihre erstausgebildeten Kolleg*innen. Es gibt unterschiedliche Möglichkeiten, die Umschulung durch die Agentur für Arbeit fördern zu lassen.

Wie die Helfer- und Assistenzausbildung sind auch die Fort- und Weiterbildungen im Pflegebereich durch die Bundesländer geregelt. In den Angeboten findet sich ebenfalls eine große Heterogenität, so dass der Wunsch nach einer bundeseinheitlichen Regelung berechtigt ist. Verschiedene Gremien haben (Muster-)Weiterbildungsordnungen für die einzelnen Bundesländer verabschiedet. In Rahmen des Forschungsprojekts »QUAWE« wurden 362 Weiterbildungsangebote ermittelt. Dies macht es für interessierte Pflegende sehr schwierig, das für sie passende Angebot zu finden und erschwert die länderübergreifende Durchlässigkeit und Anerkennung. Hier behindert sich die Pflege in ihrer Professionalisierung selbst. Im Zusammenhang mit der angestrebten Durchlässigkeit ist positiv zu bewerten, dass Pflegefachpersonen mit einer erfolgreich abgeschlossenen mindestens 400 Stunden umfassenden Weiterbildung in einigen Bundesländern (z.B. Hamburg) in ein fachbezogenes Bachelorstudium einmünden können. Vorerfahrungen werden in der Regel jedoch keine angerechnet.

5. Allgemeine akademische Pflegebildung und spezielle akademische Pflegebildung

Deutschland ist mit der Akademisierung der Pflege im internationalen Vergleich ein Schlusslicht und folgte der Akademisierung von pflegebezogenen Studiengängen mit einer Verspätung von rund 20 Jahren (vgl. Friese, 2018a) (weiterführend zur Entwicklung der Akademisierung Kap. 6.2.6). Der erste Pflegemanagement-Studiengang in Deutschland startete erstmalig 1991 und wurde von der Pflegewissenschaftlerin Ruth Schröck an der Fachhochschule Osnabrück etabliert. Die Akademisierung beruflich Pflegender fand anfänglich vor allem über Management- und Pädagogik-Studiengänge statt. Nur wenige Hochschulen boten pflegewissenschaftliche Studiengänge an (vgl. Latteck & Büker, 2023). 1994 gab es dann bereits mehr als 20 Studienangebote. Im Gegensatz zu den Zugangsvoraussetzungen nach dem Hochschulrahmengesetz (§ 27 Abs. 2 HRG) benötigten Pflegestudierende bei 14 der Pflegestudiengängen eine abgeschlossene Berufsausbildung in der Pflege. Damit wurden Abiturient*innen und Absolvent*innen mit Fachhochschulreife ohne pflegeberuflicher Ausbildung sowie Absolvent*innen der pflegeschulischen Ausbildung aufgrund der fehlenden Hochschulzugangsberechtigung der Zugang in das Pflegestudium verwehrt. »Die Selektion der zum Studium zugelassenen ›Elite‹ erfolgte nun nach bildungslogischen Formalkriterien, nicht nach Ausmaß des erfolgten Kompetenzerwerbs im Beruf« (Grewe & Stegmüller, 2022, S. 3). Bei den anderen sechs pflegeorientierten Studiengängen wurde maximal ein mehrwöchiges Pflegepraktikum vorausgesetzt (vergleichbar mit dem Medizinstudium). Die Zugangswege für beide Studientypen unterschieden sich für berufserfahrene Pflegende nicht. Jedoch fanden Absolvent*innen beider Studiengangsformate häufig keinen Anschluss in der Pflegepraxis. Von den drei Studienrichtungen dominierte das Studium für Pflegemanagement und rekrutierte fast ausschließlich berufserfahrene Pflegende. Pflegepädagogik bzw. Berufspädagogik Pflege oder Gesundheit war an zwei Dritteln der Hochschulstandorte verortet. Am seltensten fanden sich Studiengänge zu Pflegewissenschaft, die sich eher an den normalen Zulassungsbedingungen an deutschen Hochschulen orientierten. Lediglich die Rollenprofile der Absolvent*innen der Studiengänge Pflegemanagement und Pflegepädagogik fanden sich in der Berufspraxis wieder. Damit kam es zur Engführung der Akademisierung in der Pflege, die sich nicht auf das Kerngeschäft, die »direkte Pflege«, auswirkten. Dieser Entwicklungsverlauf im Rahmen der Akademisierung vermittelte den Eindruck, dass »direkte« Pflege im traditionellen Kompetenzerwerb verharren bleiben könne. Dazu ignorierte die akademisierte Pflege selbst den Bedarf nach Weiterentwicklung ihrer Fachlichkeit sowie des Wissens- und Kompetenzkanons, der Pflege ausmacht und sie von anderen Disziplinen unterscheidet (Grewe & Stegmüller, 2022, S. 5).

Ein vom Bundesland Hessen initiierter primärqualifizierender Pflegestudiengang in den 1990er Jahren führte zu dem enttäuschenden Ergebnis, das die Diplom-Pflegewirt*innen keine Erlaubnis zur Führung einer der im Krankenpflegegesetz genannten Berufsbezeichnungen erwarben. Damit konnten sie in der Pflegepraxis lediglich als Hilfskräfte eingesetzt werden. Sie fanden schließlich in neugeschaffenen Bereichen und Positionen (z.B. in der Qualitätssicherung oder im Management) ihren Arbeitsbereich. Die Initiator*innen der ersten primärqualifizierenden Pflegestudiengänge waren sich bewusst, dass der Eintritt der ersten Absolvent*innen in die Berufspraxis zu Irritationen führen würden, jedoch sahen sie die Chance der Angleichung an europäische Strukturen (vgl. Kapitel 3). Seit dem Jahr 2002 ermöglichte ein Beschluss der Kultusministerkonferenz vom 28. Juni 2002 die Akkreditierung von Bachelor-Pflegestudiengängen, die eine einschlägige Berufsausbildung mit bis zu 90 ECTS anrechnen konnten. In der Logik erfolgte die Ausbildung der fachspezifischen Handlungskompetenz nicht an einer Hochschule (bildungslogisch entsprechend einer Weiterbildung). Ein weiteres Modell war die integrierte Ausbildung zur Gesundheits- und (Kinder-)Krankenpflege in einen Bachelorstudiengang nach der Modellklausel (vgl. Kapitel 3). Ein ebenfalls mögliches Modell wurde in einem sechssemestrigen Bachelorstudiengang erprobt, dem sich ein Jahr schulische Ausbildung an einer Pflegeschule anschloss. Damit wurde das Studium in einem Umfang von zwei Jahren auf die Ausbildung in der Gesundheits- und (Kinder-)Krankenpflege angerechnet (vgl. Grewe & Stegmüller, 2022).

Im Zeitraum von 2012–2019 hatte sich die Anzahl pflegewissenschaftlicher Studienangebote verdreifacht und an Universitäten sogar versiebenfacht (2019 gab es 62 Bachelor-Studienangebote und 12 Master-Studienangebote) und die Zahl der Studienanfänger*innen verdoppelte/verdreifachte sich. Trotz alledem entsprach das nur einer Akademisierungsquote von 0,43 Prozent in den Pflegeberufen und verblieb damit deutlich unter den angestrebten 10 bzw. 20 Prozent, die der Wissenschaftsrat (WR) schon 2012 gefordert hat. In seiner aktuellen Stellungnahme geht der WR von mindestens 20 Prozent Akademisierungsquote aus, wobei diese aktuell nur bei 2,5 Prozent liegt (vgl. Wissenschaftsrat, 2023).

Verschiedene internationale Studien haben den Nachweis erbracht, dass sich die Qualifikation der Pflegenden auf das Patient*innenoutcome auswirkt. In einem Rapid Review von Klein et al. (2022) mit n = 18 Studien im Zeitraum von 2012–2022 wurde deutlich, dass die Mortalitätsrate sinkt, wenn der Anteil an akademisch qualifiziertem Pflegepersonen erhöht wird. Darüber hinaus lässt sich ein positiver Mehrwert auf die Rate der Todesfälle nach Komplikationen im Zusammenhang mit der Krankenhausbehandlung, der Patient*innensicherheit, der Krankenhausverweildauer und der Wiederaufnahme erkennen (vgl. Klein et al., 2022).

Im Rahmen eines One-Pagers haben Auer et al. (2023) auf Basis internationaler Studien die Folgen eines verstärkten Einsatzes akademisch qualifizierte Pflegefachpersonen herausgearbeitet (vgl. Tab. 14).

Tab. 14: Die Folgen eines verstärkten Einsatzes akademisch qualifizierter Pflegefachpersonen (Auer et al., 2023, o. S.)

Die Folgen eines verstärkten Einsatzes akademisch qualifizierter Pflegefachpersonen
· Verbesserte Pflegequalität · Erhöhte Versorgungsgerechtigkeit · Gesteigertes Selbstmanagement der Patient:innen · Besserer Einbezug alter Menschen, ihrer Bezugspersonen und sorgender Gemeinden · Steigende Patient:innensicherheit · Zuwachs an Nurse Leaders · Verbesserte Wirtschaftlichkeit der Gesundheitsversorgung · Gesündere Beschäftigte in der Pflege · Einführung innovativer Versorgungskonzepte (z.B. Family Health Nurse) · Geringere Mortalität · Weniger Re-Hospitalisierung

Um einem spezifischen pflegewissenschaftlichen Kompetenzprofil gerecht zu werden, müssen die Inhalte der Studiengänge zur Herausbildung einer hohen Reflexivität sowie zu einer erweiterten Fachkompetenz hinführen und die Fähigkeit, Studierender fördern, wissenschaftlich und ethisch fundiert zu handeln (vgl. Latteck & Büker, 2023). Aus diesem Grund ist neben der Praxis- und Handlungsorientierung die Einbindung methodischer und wissenschaftlicher Grundlagen während des Studiums von elementarer Bedeutung. Absolvent*innen werden befähigt, durch die systematische sowie wissenschafts- und evidenzorientierte Gestaltung, Steuerung und Evaluation bedarfsgerechter Pflegeprozesse sowie durch Angebote personenzentrierter Beratung und Anleitung wesentlich an der Praxisentwicklung und -verbesserung beizutragen (vgl. Latteck & Büker, 2023).

Das Pflegestudium in Deutschland unterteilt sich in die vier Säulen Pflegewissenschaft, Pflegemanagement, Pflegepädagogik sowie Klinische Pflege (vgl. Abb. 11). Die einzelnen Bezeichnungen sind jeweils Sammelbezeichnungen. Pflegepädagogik beinhaltet hiernach alle Beruflichen Lehramtsprofile Pflege. Klinische Pflege beinhaltet alle Pflegestudiengänge mit direktem Versorgungsbezug und adressiert Pflege in sämtlichen Settings.

Abb. 11: Die vier Säulen der tertiären Pflegebildung (eigene Darstellung)

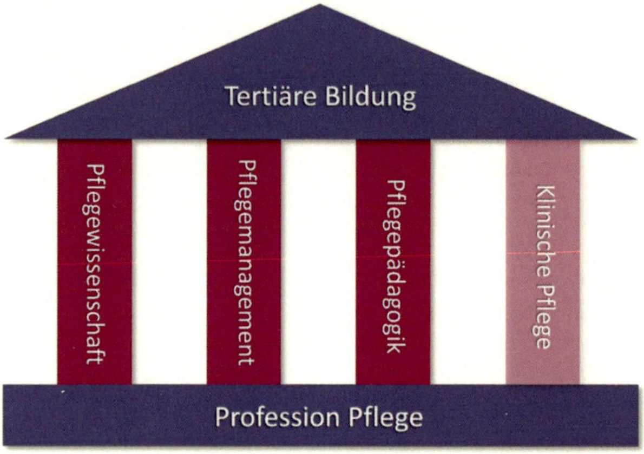

Um ein Studium an einer Hochschule bzw. einer Fachhochschule absolvieren zu können, wird die allgemeine Hochschulreife (Abitur) oder eine Fachhochschulreife (fachgebundene Hochschulreife) benötigt (vgl. Kap. 4.1). Daneben gibt es verschiedene Möglichkeiten, ohne die schulisch erworbene Hochschulzugangsberechtigung für ein Hochschulstudium zugelassen zu werden. Dazu gehören z.B. eine Eignungsprüfung oder Probestudienzeiten sowie über Fachweiterbildungsabschlüsse mit einem Umfang von mindestens 400 Stunden. Diese sind jedoch föderalistisch verantwortet und können von Bundesland zu Bundesland variieren (vgl. Hemkes et al., 2019).

Um die Anschlussfähigkeit der hochschulisch qualifizierten Pflegefachpersonen an den Arbeitsmarkt bzw. in die Versorgungspraxis zu gewährleisten, erarbeitete die Arbeitsgruppe »Tätigkeitsprofile hochschulisch ausgebildeter Pflegefachpersonen« praxiswirksame Tätigkeitsprofile für die Bereiche stationäre Langzeitpflege, ambulantes Setting, pflegerische Versorgung im akutstationären Setting und in der stationären Kinderkrankenpflege. Es wurden vor allem die im Pflegeberufegesetz festgelegten Schlüsselbegriffe wie Wissenschaftsbasierung, Wissenschaftsorientierung und hochkomplexe Pflegeprozesse berücksichtigt, die für die Aufgabenprofile akademisch qualifizierter Pflegefachpersonen relevant sind (vgl. Diakonie Deutschland, 2023).

Resümierend kann man festhalten, dass Deutschland den Weg in die parallele Akademisierung der Primärausbildung gegangen ist und die Profilierung oder Förderung von Studiengängen allein nicht ausreicht, sondern die Studienprofile auch zu Rollenprofilen in den pflegerischen Praxisfeldern passen müssen. Das bedeutet demnach auch, dass eine Transformation der Pflegebildung eine Transformation des Leistungsrechts folgen muss, sonst erlebt Deutschland erneut aufgrund fehlender Passung die gleichen Negativeffekte wie in den vergangenen Jahrzehnten beschrieben.

5.1 Bachelorstudium

Ein Bachelorstudium dauert in der Regel sechs bis acht Semester und dient der Vermittlung von Grundlagen. Im Bachelorstudium werden 180 bzw. 210 ECTS erworben. Dabei entspricht ein ECTS-Creditpoint 25–30 Stunden Arbeitsaufwand, die sowohl in den Lehrveranstaltungen der Hochschule als auch im Selbststudium absolviert werden können (vgl. Europäische Union, 2015).

Insgesamt werden vier Studienformate im Bachelor unterschieden (vgl. Wissenschaftsrat, 2022):

- **Primärqualifizierend**, das bedeutet, dass dieser Studienabschluss zum Abschluss als Pflegefachperson qualifiziert. Dabei findet das Studium an einer Hochschule statt und die Praxisphasen in einer kooperierenden Praxiseinrichtung. Die Hochschule trägt dabei die Gesamtverantwortung für die Umsetzung der Vorgaben des Pflegeberufegesetzes (PflBG) und des Pflegestudiumstärkungsgesetz (PflStudStG) (vgl. Kap. 1) und führt die staatlichen Abschlussprüfungen durch. Mit erfolgreichem Abschluss erwerben die Studierenden ihren ersten akademischen Grad (Bachelor) und die Berechtigung zum Führen der Berufsbezeichnung nach § 1 Pflegeberufegesetz.
- **Ausbildungsintegrierend** meint die schulische und hochschulische Integration von Ausbildungsanteilen, die an den drei Lernorten Hochschule, Pflegeschule und Praxiseinrichtung zur Qualifikation als Pflegefachperson führt. Die Verantwortlichkeiten sind dabei aufgeteilt, aber die inhaltliche und strukturelle Ausrichtung der Curricula sind eng miteinander abgestimmt. Die Studierenden erwerben bei erfolgreichem Abschluss den akademischen Grad seitens der Hochschule sowie das Führen der Berufsbezeichnung nach § 1 Pflegeberufegesetz durch die pflegeschulische Prüfung.
- **Ausbildungsbegleitend** erfordert die Ausbildung zur Pflegefachperson mit einem parallel dazu verlaufenden Hochschulstudium. Es findet keinerlei inhaltliche und strukturelle Abstimmung, lediglich eine formale Kooperation zwischen Pflegeschule und Hochschule statt. Die Praxisbegleitung und dazugehörige Ver-

antwortung obliegen der Pflegeschule. Die Abschlüsse werden unabhängig voneinander erworben. Neben dem ersten akademischen Grad, erhalten die Absolvent*innen die Erlaubnis zum Führen der Berufsbezeichnung nach § 1 Pflegeberufegesetz aufgrund der pflegeschulischen Prüfung.

- **Additiv** bezeichnet die Studiengänge, bei denen der Berufsabschluss bereits vorliegt und im Anschluss daran ein Hochschulstudium aufgenommen wird. Je nach Studiengang kann die praktische Tätigkeit neben dem Studium gefordert, möglich oder ausgeschlossen sein. Die Studierenden erhalten bei erfolgreichem Abschluss ihren ersten akademischen Grad.

Die Entwicklung der Bachelorstudiengänge hat sich nach den Empfehlungen des Wissenschaftsrats von 2012 positiv verändert. Jedoch bleiben die primärqualifizierenden Angebote bislang weit hinter dem ausbildungsintegrierenden Bachelor sowie dem additiven Bachelor zurück (vgl. Wissenschaftsrat, 2022).

Eine Querschnittstudie des BIBB kam zu dem Ergebnis, dass es im Frühjahr 2022 an 27 Hochschulen (Vollerhebung) primärqualifizierende Studienangebote gab. Von dem insgesamt 1.109 Studienplätzen waren jedoch lediglich 488 belegt. Insgesamt 13 Hochschulen haben einen ausbildungsintegrierenden Bachelor mit 496 Studienplätzen angeboten, indem insgesamt 303 Studierende immatrikuliert waren. Ein Ausbildungsbegleitendes Studienangebot mit 333 angebotenen Studienplätzen wiesen lediglich sechs Hochschulen mit insgesamt 40 immatrikulierten Studierenden aus und ein additives Studienangebot konnte an leidglich vier Hochschulen mit 97 Studienangeboten und insgesamt 60 Studierenden ausgemacht werden. Die prozentuale Auslastung der Studiengänge liegt zwischen 12 bis 62 Prozent. Die Autor*innen weisen darauf hin, dass aufgrund der geringen Fallzahl die Ergebnisse der additiven und ausbildungsbegleitenden Studiengänge mit Vorsicht interpretiert werden müssen (vgl. Meng et al., 2022).

Tab. 15: Studienplätze und Auslastung nach Studienformat der Bachelorstudiengänge WS2021/2022 (vgl. Meng et al., 2022)

Studienformat	Anzahl Hochschulen (n)	Angebotene Studienplätze (n)	Belegte Studienplätze (n)	Studienplatzauslastung (in %)
primärqualifizierend	27	1.109	488	44
ausbildungsintegrierend	13	496	303	61
ausbildungsbegleitend	6	333	40	12
additiv	4	97	60	62
Gesamtsumme	50	2.035	891	

Strukturell sind Pflegestudiengänge am häufigsten an Fachhochschulen angegliedert (80 %) und nur zu 20 Prozent an Universitäten (vgl. Wissenschaftsrat, 2022). Aus der HQG-Plus Studie wird deutlich, dass etwa 75 Prozent der Bachelorabsolvent*innen in der unmittelbaren Gesundheitsversorgung tätig bleiben und nur etwa 25 Prozent ein weiteres Studium aufnehmen (vgl. Wissenschaftsrat, 2022).

Der Wissenschaftsrat präferiert die primärqualifizierend-duale Variante, da hier die alleinige Gesamtverantwortung bei der abschlussverleihenden Hochschule liegt. Die Zahl der primärqualifizierenden Bachelorstudiengänge hat sich seit dem Inkrafttreten des Pflegeberufegesetzes verdreifacht, jedoch war die Gesamtzahl der Studierenden im Zeitraum 2019–2021 rückläufig (vgl. Wissenschaftsrat, 2023).

Der Bachelorstudiengang ist im Deutschen Qualifikationsrahmen (DQR) auf der Stufe 6 (HQR-Stufe 1) einzuordnen. Damit können Absolvent*innen »Wissen und Verstehen auf Tätigkeit oder Beruf anwenden und Problemlösungen in ihrem Fachgebiet erarbeiten oder weiterentwickeln« (Kultusministerkonferenz, 2017b, S. 6).

Für die hochschulische Pflegebildung sind die Leitprinzipien der Wissenschafts-, Subjekt-, Kompetenz- und Professionsorientierung elementar. Im Gegensatz zur generalistischen Ausbildung an Berufsfachschulen ist die Wissenschaftsorientierung das übergreifende Prinzip für das primärqualifizierende Hochschulstudium in der Pflege. Bachelorstudiengänge orientieren sich explizit an den Prinzipien personenzentrierter und evidenzbasierter Pflege- und Praxisentwicklung. Dabei wird Pflege aus der Perspektive aller Akteur*innen im Prozess der Gesundheitsversorgung umfassend betrachtet. Im Vordergrund stehen stets die Sicherheit der Pflegebedürftigen sowie effektive Ergebnisse im Pflegeprozess.

Die erwartbare fachliche Handlungskompetenz wird mit Kompetenzdimensionen verknüpft, die im beruflich-institutionell-normativen Zusammenhang eine Vertiefung, Begründung, Sicherung und Weiterentwicklung ermöglicht. Das primärqualifizierende Pflegestudium befähigt zur Anwendung wissenschaftlichen Wissens auf dem aktuellen Entwicklungsstand, zur Entwicklung klinischer Kompetenzen auf Bachelorniveau, zum interprofessionellen Lehren, Lernen und Handeln in systemischen Kontexten sowie zur Fähigkeit, Arbeitsbündnisse aufzubauen und zu reflektieren (vgl. Herzberg & Team Praxisentwicklung im Studiengang Bachelor Pflege, 2021; Wissenschaftsrat, 2022).

Das primärqualifizierende Pflegestudium als zweite Säule der Ausbildung von Pflegefachpersonen wird von den Partner*innen der Ausbildungsoffensive folgendermaßen beschrieben:

> »Das generalistisch ausgerichtete Studium nach dem PflBG vermittelt erweiterte Kompetenzen zur Steuerung und Gestaltung hochkomplexer Pflegeprozesse, zur Erschließung neuster pflegewissenschaftlicher Erkenntnisse und einer kritisch-reflexiven Auseinandersetzung mit theoretischem und praktischem Pflegewissen. Das Pflegestudium dauert mindestens drei Jahre und umfasst theoretische und praktische Lehrveranstaltungen an staatlichen oder staatlich anerkannten Hochschulen im Wechsel mit Praxiseinsätzen in Krankenhäusern, Pflegeeinrichtungen und weiteren Einsatzfeldern.« (Bundesministerium für Familie, Senioren, Frauen und Jugend, 2022, S. 34)

Angehende Pflegepädagog*innen werden dahingegen im Studium durch eine Kombination aus fachlichen und methodischen Inhalten auf die Lehrtätigkeit und Ausbildung von angehenden Pflege(fach)personen vorbereitet. Neben den bildungswissenschaftlichen und berufspädagogischen Inhalten werden Wissensbestände der systematischen und klinischen Pflegewissenschaften vermittelt. Nach dem Studium sind Tätigkeiten in Schulen des Gesundheitswesens/Berufs(fach-)schulen, in Hochschulen/Universitäten, in der Fort- und Weiterbildung, in Pflegeeinrichtungen sowie in wissenschaftlichen Einrichtungen mögliche Einsatzfelder. Gemäß § 9 PflBG wurden erstmals Vorgaben eines pflegepädagogischen Masterstudiums im Sinne der Vorgaben des Lehramtes in Deutschland als Voraussetzung für die pädagogische Arbeit an Pflegeschulen festgelegt. Einen weiteren Bezug zu bestehenden Standards der Lehrer*innenbildung in Deutschland hat der Gesetzgeber im Pflegeberufegesetz bislang vermieden. Ein abgeschlossener Master ist nach dem § 9 PflBG spätestens ab dem 31.12.2029 zwingend erforderlich, um eine unbefristete Lehrerlaubnis für den theoretischen Unterricht an Pflegeschulen zu erhalten bzw. auf den vorgeschriebenen Stellenschlüssel angerechnet werden zu können.

Insgesamt werden sieben verschiedene Formen des einschlägig pflegerischen Pädagogikstudiums unterschieden (vgl. Arens & Brinker-Meyendriesch, 2018;

vgl. Gahlen-Hoops, 2019), von denen zwei Formen dominieren. Zum einen das klassische Lehramtsstudium (KMK Typ V), bei dem im Anschluss an das Studium die Einmündung in das Referendariat vorgesehen ist. Bei diesem Typ werden keinen grundlegenden Qualifikationen im Rahmen eines primärqualifizierenden Pflegestudiengangs oder pflegeschulische Ausbildung vorausgesetzt. Eine zweite Variante ist das Zwei-Fächer-Studium (in der Kombination von Fachrichtung Pflege mit einem allgemeinbildendenden Unterrichtsfach) und zur pädagogischen Arbeit an Berufsbildenden Schulen qualifiziert wird. Zum anderen das additive Pflegepädagogikstudium, dass für den Unterricht an Schulen des Gesundheitswesens ausbildet. Dabei unterscheiden sich Anforderungen, um als Lehrende anerkannt zu werden, teilweise erheblich von Bundesland zu Bundesland (vgl. Genz, 2022; vgl. Brühe & Gahlen-Hoops, 2024).

In Bachelorstudiengängen für das Pflegemanagement werden Studierende darauf vorbereitet, Einrichtungen im Gesundheitswesen zu leiten und Mitarbeitende zu führen. Inhaltlich werden betriebswirtschaftliche und sozialwissenschaftliche Grundlagen, gesundheitspolitische Rahmenbedingungen, juristisches und ethisches Wissen sowie Grundlagen der Personalführung und -entwicklung vermittelt. Je nach Hochschule werden individuelle Schwerpunktthemen zur eigenen Profilbildung gewählt (vgl. Genz, 2022).

Der Tätigkeitsbereich von Bachelorabsolvent*innen in diesem Fachbereich verortet sich vor allem auf Stationen, Wohnbereichen und in der ambulanten Versorgung. Sie sind fest in das Team integriert und haben häufig eine Leitungsfunktion inne. Zu ihren Aufgaben gehören »kollegiale fachliche Beratung, Schulung, Begleitung und Fortbildung, Patienten- und Angehörigenedukation und Begleitung von Bachelorstudierenden« (Wissenschaftsrat, 2023, S. 109).

5.2 Masterstudium

Ein Masterstudium dauert in der Regel drei bis fünf Semester (1,5 bis 2,5 Jahre). Während des Masterstudiums werden 90 bzw. 120 ECTS-Creditpoints erworben, so dass zusammen mit dem Bachelor insgesamt 300 ECTS-Creditpoints erreicht werden (vgl. Europäische Union, 2015). Hierbei werden konsekutive (auf die fachlichen Inhalte des vorangegangenen Bachelorstudiums aufbauende) und weiterbildende Masterstudiengänge (die in der Regel eine einjährige Berufserfahrung voraussetzen und auch von Studierenden mit fachfremden Erststudium absolviert werden können) unterschieden (vgl. Fogolin, 2014).

Der Masterstudiengang ist im Deutschen Qualifikationsrahmen (DQR) auf der Stufe 7 (HQR-Stufe 2) einzuordnen. Damit können Absolvent*innen »Wissen und Verstehen sowie ihre Fähigkeiten zur Problemlösung auch in neuen und unvertrauten Situationen anwenden, die in einem breiteren oder multidisziplinären Zusammenhang mit ihrem Studienfach stehen« (Kultusministerkonferenz, 2017b, S. 8) und sind beispielsweise in der Lage, die direkte Versorgung ihrer Klientel in spezialisierten Settings mit hochkomplexen Anforderungen zu übernehmen (vgl. Wissenschaftsrat, 2023).

Gemäß der HQGplus-Studie werden aktuell lediglich zwölf pflegewissenschaftliche Masterstudiengänge angeboten. Das entspricht einem Verhältnis von 1:5 zu den Bachelorangeboten. Am häufigsten finden sich konsekutive Masterstudiengänge (n = 9), davon sind vier an Universitäten verordnet und fünf an Fachhochschulen/HAW. Die drei weiterbildenden Masterstudiengänge sind ausschließlich an Fachhochschulen/HAW verortet. Im Jahr 2018 begannen 145 Studierende einen pflegewissenschaftlichen Masterstudiengang. Weitere Masterstudiengänge waren während der Studienlaufzeit in Planung (vgl. Wissenschaftsrat, 2022).

In Masterstudiengängen werden vor allem die drei Säulen Pflegewissenschaft, Pflegemanagement und Pflegepädagogik angeboten. Das pflegewissenschaftliche Masterstudium befähigt Studierende, wissenschaftliche Forschung und Methoden-, Theorie- und Prozessentwicklung umzusetzen. Als vierte Säule bildet sich zunehmend die klinische Pflege heraus, unter der sich beispielweise ANP/APN-Studiengänge verorten lassen. Während ANP eher ein pflegewissenschaftliches Konzept beschreibt, wird mit Advanced Practice Nurse (APN) die Rolle der Pflegenden definiert. Pflegeexpert*innen als APN nutzen ihre Expertise für die Übernahme und Entwicklung erweiterter pflegerischer Handlungsfelder zur Verbesserung der medizinisch-pflegerischen Versorgung von Menschen in unterschiedlichen Settings und Lebenslagen. Diese Dimensionen nehmen vor allem in Hinblick auf den demografischen Wandel, auf neue Versorgungsformen und auf die Professionalisierung der Pflegeberufe eine zentrale Rolle ein (vgl. Kapitel 6). Die Qualifizierungsangebote, das professionelle Rollenprofil des pflegerischen Berufsbildes von ANP/APN sowie ihr Einsatz für die Gesundheitsversorgung der Bevölkerung bleiben in Deutschland weit hinter den internationalen Entwicklungen zurück.

In Deutschland finden sich bis dato acht Studienangebote, die sich jedoch sowohl im Qualifikationsniveau (ein Bachelorstudiengang/sieben Masterstudiengänge), als auch in der Dauer (drei bis sechs Semester), in den Zugangsvoraussetzungen und den Inhalten unterscheiden.

Um den theoretischen Unterricht innerhalb der Ausbildung von künftigen Pflegefachpersonen durchführen zu dürfen, müssen Pflegepädagog*innen spätestens ab dem 31. Dezember 2029 über einen pädagogischen Masterabschluss verfügen (§ 9 PflBG). Das Masterstudium ist wie im Bachelor interdisziplinär aufgebaut und kombiniert pflegewissenschaftliche, didaktische, bildungswissenschaftliche und z.T. allgemeinbildende Inhalte. Wie bereits beim Bachelor Pflegepädagogik ausgeführt, spielt die Genehmigungsfähigkeit für nicht Lehramtsstudiengänge in den unterschiedlichen Bundesländern eine große Rolle (vgl. Genz, 2022).

Masterstudiengänge im Pflegemanagement bauen in der Regel auf dem im Bachelorstudium erworbenen Wissen auf und vertiefen dieses. Die Absolvent*innen werden befähigt Einrichtungen des Gesundheitswesens eigenverantwortlich zu leiten und weiterzuentwickeln. Da keine einheitlichen Vorgaben formuliert sind, wie ein Masterstudiengang Management ausgestaltet sein sollte, sind die Angebote sehr unterschiedlich (vgl. Genz, 2022).

Neben der Weiterentwicklung professioneller Pflege in Deutschland ist es eine Möglichkeit der individuellen Weiterentwicklung einzelner Pflegefachpersonen verbunden mit einer Attraktivitätssteigerung der Pflegefachberufe (weiterführend siehe Kapitel 6.2.3) (vgl. DBfK, 2019).

Als Sonderform der Masterstudiengänge sind die weiterbildenden Masterstudiengänge zu nennen. Sie ermöglichen den berufsbegleitenden Erwerb eines Masterabschlusses und haben häufig andere Zugangsvoraussetzungen und auch andere hochschulische Rahmenbedingungen, z.B. sind die entsprechenden Hochschullehrenden in der Regel nicht fest angestellt, sondern werden nur für bestimmte Lehreinheiten eingekauft. Weiterbildende Masterstudiengänge könnten z.B. genutzt werden, um beruflich Pflegende mit Praxiserfahrung auf Masterniveau nachzuqualifizieren. Sie können aber auch genutzt werden, um z.B. neben einem pflegewissenschaftlichen Masterabschluss einen zweiten Masterabschluss in Management oder Pädagogik zu erwerben, sozusagen als zweiter biografischer Masterabschluss.

5.3 Promotion, Habilitation und Professur

In Deutschland liegt das Promotionsrecht größtenteils bei Universitäten. Fachhochschulen/HAW haben nur über Promotionszentren oder vergleichbaren Einrichtungen ein Promotionsrecht. Die überwiegende Verortung von Pflegestudiengängen an Fachhochschulen/HAW verengt bislang den regelhaften Zugang zu pflegebezogenen Promotionsabschlüssen (vgl. Wissenschaftsrat, 2022). Neben der klassischen Promotion werden an einigen Hochschulen strukturierte Promotionsprogramme angeboten. Dabei sind unterschiedliche Abschlüsse möglich – abhängig von Schwerpunkt, in dem die Promotion angestrebt wird und von den Promotionsordnungen der Hochschulen. Übliche Promotionsabschlüsse für Personen mit pflegeberuflichen Abschlüssen sind z.B. (vgl. Genz, 2022):

- Ph. D. = Philosophical Doctor (Internationales Promotionsprogramm)
- Dr. phil. = Dr. philosophiae
- Dr. rer. medic. = Dr. rerum medicinalium
- Dr. rer. cur. = Dr. rerum curae

Neben strukturierten Promotionsprogrammen besteht die Möglichkeit eine Individualpromotion bei einer »Doktormutter« oder einem »Doktorvater« (Betreuer*innen) anzustreben. Die Wahl der Betreuung hängt von den individuell thematischen Schwerpunkten und der Expertise der betreuenden Personen ab. Darüber hinaus werden in begrenztem Maße gezielte Doktorand*innenstellen ausgeschrieben. Voraussetzung für eine Promotion ist ein abgeschlossenes Masterstudium bzw. vergleichbarer Abschluss wie Universitäts-Diplom, universitäres Staatsexamen etc. Die individuellen Voraussetzungen regelt die Promotionsordnung der Hochschule. In der Regel dauert eine Promotion drei bis fünf Jahre (vgl. Genz, 2022).

Die Promotion ist im Deutschen Qualifikationsrahmen (DQR) auf der Stufe 8 (HQR-Stufe 3) einzuordnen. Absolvent*innen sind demnach befähigt wesentliche Forschungsvorhaben mit wissenschaftlicher Integrität selbständig zu konzipieren und durchzuführen (vgl. Kultusministerkonferenz, 2017b). Damit verfügen Promovend*innen über »ein umfassendes, spezialisiertes und systematisches Wissen in der Forschung zu einem spezifischen Versorgungsbereich bzw. einer spezifischen Patientengruppe. Sie sind in der Lage die Versorgung dieser Patientinnen und Patienten steuernd zu übernehmen und zu verantworten« (Wissenschaftsrat, 2023, S. 112). Die Promotion ist zudem eine Voraussetzung, um als Professor*in für einen Studiengang bzw. Lehrstuhl berufen zu werden (bei universitären Professuren ggf. zusätzlich eine Habilitation).

Für die Entwicklung einer Wissenschaftsdisziplin ist die Nachwuchsförderung ein zentraler Baustein. Die HQGplus-Studie identifiziert mangelnde Nachwuchsförderung durch fehlende Promotionsstellen sowie unzureichende strukturierte Nachwuchsförderprogramme für pflegeberufliche Qualifikationswege. Das quantitative Outcome an Promovend*innen ist demnach deutlich zu gering. Dies hat zur Folge, dass nur rund 70 Prozent der Berufungsverfahren erfolgreich abgeschlossen werden können (vgl. Wissenschaftsrat, 2022). Für die Berufung an einer Fachhochschule/HAW wird beispielsweise eine mindestens dreijährige Berufserfahrung außerhalb hochschulischer Strukturen nach dem ersten akademischen Abschluss vorausgesetzt. Die sogenannte Post-Doc-Phase zwischen Promotion und Professur dient der eigenen Profilschärfung, der Netzwerkarbeit und ggf. einer Habilitation (vgl. Wissenschaftsrat, 2023).

Mit der Habilitation wird der Nachweis verbunden, ein wissenschaftliches Fach bzw. ein Fachgebiet in Lehre und Forschung selbständig vertreten zu können. Voraussetzung ist die Promotion oder gleichwertige Qualifikationen und eine anschließende mehrjährige Tätigkeit in der Wissenschaft (vgl. Genz, 2022).

An deutschen Universitäten werden drei verschiedene Arten von Professuren an deutschen Universitäten unterschieden (vgl. Müller, 2023):

- **W1-Professur (Juniorprofessur):** mit einer Befristung von bis zu sechs Jahren richtet sie sich an Wissenschaftler*innen nach der Promotion. Die Juniorprofessur ist der erste Schritt zur Lebenszeitprofessur.
- **W2-Professur:** Die Professur ist in der Regel als Lebenszeitprofessur angelegt. Stiftungsprofessuren oder Erstprofessuren können befristet sein. W2-Professuren haben teilweise ein engeres fachliches Profil als W3-Professuren.
- **W3-Professur:** setzt in der Regel eine Habilitation voraus und ist wie die W2-Professur als Lebenszeitprofessur angelegt. Im Gegensatz zur W2-Professur wird zusätzliche Erfahrung vorausgesetzt (z.B. Drittmitteleinwerbung, Führungsverantwortung).

5.4 Fazit

Deutschland ist erst spät mit der Akademisierung für Pflegeberufe gestartet und weist hier im internationalen Vergleich einen deutlichen Nachholbedarf auf. Das sich akademisierte Pflege positiv auf das Outcome von Pflegebedürftigen auswirkt, wurde in internationalen Studien nachgewiesen. Akademisch qualifizierte Pflegefachpersonen tragen wesentlich zur Praxisentwicklung und Praxisverbesserung bei.

Die tertiäre Pflegebildung in Deutschland stützte sich bis 2020 vor allem auf die Säulen Pflegewissenschaft, Pflegemanagement und Pflegepädagogik. Um ein Studium im Kontext der beruflichen Pflege zu beginnen, werden neben der klassischen allgemeinen oder fachgebundenen Hochschulreife, der Zugang über eine Eignungsprüfung oder die Probestudienzeit sowie der Nachweis einer abschlossen Fachweiterbildung mit mindestens 400 Stunden vorausgesetzt.

Ein Bachelorstudium umfasst in der Regel sechs bis acht Semester mit einem Umfang von 180 bzw. 210 ECTS. Dabei werden die vier Studienformate primärqualifizierend, ausbildungsintegrierend, ausbildungsbegleitend sowie additiv unterschieden. Derzeit bleiben die Angebote und Nachfrage, vor allem der primärqualifizierenden Studiengänge, hinter den Erwartungen zurück. Pflegewissenschaftliche Studiengänge haben die Studierenden in die Lage zu versetzen, die pflegerische Versorgung zu verbessern und Strukturen der Gesundheitsversorgung weiterzuentwickeln. Pflegemanagementstudiengänge dagegen zielen auf die Vorbereitung der Übernahme von Leitungs- und Führungsaufgaben im Gesundheitswesen ab. Das Studium der Pflegepädagogik fokussiert durch eine Kombination aus pflegewissenschaftlichen und pflegedidaktischen Inhalten auf eine Lehrtätigkeit im Rahmen der Ausbildung zukünftiger Pflege(fach)personen.

Ein Masterstudium dauert in der Regel drei bis fünf Semester mit einer anzustrebenden Zahl vom 90 bzw. 120 ECTS. Ziel ist es, gemeinsam mit dem Bachelorabschluss auf eine ECTS-Gesamtzahl von 300 ECTS zu kommen. Das pflegewissenschaftliche Masterstudium befähigt Studierende zur Forschung und wissenschaftlicher Methoden-, Theorie und Prozessentwicklung. Ein pflegepädagogisches Masterstudium kombiniert pflegewissenschaftliche, pflegefachdidaktische, pflegeschulpraktische und berufspädagogische/bildungswissenschaftliche Inhalte. Für die Ausgestaltung der Managementstudiengänge auf Masterniveau existieren keine expliziten Vorgaben. Die Absolvent*innen werden dazu befähigt, Einrichtungen im Gesundheitswesen eigenverantwortlich zu leiten und weiterzuentwickeln.

Pflegestudiengänge sind häufiger an Fachhochschulen als an Universitäten angesiedelt. Neben grundständigen und flächendeckenden Studienmöglichkeiten in der Pflege sollten auch Weiterbildungsstudiengänge zur Nachqualifizierung angeboten werden. Aufgrund des generellen Promotionsrechtes in Deutschland der Universitäten (bei vereinzelten Möglichkeiten an Fachhochschulen/HAW) wird jedoch der Zugang zu Promotionen in pflegerelevanter Forschung derzeit empfindlich erschwert. Diese strukturellen Rahmenbedingungen verursachen neben einer geringen Zahl an Promovend*innen auch eingeschränkte Besetzungen von Professuren, da die derzeitige Nachwuchsförderung in der beruflichen Pflege keine hinreichende Aufmerksamkeit erfährt.

6. (Künftige) Herausforderungen der Pflegebildung

Die (künftigen) Herausforderungen für die berufliche Pflege im Allgemeinen und die Pflegebildung im Speziellen in Deutschland zu beschreiben, ist eines der zentralen Ziele von BAPID, denn jedwede Bildungsprozesse sind auf eine Bewältigung einer Pflege der Zukunft hin ausgelegt (vgl. Robinsohn, 1967/1971, 1969). Da die Zukunft immer ungewiss ist, besteht die besondere wissenschaftliche Verantwortung darin, prognostische Urteile zu fällen und zu begründen.

Innerhalb der BAPID-Studie wurden die (künftigen) Herausforderungen über eine Dokumentenanalyse (vgl. Kap. 2.1), über Expert*inneninterviews (vgl. Kap. 2.2), unter Hinzunahme quantitativer Befragungen eines Expert*innenbeirats im Rahmen eines Sounding Boards (vgl. Kap. 2.3) sowie über die Beteiligung eines Fachbeirats der Mitgliedsverbände des DPR (vgl. 2.4) ermittelt und im Verlauf der Datenanalyse kategorial zugeordnet. Die konkreten Ergebnisse wurden in Joint Displays anhand der Hauptkategorien aufbereitet. Sie werden im Folgenden beschrieben und kontextualisiert. Im Rahmen der quantitativen Befragung (Sounding Board) hatte der Expert*innenbeirat die Möglichkeit, in Freitextantworten ihre Wünsche und Befürchtungen hinsichtlich des neuen Bildungskonzepts zu äußern. Bereits hier wurden die vielfältigen allgemeinen Bedingungen deutlich, denen sich das neue Bildungskonzept stellen und anpassen muss. Das Datenmaterial zeigt, dass den Expert*innen folgendes wichtig ist:

- Einbezug mehrerer Berufsgruppen, aber hauptsächlich aus dem Pflegebereich
- keine rückwärtsgewandten, tradierten Konzepte
- Durchlässigkeit (Anrechnung beispielsweise von Bildungsabschlüssen und Berufserfahrungen)
- Vergleichbarkeit von Bildungsabschlüssen
- Transparenz und Anschlussfähigkeit
- Bessere Zusammenarbeit von Bund und Bundesländern
- Harmonisierung des gesamten Bildungssystems, Gesundheits- und Pflegesystem sowie der Gesundheits- und Pflegewirtschaft
- gemeinsames Verständnis über alle Bundesländer, Träger, Gewerkschaft und optimalerweise Pflegekammern

- Transparenz und breite Partizipation der Beschäftigten
- Bundeseinheitliches Bildungskonzept (aber: Entscheidungshoheit der Länder beachten)
- Gefahr der Verwässerung je mehr Stakeholder berücksichtigt werden
- Verständigungsorientierung und breite Konsentierung

Die Befragung unter den Expert*innen des Sounding Boards ergab neben den grundsätzlichen Anliegen eine hohe Übereinstimmung hinsichtlich der Relevanz der einzelnen Items. Es besteht Einigkeit darüber, dass ein neues Berufsbildungskonzept für Deutschland, ein bundeseinheitliches Berufsbildungskonzept sowie die Zusammenarbeit vieler Stakeholder von großer Relevanz sind (vgl. Tab. 16).

*Tab. 16: Ergebnisse Sounding Board »Allgemeiner Befragungsteil« Expert*innenbeirat*

Relevanz	CVI*
Berufsbildungskonzept	1,0
Bundeseinheitliches Berufsbildungskonzept	1,0
Zusammenarbeit Stakeholder	0,95
*ab einem CVI-Wert von > 0,78 gilt ein Item als angenommen	

Die Expert*innen sprechen dem Bildungskonzept mit den aus der Dokumentenanalyse extrahierten Inhalten der künftigen Herausforderungen eine hohe Bedeutsamkeit zu. Als Auswertungsergebnis haben sich vier Hauptkategorien mit insgesamt 20 Subkategorien herausgebildet, deren inhaltliche Herausforderungen verdeutlicht werden sollen. Im Folgenden werden deshalb die vier BAPID-Hauptkategorien *Demografischer Wandel*, *Professionalisierung*, *Digitalisierung* und *(Globale) Krisen* mit ihren jeweiligen Subkategorien theoretisch umrissen und kontextualisiert, um am Ende jedes Abschnittes die Ergebnisse aus der qualitativen Datenanalyse zu den einzelnen Kategorien zu beschreiben und Implikationen für das Bildungskonzept abzuleiten.

6.1 Demografischer Wandel

Die demografischen Komponenten Geburten, Sterbefälle und Wanderungssaldo (Differenz aus Zuzügen und Fortzügen) beeinflussen direkt die Bevölkerungszahlen in Deutschland. Seit 1972 übersteigt die Zahl der Sterbefälle die Zahl der Geburten. Um die Bevölkerungszahl stabil zu halten oder zu erhöhen, ist Deutschland auf einen positiven Wanderungssaldo angewiesen. In der Mitte der 1980er Jahre sowie zwischen 2003 und 2010 verzeichnete Deutschland eher einen Bevölkerungsrückgang. In den Jahren 2013 bis 2022, mit Ausnahme des Corona-Jahres 2020, kam es zu einem positiven Wanderungssaldo, was zu einem Bevölkerungswachstum führte. Obgleich die Lebenserwartung kontinuierlich steigt, übertrifft die Zahl der Verstorbenen weiterhin die Anzahl der Neugeborenen. Dies ist nicht zuletzt darauf zurückzuführen, dass die geburtenstarken Jahrgänge der Baby-Boomer-Generation ins hohe Alter hineinwachsen, während die schwachen Geburtenjahrgänge der 1990er Jahre im gebärfähigen Alter sein werden (vgl. Statistisches Bundesamt, 2024b).

Abb. 12: Altersaufbau der Bevölkerung 2021 (Statistisches Bundesamt, 2023d)

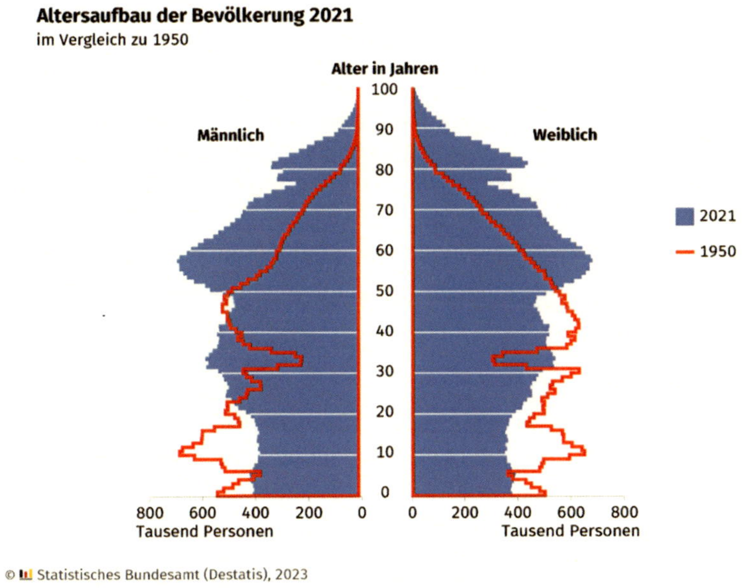

Eine Betrachtung des Altersaufbaus der Bevölkerung (vgl. Abb. 12) zeigt, dass sich die Zusammensetzung im Vergleich zu 1950 umgekehrt hat. Während 1950

(BRD) noch 10 Prozent der Bevölkerung 65 Jahre und älter waren, sind es 2021 mehr als doppelt so viele (22 %). Der Anteil, der unter 15-Jährigen an der Gesamtbevölkerung hat sich von 23 Prozent im Jahr 1950 auf 14 Prozent im Jahr 2021 signifikant reduziert. Der Anteil der Personen im erwerbsfähigen Alter (15 bis 64 Jahre) ist mit 64 Prozent im Jahr 2021 gegenüber 67 Prozent im Jahr 1950 nahezu konstant geblieben. Im genannten Zeitraum ist die Bevölkerung in der BRD von 69,3 Millionen auf 83,2 Millionen angewachsen. Der Anstieg der Lebenserwartung hat sich zwar verlangsamt, beträgt aktuell jedoch bei der Geburt 83,4 Jahre bei den Mädchen und 78,5 Jahre bei den Jungen. Im Jahr 1950 wurden 1,1 Millionen Kinder geboren, während 750.000 Menschen starben. Im Jahr 2022 kehrte sich dieses Verhältnis um (740.000 Geburten und 1,1 Millionen Verstorbene) (vgl. Statistisches Bundesamt, 2023d).

In Bezug auf den Wanderungssaldo lassen sich im Zeitraum zwischen 1950 und 2022 drei größere Zuwanderungsbewegungen identifizieren. In den 1950er bis 1970er Jahren erfolgte der Zuzug von Gastarbeiter*innen aus Staaten mit einem Anwerbeabkommen. Die höchste Zuwanderung aus dem Ausland belief sich auf 1,0 Millionen Zuzüge. In den 1990er Jahren ist eine weitere Zuwanderungsbewegung zu verzeichnen, die durch den Zuzug von Spätaussiedler*innen aus der ehemaligen Sowjetunion sowie von Geflüchteten aus dem Jugoslawienkrieg mit ihrem Höhepunkt von 1,5 Millionen Zugewanderten gekennzeichnet ist. Im Jahr 1992 wurde ein Höchststand der Zuwanderung von 2,7 Millionen Personen verzeichnet. Seit Mitte der 2010er Jahre ist ein weiterer Anstieg der Zuwanderung zu beobachten, der seinen bisherigen Höhepunkt im Jahr 2022 erreichte. Dabei ist jedoch zu berücksichtigen, dass es jährlich ebenfalls zu Fortzügen aus Deutschland kommt. Im Jahr 2022 sind beispielsweise rund 1,2 Millionen Menschen aus Deutschland weggezogen. In den Jahren 1967, 1975 und 1985 übertrafen die Fortzüge die Zuzüge um jeweils 200.000 Personen, was zu einer negativen Wanderungsbilanz führte. Die meisten Fortzüge von Deutschland ins Ausland sind für das Jahr 2016 mit rund 1,4 Millionen Personen zu verzeichnen (vgl. Statistisches Bundesamt, 2023d).

Gemäß aktuellen Prognosen würde das Erwerbspersonenpotential ohne Zuwanderung bis Mitte der 2030er-Jahre um 7,9 Millionen Personen schrumpfen (bis 2040 sogar um 9 Millionen) (vgl. Statistisches Bundesamt, 2024a). Derzeit sind 50 Prozent der Menschen im erwerbsfähigen Alter über 45 Jahre alt. Zudem gehen die erwerbsfähigen Personen der geburtenstarken Jahrgänge in den nächsten 15 Jahren in den Ruhestand. Um dem prognostizierten Bevölkerungs- und Fachkräftemangel entgegenzuwirken, ist die Zuwanderung von jährlich rund 500.000 Menschen erforderlich (vgl. Statistisches Bundesamt, 2024a).

Bezogen auf die Altersmerkmale der Bevölkerung belief sich im Jahr 2021 die Anzahl der Personen über 67 Jahren auf rund 16,4 Millionen, was einem Anstieg von 58 Prozent gegenüber 1990 (10,4 Millionen) entspricht. Bis zum Ende der 2030er Jahre wird mit einem weiteren Anstieg auf mindestens 20,4 Millionen Menschen gerechnet. Die Zahl der Menschen mit über 80 Jahren wird bis 2030 auf rund 6 Millionen ansteigen, wobei je nach Entwicklung der Lebenserwartung ein Anstieg auf 8,4 bis 9,9 Millionen Personen möglich ist. Bis 2070 wird sich die Altersstruktur der Bevölkerung in Deutschland so weit verschieben, dass bis zu 14 Prozent der Bevölkerung zur Gruppe der Hochaltrigen (ab 80 Jahren) gehören werden (vgl. Statistisches Bundesamt, 2024a).

In Bezug auf die regionale Bevölkerungsentwicklung lassen sich bereits gegenwärtig Unterschiede feststellen, die sich zukünftig noch stärker manifestieren werden. Die Bevölkerung in den Stadtstaaten (beispielsweise Hamburg) ist deutlich jünger als in den Flächenländern. Hierbei sind jedoch Unterschiede zwischen den Flächenländern der neuen und alten Bundesländer zu beobachten. In den Flächenländern der neuen Bundesländer ist die Bevölkerung deutlich älter als in den Flächenländern der alten Bundesländer (vgl. Statistisches Bundesamt, 2024a).

Abb. 13: Prognostizierte Bevölkerungsentwicklung bei moderater Entwicklung von Geburten, Lebenserwartung und Wanderungssaldo (eigene Darstellung)

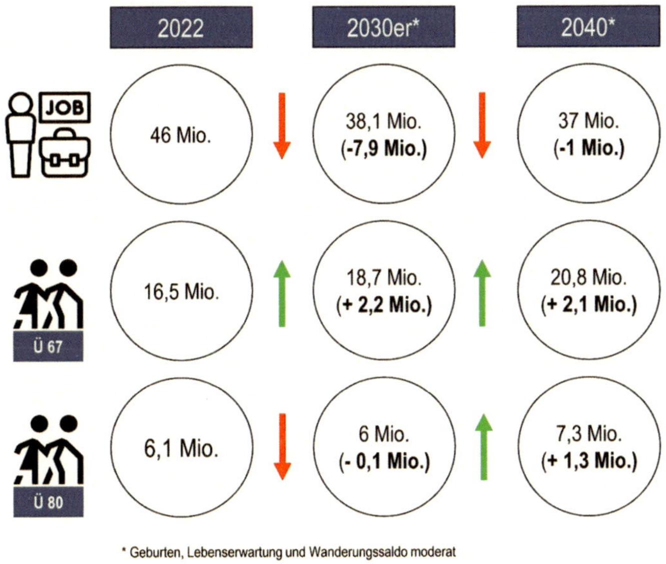

Der medizinische Fortschritt der vergangenen 100 Jahre hat zu einer grundsätzlichen Verbesserung der Kinder- und Jugendgesundheit geführt, aber auch zu einer Verschiebung der Erkrankungsarten[1]. Etwa ein Achtel der Kinder ist von chronischen Erkrankungen betroffen, die sich im Kindes- und Jugendalter vor allem in Form von Diabetes mellitus, Herzkrankheiten, Migräne, Fieberkrämpfen, Epilepsie und onkologischen Erkrankungen manifestieren. Ebenso verhält es sich mit den atopischen Erkrankungen Asthma bronchiale, Neurodermitis und Heuschnupfen (vgl. Hackauf & Quenzel, 2022). Ein weit verbreitetes Gesundheitsproblem sind Übergewicht und Adipositas bei Kindern und Jugendlichen. Etwa ein Fünftel der Kinder und Jugendlichen weist Veränderungen innerhalb der sozioemotionalen Entwicklungsbereiche Emotionen, Verhalten und Hyperaktivität auf, die sich jedoch bei der Hälfte der Betroffenen nach einiger Zeit wieder den Kriterien der altersadäquaten Entwicklungsstufen annähern. Bei den Kindern und Jugendlichen wird, wie bei Erwachsenen, auch ein Zusammenhang zwischen sozioökonomischem Status und Gesundheitsrisiken festgestellt. Je niedriger der Status, desto höher das Gesundheitsrisiko (vgl. Hackauf & Quenzel, 2022).

Im Jahr 2021 stellten Kinder und Jugendliche ab 17 Jahren rund 428.000 Krankenhauspatient*innen. Als Hauptursache sind mit rund 19 Prozent psychische Erkrankungen und Verhaltensstörungen für eine Krankenhausbehandlung verantwortlich (81.000 Fälle; Tendenz steigend). Bei Erwachsenen liegt der Vergleichswert bei rund 6 Prozent von rund 15,3 Millionen Krankenhausfällen. Als zweithäufigste Ursache wurden Verletzungen und Vergiftungen mit ebenfalls 19 Prozent registriert. An dritter Stelle führten Ursachen unklarer Genese wie beispielsweise Bauch- und Beckenschmerzen, Ohnmacht und Kollaps oder Kopfschmerzen zu einem Krankenhausaufenthalt (vgl. Statistisches Bundesamt, 2023e).

Insgesamt geben rund 49 Prozent der Bevölkerung an, an einer chronischen Erkrankung zu leiden, wobei der Anteil mit dem Alter ansteigt. In der Altersgruppe der 18- bis 29-Jährigen liegt der Anteil bei rund 30 Prozent, während er in der Altersgruppe der über 80-Jährigen bei rund 62 Prozent liegt (vgl. Heidemann et al., 2021). Die Prävalenz wird durch die Gegenüberstellung mit der tatsächlichen Bevölkerungszahl (vgl. Tab. 17) zusätzlich verdeutlicht und veranschaulicht das Ausmaß der betroffenen Bevölkerung.

---

1 Der demografische Wandel führt zu einer Verschiebung der Krankheitslast und zunehmender Multimorbidität, die mit dem Anstieg der Lebenserwartung zusammenhängt (vgl. Robert Koch-Institut, 2024b). Dazu verändert die Klimakatastrophe das Erkrankungsspektrum (vgl. Lancet Countdown on Health and Climate Change, 2021).

Tab. 17: Chronische Erkrankungen ab 18 Jahren – Ergebnisse aus der Studie GEDA 2019/2020 EHIS und eigene Berechnung (vgl. Heidemann et al., 2021)

Erkrankung	Ab 18 Jahren (%)	Bevölkerung* (in Mio.)
Depressive Symptomatik	8,2	6,8
Diabetes mellitus	8,9	7,4
Koronare Herzkrankheit	5,9	4,9
Apoplex	2,2	1,8
Chronisch obstruktive Lungenerkrankung	6,2	5,2
Asthma bronchiale	8,1	6,7
Allergien	30,9	25,7
Arthrose	17,0	14,1
* ausgehend von 83,16 Millionen amtlicher Bevölkerungszahl in Deutschland (2020)		

Rund ein Drittel der Erwachsenen gibt gesundheitsbedingte Einschränkungen bei alltäglichen Aktivitäten an. Dabei zeigt sich, dass die Zahl mit dem Alter ansteigt. Während bei den 18- bis 29-Jährigen rund 14 Prozent betroffen sind, liegt der Anteil bei den über 80-Jährigen bei rund 60 Prozent (vgl. Heidemann et al., 2021).

Die Ergebnisse der Studie GEDA 2019/2020 EHIS belegen die Relevanz nichtübertragbarer Erkrankungen und gesundheitsbedingter Einschränkungen in den Aktivitäten des täglichen Lebens. Das veränderte Krankheitsspektrum resultiert zwangsläufig in veränderten Versorgungsbedarfen. Hierbei wird deutlich, dass der größte Versorgungsbedarf zwar bei den älteren Menschen liegt, aber nicht ausschließlich. Vor allem Depressionen und Asthma bronchiale treten in jüngeren Altersgruppen auf. Des Weiteren werden bildungsspezifische Unterschiede im Wissen zur Vermeidung von Risikofaktoren ersichtlich (vgl. Heidemann et al., 2021). Der Zusammenhang zwischen Bildung und Gesundheit ist bereits seit längerem Gegenstand der Literatur. So treten beispielsweise Diabetes mellitus, koronare Herzkrankheit und Depressionen bei Personen mit geringerer Allgemeinbildung deutlich häufiger auf. Dies trifft auch auf die Risikofaktoren Bluthochdruck und Adipositas zu. Personen mit höherem Bildungsgrad weisen ein gesünderes Bewegungs- und Ernährungsverhalten auf. Von wenigen Ausnahmen (z.B. Alkoholkonsum) abgesehen, sind die Gesundheitschancen besser je höher der Bildungsgrad ist. Bildungspolitische Bemühungen generieren (ursprünglich beabsichtigt oder nicht) gesundheitsbezogene Erträge (collateral benefits – Gesundheit als Kollateralnutzen von Bildungsinvestitionen). Modellrechnungen legen nahe, dass durch Bildungsinvestitionen langfristig Gesundheitskosten eingespart werden können (vgl. Kuntz et al., 2022).

Infolge der skizzierten demografischen Entwicklung und den veränderten gesundheitlichen Ausgangslagen ist mit einem Anstieg der Anzahl pflegebedürftiger Personen zu rechnen. Gemäß aktuellen Prognosen wird die Zahl der erfassten Pflegebedürftigen von derzeit 5,0 Millionen (2021) auf mindestens etwa 6,8 Millionen (2055) ansteigen (vgl. Statistisches Bundesamt, 2024a).

Die Pflegequote bei den 70- bis unter 75-Jährigen liegt derzeit bei lediglich 9 Prozent, während sie bei den ab 90-Jährigen auf 82 Prozent ansteigt. Die reale Pflegebedürftigkeit der Bevölkerung ist noch weitaus höher. Ihr wird intrafamilial oder individuell auf Lai*innenebene begegnet (vgl. Kap. 6.1.3). Ein Geschlechterunterschied ist bei der erfassten Pflegebedürftigkeit erkennbar: Frauen ab dem 75. Lebensjahr weisen eine deutlich höhere Pflegequote auf als gleichaltrige Männer. So sind beispielsweise 61 Prozent der 85- bis unter 90-jährigen Frauen pflegebedürftig, während es bei den Männern in der gleichen Altersgruppe »nur« 43 Prozent sind. Ein Erklärungsansatz ist, dass Frauen in höherem Alter häufiger alleine leben und bei beginnendem Pflegebedarf früher der Antrag zur Pflegehilfe gestellt wird als bei Männern, die zuerst von ihren Frauen und intrafamilial versorgt werden (vgl. Statistisches Bundesamt, 2022).

Eine der größten zukünftigen Herausforderungen in der gesundheitlichen Versorgung der älteren Bevölkerung als gesellschaftliche Daseinsaufgabe wird die Pflege von Menschen mit demenzieller Erkrankung sein. Aktuelle Prognosen gehen davon aus, dass die Zahl der Personen mit Demenz von derzeit 1,7 Millionen auf bis zu 3 Millionen im Jahr 2070 ansteigen wird. Die kognitiven und motorischen Abbauprozesse sowie Verhaltensänderungen führen zu einer Reduktion der Möglichkeiten der eigenständigen Lebensführung und in der Folge zu gesellschaftlicher Stigmatisierung und Exklusion. In Abhängigkeit von der Schwere der Erkrankung steigt der medizinische und pflegerische Versorgungsbedarf. Ökonomisch betrachtet, stellen Demenzerkrankungen die teuerste (Alters-)Erkrankung dar, da derzeit keine Behandlungsmöglichkeiten existieren. Einzig Präventionsmaßnahmen wie ein gesunder Lebensstil scheinen einen positiven Effekt auf diese Krankheit zu haben. Das Gesundheitssystem muss sich auf diese Herausforderung mit neuen Versorgungsformen und gesellschaftlichen Innovationen zur Unterstützung der Betroffenen und Angehörigen vorbereiten (vgl. Georges et al., 2023).

Die Hauptkategorie *Demografischer Wandel* unterteilt sich nachfolgend in die Subkategorien *Fachkräftebedarf*, *Diversität*, *Versorgungsformen*, *Qualifikationsmix* und *Belastungsfaktoren*.

6.1.1 Fachkräftebedarf

Der frühzeitige Anstieg der Pflegebedürftigen über fünf Millionen trifft auf eine zweifache Abnahme sowohl auf Seiten der informellen Pflege (Lai*innenpflege) als auch auf Seiten eines Fachkräfte- und Assistenzkräftemangels. Dieses Problem wird innerhalb der Gesellschaft bereits wahrgenommen. Immerhin 94 Prozent der Bevölkerung verfügen über eine realistische Einschätzung der Herausforderungen in der beruflichen Pflege. Sie kennen aus ihrem eigenen Umfeld die Probleme, einen Pflegedienst oder einen Platz in einer stationären Einrichtung zu bekommen und derzeitige und zukünftigen Finanzierungsmodalitäten der beruflichen Pflege werfen viele Fragen auf (vgl. Klie, 2024).

Eine Betrachtung der Demografie innerhalb der Pflegeberufe zeigt auf, dass die größte Einzelaltersgruppe der beruflich Pflegenden 57 Jahre alt ist. Insgesamt lassen sich rund ein Drittel (32,2 %) der Pflegefachpersonen in die Altersgruppe 50+ einordnen. Dies verdeutlicht, dass ein Großteil dieser Altersgruppe in den kommenden zehn Jahren in Rente gehen wird, wodurch ein erheblicher Bedarf an Nachwuchs entsteht (vgl. Isfort, 2024).

Der Bedarf an Fachkräften in den Pflegeberufen wird in den kommenden Jahren kontinuierlich steigen. Während im Jahr 2024 noch rund 1,7 Millionen beruflich benötigt werden, werden es in 25 Jahren (2049) bereits rund 2,2 Millionen sein, was einem Anstieg von rund 62 Prozent entspricht. Der Fachkräftebedarf wird demnach am deutlichsten in den stationären Langzeitpflegeeinrichtungen und Einrichtungen für Menschen mit Behinderungen ansteigen, gefolgt von der ambulanten Pflege und Betreuung. In den Krankenhäusern ist der Anstieg mit 7,8Prozent vergleichsweise gering. Dies ist darauf zurückzuführen, dass die Pflegebedürftigkeit steigt, während die Krankenhausbehandlungen nur geringfügig zunehmen (vgl. Statistisches Bundesamt, 2024e).

Im Folgenden werden zwei Varianten des Angebots an Fachkräften gegenübergestellt. Einerseits wird der Status quo betrachtet, wobei die derzeitige Erwerbstätigenquote in der Pflege als gegeben angenommen wird. Andererseits wird die Trend-Variante analysiert, welche neben der demografischen Entwicklung auch Verhaltensänderungen beim Aufnehmen und Beenden eines Pflegeberufs berücksichtigt (vgl. Statistisches Bundesamt, 2024e).

Die aktuelle Pflegekräftevorausberechnung lässt vermuten, dass in Deutschland sowohl in der Status-Quo-Variante als auch in der Trend-Variante der vorausberechnete Pflegebedarf nicht gedeckt werden kann. Bei der Status-Quo-Variante schrumpft das Angebot an beruflich Pflegenden sogar um 6,4 Prozent. Je nach Entwicklung werden im Jahr 2049 zwischen 280.000 und 690.000 beruflich Pflegende fehlen (vgl. Abb. 14).

Abb. 14: Engpassbetrachtung des vorausberechneten Bedarfs und Angebots von Pflegekräften (Statistisches Bundesamt, 2024e)

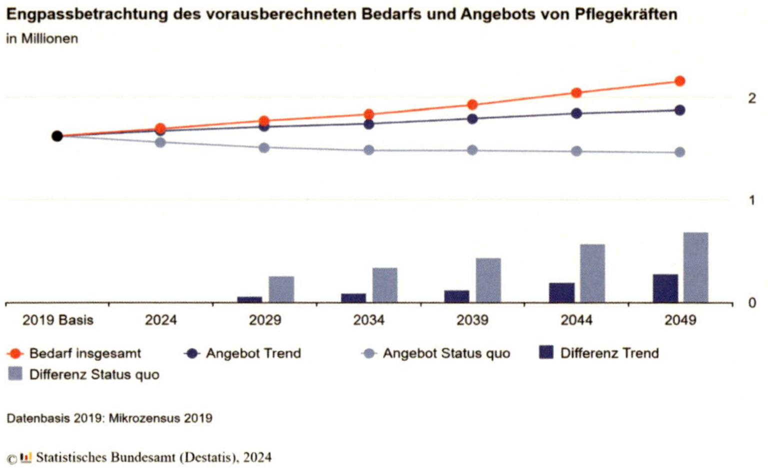

Ein wesentlicher Grund für den derzeitigen Mangel an beruflich Pflegenden ist die Tatsache, dass die Zahl der betreuungsbedürftigen Menschen in Deutschland schneller steigt als die Anzahl der sozialversicherungspflichtig beschäftigten Pflegenden. Im Zeitraum von 2016 bis 2021 stieg die Zahl der Betreuungsbedürftigen von 3,2 auf 4,6 Millionen (+ 43,8 %). Die Anzahl der beruflich Pflegenden hingegen stieg im gleichen Zeitraum lediglich von 1,5 auf 1,7 Millionen (+13,3 %) (vgl. Senghaas & Struck, 2023). Dabei sind regionale Unterschiede zu verzeichnen, die in der Gesundheits- und Krankenpflege zwischen 0,7 Prozent (Bremen) und 17,9 Prozent (Hamburg) sowie in der Altenpflege zwischen 6,6 Prozent (Schleswig-Holstein) und 45,8 Prozent (Nordrhein-Westfalen) schwanken (vgl. Klie, 2024).

Der Großteil der beruflich Pflegenden (82 %) ist weiblich und 63 Prozent von ihnen arbeiten in Teilzeit. Insgesamt ist der Teilzeitanteil in den Pflegeberufen deutlich höher (49 %) als im deutschlandweiten Vergleich (30 %) (vgl. Bundesagentur für Arbeit, 2023). Eine mögliche Erklärung für den hohen Anteil an Teilzeittätigkeit ist die hohe psychische und physische Belastung in den Pflegeberufen, die eine Regeneration bei Vollzeittätigkeit nur schwer zulässt (vgl. Senghaas & Struck, 2023). Eine Flexibilisierung der Arbeitsmodelle im Sinne der individuellen Präferenzen beruflich Pflegender wird als Möglichkeit erachtet, um eine bessere Vereinbarkeit von Familie, Privatleben und Beruf sowie die eigene Entlastung zu gewährleisten und die Abwanderung beruflich Pflegender in die Zeit- oder Leiharbeit zu verhindern (vgl. IEGUS et al., 2023).

Der Personalmangel wirkt sich darüber hinaus negativ auf die verbliebenen beruflich Pflegenden aus, wobei insbesondere schlechte Arbeitsbedingungen zu einem Verlassen des Berufs führen. Dies lässt sich jedoch nicht aus den Beschäftigtenzahlen oder aus Studien zu Fluktuationszahlen ableiten (vgl. Senghaas & Struck, 2023). Zudem hat der Personalmangel direkte Auswirkungen auf die Mortalität und Komplikationsrate von Pflegebedürftigen. Bei mangelnder Personalressource bei Pflegefachpersonen steigt die Mortalitäts- und Komplikationsrate signifikant an. Ein besonders großer Effekt wurde auf Intensivstationen und bei chirurgischen Patient*innen sichtbar. In diesem Zusammenhang muss erläutert werden, dass Deutschland die höchste Anzahl an Krankenhausfällen aufweist (23,5 pro 100 Einwohner*innen) und damit im europäischen Vergleich den ersten Platz belegt. Betrachtet man jedoch die Anzahl an Pflegefachpersonen pro 1.000 Krankenhausfälle, so liegt Deutschland auf dem vorletzten Platz in Europa (vgl. Berberich, 2022). In der Anfangsphase der 2000er Jahre kam es zu einem signifikanten Abbau an Vollzeitkräften im Pflegedienst. Die kürzeren Verweildauern in den Kliniken und die Erhöhung der Fallzahlen führten zu einer deutlichen Arbeitsverdichtung. Demgegenüber wurde ein kontinuierlicher Anstieg der Vollkraftstellen von Ärzt*innen verzeichnet, sodass sich das Verhältnis zwischen der Anzahl an beruflich Pflegeden und der Anzahl an ärztlichem Personal bis 2018 zunehmend verschlechterte. Seitdem ist jedoch eine deutliche Steigerung der Vollkräfte im Pflegedienst zu beobachten und das Missverhältnis zwischen beruflich Pflegeden und ärztlichem Personal konnte abgemildert werden (vgl. Sachverständigenrat Gesundheit & Pflege, 2024; Wissenschaftsrat, 2023).

Um die bedarfsgerechte Pflege von Patienten*innen und die Verbesserung der Arbeitsbedingungen im Krankenhaus abzusichern, wurde Ende April 2024 der Pflegepersonalbemessungsverordnung (PPBV) durch den Bundesrat zugestimmt. Krankenhäuser werden demnach ab dem 1. Juli 2024 verpflichtet, ihren Personalbedarf auf allen Normalstationen sowie auf der Kinderintensivstation an das Institut für Entgeltsysteme im Krankenhaus zu übermitteln. Damit wird erstmals die Versorgung pflegebedürftiger Menschen an ihrem individuellen Hilfebedarf bemessen. Dazu wird der Einsatz qualifizierter Pflegehilfskräfte auf 20 Prozent erhöht und ein flexibler Qualifikationsmix ermöglicht (vgl. PPBV, 2024/Drucksache 65/1/24).

In seinem jüngsten Gutachten fordert auch der Sachverständigenrat Gesundheit & Pflege (2024) ein Maßnahmenbündel, welches an unterschiedlichen Stellen ansetzt und dem Fachkräftemangel wirksam begegnen soll u.a. (vgl. Sachverständigenrat Gesundheit & Pflege, 2024):

- Stärkung der Primärprävention und Gesundheitsförderung sowie sekundäre Präventionsmaßnahmen, um die Krankheitslast in der Bevölkerung zu senken
- Präventionsmaßnahmen von Pflegebedürftigkeit

- Stärkere Berücksichtigung von Health in All Policies in der Politik, um die Lebensstilfaktoren und den Verlauf häufiger Erkrankungen als gesamtpolitische Aufgabe zu verstehen
- Förderung der Gesundheitskompetenz der Bevölkerung
- Stärkere Unterstützung der pflegenden Angehörigen und Ausbau von Pflegeberatungsangeboten
- Reduktion der stationären Belegungstage durch eine verbesserte Koordination und Ambulantisierung
- Etablierung von Primärversorgungszentren, intersektorale Zentren, Pflegekompetenzzentren
- Einsatz akademisch qualifizierter Pflegefachpersonen in Hausarztpraxen und hausärztlichen Praxisnetzen
- Einsatz von Pflegefachpersonen mit erweiterten Kenntnissen in stationären Langzeitpflegeeinrichtungen und Vorhaltung einer basalen Diagnostik- und Behandlungsausstattung, um unnötige Krankenhauseinweisungen zu reduzieren

Um der Fachkräfteentwicklung entgegenzuwirken und die Pflegeberufe attraktiver zu gestalten, wurde seitens des Bundesministeriums für Familie, Senioren, Frauen und Jugend (BMFSFJ), des Bundesministeriums für Arbeit und Soziales (BMAS) sowie des Bundesministeriums für Gesundheit (BMG) die Konzertierte Aktion Pflege (KAP) initiiert. Die angestrebten Ziele dieser gesundheitspolitischen Initiative umfassten die Gewinnung zusätzlichen Pflegepersonals, die Aufwertung der Pflegeberufe durch eine Erweiterung der Verantwortungsbereiche, die Verbesserung der Arbeitsbedingungen sowie die Entlastung beruflich Pflegender. Zu diesem Zweck wurden fünf Arbeitsgruppen gebildet (Bundesministerium für Gesundheit, 2021, S. 13):

- **Ausbildungsoffensive Pflege (2019–2023) (Arbeitsgruppe (AG) 1)**
  Das fünfjährige Projekt zielt darauf ab, die an den Pflegeausbildungen beteiligten Akteur*innen bei der Übergangszeit von der alten auf die neue generalistische Ausbildung zu unterstützen. Das Ziel besteht in der Erhöhung der ausbildenden Einrichtungen und der Pflegeauszubildenden um zehn Prozent. Dies soll durch drei Handlungsfelder erreicht werden (Bundesministerium für Familie, Senioren, Frauen und Jugend, 2020b):
  Handlungsfeld I: Die Reform der Pflegeberufe erfolgreich umsetzen
  - Ausbildungs- und Schulplätze bereitstellen
  - Gemeinsam in Lernortkooperationen und Ausbildungsverbünden ausbilden
  - Pflegeschulen bei der Umstellung auf die neuen Ausbildungen unterstützen
  - Pflegefachpersonen hochschulisch ausbilden
  - In der Ausbildungsoffensive zusammenarbeiten

Handlungsfeld II: Für eine Ausbildung in der Pflege werben
- Mehr Menschen für eine Ausbildung in der Pflege gewinnen
- Die Öffentlichkeit über die neuen Pflegeausbildungen informieren

Handlungsfeld III: Ausbildung und Qualifizierung stärken
- Ausbildungsqualität und Ausbildungserfolg sichern
- Bildungskarrieren in der Pflege eröffnen
- Umschulung fördern
- Das Tätigkeitsfeld Pflege in der neuen Ausbildung weiter entwickeln

- **Pflegekräfte aus dem Ausland (AG 4)**
  Um den über den heimischen Markt hinausgehenden Bedarf an Pflegenden zu decken, ist die Anwerbung von Pflegepersonen aus Drittstaaten vorgesehen. Dabei hat sich die Bundesregierung verpflichtet, den Globalen Verhaltenskodex der Weltgesundheitsorganisation (WHO) für die Internationale Anwerbung von Gesundheitskräften zu beachten. Der Kodex zielt darauf ab, die Anwerbung von Pflegepersonen aus Ländern zu verhindern, die selbst einen Mangel an Pflegepersonen aufweisen oder bei denen durch die Anwerbung ein Mangel entstehen würde (vgl. World Health Organization, 2010b). Zu den Maßnahmen gehören ein beschleunigtes administratives Verfahren im In- und Ausland (Visum, Anerkennung etc.) sowie Maßnahmen zur beruflichen, fachlichen und sozialen Integration von Pflegefachpersonen aus dem Ausland. Um eine hochwertige Anwerbung zu gewährleisten, wird in Zukunft ein Gütesiegel durch den Bund eingeführt. Um die Willkommenskultur zu fördern sowie Maßnahmen zum Integrationsmanagement zu entwickeln, wurden zwölf Anforderungsfelder für ein betriebliches Integrationsmanagement definiert (vgl. Bundesministerium für Gesundheit, 2021): Integrationsmanagement, Vorbereitung der Einreise, Ankunft & Empfang durch den Arbeitgeber, Wohnen & Mobilität, Willkommensmentoring, Vorbereitung des Teams, Konfliktmanagement, gesellschaftspolitische Bildung bis zu Umgang mit Kündigung und Abwerbung. Für die soziale, fachliche und betriebliche Integration wurde ein »Werkzeugkoffer Willkommenskultur & Integration« entwickelt (vgl. Bundesministerium für Gesundheit, 2021). Die vom Saarland als öffentliche Gesellschaft mit beschränkter Haftung betriebene Deutsche Fachkräfteagentur für Gesundheits- und Pflegeberufe (DeFa) kümmert sich bundesweit um die Abwicklung und Beschleunigung der aufwendigen Anerkennungsverfahren. Eine weitere Maßnahme ist die Erstellung von Mustergutachten durch die Gutachtenstelle für Gesundheitsberufe (GfG), welche eine schnellere Prüfung der ausländischen Berufsabschlüsse, die Erhebung eines etwaigen Nachqualifizierungsbedarfs sowie die Weiterleitung in die integrierten Ausgleichsmaßnahmen für die Anerkennung von Berufsabschlüssen in der Pflege ermöglichen (vgl. Bundesministerium für Gesundheit, 2021). Länder, die im Rahmen der Potenzialanalyse für die Fachkräftegewinnung in Drittstaaten durch die Bundesagentur für Arbeit

identifiziert wurden, umfassen unter anderem Brasilien, Mexiko, die Philippinen, El Salvador und Vietnam. Maßnahmen zur Förderung des Spracherwerbs im Ausland und im Inland zielen darauf ab, die Integration ausländischer Fachkräfte zu fördern. Neben der Anwerbung von Pflegefachpersonen werden auch gezielt junge Menschen für den Eintritt in die Pflegeausbildung angeworben.

- **Personalmanagement, Arbeitsschutz, Gesundheitsförderung (AG 2)**
  Im Rahmen der KAP wurde die Studie Arbeitsplatzsituation in der Akut- und Langzeitpflege und Ermittlung sowie modellhafte Implementierung von Indikatoren für gute Arbeitsbedingungen in der Langzeitpflege durchgeführt. Ein Aspekt, der betrachtet wurde, ist der Weg in die Pflegeberufe. Die Ergebnisse sind eindeutig: »Menschen finden über Berührungspunkte mit der Pflege ihren Weg in den Pflegeberuf und immer mehr Menschen beginnen eine Ausbildung in der Pflege« (IEGUS et al., 2023, S. 583). Praktika, Berufsorientierungsprogramme, Freiwilliges Soziales Jahr oder andere Maßnahmen auf der einen Seite, aber auch eigene Berührungspunkte als Pflegebedürftige oder Angehörige sind häufige Gründe, um in die Pflegeberufe einzumünden. Hierbei ist größtenteils die Arbeit mit und am Menschen entscheidend (vgl. IEGUS et al., 2023). Des Weiteren sind die Arbeitsplatzsicherheit und die Möglichkeit des Quereinstiegs mit der Aussicht auf einen höheren Lohn sowie der niedrigschwellige Zugang im Hilfs- oder Assistenzbereich ausschlaggebende Faktoren (vgl. IEGUS et al., 2023).
- **Innovative Versorgungsansätze und Digitalisierung (AG 3)**
  Um die Versorgung effizienter zu gestalten und die Arbeitsverdichtung in der Pflege zu verringern, müssen innovative Wege beschritten werden. Das Ziel besteht darin, dass am Ende mehr Zeit verbleibt, um eine angemessene personenzentrierte Pflege und Betreuung sicherzustellen. Eine Steigerung der Selbständigkeit führt direkt zu einer Attraktivitätssteigerung des Berufs (vgl. Bundesministerium für Gesundheit, 2021). In der Konsequenz soll das Pflegekompetenzgesetz verabschiedet werden (vgl. Kap. 1.1.4) und innovative Versorgungsansätze, wie Advanced Nursing Practice, werden zukünftig verstärkt auf den Weg gebracht (vgl. Kap. 6.2.3). Als weitere Maßnahme wird die Höherstufung der Pflegeberufe von DQR 4 auf DQR 5 geprüft. Für die Tätigkeit in der ambulanten Pflege ist die Einführung einer Zeitvergütung vorgesehen, um eine flexible, passgenaue und individuell bedarfsgerechte Versorgung zu ermöglichen, wie es in den meisten Bundesländern bereits möglich ist. Zudem werden innovative Ansätze zur (digitalen) interprofessionellen Zusammenarbeit gefördert. Die Digitalisierung und innovative Zukunftstechnologien sollen ebenfalls zur Attraktivitätssteigerung beitragen (vgl. Kap. 6.3). Zusätzlich ist die Erhöhung der Effizienz der pflegerischen Versorgung sowie die Optimierung der Schnittstellen zwischen den einzelnen Akteur*innen vorgesehen. Dieses Kompetenzerweiterungspaket soll insgesamt nicht nur die Attraktivität des Berufsfelds erhöhen,

sondern auch die gegenseitige Anerkennung und Akzeptanz der Berufsgruppen fördern.

- **Entlohnungsbedingungen in der Pflege (AG 5)**
  Die fünfte Arbeitsgruppe hat die Zielstellung, die Entlohnungsbedingungen in der Pflege zu verbessern. Als Ergebnis wurde im Oktober 2019 das Pflegelöhneverbesserungsgesetz (PflegeLohnVG) beschlossen. Das Ziel des Gesetzes war die Umsetzung der im Rahmen der Konzertierten Aktion Pflege vereinbarten Maßnahmen für verbesserte Arbeitsbedingungen in der Pflegebranche. Zu diesem Zweck wurden branchenweite Tarifverträge oder höhere Pflegemindestlöhne durch Rechtsverordnungen festgelegt. Seit September 2022 dürfen gemäß dem Gesetz zur Weiterentwicklung der Gesundheitsversorgung (GVWG) nur noch Pflegeeinrichtungen zur Versorgung zugelassen werden, die ihre Pflege- und Betreuungspersonen nach Tarif bezahlen. Dies geht mit einer Gehaltssteigerung von bis zu 30 Prozent einher (vgl. Bundesministerium für Gesundheit, 2022). Die aktuelle Situation zeigt, dass das Einkommen in den Pflegeberufen insbesondere für Pflegehilfspersonen nach wie vor unzureichend ist. Das Einstiegsgehalt für Pflegefachpersonen liegt aktuell zwischen 3.000 und 4.000 Euro. In einigen Regionen auch darüber (vgl. Klie, 2024).

Im Kontext des Personalmangels erlangt die Pflegeausbildung eine besondere Bedeutung für vielversprechende Strategien der Fachkräftegewinnung. In der Ausbildung werden nicht nur die Grundlagen für berufliche Handlungskompetenzen gelegt, sondern auch die Grundlagen für die Berufsidentifikation und -bindung geschaffen (vgl. Reiber et al., 2023a). Die Entwicklungen der Ausbildungszahlen in den Pflegeberufen sind insgesamt positiv zu bewerten (vgl. Abb. 15). Allerdings ist bei der Interpretation der Zahlen zu berücksichtigen, dass mit der Einführung der generalistischen Ausbildung im Jahr 2020 auch die Pflegeausbildungsstatistik (PfleA) eingeführt wurde. Die Daten werden zum Stichpunkt 31.12. eines jeden Jahres erhoben. Die vorhergehenden Zahlen basieren auf den Berufsbildungsberichten und beinhalten Jahrgänge (von Oktober bis Oktober) (vgl. Isfort, 2024). Im Jahr 2022 haben 52.134 Personen eine Pflegeausbildung neu begonnen. Insgesamt befanden sich zum Stichtag 31.12.2022 143.091 Personen in einer Pflegeausbildung. Darunter waren 34.749 Männer (24,3 %) und 108.345 Frauen (75,7 %). Der Altersdurchschnitt der Auszubildenden lag im Jahr 2022 bei 21 Jahren und hat sich im Vergleich zu den Vorjahren kaum verändert (vgl. Statistisches Bundesamt, 2023f). Der aktuelle Berufsbildungsbericht 2024 des BIBB (2024) weist für das Jahr 2023 eine Steigerung von 5,1 Prozent Ausbildungseintritte in die neue Pflegeausbildung aus. Damit mündeten 2023 53.900 neue Auszubildende in die Pflegeberufe ein. Der Anteil der weiblichen Auszubildenden ist leicht zurückgegangen auf 72,2 Prozent und markiert damit den seit 2020 niedrigsten Wert (2020: 75,7 %) (vgl. BIBB, 2024). Es bleibt jedoch abzuwarten, wie sich die Ausbildungszahlen in den kommenden Jahren präsentieren werden. Der erkennbare Rückgang von Ausbildungszahlen im Jahr 2020 ist kein Phänomen, das sich auf Pflegeberufe beschränkt, sondern wurde auch im Bereich der anerkannten BBiG- und HwO-Ausbildungsberufe im gesamten Bundesgebiet festgestellt.

Abb. 15: Netto-Ausbildungseintritte in die Pflegeausbildung 2015/2016 bis 2022 (Bundesministerium für Gesundheit, 2021, S. 19; Statistisches Bundesamt, 2023f, 21241–01; BIBB, 2024)

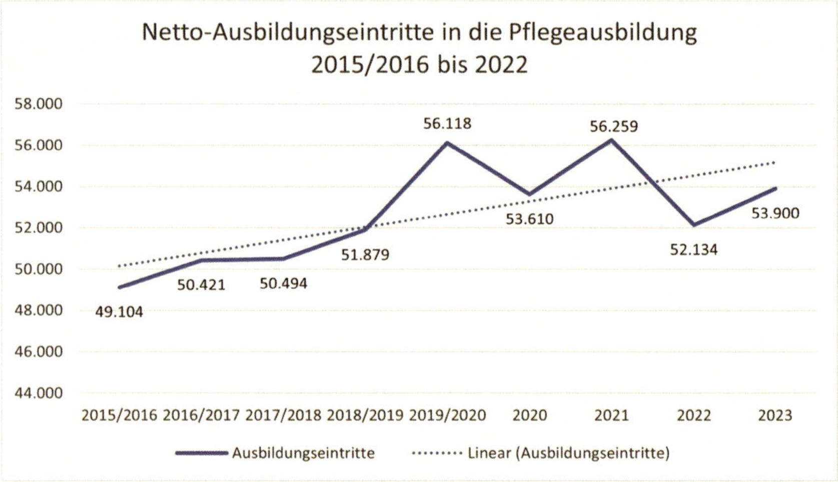

Die zukünftige Entwicklung der Zahlen ist derzeit noch nicht abzusehen. Allerdings sollten nach Isfort (2024) folgende Aspekte, die die Ausbildungskennzahlen beeinflussen, berücksichtigt werden, um die Kennzahlen richtig einschätzen zu können (vgl. Isfort, 2024):

- Bildungseinrichtungen befinden sich seit der Einführung der neuen Pflegeausbildung in einem Umstrukturierungsprozess; Curricula müssen erst entwickelt, erprobt und evaluiert werden, bevor sie als stabiles Ausbildungskonzept gelten
- Durch die Zusammenlegung der beiden Berufsgruppen Altenpfleger*in und Gesundheits-/Krankrankenpfleger*in erhöht sich die Heterogenität bei den Auszubildenden
- Pandemiebedingt gab es 2020 und 2021 Unterrichtsausfall, temporäre Schulschließungen und Planungsänderungen von Ausbildungsabschnitten
- Digitalisierung der Lehre an Schulen musste pandemiebedingt adhoc erfolgen
- Kennzahlen benötigen einer längerfristigen Laufzeit, bevor sie valide in die Analyse einbezogen werden können

Eine Modellrechnung von Isfort (2024) verdeutlicht, dass bei einer unveränderten Entwicklung der Berufseinmündungen und Berufsaustritte ab dem Jahr 2027 kein Strukturaufbau der Pflege mehr möglich sein wird. Stattdessen werden lediglich Austritte kompensiert. Dies zeigt, dass zusätzliche Pflegepersonen gewonnen werden müssen, beispielsweise durch Anwerbung aus dem Ausland. Dies impliziert wiederum, dass eine substanzielle Arbeitsentlastung durch einen erheblichen Personalaufbau nicht realisierbar ist (vgl. Isfort, 2024). Eine weitere Strategie liegt in der Motivation von Pflegenden, die bereits aus den Pflegeberufen ausgeschieden sind zurückzugewinnen. Die Studie von Auffenberg et al. (2022) hat in diesem Bereich ein großes Potenzial nachgewiesen sowie Handlungserfordernisse und -empfehlungen herausgearbeitet, um bereits ausgestiegene beruflich Pflegenden zu einer Rückkehr in den Beruf zu motivieren (vgl. Auffenberg et al., 2022).

Die Zahl der Absolvent*innen allgemeinbildender Schulen hat sich um knapp 100.000 reduziert. Die nachweisbaren Verschiebungen innerhalb der Abschlüsse der allgemeinen Schulbildung führen dazu, dass die Pflegeausbildung mit vielen anderen Berufsfeldern und deren Berufen in Konkurrenz steht. Um die Pflegeberufe für Personen mit allgemeiner Hochschulreife attraktiver zu gestalten, muss dieser für sie attraktiver gemacht werden (vgl. Klie, 2024; Sachverständigenrat Gesundheit & Pflege, 2024). Zur Gewinnung von Fachkräften für die Gesundheitsberufe in der jungen Bevölkerung, empfiehlt der Sachverständigenrat Gesundheit & Pflege die Attraktivität des Freiwilligen Sozialen Jahres (FSJ) zu stärken (vgl. Sachverständigenrat Gesundheit & Pflege, 2024). Auch wenn das BMFSFJ im Jahr 2023 noch angab, das FSJ stärken zu wollen und für ein FSJ mit älteren und kranken Menschen warb, werden für den Bundeshaushalt 2025 Kürzungen in Millionenhöhe erwartet, die diese Pläne konterkarieren würden (vgl. Bundesministerium für Familie, Senioren, Frauen und Jugend, 2023b; Deutscher Bundestag, 2024).

Für eine Steigerung der Attraktivität der Pflegeausbildung/des Pflegestudiums können empirische Erkenntnisse zu Motiven für die Berufswahl hilfreich sein. Die Motive zur Berufswahl in der Pflege sind bei Auszubildenden überwiegend intrinsischer Natur. Neben sozialen Interessen ist der Wunsch nach einer sinnvollen, fachlich anspruchsvollen Tätigkeit, die sich an Pflegebedürftigen orientiert und von Handlungsautonomie geprägt ist, ausschlaggebend. Dies sind auch die Gründe, die für einen Verbleib im Beruf angeführt werden. Die Verdienstmöglichkeiten spielten für Jugendliche, die sich eine Tätigkeit in der Pflege vorstellen können, eine untergeordnete Rolle. Als Aversionsgrund wird von den Befragten das mangelnde Image der Pflegeberufe angeführt. Zudem äußern sie die Sorge, dass die Tätigkeit im eigenen Umfeld nicht positiv aufgenommen wird. Mehr als die Hälfte der Auszubildenden gibt die Pflegeberufe als ihren Wunschberuf an (vgl. Reiber et al., 2023a).

Bildungsmaßnahmen in den Pflegeberufen sollten das Ziel verfolgen, Pflegenden ein berufsbegleitendes, individuelles Karriereangebot im Kontext des Lebenslangen Lernens zu ermöglichen. Dabei werden bereits vorhandene Fähigkeiten und Erfahrungen berücksichtigt und daran angeknüpft. Die Zuweisung einer entsprechenden Tätigkeit ist aus motivationalen Erwägungen ebenso von Bedeutung wie für die selbstorganisierte Bewältigung komplexer und dynamischer Berufssituationen. Bei der Kompetenzentwicklung steht die Skills-Entwicklung im Vordergrund. Die individuell erworbenen Kompetenzen führen schließlich zum gewünschten Abschluss. Von besonderer Bedeutung sind in diesem Kontext die erhöhte Durchlässigkeit (vgl. Kap. 6.2.2.) sowie die Anrechenbarkeit und Anerkennbarkeit von Bildungsleistungen (vgl. Drossel et al., 2022).

Mit Verabschiedung des Pflegestudiumstärkungsgesetzes (vgl. Kap. 1.1.2) wurde die Unterfinanzierung des primärqualifizierenden Hochschulstudiums in der Pflege abgeschafft und die Ausbildungsvergütung als ein wichtiges Kernelement ergänzt. Dies eröffnet die Möglichkeit, mehr primärqualifizierende Studierende zu gewinnen und die Primärqualifizierung der Pflege an Hochschulen als wichtiges Standbein zur Nachwuchssicherung und zur Weiterentwicklung der Pflegeberufe zu etablieren (vgl. Isfort, 2024). Insbesondere wären flächendeckende Pflegestipendien eine Option, die derzeit nur vereinzelt wahrgenommen werden. Die Motivation der Pflegestudierenden in den Beruf einzumünden sind neben der eigenen Karriere gleichsam die Versorgungsqualität von Pflegebedürftigen, zu der sie beitragen können. Sie wollen einen »Empathieberuf« ausüben. Der soziale Aspekt findet sich hier wie bei den pflegeschulischen Auszubildenden wieder. Dazu sehen sie in dem Pflegestudium eine verbesserte internationale Anschlussfähigkeit. Dabei sehen sie das Bachelorstudium nicht als Schlusspunkt der eigenen beruflichen Entwicklung, sondern als Einstieg mit der Möglichkeit der Weiterentwicklung an (vgl. Zimmermann et al., 2022).

Das Handlungsfeld III der Ausbildungsoffensive (2019–2023) hat sich unter anderem zum Ziel gesetzt, Ausbildungsabbrüche zu vermeiden. Strukturelle Maßnahmen wie Schnuppertage, Praktika, Berufsberatung sowie die individuelle Begleitung von Auszubildenden in Form von Lernberatungsgesprächen, zusätzlichen Unterrichts- und Anleitungsangeboten sowie dem Bilden von Lerntandems stellen präventive Maßnahmen zur Vermeidung von Ausbildungsabbrüchen dar (vgl. Bundesministerium für Gesundheit, 2021). Die Berufsorientierung nimmt in diesem Kontext eine bedeutende Rolle ein, da sie dazu beiträgt, ein realistisches Bild des Berufs zu erlangen. In Anbetracht der Tatsache, dass der Pflegekräftemangel in der Berufsrealität eine herausragende Rolle einnimmt, erscheint es von besonderer Relevanz, Widersprüche zwischen Ideal und Realität zu reflektieren. Zudem ist es von essenzieller Bedeutung, die berufslaufbahnbezogenen Potenziale der Pflegeberufe aufzuzeigen. Berufsorientierung sollte als fester Bestandteil in den Gesundheits- und Pflegeeinrichtungen implementiert werden. Dazu gehört auch die Sensibilisierung der Pflegenden für die Relevanz der Praktika (vgl. Reiber et al., 2023a). Zu den Abbruchquoten der Auszubildenden wurden verschiedene Projekte initiiert, die sich mit dem Thema auseinandersetzen (vgl. Bundesministerium für Gesundheit, 2021). Eine Studie von Garcia González und Peters (2021) weist eine Abbruchquote von 27 Prozent für alle dualen Ausbildungsberufe in Deutschland aus. Im Jahr 2022 haben insgesamt 4.572 Pflegeauszubildende ihren Ausbildungsvertrag vorzeitig aufgelöst, was einer Abbruchquote von rund 8 Prozent entspricht (vgl. Statistisches Bundesamt, 2024e). Allerdings weichen die Abbruchzahlen regional stark ab (vgl. Isfort, 2024). Gründe und weiterer Verbleib der Vertragsauflöser*innen ist nicht ausreichen bekannt. Hier kommen Wechsel der Träger/Schule in Frage, die somit weiterhin in der Pflegeausbildung verbleiben. Fuchs et al. (2024) weisen in ihrer Studie nach, dass der »Praxisschock« eine große Bedeutung im Kontext der Ausbildungsabbrüche in der ersten Kohorte der generalistischen Pflegeausbildung ausmachte. Sie konstatieren:

> »Fast alle Auszubildenden stellen fest, dass ihre Erwartungen an die Ausbildung von der erlebten Praxis abweichen, und das in einem erheblichen Umfang und meist in negativer Weise. Gerade die körperlichen und psychischen Belastungen der Ausbildung werden von der Mehrheit der Auszubildenden unterschätzt. Zudem nimmt dieses Phänomen über die Zeit weiter zu, sodass es weniger der initiale Kontakt mit der Praxis ist, der Irritationen erzeugt. Vielmehr stellt sich im Verlauf der Ausbildung immer deutlicher heraus, dass deren Realität negativ von den ursprünglichen Erwartungen abweicht. Dass diese Erfahrung Abbruchgedanken befeuert, erscheint da als logische Konsequenz.« (Fuchs et al., 2024, S. 260)

Eine Möglichkeit diesem Praxisschock vorzubeugen, sehen sie in einer fundierten Berufsorientierung und praktischen Vorerfahrungen (vgl. Fuchs et al., 2024).

Ein weiteres Potenzial, um den Fachkräftebedarf besser zu decken, wird in Berufsrückkehrer*innen und Arbeitszeitaufstocker*innen gesehen. In der Studie von Auffenberg et al. (2022) wurde untersucht, wie hoch die Bereitschaft ausgestiegener und in Teilzeit beschäftigter Pflegepersonen ist, unter den für sie richtigen Arbeitsbedingungen in den Beruf zurückzukehren bzw. ihre Arbeitszeit aufzustocken. Die Studie von Auffenberg et al. (2022) kommt zu dem Ergebnis, dass 88,2 Prozent der ausgestiegenen Pflegepersonen sich eine Rückkehr unter den entsprechenden Arbeitsbedingungen vorstellen können. Bei den Teilzeitkräften können sich immerhin 70 Prozent eine Erhöhung der Arbeitszeit vorstellen. Zahlen zu den ausgestiegenen Pflegepersonen liegen nicht vor (vgl. Auffenberg et al., 2022). Allerdings ist zu berücksichtigen, dass rund 49 Prozent der Pflegenden in Teilzeit tätig sind (vgl. Bundesagentur für Arbeit, 2023). Somit ist das große Potenzial, das in dieser Gruppe liegt, nicht von der Hand zu weisen.

Die Gruppe der älteren Arbeitnehmer*innen zeichnet sich durch ein hohes Erfahrungswissen sowie implizites Organisationswissen aus. Die Frage des Wissenstransfers spielt in diesem Kontext eine große Rolle (vgl. Isfort, 2024). Die älteren

Arbeitnehmenden äußern den Wunsch, selbst entscheiden zu können, wie viel und wann sie arbeiten wollen. Dazu können sie sich einen längeren Verbleib in der Arbeitswelt vorstellen, sofern die Arbeit nicht so anstrengend ist. Daher ist es von entscheidender Bedeutung, insbesondere für ältere Beschäftigte, Bildungs- und Arbeitskonzepte zu implementieren, um deren Verbleib im Beruf zu verlängern (vgl. Garthe, 2023).

6.1.2 Diversität

Die Pflegeberufe werden auf drei Ebenen von Heterogenität berührt. Erstens ist das Berufsfeld der Gesundheitsberufe bereits heterogen und vielfältig. Gemeinsam mit den Therapie- und Rettungsberufen sowie den Hebammen gehören die Pflegeberufe zu den Heilberufen. Dazu ist zu berücksichtigen, dass die Pflegeberufe in Deutschland in sich heterogen sind und erst im Jahr 2020 aus den drei Berufen Gesundheits- und Krankenpflege, Gesundheits- und Kinderkrankenpflege sowie Altenpflege zu einem Pflegeberufegesetz zusammengeführt wurden, wobei die Unterschiede seit den letzten Berufsgesetzgebungen der Jahre 2003/2004 längst nicht mehr so stark sind wie noch davor. Dazu ist die Pflegeassistenz als weitere Differenzierung der Pflegeberufe zu nennen. Zweitens unterscheiden sich beruflich Pflegende und angehende Pflegende in den Differenzlinien sozioökonomischer Status, Gender, Migration, Alter, sexuelle Orientierung, Lernvoraussetzungen etc.

Drittens treffen sie in ihrem Beruf auf Pflegebedürftige sowie Zu- und Angehörige mit den unterschiedlichsten Differenzlinien (vgl. Heinemann et al., 2020). Als größte Gruppe im Gesundheitswesen können Pflegende immer auch potenziell Ausübende von Diskriminierung sein, bedingt durch unbewusste und fehlende kritische Reflexion von den eigenen stereotypen Vorannahmen, Überzeugungen und Haltungen sowie der gesellschaftlichen Diskurse, die diese Haltungen prägen. Daher ist es für Pflegende unerlässlich, ein grundlegendes Verständnis für die Mechanismen der diskursiven Konstruktion von Differenzordnungen zu entwickeln, um diese auch im alltäglichen Handeln erkennen und benennen zu können (vgl. Heinemann et al., 2020).

Die Pflegesituation und pflegerischen Bedürfnisse von Menschen mit unterschiedlichen Diversitätsmerkmalen sind bislang nur gering erforscht. Dies betrifft sowohl die pflegerische Versorgung als auch die pflegewissenschaftliche Forschung. Eine mögliche Ursache hierfür könnte in einer bislang fehlenden intersektionalen Perspektive in der pflegewissenschaftlichen Forschung liegen (vgl. Richter, 2024). Das Ziel muss es sein, den vielfältigen Bedürfnissen einer heterogenen Gesellschaft mit unterschiedlichen Diversitätsmerkmalen wie Alter, Herkunft, sexuellen Orientierungen und Geschlechtsidentitäten oder Bildungshintergründen gerecht zu werden und Pflege personenzentriert und diversitätssensibel zu gestalten. Dies kann durch die Modifikation bereits bestehender Strukturen der pflegerischen Versorgung sowie die Entwicklung innovativer Ansätze für diskriminierungssensible Pflegeprozesse erreicht werden (vgl. Tezcan-Güntekin, 2021).

Diversitätssensible Pflege zielt darauf ab, pflegebedürftigen Personen ein Leben entsprechend ihrer individuellen Werte, ihrer individuellen, familialen und auch religiösen Prägungen sowie ihrer individuellen Bedürfnisse zu ermöglichen. Diversitätssensible Kompetenz zeichnet sich dadurch aus, dass interindividuelle Unterschiede und intersektionale Differenzlinien (Zusammenhänge zwischen verschiedenen Diskriminierungsformen) differenziert wahrgenommen und respektiert werden. Die Anerkennung und Wertschätzung von Wertvorstellungen, Deutungs-, Bewertungs- und Kommunikationsmustern sowie Handlungsmustern verschiedener Religionen, Milieus, Altersgruppen, Geschlechter u.a. stellt einen wesentlichen Aspekt der diversitätssensiblen Pflege dar. Zudem beinhaltet sie die Fähigkeit, auf die individuellen, sozialen und religiösen sowie geschlechtlich und altersspezifischen Bedürfnisse des Gegenübers sensibel einzugehen (vgl. Tezcan-Güntekin, 2021). Mit dieser Diversität werden unterschiedliche Versorgungsbedarfe und Versorgungsformen erforderlich (vgl. Kap. 6.1.3).

Im Jahr 2023 lebten 24,9 Millionen Menschen mit Migrationshintergrund in Deutschland, was einem Anteil von 29,7 Prozent der Gesamtbevölkerung entspricht. Somit hat fast jede dritte Person in Deutschland einen Migrationshintergrund. Von diesen 24,9 Millionen Menschen sind rund 2,7 Millionen 65 Jahre oder älter. Der Altersdurchschnitt beträgt 35,5 Jahre und ist damit geringer als der Bevölkerungsdurchschnitt ohne Migrationshintergrund (47,2 Jahre) (vgl. Statistisches Bundesamt, 2024d). Im Jahr 2022 lebten 12,3 Millionen Menschen oder 15 Prozent der Bevölkerung mit einer ausländischen Staatsangehörigkeit in Deutschland. Die meisten von ihnen hatten eine europäische (69 %) oder asiatische (21 %) Staatsangehörigkeit. Die größten Anteile bildeten türkische (12 %), ukrainische (10 %), syrische (8 %), rumänische (8 %) und polnische (7 %) Staatsangehörige (vgl. Statistisches Bundesamt, 2024c). Bei der Anwerbung von Fachkräften aus dem Ausland steht Deutschland in Konkurrenz zu einer Vielzahl anderer Länder, die ebenfalls von einem Fachkräftemangel betroffen sind. Dazu zählen beispielsweise die USA, die Schweiz, Schweden, Australien und arabischen Staaten wie Abu Dhabi oder Saudi-Arabien (vgl. Halletz, 2022).

Werden alle Dimensionen von Diversität auf die Gruppe der Menschen mit Migrationshintergrund übertragen erscheint es nachvollziehbar, dass sie durch Heterogenität charakterisiert ist und demnach heterogene Bedürfnislagen aufweist. Der Wunsch, in der eigenen Häuslichkeit zu verbleiben, ist vergleichbar groß. Zugewanderte Menschen mit Migrationshintergrund nehmen professionelle pflegerische Unterstützung nur selten in Anspruch. Zu den Barrieren bei der Inanspruchnahme pflegerischer Unterstützung zählen beispielsweise mangelnde sprachliche Kompetenzen, eine unterschiedliche Wahrnehmung von Pflegebedürftigkeit, fehlendes Wissen zum Pflegesystem sowie Diskriminierungserfahrungen und Angstvorbehalte vor Institutionen (vgl. Tezcan-Güntekin, 2021). Es ist auch bei dieser Gruppe davon auszugehen, dass sich mit dem demografischen Wandel hier der Pflegebedarf im formellen System deutlich erhöhen wird.

Eine weitere heterogene Gruppe im pflegerischen Kontext sind ältere lesbische, schwule, bisexuelle, trans-, inter- und queere (LSBTIQ*) Menschen, die bisher im gesellschaftlichen Leben kaum sichtbar sind. Quantitativ Daten zu pflegebedürftigen LSBTIQ* liegen nicht vor, da sie im Deutschen Alterssurvey oder der Pflegestatistik nicht erhoben werden. Insgesamt liegen zur pflegerischen Versorgung dieser Bevölkerungsgruppe kaum gesicherte Erkenntnisse vor, da sie bislang wenig erforscht wurde. Ein nicht unerheblicher Anteil dieser Bevölkerungsgruppe verschweigt aus Angst vor Diskriminierung die eigene sexuelle Orientierung. Zudem sind sie häufig kinderlos und leben auch oft allein. Sie nehmen reguläre Versorgungsangebote aus Angst vor Diskriminierung seltener in Anspruch und bevorzugen ebenfalls die Versorgung in der Häuslichkeit. Ist die Versorgung in der Häuslichkeit nicht mehr möglich, werden Pflege-Wohngemeinschaften den herkömmlichen Pflegeheimen vorgezogen (vgl. Tezcan-Güntekin, 2021). Zu den Bedürfnissen zählen insbesondere die Akzeptanz der schwulen Lebensweise, der Austausch von Diskriminierungserfahrungen sowie der Wunsch nach rivalitätsarmen Räumen. Darüber hinaus wird der Wunsch nach einem offenen und akzeptierenden Umgang mit tabuisierten Themen, abweichenden Sexualpraktiken, dem verstärkten Verbalisieren von Sexualität sowie kultureller Diversität geäußert. Hinsichtlich der Versorgung lässt sich feststellen, dass die Relevanz von sexueller Identität und Orientierung im Kontext der Pflege von Pflegefachpersonen oftmals nicht ausreichend anerkannt wird. Dies ist auf eine fehlende Sensibilität für heterogene sexuelle Orientierungen und Identitäten zurückzuführen. Die Heteronormativität, von der die bundesdeutsche bürgerlich Gesellschaft insgesamt geprägt ist, manifestiert sich auch im Kontext pflegerischer Versorgung (vgl. Tezcan-Güntekin, 2021). Um Vorurteile abzubauen, Vielfalt sichtbar zu machen und Hilfestellung zu bieten, wurde beispielsweise von der Schwulenberatung Berlin (2024) ein Praxis-Leitfaden für stationäre und ambulante Dienste zum Thema Vielfalt in der Pflege herausgebracht (vgl. Schwulenberatung Berlin, 2024).

Eine weitere Gruppe, die in der öffentlichen Wahrnehmung wenig Beachtung findet, ist die Gruppe der Traumatisierten. Es ist davon auszugehen, dass 40–50 Prozent der älteren Bevölkerung betroffen sind (z.B. durch Isolationsmaßnahmen aufgrund politischer Verfolgung) (vgl. Tezcan-Güntekin, 2021). Kriegsbezogene traumatische Ereignisse stellen darin einen zentralen Aspekt dar. Die Erfahrungen dieser Gruppe (z.B. Flucht, Vertreibung aus der Heimat, Bombardierung, Beschuss, der Verlust von Angehörigen, Konfrontation mit Sterbenden und Schwerverletzten, Hungersnot, Vergewaltigungen) haben schwere Traumata verursacht. Dies betrifft mittlerweile weniger Menschen, die den Zweiten Weltkrieg miterlebt haben, sondern insbesondere Menschen mit Migrationshintergrund und anderen Konflikten weltweit und demnach Menschen aller Altersklassen. Vor diesem Hintergrund ergibt sich für professionell Pflegende die Herausforderung, posttraumatische Belastungszustände wahrzunehmen und Re-Traumatisierungen zu vermeiden, denn traumatische Erlebnisse können im Kontext von pflegerischer Versorgung erneut ausgelöst werden. Die Konsequenzen der Erinnerung an traumatische Erlebnisse manifestieren sich in einer breiten Palette von Symptomen, die von Angstzuständen, Panikattacken und Albträumen bis hin zu depressiven Störungen und posttraumatischen Belastungsstörungen reichen (vgl. Tezcan-Güntekin, 2021).

Bezogen auf die Geschlechterverteilung als Dimension von Diversität sind die Pflegeberufe weiterhin ein typischer »Frauenberuf«. Es sind vor allem strukturelle Bedingungen, die Männer davon abhalten, als Pflegende in die Pflegeberufe einzumünden. Neben dem vergleichsweise niedrigen Lohnniveau und der Vielzahl an Teilzeitstellen sind es die schlechten Einflussmöglichkeiten und Karriereoptionen, die dies begründen (vgl. Stemmer, 2021).

In einer Studie von Schwierk et al. (2024) wurde demgegenüber deutlich, dass Frauen im Sinne der Vereinbarkeit von Beruf und Familie und entsprechend tradierten Rollenbildern häufig immer noch die eigene Karriere zurückstellen und sich um die Carearbeit kümmern, damit die Karriere des Partners ermöglicht wird (vgl. Schwierk et al., 2024). Von Interesse ist in diesem Kontext die Tatsache, dass Berufe, die nach Geschlecht segregiert sind, sowohl »typische« Männer- als auch Frauenberufe, Engpassberufe mit Fachkräftemangel sind (vgl. Hickmann & Koneberg, 2022). Innerhalb der Geschlechtergruppen besteht darüber hinaus eine signifikante Lohndifferenz, auch Gender Pay Gap genannt. Diese Differenz bedeutet, dass in Berufen, in denen überwiegend Frauen tätig sind, deutlich weniger Lohn gezahlt wird. In Europa liegt das geschlechtsspezifische Lohngefälle im Gesundheitssektor bei 20 Prozent. In Pflegeberufen sehen sich Frauen zudem mit weiteren Ungleichheiten konfrontiert, beispielsweise mit Schwierigkeiten bei der Vereinbarkeit von Kinderbetreuung und Arbeitspflichten, mit höheren Gesundheitsrisiken und einer geringen Sichtbarkeit weiblicher Führungskräfte (vgl. Racoviÿÿ et al., 2023). Es ist daher von entscheidender Bedeutung, die gendercodierten Berufswahlmuster von Mädchen und Jungen zu überwinden, um die historisch tradierten Berufsstrukturen aufzubrechen (vgl. Friese, 2018b).

In den vergangenen fünf Jahren hat sich der Anteil der in Pflegeberufen beschäftigten Zugewanderten von 8 Prozent auf 14 Prozent nahezu verdoppelt. Dabei stammen die meisten von ihnen (35 %) aus Polen, Bosnien und Herzegowina, der Türkei, Rumänien und Kroatien. Die Hälfte der Zugewanderten sind Fachpersonen (vgl. Bundesagentur für Arbeit, 2023). So wurden in der letzten Dekade verschiedene Projekte initiiert, die sich mit der gezielten Anwerbung von Pflegefachpersonen aus Drittstaaten beschäftigen. Eines dieser Projekte ist Triple Win, das seit 2013 läuft und für alle drei Seiten einen Gewinn sieht: Die Arbeitgeber in Deutschland gewinnen sprachlich und fachlich gut ausgebildete Pflegepersonen, ausländische Pflegepersonen erhalten eine berufliche und persönliche Perspektive und die Herkunftsländer profitieren durch die Entlastung ihres Arbeitsmarkts. Im Rahmen des Programms werden ausgebildete Pflegefachpersonen aus Bosnien-Herzegowina, von den Philippinen, aus Tunesien, Indonesien, Kerala in Indien und Jordanien vermittelt, die in Deutschland eine Anerkennungsqualifizierung durchlaufen. Dazu werden aus Vietnam junge Menschen mit Vorerfahrungen in der Pflege für eine dreijährige pflegeschulische Pflegeausbildung mit dem Ziel einer späteren Weiterbeschäftigung gewonnen (vgl. Bundesagentur für Arbeit, 2024). Die Anwerbungen aus dem Ausland sind trotz aller Bemühungen um eine objektive Darstellung nicht unumstritten (vgl. Sommer & Nussbaum Bitran, 2022). Die Zusammenarbeit in Teams mit hohen Diversitätsmerkmalen stellt alle Teammitglieder vor Herausforderungen. Neben sprachlichen Schwierigkeiten, die sich auf die Kommunikation mit Kolleg*innen und Pflegebedürftigen sowie auf die Pflegedokumentation auswirken sind es teilweise unterschiedliche Rollen- und Professionsverständnisse, die innerhalb der Pflegeteams für Spannungen sorgen können (vgl. Stagge, 2022). Inklusionspraktiken im Rahmen der pflegerischen Zusammenarbeit stellen somit eine zusätzliche unsichtbare Aufgabe dar, die von den Pflegenden in den Settings als Regelaufgabe zu erfüllen ist. Dies erfolgt sozusagen on top zu den ohnehin schon hohen Arbeitsbelastungen im Arbeitsalltag. Eine inklusiv orientierte Zusammenarbeit weist zudem eine hohe Komplexität auf, die über die »gewöhnliche Einarbeitung« hinausgeht (vgl. Noll & Bollinger, 2022) und eine positive Willkommenskultur zu etablieren ist mit großem Aufwand verbunden, der die Einbindung aller Mitarbeitenden erfordert. Auch für Auszubildende und andere neue Mitarbeitende können die Inklusions-/Diversitätsbeauftragten wichtige Ansprechpartner*innen im Unternehmen sein und die Zufriedenheit mit dem neuen Arbeitgeber sowie die Bindung zum Unternehmen erhöhen (vgl. Halletz, 2022).

Pflegeteams setzen sich heute häufig aus Angehörigen unterschiedlicher Generationen zusammen. Generation ist hierbei als soziokulturelles Konstrukt zu betrachten. Die Zuordnung zu einer bestimmten Generation ist nicht als absolut zu betrachten und beinhaltet häufig vorurteilsfördende Aspekte (vgl. Urban & Ehlscheid, 2020). Innerhalb von Generationen besteht eine gewisse Heterogenität, die dennoch Unterschiede zwischen den einzelnen Generationen aufzeigt (vgl. Winter, 2024):

- **Die Babyboomer (Jahrgang 1950 – 1965)**
  Die zahlenmäßig stärkste Gruppe in Pflegeberufen stellen derzeit die sogenannten »Babyboomer« dar. Sie zeichnen sich als Generationsmerkmal durch eine hohe körperliche und geistige Leistungsfähigkeit sowie umfangreiche Kenntnisse und Erfahrungen aus. Für diese Generation stellt Arbeit sowohl eine wichtige finanzielle Absicherung als auch eine Möglichkeit zur Sinnstiftung dar. Zu-

dem sind sie konkurrenz- und karriereorientiert – und finden sich somit auch nicht selten in Führungspositionen wieder.

- **Die Generation X (Jahrgang 1965 – 1980)**
  Das zentrale Merkmal dieser Generation kann mit folgendem Motto beschrieben werden: »Arbeiten um zu leben«. Materielle Anreize werden von dieser Generation geschätzt und etablierte Auszeiten, wie beispielsweise Elternzeiten, werden von ihr genutzt.
- **Generation Y (Jahrgang 1980 – 1995)**
  Das Y steht für »Why«. Diese Generation ist auf der Suche nach einem tieferen Sinn in ihrer Beschäftigung. Arbeit soll Spaß machen und muss gut mit dem Privatleben vereinbar sein. Sie zeichnen sich durch Leistungsbereitschaft und eine gute Ausbildung aus, sind jedoch oft unerfahren, aber neugierig. Sie sind sich des Fachkräftemangels bewusst und fordern Flexibilität und Work-Life-Balance selbstverständlich ein. Finanzielle Anreize stellen für diese Generation nur bedingt einen Anreiz dar. Trotz der permanenten Verfügbarkeit im Internet ist ihre Aufmerksamkeitsspanne reduziert, ebenso wie bei der Generation Z.
- **Generation Z (Jahrgang 1995 – 2010)**
  Diese Generation gehört zu den Digital Natives, zeichnet sich durch Merkmale wie eine hohe Aufnahmegeschwindigkeit und Multitaskingfähigkeit, aber weniger durch eine hohe Durchdringung aus. Sie identifizieren sich mit ihrer Arbeit, sofern diese Freude bereitet und ein kollegiales Umfeld herrscht. Bevorzugt werden flexible oder verkürzte Arbeitszeiten sowie eine wertschätzende, idealerweise basisdemokratische Führung per Du. Auf ungünstige Arbeitsbedingungen reagieren sie mit Arbeitsplatzwechsel.
- **Die Generation Alpha (2010 – 2025) steht kurz vor dem Eintritt in das Berufsleben.**

Das Arbeitsklima sollte grundsätzlich so gestaltet sein, dass alle voneinander lernen können. Die Jüngeren können von dem Erfahrungswissen der älteren Generationen profitieren und die älteren von den Skills der Jüngeren. Die Motivation und das Engagement Pflegender hat deutliche Auswirkungen auf die Pflegequalität. Die Berücksichtigung der Bedürfnisse aller Altersgruppen in den Pflegeteams, die Anpassung der Arbeitsbedingungen daran sowie die Ausrichtung der Pflegearbeit an den Lebensphasen sind wesentliche Faktoren für einen langen Berufsverbleib (vgl. Winter, 2024).

Die Heterogenität der Auszubildenden stellt auch im Pflegebildungskontext eine Herausforderung dar. Dabei sind nicht nur Diversitätsmerkmale wie Generationszugehörigkeit, Geschlecht, sexuelle Orientierung und Migrationserfahrungen zu berücksichtigen, sondern auch die heterogenen Lernvoraussetzungen und Sprachkompetenzen (vgl. Heinemann et al., 2020). Aufgrund des Fachkräftemangels und der kleiner werdenden Alterskohorten für die Ausbildung werden zunehmend Menschen in die Ausbildung integriert, die die fachlichen Voraussetzungen nicht mitbringen. Die daraus resultierende Heterogenität, die sich in der schulischen und praktischen Arbeit manifestiert, stellt das Bildungspersonal vor erhöhte Anforderungen (vgl. Reiber et al., 2023a).

Die Implementierung eines Diversitätsmanagements in Institutionen der Gesundheitsversorgung hat sich etabliert, um mit einer wachsenden heterogenen und vielfältigen Belegschaft der Gesundheitsfachberufe konstruktiv und diskriminierungssensibel umzugehen. Die Regelungen des Allgemeinen Gleichbehandlungsgesetzes (AGG) unterstützen in diesem Prozess das Ziel, rassistische Benachteiligungen oder Benachteiligung wegen der ethnischen Herkunft, des Geschlechts, der Religion oder Weltanschauung, einer Behinderung, des Alters oder der sexuellen Identität zu verhindern oder zu beseitigen. In beruflichen Kontexten wird das Thema zudem maßgeblich durch die sogenannte Charta der Vielfalt gefördert, welche sich erfolgreich für ein vorurteilsfreies Arbeitsumfeld ausspricht und engagiert (vgl. Marquardt, 2022).

6.1.3 Versorgungsbedarfe und Versorgungsformen

In Anbetracht des bevorstehenden Versorgungswandels ist ein Innovationsschub für die Entwicklung neuer Versorgungskonzepte und Lösungsansätze in der Praxis dringend erforderlich. Die Verlagerung gesundheitsfachlicher, insbesondere pflegerischer, Aufgaben aus dem stationären in den ambulanten Sektor erfordert für komplexe und hochkomplexe Versorgungsfälle qualifiziertes und spezialisiertes Personal, vor allem auch im ambulanten Sektor (vgl. Sachverständigenrat zur Begutachtung der Entwicklung im Gesundheitswesen, 2023).

Von den 5,0 Millionen Pflegebedürftigen im Jahr 2021 wurden 4,2 Millionen (84 %) in der eigenen Häuslichkeit versorgt, was einem Anstieg von 25,9 Prozent im Vergleich zu 2019 entspricht. Rund 2,5 Millionen von ihnen wurden ausschließlich durch An- und Zugehörige gepflegt und erhielten lediglich Pflegegeld, was einem Anstieg von 20,7 Prozent im Vergleich zu 2019 entspricht. Weitere rund eine Million Pflegebedürftige erhielten Unterstützung oder die Pflege wurde vollständig durch einen Pflegedienst in der Häuslichkeit übernommen. Zusätzlich erhielten rund 565.000 Pflegebedürftige mit Pflegegrad 1 Unterstützung in der Häuslichkeit. 793.000 der Pflegebedürftigen lebten in vollstationären Pflegeheimen und wurden dort versorgt (vgl. Statistisches Bundesamt, 2022).

Bei Betrachtung der Entwicklung der Zahlen wird ersichtlich, dass im Vergleich zu 2007 ein Anstieg der in vollstationären Pflegeeinrichtungen versorgten Pflegebedürftigen um 107.000 (ca. 15,7 %) zu verzeichnen ist. Bei den Pflegegeldempfänger*innen ist sogar ein Anstieg um 1,52 Millionen (ca. 147,2 %) zu beobachten. Die Zunahme der in der Häuslichkeit versorgten Pflegebedürftigen beläuft sich auf rund

2,71 Millionen, was einem Plus von 120,8 Prozent im Vergleichszeitraum 2007 entspricht (vgl. Statistisches Bundesamt, 2022).

Gemäß Vorausberechnungen wird die Anzahl der Pflegebedürftigen in vollstationärer Versorgung in den kommenden dreißig Jahren bis 2054 auf 1,2 Millionen steigen und dann relativ stabil auf diesem hohen Niveau stagnieren. Dies entspricht einer Steigerung um rund 51 Prozent im Vergleich zu 2021. Bei der Versorgung durch einen ambulanten Pflegedienst ist prognostisch bis zum Jahr 2054 ein Anstieg auf 1,64 Millionen zu verzeichnen, was einer Steigerung von rund 62 Prozent entspricht. Insgesamt ist künftig in allen Versorgungsformen ein starker Anstieg des Bedarfs zu beobachten (vgl. Statistisches Bundesamt, 2024e).

In der Bevölkerung gewinnen innovative Wohn- und Versorgungsformen wie Mehrgenerationenhäuser, Wohngruppen oder das Betreute Wohnen – »stambulante« Versorgungsformate an Bedeutung (Lauterbach). Diesbezüglich unterstreicht auch der DAK-Pflegereport 2024 einen dringenden Handlungsbedarf. Innerhalb der Bevölkerung sind Sorgen, um die Finanzierung der eigenen Pflege und im Pflegefall abgesichert zu sein weit verbreitet (43 %). Dabei verfügt die Gesellschaft über eine hohe Bereitschaft der Angehörigen und nachbarschaftlich organisierten Pflege (vgl. Klie, 2024).

Mit dem Anstieg der Anzahl pflegebedürftiger Personen ist auch ein Anstieg der Nachfrage nach sämtlichen Wohnformen zu erwarten. Dabei entwickeln sich die regionalen Strukturen sehr unterschiedlich. Das Spektrum der Wohnformen ist vielfältig und umfasst sowohl das altersgerecht gestaltete Eigenheim als auch ambulante Wohnformen in unterschiedlichen Ausprägungen. Die intensivste Form des Pflegewohnraums ist die stationäre Pflege in einer Pflegeeinrichtung. Die starren Wohnformen der ambulanten oder stationären Pflege wurden mittlerweile aufgeweicht. Im Allgemeinen werden aktuell folgende Wohnformen unterschieden (vgl. Christophers, 2023):

- **Das Pflegeheim**
  Die intensivste Form der pflegerischen Versorgung wird insbesondere dann in Anspruch genommen, wenn eine Versorgung in der Häuslichkeit und/oder eine teilstationäre Versorgung nicht mehr für eine situationsgerechte Pflege ausreichen. In vollstationären Einrichtungen werden zudem Leistungen der Kurzzeitpflege erbracht, beispielsweise bei Verhinderung der Pflegeperson oder nach einem Krankenhausaufenthalt. Die pflegebedürftige Person hat ihren Lebensmittelpunkt in der Einrichtung, wird über 24 Stunden betreut und erhält ein umfassendes hauswirtschaftliches Angebot. Die Finanzierung erfolgt dabei über die Pflegekasse (Teilkasko) sowie die Pflegebedürftigen selbst. Die Kosten für Unterkunft und Verpflegung sind von den Pflegebedürftigen ebenfalls selbst zu tragen.

- **Die Tages- bzw. Nachtpflege**
  Die teilstationäre Versorgungsform stellt eine Ergänzung zur ambulanten Versorgung dar. Die pflegebedürftige Person wird stundenweise von zuhause abgeholt und in einer stationären Einrichtung versorgt. Das Leistungsspektrum umfasst neben körperbezogenen Pflegemaßnahmen und notwendiger medizinischer Behandlungspflege auch Beschäftigungsangebote. Die Nachtpflege wird insbesondere für pflegebedürftige Personen angeboten, die Unterstützung beim Zubettgehen, beim Aufstehen sowie bei Maßnahmen der Körperpflege benötigen. Beide Formen zielen auf eine Ambulantisierung der Pflege ab, wobei insbesondere pflegende Angehörige stundenweise entlastet werden sollen.
- **Betreutes Wohnen**
  Das Betreute Wohnen stellt ein Leistungsangebot für ältere Menschen dar, die in einer barrierefreien Wohnung oder Wohnanlage leben. Das Angebot umfasst allgemeine Unterstützungs- bzw. Betreuungsleistungen als Grund- bzw. Standardleistungen sowie allgemeine Unterstützungsleistungen als Wahlleistungen. Der Begriff des Betreuten Wohnens ist jedoch nicht geschützt. Das Angebot des Betreuten Wohnens für ältere Menschen umfasst zunächst die Miete einer barrierefreien Wohnung in einer entsprechenden Anlage. Der Mietvertrag ist jedoch an eine Grundversorgung von Pflegeleistungen sowie hauswirtschaftliche Versorgungsleistungen gekoppelt und in einem gewissen Rahmen an eine darüberhinausgehende Bindung von Betreuungs- bzw. Pflegeleistungen als Wahlleistungen.
- **Ambulante betreute Wohngemeinschaften**
  Im Gegensatz zum Betreuten Wohnen handelt es sich bei einer ambulant betreuten Wohngemeinschaft um einen von den Pflegebedürftigen gemeinschaftlich geführten Haushalt. Die Mieter*innen führen den Haushalt in der Wohnung gemeinsam und nutzen Gemeinschaftsräume zusammen. Bei Bedarf werden externe Leistungen eingekauft.

Betreute Wohngemeinschaften eignen sich insbesondere für Weiterentwicklungen wie Mehrgenerationen-Wohnprojekte, Clusterwohnmodelle, Verbundmodelle und Quartierskonzepte. Die Angebote zielen auf einen bestmöglichen Kompromiss zwischen den Faktoren des höchsten Grades an Selbstbestimmtheit bei guter Versorgungssicherheit und vielfältigen sozialen Teilhabemöglichkeiten ab. Die genannten Angebote werden vielfach durch ambulante bzw. lokale Angebote ergänzt, die schwerpunktmäßig auf die soziale Teilhabe abzielen. Der Gesetzgeber hat den Bedarf an einer Weiterentwicklung der Wohnformen erkannt und stellt auf Bundesebene Fördermöglichkeiten und Erleichterungen zur Entwicklung neuer Wohnformen über §§ 8 Abs. 3, 45c SGB XI und insbesondere § 45f SGB XI zur Verfügung (vgl. Christophers, 2023). Die Frage, ob die neuen Wohnformen tatsächlich einen Mehrwert generieren oder lediglich einen Mehraufwand an höherer Organisation und Kosten bedeuten, ist umstritten (vgl. Kremer-Preiß et al., 2021). Die Erwartungen der Nutzer*innen sind vor allem die Wahrung der eigenen Autonomie (auch bei Pflegebedarf), Sicherung der personalen Identität und Gewährleistung der sozialen Integration. Das Innovative an den neuen Wohnformen ist, dass den Nutzer*innenbedürfnissen ganzheitlich Rechnung getragen wird, indem nicht nur Sicherheit, sondern auch gleichzeitig Freiheit gewährleistet wird. Die Ergänzung von Leistungen in der Häuslichkeit, Wohnungsanpassungen, die Einbeziehung des Quartiers, ergänzende Hilfeangebote im Bereich der Alltagshilfen/Betreuungsleistungen, technische Unterstützungsleistungen (vgl. Kap. 6.3) sowie Versorgungssicherheit im Quartier durch Rund-um-die-Uhr-Versorgung stellen weitere Elemente dar. Die Personalausstattungen der neuen Wohnformen weisen eine hohe Diversität auf, wobei in allen Wohnformen Pflegende die größte Gruppe des eingesetzten Personals darstellen (vgl. Kremer-Preiß et al., 2021). Die genaue Anzahl der Bewohner*innen in diesen neuen Wohnformen ist nicht bekannt. Schätzungen zufolge lebten im Jahr 2017 bereits zwischen 330.000 und 450.000 pflegebedürftige Menschen in solchen Wohnformen (vgl. Kremer-Preiß & Wolf-Ostermann, 2023).

In der Diskussion um Pflege und Pflegebedürftigkeit wird eine Gruppe häufig übersehen, die jedoch einen wesentlichen Bestandteil darstellt: die sogenannte Junge Pflege. Zum Stichtag 31.12.2021 waren in Deutschland rund 1 Million Menschen unter 65 Jahren pflegebedürftig. Dies entspricht rund 20 Prozent aller Pflegebedürftigen oder jeder fünften Person. Unter den 1 Million Menschen, die zum Stichtag 31.12.2021 unter 65 Jahren waren, befanden sich rund 214.000 Kinder und Jugendliche unter 15 Jahren, die fast ausschließlich zu Hause versorgt wurden. Von den ca. 800.000 15 bis unter 65-Jährigen wurden ebenfalls rund 92 Prozent zu Hause versorgt und rund 60.000 von ihnen lebten in vollstationären Einrichtungen (vgl. Statistisches Bundesamt, 2022). Die adäquate Versorgung jüngerer Menschen mit Pflege- und Unterstützungsbedarf stellt eine Herausforderung dar, insbesondere im Hinblick auf die Berücksichtigung spezifischer Anforderungen dieser Gruppe hinsichtlich geeigneter Angebote und Einrichtungen, die ein Leben in größtmöglicher Autonomie und Teilhabe und den Einbezug der Familie ermöglichen. Neue Wohnformen bieten in diesem Kontext eine vielversprechende Alternative zwischen der Unterbringung in einem Heim und der häuslichen Pflege. In der regelhaften vollstationären Versorgung kann den Bedürfnissen jüngerer Menschen mit Pflege- und Unterstützungsbedarf in einem Umfeld mit hochbetagten und oftmals kognitiv eingeschränkten Menschen nur unzureichend nachgekommen werden. Bisher geht die Versorgungslandschaft im Sinne eines Para-Livings, bis auf einige wenige Leuchtturmprojekte, noch nicht ausreichend auf die Bedürfnisse jüngerer Pflegebedürftiger ein (vgl. Wolf-Ostermann & Kremer-Preiß, 2022).

Im Kontext der Versorgung pflegebedürftiger Menschen in Deutschland muss der Blick auf entscheidende Veränderungen des familialen Lebens in den vergangenen Jahrzehnten in entscheidender Weise gelenkt werden. Die vorherrschenden Familienstrukturen sind zunehmend geprägt durch Klein- und Patchworkfamilien, eine steigende Zahl alleinlebender Personen, räumliche Distanzen zwischen verschiedenen Generationen einer Familie aufgrund berufsbedingter Mobilität und einer steigenden Erwerbsquote von Frauen. Dies führt zu einer Veränderung von Lebensverläufen und familiären Netzwerken, welche die Unterstützung im alltäglichen Leben für ältere und pflegebedürftige Angehörige sowie für Familien mit Kleinkindern erheblich erschweren. Der Bedarf an individualisierter und aufsuchender Versorgung in der Häuslichkeit durch Pflegefachpersonen und anderen Akteur*innen des Gesundheitswesens ist daher evident. Dazu werden technische Lösungen benötigt, die einen Zugang zu Versorgungs- und Beratungsleistungen sowie Notfallversorgung auch im ländlichen Raum gewährleisten (vgl. Wissenschaftsrat, 2023). Insbesondere Menschen mit einem niedrigen sozialökonomischen Status weisen eine niedrige Gesundheitskompetenz auf, wodurch ihnen entscheidende Informationen fehlen, um auf ihre Gesundheit bezogene Entscheidungen zu treffen. Dadurch wird eine angemessene Versorgung zusätzlich erschwert. Den Gesundheitsfachberufen kommt dabei eine entscheidende Rolle zu (vgl. Wissenschaftsrat, 2023).

Es lässt sich bereits gegenwärtig eine kontinuierliche Verlagerung von stationären diagnostischen und therapeutischen Maßnahmen in den ambulanten Sektor beobachten (Ambulantisierung). Dies führt zu einer Verkürzung der durchschnittlichen Verweildauer in den stationären Einrichtungen. Der Grundsatz »ambulant vor stationär« stellt einen wesentlichen Bestandteil der Pflegereform der Bundesregierung dar. Das Ziel besteht darin, Pflegebedürftigen auch langfristig die Möglichkeit zu bieten, in ihrem gewohnten häuslichen Umfeld versorgt zu werden. Die Pflege im häuslichen Bereich stellt dabei eine gesellschaftliche Notwendigkeit dar, um langfristig den Pflegebedarf in Deutschland decken zu können (vgl. Wissenschaftsrat, 2023).

Die Tendenz zur Ambulantisierung hat jedoch auch Folgen (vgl. Wissenschaftsrat, 2023):

- Die Anzahl der Pflegebedürftigen in der ambulanten Versorgung nimmt zu
- Kurze Verweildauern bei älteren und chronisch kranken Menschen können dazu führen, dass deren Fähigkeit ihren Lebensalltag selbstständig zu bewältigen nach einem komplexen stationären Aufenthalt eingeschränkt ist (Problem der Unterversorgung und Überforderung der Pflegebedürftigen und Angehörigen)
- Versorgungsabbrüche durch Trennung von ambulanter und stationärer Versorgung
- Steigende Komplexität der Versorgungsfälle im ambulanten Bereich
- Ländliche und strukturschwache Regionen stehen vor besonders großen Herausforderungen

- Steigende ambulante Versorgungsbedarfe erfordern neue Versorgungslösungen (z.B. Telematik)
- Neue Konzepte werden benötigt, die medizinische, therapeutische und pflegerische Bestandteile, die ökonomisch erbracht und möglichst barrierearm genutzt werden können, in interprofessioneller Weise miteinander verbindet
- Die Angebote in der ambulanten Versorgung bedürfen einer deutlichen Differenzierung und Ergänzung durch ambulante Angebote von Physio- und Ergotherapie sowie Logopädie (Sprachtherapie)

Die Beschäftigung ausländischer Personen in privaten Haushalten, in denen pflegebedürftige Menschen leben, stellt ein Versorgungsarrangement dar, das rechtlich, gesellschaftlich und ethisch als hochproblematisch gilt, dennoch in vielen Haushalten anzutreffen ist und pflegewissenschaftlich außerdem noch unterforscht ist. Schätzungen zufolge sind in über 250.000 deutschen Haushalten ausländische Betreuungskräfte ohne anerkannten Berufsabschluss tätig, die vor allem aus Mittel- und Osteuropa stammen. Ihre Tätigkeit umfasst die Unterstützung von Pflegebedürftigen in deren Haushalten, wobei die Arbeitsverhältnisse im Schattenbereich des Arbeitsrechts stattfinden und die Entlohnung oft sittenwidrig ist (vgl. Slotala et al., 2022b). In Anbetracht der vorherrschenden Umstände ist eine explizite berufsrechtliche Regulierung und Eindämmung rechtswidriger Praktiken im Kontext von Live-in-Care dringend erforderlich (vgl. Kocher & Potocka-Sionek, 2022).

Der SVR fordert in diesem Zusammenhang (Sachverständigenrat zur Begutachtung der Entwicklung im Gesundheitswesen, 2023, S. XXX):

> »Um die Kapazitäten pflegender Angehöriger zu stärken, sollten [...] finanzielle Unterstützungsmöglichkeiten ausgeweitet und Regelungen von Arbeitszeit und -ort flexibilisiert werden. [...] Wohn- und Versorgungsformen sollten mit dem Ziel weiterentwickelt werden, die Selbstständigkeit von pflegebedürftigen Menschen zu erhalten und zugleich ihre Sicherheit zu gewährleisten. Damit würden nicht zuletzt die Alternativen zur Live-in-Pflege verbessert. Auch müssen die Arbeitsbedingungen der mehrheitlich migrantischen 24-Stunden-Betreuungspersonen dringend verbessert und Rechtssicherheit für alle Beteiligten gewährleistet werden.«

Das Eckpunktepapier zum Pflegekompetenzgesetz (vgl. Kap. 1.1.4) zielt darauf ab, die Kompetenzen der Pflegenden zu erweitern, insbesondere im Rahmen der häuslichen Krankenpflege. Dadurch soll das bereits vorhandene Potential der Pflegenden besser genutzt werden. Auf der Grundlage der pflegefachlichen Kompetenz für die Erhebung und Feststellung individueller Unterstützungsbedarfe sollen Pflegefachpersonen Pflegehilfsmittel und Hilfsmittel verordnen und ggf. den Pflegebedarf feststellen dürfen. Dazu sind die Wahrnehmung erweiterter Versorgungsaufgaben in der Regelversorgung vorgesehen, zu denen insbesondere Befugnisse im Bereich der (komplexen) Wundversorgung, der Versorgung von Menschen mit diabetischer Stoffwechsellage und von Menschen mit demenziellen Erkrankungen gehören (vgl. Bundesministerium für Gesundheit, 2023b). In Verbindung mit dem geplanten Gesetz zur Einführung von Advanced Nursing Practice (vgl. Kap. 6.2.3) ergeben sich neue und personen- oder familienzentrierte Versorgungsmöglichkeiten in den unterschiedlichen Wohnformen. Trotz der Tatsache, dass ein Großteil der Gesundheitsleistungen mittlerweile im ambulanten Setting erbracht wird, erfolgt die Ausbildung nach wie vor überwiegend für den (akut-)stationären Sektor (vgl. Ewers & Lehmann, 2021). Rd. 44.000 Pflegeauszubildende waren 2022 dem Träger einer (akut-)stationäre Pflegeeinrichtungen als praktische Ausbildungsstelle zugeordnet. Dahingegen waren es im ambulanten Bereich lediglich rd. 5.600 Auszubildende (vgl. Statistisches Bundesamt, 2023f). Dies muss verändert werden und die Aus- und Weiterbildung muss auch in gemeindenahe Settings verlagert werden. Dazu sind tragfähige Konzepte und stabile Lernortkooperationen erforderlich. Sich wandelnde Nutzerrollen in der Gesundheitsversorgung, die Etablierung partizipativer Konzepte der Entscheidungsfindung, eine gezielte Förderung von Gesundheitskompetenz durch Aktivitäten in Gesundheitsförderung und Prävention erfordern von Pflegefachpersonen wachsende edukative Kompetenzen, um Interventionen wie Information, Beratung, Schulung oder Anleitung professionell und personenzentriert vorzuhalten. Um diesen Herausforderungen gerecht zu werden, benötigen sie eine ethische und professionelle Orientierung, die es ihnen erlaubt, trotz zunehmend ökonomisierter Kontexte bedarfsgerecht und qualitativ hochwertig zu arbeiten (vgl. Ewers & Lehmann, 2021).

Der Fachkräftemangel ist nicht nur im Pflegebereich ein Problem, sondern betrifft auch andere Gesundheitsberufe. In strukturschwachen Regionen ist die Anzahl der Beschäftigten in diesen Berufen in der Regel gering. Dies führt dazu, dass Ärzt*innen und Pflegepersonen besonders häufig als Problem genannt werden. Daher ist es wenig überraschend, dass innovative Lösungen in ländlichen Gebieten auf hohe Zustimmung stoßen. Die Integration und Implementation neuer Versorgungskonzepte bergen in dieser Region ein großes Potenzial, das jedoch gleichzeitig auch eine Notwendigkeit darstellt. Die Bereitschaft, mit anderen Professionen zusammenzuarbeiten und Aufgaben berufs- und sektorenübergreifend neu zu verteilen, ist in dieser Region sehr hoch (vgl. Knorr et al., 2020). Bereits heute ist der Zugang zu benötigten und angemessenen Versorgungsleistungen für Patient*innen und Pflegebedürftige erschwert. In vielen Bereichen sind professionelle Pflegeleistungen nicht oder nicht ausreichend verfügbar. Den pflegenden Angehörigen fehlt häufig die professionelle Unterstützung (vgl. Sachverständigenrat Gesundheit & Pflege, 2024).

6.1.4 Qualifikationsmix

Der Sachverständigenrat Gesundheit & Pflege (2024) hat insbesondere für die Pflegberufe Empfehlungen verfasst, wie die Produktivität und Einsatzfähigkeit gesteigert werden könnte und gleichzeitig die Attraktivität und die Arbeitsbedingungen verbessert werden könnten (vgl. Sachverständigenrat Gesundheit & Pflege, 2024):

- Weiterentwicklung von Personalplanungs- und -einsatzmodellen
- Stärkung professioneller Autonomie und Selbstorganisation in der Pflege
- Modernisierung von pflegerischen Aufgaben- und Verantwortungsprofilen
- Maßnahmen zur Professionalisierung und Akademisierung der Pflege

Mit der Einführung der Fachkraftquote in den 1990er Jahren wurde auch das Prinzip des Skill- und Grade-Mix im Bereich des SGB XI eingeführt (vgl. Stemmer, 2021). Der Skill- und Grade-Mix ermöglicht es, Pflegepersonen unterschiedlicher Qualifikationsniveaus aufgaben- und kompetenzgerecht in der direkten und indirekten Versorgung von Pflegebedürftigen einzusetzen. Der Facettenreichtum der Anforderungen an eine professionelle Pflege sowie die weiterhin steigenden Ansprüche machen die Bildung eines Teams mit unterschiedlichen Qualifikationen und Spezialisierungen erforderlich. Allerdings birgt dieser Anspruch an den Skill- und Grade-Mix auch Herausforderungen. Die Gruppe der Pflegenden stellt mit rund 1,7 Millionen Beschäftigten die größte Gruppe im Gesundheitswesen dar und übernimmt die professionelle Verantwortung für berufliche Pflege von Millionen Menschen in unterschiedlichen Settings, unterschiedlichen Altersgruppen und Problemlagen (vgl. Robert Bosch Stiftung, 2018). Der Begriff »erweiterter Qualifikationsmix« bezeichnet eine Situation, in der verschiedene Qualifikationen und Kompetenzen in der direkten Versorgung von kranken und pflegebedürftigen Menschen zum Einsatz kommen. Dabei kann es sich um bereits bestehende Qualifikationsmischungen handeln, die um unterschiedliche Qualifikationsniveaus und -bereiche ergänzt werden. Die Qualifikationsniveaus und Berufserfahrungen werden durch die Helfer*innen- oder Assistenzausbildung, Pflegefachpersonen mit unterschiedlichen Aus-, Fort- und Weiterbildungen sowie akademisch qualifizierte Pflegefachpersonen (AQP) mit Bachelor- und Masterabschluss ergänzt (vgl. Robert Bosch Stiftung, 2018).

In Deutschland lassen sich bereits Ausdifferenzierungen unterschiedlicher Qualifikationsniveaus feststellen. Dabei ist eine Abstimmung der Qualifizierungen untereinander häufig nicht gegeben (beispielsweise uneinheitliche Anforderungen in Helfer*innen- und Assistent*innenqualifikationen). Zudem ist die hochschulische Höherqualifizierung noch kaum angebahnt. Die Ausweitung von Helfer*innen- und Assistenzqualifikationen wird befürwortet, während einer Höherqualifizierung der Pflege- und Therapieberufe in Deutschland noch immer mit

Skepsis und (gesellschafts-)politischem Widerstand begegnet wird. Die Gegenargumente sind vielfältig. So wird der Nutzen einer durchgängig hochschulischen Qualifizierung für die Gesundheits- und Sozialversorgung angezweifelt. Zudem wird die Gefahr eines mangelnden Nachwuchses bei Anhebung des Qualifikationsniveaus vermutet. Des Weiteren werden in diesem Kontext Abgrenzungs- und Steuerungsprobleme in dem strukturell auf die dominante Rolle von Ärzt*innen ausgerichteten deutschen Gesundheitssystem (z.B. im Rahmen von Verordnungs- und Abrechnungsprozessen) befürchtet. Die Frage, wie auf unterschiedlichen Niveaus qualifizierte Pflegefachpersonen künftig mit geringer qualifizierten Assistenz- und Betreuungskräften arbeitsteilig tätig werden können, erforderte in ausländischen Pflege- und Gesundheitssystemen einen gewissen Transitionsprozess, der in Deutschland noch vollzogen werden muss (vgl. Ewers & Lehmann, 2021).

Das Pflegekompetenzgesetz, in seiner derzeitigen Fassung, unterstützt die Etablierung des Qualifikationsmixes in vollstationären Pflegeeinrichtungen über geltende Personalanhaltszahlen, die über Pflegefachpersonen hinaus Pflegefachpersonen mit hochschulischer Qualifikation einbeziehen, sofern diese mindestens 50 Prozent ihrer Arbeitszeit in der direkten Pflege tätig sind. Zur konkreten Entlastung und Unterstützung des Pflege- und Betreuungspersonals sollen unter bestimmten Bedingungen und abhängig von der Qualifikation Stationsassistent*innen und weitere pflegerelevante Fachpersonen eingesetzt werden können. Dafür ist eine kompetenzorientierte Aufgabenverteilung erforderlich (vgl. Bundesministerium für Gesundheit, 2023b).

Der Qualifikationsmix, der eine Trennung von Planung und Durchführung von Pflege vorsieht, bedingt eine nicht mehr abweisbare Notwendigkeit für hochschulisch qualifiziertes Pflegefachpersonal (vgl. Kap. 6.2.6), um die damit geschaffene Komplexität der Teamsituation zu beherrschen. Dieses muss folglich in der Lage sein, ein nun gestuft zusammengesetztes Pflegeteam mit verschiedenen Graden an (fehlenden) Kompetenzen und (begrenzten) Eigenständigkeiten auf die Aufgaben zu verteilen, ohne die Qualität der Versorgung zu gefährden. Dieses Modell unterstellt daher hochschulisch ausgebildete Pflegefachpersonen ebenso, wie es sie nötig macht. Dies impliziert eine neue Hierarchie innerhalb der Pflegeteams, da die Weisungsbefugnis gegenüber den Hilfspersonen nun bei den hochschulisch ausgebildeten Pflegepersonen liegt (vgl. Benedix & Kathmann, 2019). Das vom Bundesinstitut für Berufliche Bildung (BIBB) beauftragte Projekt Hochschulische Pflegeausbildung und Berufseinstieg (HPABE) hat es sich zum Ziel gesetzt, Konzepte zu entwickeln, die Gesundheitseinrichtungen nutzen können, um hochschulqualifizierte Pflegefachpersonen in den Qualifikationsmix der Einrichtungen einzubinden (vgl. Hecker et al., n. d.).

Die konsequente und nachhaltige Implementierung des erweiterten Qualifikationsmixes stellt einen wesentlichen Faktor für die Förderung von Partizipation,

Transparenz und Akzeptanz in der intra- und interprofessionellen Versorgung dar (vgl. Kap. 6.2.4). Dies geht mit positiven Effekten auf die Teamentwicklung und das Teamworking einher. In Anbetracht der zunehmenden Komplexität der Versorgung wird die Ressource bestehender Fachkompetenzen hinsichtlich einer Zusammenarbeit in der direkten Versorgung nun systematischer genutzt. Die angestrebten Veränderungen in der intraprofessionellen Kooperation setzen nicht nur die Bereitschaft zum gemeinsamen Lernen und Verändern voraus, sondern auch die Akzeptanz von Kontinuität in den Veränderungsprozessen und -beteiligungen. Letztere werden dadurch zwar verstärkt, jedoch auch gleichzeitig verändert (vgl. Robert Bosch Stiftung, 2018).

6.1.5 Belastungsfaktoren

Einen wichtigen Indikator für die Belastungen in den Pflegeberufen stellt die Anzahl der Arbeitsunfähigkeitstage (AU-Tage) dar. Pflegeberufe weisen deutlich höhere AU-Tage auf als alle anderen Berufe. Hier stiegen die AU-Tage von knapp über 30 (2017) auf 35 (2022) (vgl. Lewin et al., 2024). Im gleichen Zeitraum ist ein Anstieg der AU-Tage in der Gesundheits- und Krankenpflege von 40 auf 50 Tage und in der Altenpflege sogar von 47 auf 54 Tage zu verzeichnen. Dies entspricht etwa drei Arbeitsmonaten. Als Gründe für den Anstieg können sowohl die gestiegenen Belastungen als auch der schlechter werdende Gesundheitszustand einer älter werdenden Belegschaft angeführt werden (vgl. Klie, 2024). Dabei stellen Muskel-Skelett-Erkrankungen sowie psychische und Verhaltensstörungen die häufigsten Ursachen für eine Arbeitsunfähigkeit dar. Trotz dieser Umstände verbleibt ein Großteil der Pflegenden (86,3 %) bis zum Renteneintritt in der Berufstätigkeit. Im Anteil der Frühverrentungen unterscheiden sich Pflegeberufe auch von anderen Berufen, denn nach einer Differenzierung innerhalb der Pflegeberufe konnte gezeigt werden, dass lediglich 65,3 Prozent der Altenpfleger*innen regulär in Rente gehen. Bei den anderen Berufen liegt dieser Anteil bei 81,4 Prozent (vgl. Klie, 2024).

Der Personalmangel resultiert u.a. in einer Zunahme der psychischen und physischen Belastungen des verbleibenden Personals. Dabei sind die individuelle Wahrnehmung und Bewertung von Belastungen abhängig von den verfügbaren Ressourcen. Zu Belastungsfaktoren zählen insbesondere bestehender Arbeits- und Zeitdruck, spontane Arbeitsschichten oder Überstunden sowie die Notwendigkeit, kontinuierlich Aufmerksamkeit bereitzustellen. Daneben zählen der Bedarf umfangreicher Kenntnisse und das wiederholte Auftreten psychischer und emotionaler Belastungssituationen dazu, wie beispielsweise die Pflege Schwererkrankter oder Sterbender, Pflichten zur emotionalen Selbstkontrolle, Konflikte mit Pflegebedürftigen, Angehörigen, Kolleg*innen und Vorgesetzten sowie Sinnlosigkeitserleben im bestehenden Gesundheitswesen (u.a. bei Verlegungen, Kommunikation mit anderen Gesundheitsberufen). Mögliche Ressourcen in diesem Zusammenhang sind die eigenen physischen und psychischen Fähigkeiten und Fertigkeiten, inhaltliche und zeitliche Handlungsspielräume, (schnelle) Unterstützungsleistungen durch Dritte wie zur Verfügung gestelltes Wissen und Informationsbestände, Beteiligung an der Schichtplanung, körperliche Leistungsfähigkeit und emotionale Unterstützung durch Kolleg*innen oder Vorgesetzte. Es handelt sich folglich um Flexibilitätspotenziale, die in Organisationen oder Individuen erst aufgebaut werden müssen und deren Erhaltung und Regeneration Zeit, Geld und soziale Kompetenzen erfordert. Sind die Belastungsfaktoren durch die vorhandenen Ressourcen bewältigbar, können Gefühle positiver Bewältigung und Arbeitszufriedenheit auftreten. Reichen die Ressourcen nicht aus, kommt es zu negativem Stresserleben und Unzufriedenheit. Dies ist ebenfalls der Fall, wenn die wahrgenommene soziale, emotionale oder finanzielle Unterstützung als unzureichend empfunden wird (vgl. Senghaas & Struck, 2023). Berberich (2022) identifiziert nach der Habermasschen Logik in der zunehmenden »ökonomischen Kolonalisierung der (Handlungs-)Wirklichkeit der Pflege« durch Privatisierung des Gesundheitssektors ein weiteres Problem, das mit Qualitätseinbußen in der pflegerischen Arbeit und damit wieder einer verstärkten Unzufriedenheit einhergeht. Pflege, die als Baukastensystem im Minutentakt abgerechnet wird, führt zu hohem Leistungs- und Termindruck. Im Jahr 2019 wurden in der vollstationären Langzeitpflege allein 14,8 Millionen Überstunden geleistet. Davon waren 5,8 Millionen unbezahlt, was einem Arbeitswert von 61 Millionen Euro oder rund 3.180 Vollzeitstellen entspricht (vgl. Berberich, 2022).

In der Literatur wird häufig über Belastungsfaktoren berichtet, die aus Rollenkonflikten resultieren. Diese treten auf, wenn Arbeitsverdichtung und Zeitdruck zu Einbußen in der Pflegequalität führen und die Arbeit den eigenen Ansprüchen nicht mehr gerecht wird (vgl. Senghaas & Struck, 2023). Befragte Pflegende geben an, dass sie sich mit den körperlichen und psychischen Belastungen häufig allein gelassen fühlen und sich mehr Unterstützung in diesem Bereich in Form von ausreichenden Hilfsmitteln und Möglichkeiten der externen Begleitung und Supervision wünschen (vgl. IEGUS et al., 2023). Das Spannungsfeld zwischen ökonomischen Vorgaben und dem eigenen Verantwortungsgefühl wird von Pflegenden häufig zu deren Nachteil aufgelöst, sodass sie trotz ungünstiger Arbeitsbedingungen im Beruf verbleiben. Dies ist auf die Treue und Verbundenheit zu den Pflegebedürftigen und Kolleg*innen zurückzuführen (vgl. Senghaas & Struck, 2023).

Dennoch ist das Phänomen des Burnouts in der beruflichen Pflege weit verbreitet. Seit dem Jahr 2012 hat sich der Anteil der Pflegenden, die aufgrund eines Burnouts arbeitsunfähig sind, um 15 Prozent erhöht. Damit sind Pflegende doppelt so oft von einem Burnout betroffen wie andere Berufsgruppen. Fast zwei Drittel (62,3 %) der Pflegepersonen sind oft oder immer körperlich erschöpft. Burnout stellt eine der häufigsten gesundheitlichen Folgen von tätigkeitsspezifischen Belastungen in der beruflichen Pflege dar, zu denen beispielsweise Arbeitslast, fehlender Handlungsspielraum, Schichtarbeit und allgemeiner Stress zählen. Während der Corona-

Pandemie hat sich dieses Problem noch verschärft. Als Risikofaktoren gelten junges Alter, niedrige soziale Unterstützung und hohe Arbeitslast (vgl. IFBG & Barmer, 2023).

Das Phänomen des Coolout, welches zu einer Desensibilisierung von Pflegepersonen führt, wird durch den Widerspruch zwischen der erlebten Praxisrealität und dem eigenen Anspruch an normative, patientenorientierte Pflege ausgelöst. Der Coolout-Prozess stellt demnach eine Schutzfunktion dar, welche vor dem »Ausbrennen« (Burnout) schützen soll. Im Gegensatz zum Burnout bleibt die Handlungsfähigkeit der Pflegepersonen erhalten. Rund zwei Drittel (64,5 %) der Befragten geben an, einen Konflikt zwischen den individuellen Bedürfnissen und den Stationsabläufen zu erleben. Rund 42 Prozent der Befragten können diesen Konflikt akzeptieren (vgl. IFBG & Barmer, 2023; Kersting, 2024).

Die Ausbildung zum Pflegefachmann/zur Pflegefachfrau soll gemäß der Ausbildungs- und Prüfungsverordnung Absolventen*innen dazu befähigen, »drohende Über- oder Unterforderungen frühzeitig wahrzunehmen«, aber auch in der Lage zu sein, »Unterstützungsangebote frühzeitig wahr[zu]nehmen« und Strategien zum Umgang mit beruflichen Belastungen gezielt einsetzen zu lernen (PflAPVO, Anlage 2). Aufgrund des Zeitdrucks und der verdichteten Arbeitsanforderungen können dennoch bereits in der Pflegeausbildung Praxisanleitungszeiten ausfallen und viele alltägliche Handlungssituationen werden nicht im Rahmen von Lernsituationen genutzt. Wenngleich alle beruflich Pflegenden, nicht nur die Praxisanleitenden, einen Orientierungsrahmen zur beruflichen Identitätsbildung für Auszubildende/Studierende in der Pflege bieten sollen, fehlen häufig Vorbildmodelle. Im schlimmsten Fall führen wahrgenommene Diskrepanzen zwischen Berufsrealität und individuellen Vorstellungen bereits in der Ausbildung zu einem Abbruch (vgl. Reiber et al., 2023a).

Digitale Transformationsprozesse (vgl. Kap. 6.3) können das Pflegepersonal entlasten, sodass es sich wieder seinem genuinen Pflege- und Versorgungsauftrag widmen kann (vgl. Schmailzl, 2019). Darüber hinaus sollte der betrieblichen Gesundheitsförderung und Prävention grundsätzlich eine größere Aufmerksamkeit gewidmet werden, insbesondere bei Strukturvorgaben für Einrichtungen im Gesundheitswesen (vgl. Klie, 2024).

6.1.6 Ergebnisse aus dem Sounding Board und den Expert*inneninterviews

Bei der Einschätzung der Bedeutung des demografischen Wandels für die Pflege(ausbildung) gab es in beiden Sounding Board-Gruppen eine hohe Zustimmung (vgl. Tab. 18).

*Tab. 18: Ergebnisse Sounding Board »Demografischer Wandel allgemein« Expert*innenbeirat links/Fachbeirat des DPR rechts*

Relevanz zum Berufsbildungskonzept	CVI*	
Demografischer Wandel	1,0	0,93
*ab einem CVI-Wert von > 0,78 gilt ein Item als angenommen		

Die Relevanz der Thematik wird ebenso durch eine Freitextantwort aus den Sounding Board Ergebnissen des Expert*innenbeirats deutlich erkennbar:

> »Das deutsche Gesundheitssystem ist kaum auf die Entwicklung hin zu mehr Carearbeit vorbereitet. Die Dominanz der Versorgung auf Medizin, Pharma & Krankenhaus muss dringend gebrochen werden. Dies geht nur mit einer deutlichen Aufwertung und Weiterentwicklung pflegerischer Rollen und Aufgaben.«

Die Auswertung der Expert*inneninterviews legt nahe, dass der demografische Wandel einen Einfluss auf die Pflegebildung ausübt und somit auch auf den Pflege(bildungs)raum. Dazu wird in dem Interview ausgeführt, dass dies nicht allein ein Problem für die Pflegeberufe darstellt, sondern ein gesamtgesellschaftliches Problem ist:

> »Diese Frage, was braucht die Bevölkerung, die sich weiterentwickelt und Pflegebedarfe entwickelt, die mit denen der heutigen Bevölkerung nicht vergleichbar sind [...] und gleichzeitig bei einer Gesellschaft, die auch in dieses System zunehmend weniger Geld reintut. Und diese Gesellschaft braucht aber Fachpflege, ganz besonders im Alter. Die größte Gruppe, die nun mal von uns abhängig ist, ist der ältere Mensch. Und selbst wenn sie im Krankenhaus sind, es sind die älteren Menschen, die die Hilfe brauchen und nur punktuell die Jüngeren. Und wir müssen uns ja überlegen, dass bei dieser Entwicklung es zunehmend weniger Pflegekräfte geben wird. Die weniger Pflegekräfte, die müssen besser qualifiziert sein, weil das liegt auf der Hand, wenn sie schon weniger haben, dann müssen wenigstens die wenigen richtig gut sein. Das ist halt die Herausforderung, vor der wir auch gesellschaftlich stehen. Wir müssen in die Gesellschaft Impulse geben, dass diese Berufsgruppe höher qualifiziert werden muss.« (EXP02, Abs. 44)

Die Interviewdaten deuten darauf hin, dass das Thema Pflege und Pflegebedürftigkeit in Familie und Gesellschaft eher Relevanz erfährt, wenn persönliche Betroffenheit erlebt wird. Die mangelnde Aufmerksamkeit äußert sich beispielsweise noch immer in fehlender Anerkennung (z.B. finanzieller Entlohnung) in den unterschiedlichen Pflegesettings wie in der stationären oder in der ambulante Langzeitpflege:

> »Pflege ist total, ja wenn ich da mal mit unserem ehemaligen Regierenden Bürgermeister zitieren darf, unsexy, ne, so, dass, damit setzt sich niemand auseinander. Ja, Pflege betrifft immer nur Andere und keiner macht sich Gedanken, wo will ich denn mal oder wie will ich denn mal später versorgt werden? Das ist natürlich eine große Herausforderung für das Pflegesystem allgemein und für den Pflegeberuf. Eben weil wir im Grunde genommen diese sektorale Trennung haben, also was natürlich auch im Ansehen sich widerspiegelt in der Entlohnung. Also wenn man sich jetzt anguckt, was Menschen im Krankenhaus verdienen und was dann sozusagen die Kolleginnen in der Alten- und ambulanten Pflege verdienen. Es sind einfach Unterschiede vorhanden.« (EXP03, Abs. 40)

Die interviewten Expert*innen äußern ihre Besorgnis darüber, dass die rückläufigen Zahlen in der Pflegeausbildung auf die Einführung der neuen generalistischen Pflegeausbildung zurückgeführt werden könnten. Ihrer Meinung nach sind die Ursachen hierfür in der gesellschaftlichen Entwicklung insgesamt und den zurückgehenden geburtenstarken Jahrgängen zu finden. Auch andere Branchen klagen über rückläufige Ausbildungszahlen. Als mögliche Gründe für gering ausgeprägte rückläufige Zahlen nennen sie das Image der Pflegeberufe sowie dessen Attraktivität. Die Profession Pflege tritt in ihrer Wahrnehmung eher weniger selbstbewusst auf, anstatt innerhalb ihrer Profession vielfältige Chancen zu nutzen und mutige Visionen weiterzuentwickeln.

> »Und wenn man sich mal so ein bisschen die aktuellen Berufsausbildungszahlen anguckt. Zum einen stagnieren die Zahlen oder sind sogar wieder rückläufig, die Anfängerzahlen. Zum anderen haben wir auch in der beruflichen Ausbildung eine hohe Abbruchquote. Warum? Jetzt kommen die Spötter und sagen, das liegt an der Generalistik. Ja, das glaube ich nicht. Ich glaube, dass es sozusagen einfach am fehlenden Willen liegt und einfach an dem Image des Pflegeberufes. Aber vielleicht ist es einfach auch manchmal, es passt nicht in meinen Lebensstil-Problem.« (EXP03, Abs. 16)

> »Wenn ich daran denke, dass das die generalistische Pflegeausbildung jetzt für alles verantwortlich gemacht wird, sogar dafür verantwortlich gemacht, dass in Deutschland überall Ausbildungsplätze zurückgehen und es wird alles durcheinander geworfen, wir einfach anerkennen müssen, dass der demografische Wandel jetzt da ist und wir in den nächsten zwei bis vier Jahren die Leute in die Ausbildung oder ins Studium bekommen sollten, die aber die geburtenschwächsten Jahrgänge sind, die kommen ja jetzt gerade so und wir können am Ende des Tages uns in der Konkurrenzsituation, in der wir uns jetzt befinden, nur durchsetzen, indem wir nicht ständig im Jammertal verharren und uns selber

bemitleiden. Wie schlimm dieser Beruf ist, was leider viele Berufsangehörigen tun, sondern so schwer das auch ist, im Moment mit klaren Visionen und mit klaren Ideen den Blick nach vorne zu richten. Nicht, nicht im Sinne von einer Utopie, sozusagen irgendwelche Elfenbeinturmgedanken, sondern ganz konkret zu sagen das ist, das ist Pflege, so wie es eigentlich sein soll.« (EXP05, Abs. 17)

Die Befragten äußern zudem, dass bei Angehörigen der Pflegeberufe die Tendenz des »Downsizing« beobachtbar ist. Von entscheidender Bedeutung sei deshalb, dass beruflich Pflegende eine klare professionelle Abgrenzung vornehmen und sich auf die originären Aufgaben und Belange konzentrieren, um ihre zentrale Bedeutung im Rahmen der interprofessionellen Gesundheitsversorgung der Bevölkerung hervorzuheben:

»Also die Pflege fühlt sich ja manchmal bedroht aus unterschiedlichen Richtungen. Also sie fühlt sich bedroht von dem Physician Assistant. Die Pflege fühlt sich bedroht von den Medizinern. Gleichzeitig passiert so ein Downsizing, denke ich mir manchmal, was die Qualitätsanforderungen angeht, dass man das noch einfacher macht. Es gibt doch eine assistierte Helferausbildung. Also insgesamt ist es, glaube ich, wichtig, dass wir uns dort auf der einen Seite abgrenzen und auf der anderen Seite auf uns selber konzentrieren, weil wir werden in den nächsten Jahren nicht mehr werden. Das heißt, die Ausbildungszahlen werden nicht steigen, die Zahl der Fachkräfte wird nicht steigen. Gleichzeitig wird der Druck aus dem Gesundheitswesen größer. Wir werden weniger Geld haben und wenn wir da nicht aufpassen, werden wir da einfach sehr, sehr an Bedeutung verlieren. Und das darf nicht passieren.« (EXP05, Abs. 43)

Den größten Mangel erwarten die Expert*innen im ambulanten Bereich und erachten edukativ pflegerische Interventionen (Information, Beratung, Anleitung und Schulung) sowie das Empowerment von Pflegebedürftigen und deren Angehörigen als geeignete Maßnahmen, um den Verbleib in der Häuslichkeit langfristig zu ermöglichen:

»Also zentrales Thema wird sein und ist es jetzt schon, wie kann ich bei Mangel an Pflegepersonal, den wir vor allen Dingen im ambulanten Bereich haben, Patienten und deren Angehörige und ihr Hilfe-Netzwerk so weit stärken, dass sie Aufgaben, die heute möglicherweise noch von Pflegenden gemacht werden, möglicherweise zu einem größeren Teil auch selbst leisten können, um ihren Verbleib in der Häuslichkeit zu ermöglichen.« (EXP07, Abs. 6)

Der Themenkomplex Rekrutierung ausländischer Fachkräfte wird von den Befragten als wichtiger Baustein zur Deckung des Fachkräftebedarfs eingeschätzt. Allerdings birgt diese Strategie gewisse Herausforderungen, insbesondere wenn ausgebildete Pflegefachpersonen aus dem Ausland mit ihre im Heimatland erworbenen zumeist akademischen Berufsabschlüsse und dem damit verbundenen Anspruch an die Qualität der pflegerischen Versorgung in die deutsche Pflege einmünden sollen, in der bislang kein transparentes international anschlussfähiges akademisches Pflegesystem etabliert ist und demzufolge unterschiedliche Pflegeverständnisse aufeinandertreffen. Die daraus resultierenden Divergenzen können zu erheblichen Schwierigkeiten führen und fraglich bleibt, ob sogenannte »Anpassungen« zu gelingenden Pflegeprozessen führen können:

> »Und was die an Pflege Verständnis mitbringen, das unterscheidet sich doch sehr von dem, was wir unter Pflege verstehen. Auch das, was sie in Ihren Ländern getan haben, unterscheidet sich wesentlich von dem, was sie hier tun. Und da hilft auch ein Anpassungskurs nicht, der sie da vorsichtig darauf vorbereitet, dass sie plötzlich viele Dinge nicht mehr tun, vor allen Dingen medizinisch pflegerische Dinge. Dass sie anders an das, was wir Grundpflege nennen, herangeführt werden. Das haben sie wohl schon mal gehört. Das wird den meisten schon mitgeteilt. Aber sie glauben es nicht wirklich, bis sie sie das erste Mal dann erleben. Also von daher ist unsere Pflege und unsere Pflegeausbildung schon deutlich anders, wie das, was man von Pflege außerhalb der EU, was man dort entsprechend lernt und ob das tatsächlich Anpassung ist. Allein der Begriff Anpassung ist schwierig.« (EXP07, Abs. 18)

Die mit heterogenen Ausgangslagen verbundenen weiteren Herausforderungen des demografischen Wandels für ein Bildungskonzept werden mit Blick auf die Ausbildung nicht auf Personen mit Migrationshintergrund und Sprachschwierigkeiten beschränkt, sondern betreffen auch Menschen ohne Migrationshintergrund, die gezielte Förderung benötigen:

> »Selbst bei guter Lernförderung bei kleinen Klassen glaube ich, dass man das in vielen Fällen nicht hinbekommt. Das hat nicht nur was damit zu tun, dass ein großer Teil der Lernenden Migrationshintergrund und Sprachschwierigkeiten hat, sondern dass auch das Lernpotenzial der Auszubildenden, die ursprünglich deutsch sind, das darf man bestimmt so nicht sagen. Aber das auch die da großen Förderbedarf haben. Und wenn wir ehrlich sind, müsste man eigentlich sagen: Wir können nicht nur Pflegefachpersonen auf Ebene 4 haben und auf 6. Wo müsste eigentlich der Bachelor sein? Und das, was im Moment in den beruflichen Schulen stattfindet. Es müsste eigentlich eine Pflegefachassistenz sein, die wir im Moment auf anderthalb bis zwei Jahre diskutieren, wo sich der Bund auch nicht einig wird. Aber eigentlich ist das, was wir im Moment auf der Ebene der beruflichen Schulen erreichen, so wie ich es erlebe, für die meisten Auszubildenden eigentlich nicht das, was man von einer Pflegefachperson laut Ausbildungsziel und Kompetenzbeschreibung erreichen kann.« (EXP07, Abs. 28)

In der Subkategorie Fachkräftebedarf wurden im Sounding Board alle Items bis auf das Item *Anwerbung aus dem Ausland* für das BAPID-Bildungskonzept bestätigt. Es bleibt jedoch anhand der Datenlage unklar, warum der Expert*innenbeirat des Sounding-Boards das Item ablehnt und auch durch den Fachbeirats des DPR das Item nur knapp angenommen wird (vgl. Tab. 19). Mögliche Ursachen für dieses Antwortverhalten könnten die interpretationsoffene Charakteristik der quantitativen Fragestellungen im Sounding-Board und die fehlende Abstufung der Relevanz dieser Fragestellungen im Sinne von »Wie relevant finden Sie ...« sein.

*Tab. 19: Ergebnisse Sounding Board »Fachkräftebedarf« Expert*innenbeirat links/ Fachbeirat des DPR rechts*

Relevanz zum Berufsbildungskonzept	CVI*	
Fachkräftemangel allgemein	0,86	1,0
Anwerbung aus dem Ausland	0,67	0,79
Anwerbungen im Inland	0,95	0,95
Verbleib im Beruf	1,0	1,0
Bildungs-/Arbeitskonzepte für ältere Arbeitnehmer*innen	0,86	0,93
Attraktivitätssteigerung	0,95	1,0
*ab einem CVI-Wert von > 0,78 gilt ein Item als angenommen		

Die Items zur *Diversität* wurden bis auf das Item *Gender* alle deutlich für das Bildungskonzept BAPID angenommen (vgl. Tab. 20). Warum das Item Gender von Fachbeirat des DPRs abgelehnt wurde, konnte auch in der anschließenden Diskussion nicht geklärt werden. Die Ergebnisse der Dokumentenanalyse legen nahe, dass *Gender* in den gegenwärtigen Publikationen der deutschsprachigen Pflegebildung ein relevantes Thema ist und Auszubildende selbst eine hohe Affinität zu diesem Thema ausgebildet haben.

*Tab. 20: Ergebnisse Sounding Board »Diversität« Expert*innenbeirat links/Fachbeirat des DPR rechts*

Relevanz zum Berufsbildungskonzept	CVI*	
Gender	0,81	0,71
Migration	0,90	1,0
Generationenvielfalt	0,86	1,0
Transkulturalität	0,86	1,0
*ab einem CVI-Wert von > 0,78 gilt ein Item als angenommen		

Wie bereits im vorangestellten Kapitel deutlich wurde, spielt das Thema Heterogenität und Diversität eine signifikante Rolle in den Expert*inneninterviews. Dies betrifft zum einen die unterschiedlichen Altersgruppen, die im Setting aufeinandertreffen, zum anderen wird eine ausgeprägte Heterogenität innerhalb der Auszubildenden/Studierenden wahrgenommen, die sich sowohl auf Migrations- und Zuwanderungserfahrungen, individuelle Kontextfaktoren als auch auf die allgemeinen Lernvoraussetzungen erstreckt.

> »Also wir bekommen Menschen, die eben nicht so bildungsfertig sind. Wir bekommen Menschen, die Migrationskultur-Hintergründe haben, die von unseren Kollegen nicht gekannt werden. Das Thema Diversität ist ein Riesenthema, das Thema Jugendkultur ist ein, das Verständnis sozusagen der Gruppe der Lernenden zu erhalten, das gegenseitige Verständnis zu erhalten. Das ist ein riesiges Thema.« (EXP05, Abs. 55)

Die Ergebnisse verdeutlichen darüber hinaus, dass zu den drängenden Themen eines Bildungskonzeptes auch die Entwicklung pädagogischer Konzepte zum Umgang mit Heterogenität von Auszubildenden gehört, um den Lernerfolg von Auszubildenden durch gelingende Angebote fördern zu können.

> »Ich glaube, das sind auch dann am Ende schulinterne Schulentwicklungsthemen. Wie gehe ich mit diesen Fragestellungen und Herausforderungen um? Was biete ich an? Was mache ich mit Lerncoaching? Wie mache ich mit Sprach- und Kulturintegration? Ich habe keine anderen als die, die ich bekomme. Ich bekomme auch keine andere mehr. Das heißt, es geht am Ende des Tages darum, wie kriege ich diese Menschen so abgeholt und ausgebildet, so dass sie am Ende zufrieden sind

> in dem, was sie tun. Selbstwirksamkeit erfahren, keine Überforderung haben usw. Und das sind so Themen, alles Pflegebildungsthemen.« (EXP05, Abs. 45)

Die Implementierung von diversitätssensiblen Konzepten in Bildungs- und Versorgungseinrichtungen des Gesundheitswesens erfordert die aktive Mitwirkung aller Beteiligten. Die Benennung eines Diversitätsbeauftragten wird als nicht hinreichend bewertet. Vielmehr muss ein gemeinsames inklusives Konzept gelebt werden, in dem Migration als mögliche Ressource betrachtet wird, die bislang nicht systematisch erfasst und somit auch nicht sichtbar wird. Die einfließenden Kompetenzen der zugewanderten Pflegenden verstehen sich dabei als Aspekt menschlicher Ressource.

> »[...] Was heißt sprach- und kultursensible Schule. Das reicht ja nicht, dass sie einen Beauftragten haben, der sich um Sprache und Kultur kümmert, sondern sie müssen ein Bewusstsein dafür schaffen, in der Lehrerschaft, in der Einrichtung, dass das ein Thema ist und dass es Lernen beeinflusst, vielleicht behindert manchmal sogar fördert. Wie auch immer. Und dann auch Voraussetzungen schaffen, dass man sozusagen gemeinsam auch einem bestimmten Ziel folgt. Und das ist ein Gruppenprozess. Das ist eine Aufgabe für ein gesamtes Team. Das klingt jetzt viel, aber ist es auch, [...] wir haben 37 Nationen hier. Wir haben zwei riesige Gruppen mit indischen und marokkanischen Auszubildenden. Und das ist ja nicht nur für die Auszubildenden eine Herausforderung, sondern auch für uns als Lehrer, aber auch für die Praktiker in den Praxisfeldern.« (EXP05, Abs. 57)

> »Es betrifft ja nicht nur die Patienten selbst, es betrifft ja auch diese Buntheit des Pflegepersonals nicht nur in Bezug auf Qualifikationsstufen, sondern auch wie sind Pflegeteams heute zusammengesetzt. [...] Aber letztlich braucht es trotzdem eine Teamkultur, [...] ein gemeinsames Verständnis wie Patienten versorgt werden. Möglicherweise bringen viele migrierte Pflegefachpersonen Kompetenzen mit, die wir im Moment gar nicht abrufen, weil wir sie gar nicht systematisch erfassen und sie gar nicht hören wollen. Weil wir immer das Bild haben. Wir integrieren sie und sie sollen so pflegen, wie wir das hier wollen. Aber vielleicht sollten wir da auch noch mal genauer hinhören, genauer hingucken. Wie würden ›Die‹ bestimmte Probleme lösen? Und dass wir ... noch ein Stück lernen?« (EXP07, Abs. 6)

Im Kontext des Lebenslangen Lernens wird von einer interviewten Person der Vorschlag gemacht, in einem zu entwickelnden Bildungskonzept die Berufspraxis Pflegender anzuerkennen und insbesondere Altersdiskriminierung zu vermeiden, indem älteren Beschäftigten eine Berufsperspektive bis zum Renteneintritt aufgezeigt wird. In diesem Konzept die Bildungswege für jüngere beruflich Pflegende begrenzend zu regeln, wird eher als kritisch angesehen, wie das nachfolgende Zitat verdeutlicht:

»[...] ich eigentlich spannend fände, wenn man das in ein Lebenslaufbahnrahmenkonzept packen würde für also wo man auch wirklich sagen würde, wir schaffen Abschlüsse für Pflegekräfte, die schon lange unterwegs sind und die vielleicht mit 60 nicht mehr am Bett pflegen können. [...] Dafür biete ich Angebote an und setz nicht das schon als Ziel für 25-jährige nach dem Pflegestudium aufs Tablett. Also das finde ich kritisch. Da muss man vielleicht auch die Zielgruppe ein bisschen mitdenken und muss gucken, wann brauche ich eigentlich bestimmte Schutzräume auch für die Pflege, also auch diesen Aspekt von Bildung, auch um lebenslang arbeiten zu können, noch viel stärker mit reinzunehmen in diese Qualifizierungsdiskussion.« (EXP06, Abs. 28)

Die Subkategorie *Versorgungsformen* wurde sowohl vom Expert*innenbeirat als auch des Fachbeirats des DPR mit allen zugehörigen Items deutlich angenommen (vgl. Tab. 21):

*Tab. 21: Ergebnisse Sounding Board »Versorgungsformen« Expert*innenbeirat links/ Fachbeirat des DPR rechts*

Relevanz zum Berufsbildungskonzept	CVI*	
Ambulantisierung	0,86	1,0
Gesellschaftlicher und regionaler Strukturwandel	0,90	0,93
Spezifische Bildung (z.B. erweiterte heilkundliche Kompetenzen)	1,0	0,93
Empowerment von Patient*innen und Angehörigen	0,95	1,0
Beratung und Edukation	1,0	0,93
*ab einem CVI-Wert von > 0,78 gilt ein Item als angenommen		

Nach Meinung der Expert*innen besteht Konsens darüber, dass sich gesundheitliche Versorgungsformen ändern müssen und demnach auch Bildungsanforderungen in der Pflege anzupassen sein werden. Dabei sind sowohl Zukunftsszenarien zu entwickeln als auch Best-Practice-Beispiele heranzuziehen, wie beispielsweise die (ambulante) gesundheitlich-pflegerische Versorgung der Bevölkerung nach dem Modell der Medizinischen Versorgungszentren in der ehemaligen DDR. Es wird aber auch die Sorge zum Ausdruck gebracht, dass das deutsche Gesundheitssystem kollabieren könne:

> »Die Systeme, in denen gepflegt wird, verändern sich und damit, damit müssen sich natürlich auch die Bildungsmaßnahmen verändern. Also wir haben zum Beispiel in der Langzeitpflege eine starke Ambulantisierung, die weiter voranschreiten wird. Ob wir vielleicht in fünf oder zehn Jahren eigentlich nur noch Pflegehotels haben und zum Beispiel die Pflegenden vollambulant, wie die Hausärzte, dann dorthin gehen und Fachpflege anbieten und auch wieder weggehen. Solche Modelle, ich glaube, dass die kommen werden.« (EXP02, Abs. 80)

> »Na, wenn ich jetzt in die DDR gucke, wo, wo Pflege ja schon immer auch ein Studium (an Fachschulen) war und dann entsprechend der Berufsbilder auch in der gemeindenahen Versorgung, die selbstverantwortlich durch den Pflegeberuf durchgeführt wurde. Ich glaube, man hat in der jüngsten Vergangenheit im deutschsprachigen Raum gute Best-Practice-Modelle, die man nutzen kann.« (EXP03, Abs. 6)

Im Rahmen der Befragung wird zudem der gesellschaftliche Wandel und seine Auswirkungen adressiert, indem die Bedeutung der informellen Pflege durch Angehörige für die Aufrechterhaltung der Pflegeversorgung erörtert wird, denn mit der erhöhten Mobilität innerhalb der Familien wird die Zahl der informell Pflegenden sinken:

> »Bei einer Gesellschaft ist einfach eine ganz große Herausforderung, dass wir die pflegerische Versorgung überhaupt sicherstellen müssen. Ne, das, was sozusagen früher der Klassiker war, die familiäre Unterstützung bei einer Pflegebedürftigkeit, das wird ja immer geringer, weil wir die Mobilität halt innerhalb der Familie haben. Ne, also ich selber wohne auch nicht mehr da, wo meine Mutter wohnt. Wenn die irgendwann pflegebedürftig wird, haben wir ein Problem. Das ist das gesellschaftliche Problem.« (EXP03, Abs. 12)

Das Pflegende mit der Übernahme von mehr Verantwortung sowie dem Erwerb erweiterter Kompetenzen sollen Pflegende als »großes Zahnrad in Gesamtgetriebe« eine verbesserte patientenorientierte Versorgung ermöglichen, unnötige Schnittstellen (z.B. im Rahmen der Heilmittelversorgung) verhindern und damit insgesamt selbstbewusster im Versorgungssystem auftreten, wird in folgendem Zitat thematisiert:

> »Die Pflege als solches, sie ist ja letztlich ein großes Zahnrad in einem Gesamtgetriebe des Gesundheitssystems. Und wir haben ja nicht nur Probleme an Fach-

personal, Kompetenzgerangel oder Defiziten im Bereich der Pflege, sondern eben auch im Bereich der Heilmittelabgänge, im Bereich der ärztlichen Dienste. Und von daher muss Pflege, es muss uns gelingen, dass Pflegende »Blickigere« sind, die Verantwortung übernehmen wollen und nicht stets nur auf Anweisung handeln oder im Zweifelsfall Dinge wegdelegieren und nach dem Arzt oder dem Notdienst rufen.« (EXP07, Abs. 6)

Die Befragten verweisen auch auf die essenzielle Bedeutung zunehmender Verantwortungsübernahme Pflegender. Pflegende sollten demnach nicht nur die Verantwortung in ihrem Bereich einfordern, sondern sich ihrer vielfältigen und spezifisch pflegerischen Kompetenzen bewusst sein und diese gewinnbringend und gleichberechtigt im interprofessionellen Setting einer personenzentrierten Pflege einsetzen. Dies sei die Grundlage dafür, dass sie »pflegegeleitet und pflegezentriert« agieren können:

»Und natürlich, wenn wir dann auch noch über spezielle Versorgungsformen, ob man die jetzt Level-1-Krankenhäuser oder Gesundheitskioske oder wie auch immer nennt, ja auch das, da, da verschwimmen so ein bisschen die Grenzen zwischen Primärversorgung und Langzeitversorgung und Langzeitpflege. [...] Also es muss eben auch wenn wir über einen, ich würde jetzt gar nicht sagen, dass das weniger interprofessionell sein muss, es ist nur pflegegeleitet und pflegezentriert. Ja, das ist eben der Unterschied zum Krankenhaus und umso mehr braucht es natürlich Konzepte zur interprofessionellen Zusammenarbeit. Und auch dazu brauche ich Menschen, die das können und die ausgebildet sind und die auf, ja die auch auf Augenhöhe diskutieren können. [...] Die Strukturen sind eben schwer aufzubrechen. Die ärztlichen Kolleg*innen sind ja also einigermaßen veränderungsimmun, würde ich sagen. Häufig ja, und deswegen braucht es aus meiner Sicht auch dafür Spezialist*innen für meinetwegen personenzentrierte Altenpflege, die auch solche Rollen übernehmen können und die auch dann einfordern können, was es braucht im Sinne ihrer Klient*innen, gegenüber den anderen Berufsgruppen und gucken können, was für Medikamente bekommen, denn jetzt meine, meine Klient*innen und das dann auch angemessen beurteilen können.« (EXP01, Abs. 6)

Die Relevanz eines Qualifikationsmixes wird betont, ebenso wie die Überwindung sektoraler Hürden. In diesem Zusammenhang wird pflegerische Kompetenzerweiterung notwendig, um aufsuchende Hilfen und damit verbundene präventive und gesundheitsfördernde Angebote vorzuhalten, die das Gesundheits- und Pflegesystem entlasten. Ziel sollte es sein, durch einen präventiven und edukativen Versorgungs- und Begleitungsansatz die Einmündung von Menschen in das Gesundheits- oder Pflegesystem zu verhindern.

»Na ja, im Grunde genommen ist die große Herausforderung ja, dass wir Pflege neu denken müssen, ne. […] Wir müssen über die Kompetenzerweiterung sprechen, wie wir das Umsetzen. Wir müssen über die Hürden, die sektoralen Hürden reden, wie wir die ausgleichen oder abschaffen. […] Und wir brauchen im Grunde genommen, also wann wird denn Pflege aktiv? Die Pflege wird immer erst dann aktiv, wenn ein Mensch, der Pflegebedarf hat, im System aufschlägt. Aber im Grunde dieses Aufsuchende und dieses frühzeitige Erkennen hier ist ein Problem. Wir beraten Dich jetzt mal! Das, das findet ja nicht statt, sondern wir warten im Grunde genommen immer in unserem System, bis irgendwer zu uns hineinkommt und sagt, so, hier bin ich, ich brauche jetzt Hilfe.« (EXP03, Abs. 40)

Die Subkategorie *Qualifikationsmix* wurde mit allen Items von den befragten Gruppen deutlich zustimmend bewertet (vgl. Tab. 22).

*Tab. 22: Ergebnisse Sounding Board »Qualifikationsmix« Expert*innenbeirat links/ Fachbeirat des DPR rechts*

Relevanz zum Berufsbildungskonzept	CVI*	
Neue Kompetenzanforderungen	0,95	0,93
Kompetenzmatrizen	0,90	0,86
Interprofessionalität	1,0	1,0
Skill- und Grade-Mix	0,81	0,93
Heterogene Karrierepfade	0,90	1,0
*ab einem CVI-Wert von > 0,78 gilt ein Item als angenommen		

»Nicht nur neue Kompetenzanforderungen, sondern auch Fokus auf pflegerische (Kern-)Kompetenzen! Keine Übernahme von ärztlichen Tätigkeiten, sondern Fokus auf Pflege!« Auch in diesem Statement aus den Freitextantworten des Sounding Boards wird deutlich, dass die Pflege sich der Relevanz der pflegerischen Kernkompetenzen und Vorbehaltsaufgaben stärker bewusstwerden muss.

Diese Thematik wird auch in einem der Interviews aufgegriffen. Es wird die Wahrnehmung beschrieben, dass Pflegende in der Vergangenheit häufig nicht entsprechend ihrer Kompetenzen und nicht gleichberechtigt auf Augenhöhe in der interprofessionellen Zusammenarbeit agieren konnten. Jedoch werden in der Zusammenarbeit zahlreiche Schnittmengen mit vielen Professionen deutlich und diese entscheiden über Erfolg und Misserfolg von Maßnahmen in der Gesundheitsversorgung. Im Rahmen der interprofessionellen Zusammenarbeit als wichtige Säule im gegenwärtigen Versorgungsprozess sollte die Profession Pflege selbstbewusst die interprofessionelle Zusammenarbeit mitgestalten.

> »Und diese Dynamiken, die müssen wir natürlich immer auch realisieren in der Bildung, genauso wie wir eine, im Gesundheitswesen, eine zunehmend starke interprofessionelle Bildung forcieren müssen, weil wir nicht nur auf dem Papier in Teams arbeiten. Wir tun es ja faktisch. Und wir merken eigentlich, dass viele Themen immer tiefer eigentlich in die interprofessionelle Bildung vordringen müssten und wir auch viel mehr gemeinsame Bildungsmaßnahmen bräuchten. [...] Also auch und das ist jetzt nur allein die Berufsgruppe Pflege und Medizin. Wenn man jetzt mal sieht, welche Überschneidungen wir auch mit den Physiotherapeuten haben, Ergotherapeuten, Soziale Arbeit haben wir starke Überschneidungsmengen. Also. Und auch da hoffe ich, dass die Gesellschaft das auch mehr einfordern wird, denn für viele Betreuungssituationen ist es eigentlich entscheidend, wie die Professionen zusammenarbeiten, nicht nur notwendig, sondern entscheidend über Erfolg oder Misserfolg der Maßnahmen. Also solche Impulse, glaube ich, kommen und werden auch stärker. Da müssen wir natürlich auch als Berufsgruppe aufpassen, dass wir uns nicht verschließen, weil wir so viel in unserem Eigenen zu tun haben und auch die Erfahrung gemacht haben, interprofessionell heißt, hieß ja in der Vergangenheit, dass Pflege verloren hatte und alle anderen gewonnen. Das war ja nicht auf Augenhöhe, muss man ja auch mal klar sagen. Und die Berufsgruppe hat so eine vitale Angst vor der Zusammenarbeit mit anderen, weil ihnen praktisch entweder etwas weggenommen wird oder ihre Arbeit nicht geschätzt wird in dem Umfang. Aber das kann sich ändern und muss sich auch ändern.« (EXP02, Abs. 80)

Die Expert*innen stimmen überein, dass die Zusammensetzung von Pflegeteams im Skill- und Grademix bereits lange diskutiert wird, aber in der Praxis dieser Ansatz kaum vorhanden ist und im Ergebnis wird in der Pflegepraxis lediglich »hinterher zusammen Kaffee ausgeteilt«. Pflegende arbeiten aktuell mit unterschiedlichen Abschlüssen zusammen, aber es fehlen bislang zumeist klar abgrenzbare Kompetenzprofile und eine angemessene intraprofessionelle Diversität mit abgestuften Verantwortungsbereichen.

> »Genau. Wir reden seit, ich glaube gefühlt 20 Jahren, über einen Skill- and Grademix, den Grademix kriegen wir überhaupt nicht hin, weil wir alle sagen, nur 3-jährig Ausgebildete dürfen arbeiten. Ja, die paar KPHs oder Pflegeassistent*innen, wie sie heute genannt werden, die, die fallen ja überhaupt nicht ins Gewicht, weil es einfach viel zu wenige davon gibt. Also diesen Grademix, der immer wieder postuliert wird, der wird doch überhaupt nicht gelebt. [...] Ne, vielleicht ist es dann eben, man hält die Leute mal in der zweijährigen Ausbildung und später

qualifizieren sie sich weiter, eben auf Bachelor-Niveau oder wie auch immer. Also ich glaube, dass wir diese Individualisierung, weil wir reden immer von diversitysensibler Pflege, aber wir selber sind doch in unserem Beruf überhaupt nicht divers. Ja, also was die Abschlüsse angeht, was die Kompetenzen angeht, wir machen alle das Gleiche. Und jetzt, überspitzt gesagt, teilt man dann hinterher zusammen Kaffee aus.« (EXP03, Abs. 16)

»Also auf jeden Fall soll es ja auch dahin gehen, mehr zu delegieren innerhalb der Pflege. Und da wäre aus meiner Sicht auch noch mal eine Runde zu drehen über das Niveau und über die generalistische Ausrichtung dieser, diese Assistenzberufe bzw. wie kann ich da wirklich auch eine gute Qualität sicherstellen.« (EXP06, Abs. 2)

Im internationalen Vergleich werden vielfach Skill- und Grademixe in der Pflegepraxis umgesetzt, in denen vor allem zweijährig ausgebildete Pflegende pflegepraktische Tätigkeiten innerhalb des systematisch geplanten und umgesetzten Pflegeprozesses übernehmen, der von einer Pflegefachperson gesteuert wird.

»Wenn man international schaut, haben wir mitunter in Pflegeheimen nicht mal eine Pflegefachperson, sondern man wirbt damit zum Teil in Kanada, wenn eine Person eine Pflegefachausbildung hat. Das ist nun mal so, also dort ist es in der Regel so eine Diploma Ausbildung, die würde bei uns ungefähr einer 2-jährigen Ausbildung entsprechen und möglicherweise kann man auch mit Assistenzpersonal eine gute Versorgung erbringen, aber dann nur im Qualifikationsmix, supervidiert im Prozess steuernd kompetent Pflegefachpersonen da sind die Entgleisungen üblich, Entgleisungen frühzeitig erkennen, die eine Art Kompass darstellen, für Pflege, für Versorgungsqualität und diesen Kompass auch immer wieder neu ausrichten können.« (EXP07, Abs. 10)

Die Implementierung, Erprobung und Evaluation entsprechender Konzepte für eine angemessene Verteilung der Skills- und Gradeniveaus von Pflegefachpersonen in der Praxis erfordern u.a. die Präsenz von Pflegefachpersonen auf einem erweiterten akademischen Kompetenzniveau auf der Basis zielgerichteter Erhebungen der pflegerischen Versorgungsbedarfe.

»[...] wenn wir jetzt die Entwicklung sehen, was jetzt diesen Skill- and Grade-Mix jetzt auch mit dem Rothgang-Gutachten oder Ansatz vielleicht besser gesagt, was es da für Veränderungen gibt. Eben noch mehr wenig, ich weiß nicht, ob man das Deprofessionalisierung nennen soll, aber zumindest wenig bis gar nicht Ausgebildete. Dann müssen wir eben auch so einen Mix hinbekommen. Dann kann es eben nicht heißen, dass wir mehr Assistenzpersonal einstellen und die Pflegefachpersonen dann aber tatsächlich nur noch die Dokumentationen machen oder nur noch die sind, die sich mit den Medikamenten beschäftigen, sondern dann brauchen sie auch unbedingt Menschen, die die auf einem erweiterten Niveau dann solche Konzepte dort einführen.« (EXP01, Abs. 4)

Entgegen den quantitativen Ergebnissen des Fachbeirates, lehnen die Expert*innen des Sounding Boards die Items *Fachkräftemangel* und *Coolout* für die Subkategorie Belastungsfaktoren als nicht relevant für das Berufsbildungskonzept ab (vgl. Tab. 23). Hier muss gefragt werden, inwieweit die Expert*innen mit dem Phänomen *Coolout* vertraut waren.

*Tab. 23: Ergebnisse Sounding Board »Belastungsfaktoren« Expert*innenbeirat links/ Fachbeirat des DPR rechts*

Relevanz zum Berufsbildungskonzept	CVI*	
Psychische und physische Belastungen	0,90	1,0
Fachkräftemangel	0,76	1,0
Coolout	0,57	0,86
Burnout	0,86	0,86
*ab einem CVI-Wert von > 0,78 gilt ein Item als angenommen		

Aus den Freitextantworten der Expert*innen lässt sich hingegen ein gegensätzliches Bild nachzeichnen:

»Ein Kernproblem in der Pflege, welches Phänomene wie Coolout und Burnout unterstützt ist der Fachkräftemangel, hier müssen alle Möglichkeiten der Fachkräftegewinnung ausgeschöpft und durch Qualifizierungsmaßnahmen begleitet werden.«

Darüber hinaus wird die Verantwortung für Burnout adressiert: »[...] nicht der Arbeitnehmer mit Burnout muss entsprechend ausgebildet sein, um Burnout zu vermeiden/bewältigen, sondern die Unternehmensführung hat dafür zu sorgen, dass so etwas nicht stattfindet«.

6.1.7 Implikationen für das Bildungskonzept

Die gesellschaftlichen Transformationsvollzüge, die aus dem sicher prognostizierten demografischen Wandel resultieren, haben erhebliche Auswirkungen auf die Zukunft der Pflegeberufe und die (Pflege-)Bildungslandschaft in Deutschland. Es wird maßgeblich sein, wie Deutschland durch Transformationen des Pflegesystems auf die etlichen Gesundheitsfolgen aus dem demografischen Wandel reagiert. Zumindest wird der Pflegesektor hier eine Schlüsselrolle einnehmen, denn beruflich Pflegende stehen in der Verantwortung für die Qualität der gesellschaftliche Daseinsvorsorge der Bevölkerung. Es wird in diesem Kontext darauf ankommen, dass Pflegende selbst, als größte Berufsgruppe des Gesundheitswesens, in den Bereichen Gesundheitsförderung, Prävention und Kuration kreativer werden und Versorgungsmodelle von morgen in interprofessioneller Zusammenarbeit entwickeln, gestalten und ihre eigenen Kompetenzen und erweiterten Rollen produktiv für eine gute pflegerische und gesundheitliche Versorgungsqualität einbringen.

Zwei Dinge zeigen sich als besonders relevant: Zum einen die Identifikation der Pflegenden mit einem neuen gestuften Bildungskonzept und zum anderen eine international anschlussfähige Lesbarkeit des deutschen Pflegebildungssystems durch die derzeitigen heterogenen Ausbildungszielgruppen: »Menschen finden über Berührungspunkte mit der Pflege ihren Weg in den Pflegeberuf, und immer mehr Menschen beginnen eine Ausbildung in der Pflege«. (IEGUS et al., 2023, S. 583) Der Beruf wird durch ein transparentes Bildungskonzept sichtbarer in der Gesellschaft werden, vor allem bei jungen Menschen stehen klare Kompetenzprofile mit einem guten Wording hoch im Kurs: Gesundheitsedukation, Community Health Nurse, School Nurse. Auch die Anerkennung und die Einmündung ausländischer Pflegefachpersonen wird durch ein klares Bildungskonzept mit geeigneten Qualifikationsstufen wesentlich erleichtert. Förderung der Gesundheitskompetenz in der Bevölkerung wird einen hohen Stellenwert einnehmen müssen. Dabei ist der Qualifikationsmix und die Überwindung sektoraler Hürden von elementarer Bedeutung, um je nach Kompetenzstufe in der Versorgung zu partizipieren.

Auf pflegedidaktischer Ebene ist es erforderlich, die Reflexion des Umgangs mit Heterogenität und Diversität im Kontext der Pflege von Pflegebedürftigen, Angehörigen sowie Kolleg*innen in die Ausbildung bzw. das Studium von Pflegefachpersonen explizit und longitudinal über mehrere Ausbildungs- bzw. Studienjahre hinweg sowohl in die Lehrer*innenbildung Pflege als auch in die Fortbildung für Pflegelehrende zu integrieren. Dies ist erforderlich, da die Entwicklung einer diversitätssensiblen und rassismuskritischen Haltung ein Prozess ist, der über einen längeren Zeitraum hinweg entwickelt werden sollte (vgl. Tezcan-Güntekin, 2021). Pflegende auf höheren Niveaustufen haben aber auch eine Leadership-Rolle in heterogenen Qualifikations-Mixed-Teams einzunehmen und sollen auch Leadership-Kompetenzen entwickeln, um künftig handlungsfähig zu sein. Insbesondere Kompetenzbereiche im Umfeld von Information, Beratung, Anleitung sowie edukative Aufgaben insgesamt und die Notwendigkeit zur gezielten Förderung von Gesundheitskompetenz stellen Gesundheitsberufe vor neue Herausforderungen und gewinnen in künftigen Versorgungssettings mit großer Sicherheit eine noch stärkere Bedeutung.

Aus einer Freitextantwort des Expert*innen-Sounding Boards wird die Notwendigkeit für das neue Bildungskonzept besonders ersichtlich: »[...] in einem qualitätsgesicherten Konzept alle Bildungsniveaus auf die generalistische Pflegeausbildung auszurichten und Angebote für unterschiedliche Zielgruppen zu entwickeln, um das Fachkräftepotential optimal auszuschöpfen.« Hier ist auch die weitere Entwicklung der pflegeschulischen Ausbildung auf DQR Stufe 4 und die hochschulische Pflegeausbildung auf DQR 6 zu hinterfragen, um z.B. die Pflegefachassistenzausbildung auf DQR 4 einzuführen und lediglich die hochschulische Pflegeausbildung zu implementieren.

Die Belastungsfaktoren, mit denen Pflegende konfrontiert sind, ergeben sich zum Teil aus anderen Faktoren wie dem Fachkräftemangel oder fehlenden Unterstützungsangeboten (z.B. Supervision nach belastenden Ereignissen). Hier ist es neben der Ursachenbekämpfung wichtig, dass Pflegende lernen, sich selbst zu empowern, Gesundheitskompetenzen für die eigene Gesundheit und Strategien zum Umgang mit Belastungsfaktoren zu erlernen. Diese Kompetenzen sollten bereits in der Pflegeausbildung verankert werden und sich auch in der Fort- und Weiterbildung widerspiegeln. Dazu sollten Pflegende verstärkt Hilfsmittel einfordern und sich aktiv an der Entwicklung neuer Technologien beteiligen (vgl. Kap. 6.3).

6.2 Professionalisierung

Die Zunahme von chronisch Kranken und Pflegebedürftigen sowie der demografische Wandel sollten auch in Deutschland zu einer Ausdifferenzierung und Erweiterung pflegerischer Kompetenzen und demnach zur Professionalisierung der Pflegeberufe führen (vgl. Kap. 6.1). Den vorgenannten Herausforderungen kann im Rahmen der multiprofessionellen Entwicklung neuer Versorgungskonzepte nur durch gestärkte Rollen der beruflichen Pflege begegnet werden. In diesem Kontext ist festzuhalten, dass die Professionalisierung der Pflege in Deutschland im internationalen Vergleich über einen Zeitraum von über 15 Jahren zurückliegt (vgl. Schaeffer, 2011). Es ist überfällig, dass sich die Pflegeberufe als Heilhilfsberufe zu einem modernen, attraktiven und professionellen Dienstleistungsberuf entwickelt und sich dem Schattendasein der Ärzt*innen entsagt (vgl. Schaeffer, 2011). Die damit verbundenen Strategien und Forderungen haben bislang nichts an Aktualität eingebüßt (vgl. Kälble, 2024):

- eine Aufwertung der Pflegeberufe
- Herstellung einer Kooperation auf Augenhöhe mit dem ärztlichen Berufsstand und anderen akademisierten Gesundheitsberufen
- Schaffung einer eigenständigen, wissenschaftlich fundierten Wissensbasis und Handlungskompetenz
- Verbesserung der pflegerischen Versorgung
- größere berufliche Autonomie
- Steigerung von Macht, Einfluss, Prestige und Attraktivität des Berufsstandes
- Anschlussfähigkeit an internationale Entwicklungen im Berufsfeld
- konkrete Problemlösungen der Berufsgruppe (z.B. Verbesserung der Arbeitsbedingungen und Entlohnung)

Obgleich ein dynamischer Beginn beobachtet wurde, bewertete Schaeffer (2011) die Bemühungen um die Professionalisierung der Pflege zu diesem Zeitpunkt lediglich als halbherzige Vorgehensweisen.

Unter Professionen werden »Dienstleistungsberufe besonderer Art verstanden, die sich von Arbeit und Beruf dadurch unterscheiden, dass sie praktisches Handeln unter dem Anspruch von Erklärungen betreiben.« (Schaeffer, 2011, S. 31). Dabei werden Professionen nach Schaeffer (2011) primär von drei Merkmalen gekennzeichnet:

- Professionen sind akademische Berufe, die ein hohes Ansehen in der Gesellschaft genießen und ihr Handeln basiert auf hoher Fachkompetenz und evidenzbasiertem Wissen.
- Professionen haben eine hohe Bedeutung für das Wertesystem der Gesellschaft, indem ihnen die Verantwortung für die Bestimmung und Bewahrung hoher Werte übertragen wird (Recht, Moral, Wahrheit, Konsens, Gesundheit) und ihr professionelles Handeln zentralwertbezogen und gemeinwohlorientiert (nicht profitorientiert) ausgerichtet ist.
- Professionen verfügen über ein hohes Maß an Autonomie und die eigene berufsständische Vertretung bestimmt über die (Weiter-)Entwicklung der Profession.

Der Begriff der Professionalisierung bezeichnet den vielschichtigen »Prozess der Weiterentwicklung eines Berufes oder einer in Richtung autonome Profession« (Kälble, 2024, S. 37). In diesem Kontext ist zu berücksichtigen, dass der Professionalisierungsprozess sowohl durch Fortschritt als auch durch Deprofessionalisierungstendenzen gekennzeichnet sein kann (vgl. Kälble, 2024).

Professionalisierung kann sowohl als ein gesellschaftlich-kollektiver Prozess einer Berufsgruppe (äußere Professionalisierung) als auch als die individuelle Professionsentwicklung der eigenen Handlungskompetenz der Mitglieder einer Berufsgruppe (innere Professionalisierung) definiert werden (vgl. Mohr, 2022).

Die Profession Pflege in Deutschland befindet sich seit nunmehr drei Jahrzehnten in einer Veränderungsphase und erfährt permanente Neuorientierung.

> »Seitdem werden in der Pflege Professionalisierungsbedarfe konstatiert, Professionalisierungshindernisse erläutert, Professionalisierungsforderungen formuliert und Professionalisierungsfortschritte verkündet, auch wenn weiterhin mit guten Argumenten die Meinung vertreten wird und werden kann, dass selbst der Verberuflichungsprozess der Pflege nicht wirklich abgeschlossen sei.« (Kälble, 2024, S. 29)

Auch Kälble (2024) beurteilt den aktuellen Stand der Professionalisierung der beruflichen Pflege in Deutschland als nicht zufriedenstellend und weist auf eine Weiterentwicklung auf verschiedenen Strukturebenen hin: Die Professionalisierung der Pflege ist weiterhin vor allem durch Prozesse der Akademisierung und beginnender Verwissenschaftlichung gekennzeichnet, die jedoch ihren Weg bisher nur unzureichend hinein in die Pflegepraxis gefunden haben. Dennoch werden der Pflege in Zukunft vielversprechende Entwicklungspotenziale prognostiziert, da sie mit dem demografischen und epidemiologischen Wandel ein gesellschaftlich relevantes Thema geworden ist. Dafür ist jedoch eine zukunftstaugliche Architektur, Qualität und Qualifikation sowie Forschungs- und Professionsentwicklung erforderlich (vgl. Kälble, 2024).

Die Entwicklung einer beruflichen Identität setzt voraus, dass alle Akteur*innen über eine einheitliche Fachsprache verfügen und ein einheitliches Verständnis von Wissen und reflektierten Verständnissen von Pflege entwickeln. Berufsangehörige benötigen Vorstellungen von sozialen Ordnungen und Vorstellungen von Wünschenswertem, um sich zu orientieren. Die Differenzierung gegenüber anderen Berufsgruppen erfordert exklusives Wissen, eine fachspezifische Sprache sowie gemeinsame Berufserfahrungen. Darüber hinaus müssen sie in der Lage sein, diese zu entwickeln und neu zu kombinieren (vgl. Eylmann, 2024).

Die aus der Dokumentenanalyse gewonnene Hauptkategorie *Professionalisierung* unterteilt sich nachfolgend in die Subkategorien *Sonderweg*, *Durchlässigkeit*, *Rollenprofile*, *Theorie-Praxis-Transfer*, *Berufspolitik* und *Akademisierung*.

6.2.1 Sonderweg

Im nationalen und internationalen Vergleich beschreitet Deutschland im Kontext der beruflichen Pflege verschiedene Sonderwege in Bildungs- und Berufsstrukturen.

Die Ausbildung in der Pflege erfolgt zum einen an Berufsfachschulen und den sogenannten Schulen der Gesundheitsberufe, wodurch sie sich dem dualen System entzieht. In der Konsequenz unterliegt deshalb die Ausbildung nicht den Regelungen des Berufsbildungsgesetz (BBiG) (Standard für Fachkräfteausbildung), sondern wird durch Bundesgesetze bzw. sogenannte Berufsgesetze geregelt (vgl. Benedix & Kathmann, 2019). Den praktischen Teil der Ausbildung übernehmen »quasi-duale« Gesundheitsbetriebe. Die Verzahnung von theoretischen und praktischen Ausbildungsanteilen in praktischen Ausbildungsstätten in Form von Praxisbegleitung lässt durchaus die Bezeichnung »quasi-duale Ausbildungsstruktur« zu. Trotz des höheren Praxisanteils liegt die gesetzliche Gesamtverantwortung der Pflegeausbildung bei den Schulen, weshalb diese Ausbildungsform aus juristischer Sicht zu den schulischen Ausbildungsgängen zählt (vgl. Weiss et al., 2022).

Eine weitere Besonderheit stellt die derzeit noch mögliche Differenzierung der spezialisierten Ausbildungswege in der generalistischen Pflegeausbildung (Pflegefachmann/Pflegefachfrau, Altenpfleger*in, Gesundheits- und Kinderkrankenpfleger*in) dar, welche sich damit außerhalb des internationalen und des europäischen Standards befindet. Diese aus professioneller Sicht fragliche Differenzierung findet sich jedoch auch in den noch geltenden Sozialgesetzbüchern in Deutschland, wo zwischen Krankenpflege und Altenpflege unterschieden wird (vgl. Benedix & Kathmann, 2019).

Ein dritter Sonderweg wird durch den im internationalen Vergleich sehr niedrigschwelligen Zugang mit einem mittleren allgemeinbildenden Abschluss zur Ausbildung zur Pflegefachfrau bzw. zum Pflegefachmann ermöglicht (vgl. Kälble, 2024). In den Vergleichsländern Niederlande, Schweden, Großbritannien und Kanada wird der Zugang zur Pflegeausbildung generell mit einem mindestens 12-jährigen allgemeinbildenden Abschluss ermöglicht (vgl. Lehmann et al., 2023).

Die Ausbildung der Assistenz- und Hilfsberufe unterliegt derzeit noch der Länderhoheit (vgl. Benedix & Kathmann, 2019). Diese Situation soll sich jedoch mit dem geplanten Pflegefachassistenzgesetz ändern (vgl. Kap. 1).

Im internationalen Vergleich hat sich Deutschland mit der bisherigen Teilverwissenschaftlichung einen Sonderweg eröffnet, da bisher nur ein geringer Teil der beruflich Pflegenden über eine akademische Primärqualifizierung verfügt (vgl. Kap. 6.2.6) (vgl. Berberich, 2022). Die historisch gewachsene Fokussierung auf die Akademisierung von Pflegenden, die in patientenferne Pflegebereiche einmündeten (Pflegepädagogik, Management und Pflegewissenschaft) führte dazu, dass die Vorteile und der persönliche sowie gesellschaftliche Mehrwert der Akademisierung für Zielgruppen und Versorgungsstrukturen (Pflegebedürftigen, Angehörige, Qualität der Pflege etc.) nicht adäquat aufgezeigt werden konnten. Die akademisierte »Elite« war teilweise nicht in der Lage, eine Weiterentwicklung der Fachlichkeit, des Wissen- und Kompetenzkanons, der die Pflege von anderen Disziplinen unterscheidet, zu erkennen (vgl. Grewe & Stegmüller, 2022).

Die im 19. Jahrhundert etablierten berufspädagogischen Ansätze zur geschlechtlichen Trennung des deutschen Berufsbildungssystems führten bereits zu dieser Zeit zu einer Minderbewertung der Sorgearbeit. Im Gegensatz zur Vorbereitung auf gewerblich männlich konnotierte Berufe innerhalb des dualen Systems wurde mit der weiblichen Berufsschule ein Sonderweg in Form vollzeitschulischer Bildungsgänge eingeschlagen. Dies förderte die Verfestigung der Genderstruktur sowie die Aufrechterhaltung eines konstruierten weiblichen Leitbildes, das den Frauen besondere Eigenschaften (»natürlich weiblich«) und die Verantwortung für Erziehungs- und Pflegeaufgaben zuschrieb (vgl. Friese, 2018b; Bischoff, 2008). Der Anteil weiblicher Pflegender in Deutschland liegt bei rund 80 Prozent und unterscheidet sich im Vergleich zu den Niederlanden (78 %), Schweden (82 %) und Großbritannien (78 %) kaum (vgl. Ewers & Lehmann, 2021).

Auch die wissenschaftliche Disziplin der Pflegepädagogik weist in Deutschland in ihren Ausbildungsstrukturen eine Besonderheit auf, da sie die üblicherweise zweiphasige Lehramtsausbildung an Universitäten durch ein einphasiges Studium an einer Fachhochschule/HAW/Universität ersetzt. Diese einphasigen Pflegepädagogikstudiengänge stellen deutschlandweit zwei Drittel aller Pflegepädagogikstudiengänge dar. Im Gegensatz zur beruflichen Lehrendenbildung ist für ein Studium der Pflegepädagogik eine abgeschlossene Berufsausbildung in der Pflege oder ein Pflegestudium erforderlich. Obgleich auch praktische Phasen während des Studiums stattfinden, führen diese nicht in die zweite Ausbildungsphase des Vorbereitungsdienstes, wie bei anderen Lehramtsstudiengängen der Pflegepädagogik an Universitäten (vgl. Reiber, 2018). Arens und Brinker-Meyendriesch (2018) sprechen in dem Zusammenhang auch von einem System der »Parallelwelten«. In Deutschland können Lehrende nach KMK Typ V in manchen Bundesländern an beruflichen Schulen in der Pflegeausbildung arbeiten und in anderen Bundesländern an Schulen des Gesundheitswesens das studierte Zweitfach nicht ausüben. Auf der einen Seite werden sie auch wie andere Lehrende verbeamtet und auf der anderen Seite angestellt. Aufgrund der vielen Sonderstellungen wird die Disziplinentwicklung in der Pflegepädagogik und in der Pflegedidaktik ebenso erschwert wie die Anerkennung und Weiterentwicklung der Disziplin der Pflege insgesamt (vgl. Arens & Brinker-Meyendriesch, 2018). Grewe und Stegmüller (2022) werfen vor dem Hintergrund der späteren Berufsausübung der Lehrenden darüber hinaus die Frage auf, wie die Lehramtsausrichtung an den besonderen Schulen des Gesundheitswesens aussehen soll, wenn diese Ausbildungsstätten nicht dem Schulrecht der Länder unterstehen.

Zu Errungenschaften und Herausforderungen dieses Sonderwegs der Lehrendenbildung äußert sich Reiber (2018) wie folgt:

> »Für die Pflegepädagogik als Begriff für eine Form der Lehrer:innenbildung ist festzuhalten, dass Sonderwege nur dann beibehalten werden, wenn sie sich nachweislich bewähren und nicht zu Status-Unterschieden im Vergleich mit anderen Lehrer:innen führen. In der Zusammenschau lässt sich konstatieren, dass Pflegepädagogik einerseits für eine Erfolgsgeschichte der Disziplin- und Professions-

entwicklung sowie der Lehrer:innenbildung steht und zugleich noch ein ebenso breites wie ambitioniertes Arbeitsprogramm im oben beschriebenen Sinne vor ihr liegt.« (Reiber, 2018, S. 71f.)

Die heterogene Verbandslandschaft in Deutschland, die sich aus verschiedenen Wohlfahrtsverbänden, kirchlichen sowie gewerkschaftlichen Organisationen zusammensetzt, hat eine Vereinheitlichung der berufsständischen Vertretung bislang verhindert. Dazu führt ein extrem niedriger Organisationsgrad der Pflege dazu, dass Pflege unfähig ist als kollektiver gesellschaftlicher Akteur aufzutreten. Dies hat zur Folge, dass die Pflege in Deutschland bis heute keine einheitliche berufliche Selbstverwaltung aufbauen konnte, wie es im internationalen Kontext üblich ist (vgl. Kap. 6.2.7).

Im Hinblick auf die Professionalisierung der Pflegeberufe mangelt es in Deutschland an zwei strukturellen Elementen, die als konstitutiv für eine Profession im angelsächsischen Sinne gelten: es fehlen die organisatorische Autonomie sowie eine wissenschaftliche Infrastruktur. Pflegerische Expertise basiert zu häufig noch auf institutionsspezifischem Erfahrungswissen oder auf Forschungsergebnissen, die aus anderen Ländern importiert wurden (vgl. Slotala et al., 2022a). Die internationale Anschlussfähigkeit der Pflegeberufe war bis in die 1980er Jahre nicht gegeben. Neben der beruflichen Dreiteilung lagen Ursachen hierfür, bei geringen Zugangsvoraussetzungen, in einem geringen theoretischen Ausbildungsumfang und in der wenig heterogen ausgerichteten Ausbildungspraxis in einem Ausbildungsbetrieb. Des Weiteren waren die Anforderungen an die schulischen Ausbildungsstätten sowie insbesondere an die Qualifikation der Lehrenden (fehlende akademische Qualifizierung) eher niedrig (vgl. Slotala et al., 2022a). Nach maßgeblichem Veränderungsdruck von Seiten der Europäischen Union war ein Handeln der deutschen Gesundheitspolitik erforderlich (vgl. Kap. 3). Der europäische Integrationsprozess resultierte aus der formalen rechtlichen Verpflichtung der deutschen Gesundheitspolitik, die Richtlinie zur gegenseitigen Anerkennung von Pflegeabschlüssen zwischen den Mitgliedsstaaten der EWG umzusetzen (Richtlinie 2005/36/EG).

Im Professionsverständnis wird der sogenannten »Grundpflege« in Deutschland hohe Bedeutung beigemessen, wodurch sie sich vom internationalen Diskurs unterscheidet. Dieser hohe Stellenwert zeigt sich sowohl in der Debatte um die Akademisierung (institutionelle Internationalisierung) als auch in der betrieblichen Diskussion um die Integration internationaler Pflegefachpersonen (personenbezogene Internationalisierung) (vgl. Slotala et al., 2022a). Die Pflege in Deutschland ist im internationalen Vergleich durch eine ungewöhnlich hohe Abhängigkeit von einem anderen Beruf (Arztzentriertheit) gekennzeichnet, was zu eingeschränkten Handlungsspielräumen führt. In der Konsequenz obliegt der Pflege die Ausführung aller verbleibenden Tätigkeiten, für die sich keine andere Disziplin zuständig fühlt (vgl. Slotala et al., 2022a). Durch den Sonderweg wird das Berufsbildungssystem im Gesundheitswesen durch Länder- und Bundesministerien reguliert und nicht durch den Ordnungsrahmen des dualen Systems.

In der Bundesrepublik Deutschland konnte zu keinem Zeitpunkt eine breite Unterstützer*innenfront ausgemacht werden, die deutsche Sonderwege zu Gunsten höherwertiger Ausbildungsstandards befürwortet hätte. Die Kritik an den Sonderwegen kommt insbesondere vonseiten der jungen Pflegewissenschaft, aus den Reihen der Berufsverbände sowie von Vertreter*innen der Pflegebildung. Die für die Ausbildung zuständigen Bundesgesetzgeber, Arbeitgeber*innen und Gewerkschaften hingegen halten an der Idee fest, dass Deutschland im Großen und Ganzen den richtigen Weg einschlägt (vgl. Slotala et al., 2022a).

6.2.2 Durchlässigkeit

Bildungsübergänge stellen bedeutsame Ereignisse dar, die das Qualifikationsprofil sowie in der Regel eine vertikale Karriere umfassen. Im internationalen Vergleich zeigt sich, dass Deutschland in Bezug auf die Ausdifferenzierung der Qualifikationsniveaus weniger systematisiert ist (vgl. Mittelstät et al., 2024).

Die Durchlässigkeit des deutschen Bildungssystems wurde bereits in den 1960er Jahren einer kritischen Bewertung unterzogen und seitens der Kritiker insbesondere die fehlende Durchlässigkeit und Gleichwertigkeit bemängelt. Der 1965 gegründete Deutsche Bildungsrat entwickelte Vorschläge für eine langfristige Perspektive des Bildungswesens, wobei der Hochschulbereich ausgeklammert blieb. Die Aufhebung des Verbots der Zusammenarbeit zwischen Bund und Ländern in Bildungsfragen im Rahmen einer Grundgesetzänderung im Jahr 1970 ermöglichte die Gründung einer Bund-Länder-Kommission für Bildungsplanung und Forschungsförderung (BLK) im darauffolgenden Jahr. Im Jahr 1973 wurde ein Bildungsgesamtplan vorgelegt, der alle Bildungsbereiche umfasste. Die Überlegungen zur Reform der Sekundarstufe II waren dabei politisch brisant, da sie weitgehende Veränderungen in der Institutionalisierung der Bildungseinrichtungen mit sich brachten. Das zentrale Anliegen bestand in der Förderung von Durchlässigkeit im Bildungssystem sowie der Aufwertung des gesamten Berufsbildungssystems (vgl. Frank, 2019). Bereits im Jahr 1975 wurde der Deutsche Bildungsrat wieder aufgelöst, da nicht alle Bundesländer seine bildungspolitischen Empfehlungen mittrugen und dem DBR das Mandat entzogen wurde. Der im gleichen Jahr von der BLK vorgelegte »Stufenplan zu Schwerpunkten der beruflichen Bildung« umfasste insbesondere drei Maßnahmenbündel (Frank, 2019, S. 118):

- die Einführung eines vollzeitschulischen oder kooperativen Berufsgrundbildungsjahres
- die Einrichtung bzw. der Ausbau von überbetrieblichen Ausbildungsstätten und

- den Ausbau berufsqualifizierender Bildungsgänge im tertiären Bereich außerhalb der Hochschulen

Die Fortschreibung des Bildungsgesamtplanes scheiterte im Jahr 1982 am Widerstand der Kultusminister einiger Bundesländer sowie der Finanzminister von Bund und Ländern (vgl. Frank, 2019). Das BIBB (Bundesinstitut für Berufsbildung) thematisierte die Durchlässigkeit und Gleichwertigkeit in verschiedenen Empfehlungen. In einer Stellungnahme aus dem Jahr 1984 postuliert das BIBB die Einführung einer Gleichstellungsregelung für Absolvent*innen beruflicher Fortbildungsprüfungen nach Berufsbildungsgesetz und Handwerksordnung, um ihnen den Zugang zum Fachhochschulbereich zu eröffnen. In der Folgezeit intensivierte das BIBB seine Bemühungen um die Gleichwertigkeit und Durchlässigkeit (vgl. Frank, 2019).

Die professionelle Pflege ist durch eine formal gesetzlich geregelte Durchlässigkeit auf europäischer Ebene gekennzeichnet (vgl. Kap. 3). Für Hemkes und Wilbers (2019) bedeutet Durchlässigkeit, die Möglichkeit der Teilnahme an Bildungsangeboten sowie der Wechsel zwischen verschiedenen Bildungsbereichen. Dies impliziert die Notwendigkeit einer Gestaltung der Bildungsangebote, welche die Teilnahme sowie die Ablegung von Prüfungen ermöglicht. Die bloße Existenz der erforderlichen rechtlichen Grundlagen stellt jedoch keinen hinreichenden Indikator für die tatsächliche Durchlässigkeit eines Bildungssystems dar. Vielmehr muss sich diese auch anhand einer tatsächlichen Mobilität der Lernenden im Bildungssystem messen lassen (vgl. Hemkes & Wilbers, 2019).

Als eine der größten Aufgaben der Pflegeberufereform identifizierten Benedix und Kathmann (2019) die Verbesserung der Durchlässigkeit und Anschlussfähigkeit. Das betrifft einerseits die Länderkompetenz in der Regelung für die Assistenz- und Helferausbildung in der Pflege sowie andererseits die Gewährleistung von unterschiedlichen Zugangsformen für die Fort- und Weiterbildung (berufliche und akademische) (vgl. Benedix & Kathmann, 2019). Obgleich die Assistenzausbildung zukünftig auf Bundesebene durch das Pflegefachassistenzgesetz reguliert werden wird, verbleibt die Pflegehilfeausbildung weiterhin auf Länderebene, wodurch die Durchlässigkeit auf dieser Ebene erschwert wird. Im Rahmen der Ausbildungsoffensive 2019–2023 wurde in Arbeitsgruppe 1 vereinbart, die Durchlässigkeit zwischen den einzelnen Bildungsgängen sowie zwischen Weiterbildung und Studium zu verbessern (vgl. Kap. 6.1) (vgl. Mohr, 2022).

Die Gewährleistung von Transparenz und Durchlässigkeit von Bildungswegen und Bildungsleistungen setzt voraus, dass Planende und Entscheider*innen zukünftig in Qualifikationsstufen denken, unabhängig von ihrer Zugehörigkeit zu (Bildungs-)Institutionen (vgl. Grewe & Stegmüller, 2022).

Durchlässigkeit bietet in der Nachwuchsgewinnung die Chance, interessierte Jugendliche mit nachteiligen Startchancen, Menschen aus bildungsbenachteiligten

Kontexten sowie Menschen mit Migrations- und Fluchtgeschichte für die Pflegeberufe zu gewinnen. Die Pflegeberufe bieten aufgrund ihrer vielfältigen Einsatzmöglichkeiten ein großes Potenzial zur persönlichen Weiterentwicklung (vgl. Reiber et al., 2023a). Auch der aktuelle Sachverständigenrat Gesundheit & Pflege (2024) fordert die Einführung eines durchlässigen Qualifikationsstufenmodells zur Fachkräftesicherung und für eine flexiblere Einsatzfähigkeit von Pflegenden (vgl. Sachverständigenrat Gesundheit & Pflege, 2024).

Mangelnde Durchlässigkeit und Anschlussfähigkeit innerhalb eines Berufsfeldes fördert nachweislich die Berufsunzufriedenheit (vgl. IEGUS et al., 2023; Benedix & Kathmann, 2019). Die Inanspruchnahme und Durchführung individueller Weiterbildungsmaßnahmen in der Pflege werden jedoch von hemmenden Faktoren begleitet, wie zum einen der Fachkräftemangel, der durch den gesteigerten Arbeitsdruck bedingt ist, und zum anderen finanzielle Gründe, die durch fehlende Kompensationsmöglichkeiten bedingt sind (vgl. IEGUS et al., 2023).

Weiterbildungen sind nicht nur für den individuellen Karriereverlauf von Interesse, sondern sie tragen maßgeblich zu einer Steigerung der Kompetenzen der Pflegenden sowie zu einer Erhöhung des Gehalts bei. Vor dem Hintergrund der steigenden Ansprüche an die Pflegenden sind kontinuierliche Weiterbildungen daher unerlässlich (vgl. IEGUS et al., 2023). Die Durchlässigkeit im Weiterbildungskontext stellt einen Beitrag zur Sicherstellung der Versorgung von Pflegebedürftigen dar. Dies erfolgt durch eine Kompetenzsteigerung, die sich in einer erweiterten Versorgungspraxis niederschlägt (vgl. Mittelstät et al., 2024). Der Wissenschaftsrat (2023) postuliert daher den Ausbau und das Vorhalten von (Teilzeit-)Studienangeboten an öffentlichen Hochschulen und Universitäten, um bereits beruflich qualifizierten Personen den Erwerb eines pflegewissenschaftlichen Abschlusses zu erleichtern und die Durchlässigkeit zu erhöhen. Dazu ist es erforderlich, den Zugang zu Hochschulangeboten auch ohne formale Hochschulzugangsberechtigung sowie die Anrechnung beruflich erworbener Kompetenzen auf das Hochschulstudium zu ermöglichen. Die Studienbedingungen sollten so ausgestaltet werden, dass die Vereinbarkeit von Studium, Familie und Beruf gewährleistet ist (vgl. Wissenschaftsrat, 2023).

Die derzeit beobachtete Folge der Weiterbildung mit anschließender Kompetenzsteigerung manifestiert sich in der Abkehr vom Schichtdienst und der Verknappung des Personals in pflegenahen Tätigkeiten. In diesem Kontext zeigt sich, dass akademisierte Pflegende häufig auch in Leitungspositionen wechseln (vgl. IEGUS et al., 2023). Diese Entwicklung lässt sich möglicherweise damit erklären, dass derzeit nicht ausreichend akademisierte Pflegende bzw. Pflegende mit hohen Kompetenzstufen auf dem Arbeitsmarkt verfügbar sind und diese daher verstärkt für Leitungsfunktionen ausgewählt werden. Es ist anzunehmen, dass sich dieser Effekt umkehrt, sobald eine gewisse Sättigung erreicht ist. Auf der anderen Seite ergab die VAMOS-Verbleibstudie, dass rd. 75 Prozent der Absolvent*innen in klient*innennahen Tätigkeiten beschäftigt sind (vgl. Dieterich et al., 2019). Die derzeitige Unübersichtlichkeit der Weiterbildungslandschaft in der Pflege erschwert jedoch die Wahl des richtigen Bildungspfades für das erwünschte Qualifizierungsniveau und unterstreicht die dringende Notwendigkeit einer umfassenden Vereinheitlichung für Deutschland (vgl. Mittelstät et al., 2024).

Die Notwendigkeit der Weiterbildungsordnungsarbeit wird von Bergmann und Seltrecht (2023) bestätigt und mit konzeptionellen Ideen angereichert, die eine adäquate Berücksichtigung in der neuen Weiterbildungslandschaft finden sollten (vgl. Bergmann & Seltrecht, 2023):

- **Kompetenzorientierung**
  Anschlussfähigkeit an berufliche und akademische Pflegebildung sowie Querschnittskompetenzen (z.B. kommunikative Kompetenz); Differenzierung in Kern- und Spezifikationsmodule
- **Modularisierung**
  Kernmodule mit der Zielstellung Kompetenzentwicklung, die Berufsfeldübergreifend relevant sind; aufbauende Spezifikationsmodule zum Erwerb pflegespezifischer Kompetenzen (ausdifferenziert in Spezifikationsmodule I und II)
- **Durchlässigkeit**
  Durchlässigkeit durch bundesweite Anerkennung; Notwendigkeit der horizontalen und vertikalen Durchlässigkeit; Trainee-Programme und Auflagen bei Wechsel in andere Pflegebereiche
- **Eingruppierung von pflegerischer Aus- und Weiterbildung**
  Forderung der Eingruppierung von Weiterbildungen in den Deutschen Qualifikationsrahmen (DQR)

Eine Modularisierung von Fort- und Weiterbildungen erhöht die Flexibilität und Durchlässigkeit und sollte sich sinnvollerweise auf alle Lernformen (formale, informale und nonformale) erstrecken (vgl. Bensch & Greening, 2023).

Eine Institutionelle Durchlässigkeit wird insgesamt durch vier Dimensionen charakterisiert (vgl. Mittelstät et al., 2024):

- Zugang durch formale Voraussetzungen (z.B. Anerkennung von Abschlüssen, Eignungsprüfung)
- Anrechnung erworbener Kompetenzen durch den Bildungsträger (pauschal oder individuell nach Prüfung)
- Organisationale Verbindung zwischen verschiedenen Bildungsgängen
- Umgang mit der Heterogenität der Lernenden (z.B. durch Unterstützung und Beratung oder Lern-Lehrkultur)

In den Weiterbildungsordnungen, beispielsweise der Pflegeberufekammern in Nordrhein-Westfalen und Rheinland-Pfalz, ist in der Regel die Anerkennung bereits abgeschlossener Module auf andere Weiterbildungen innerhalb der jeweiligen Weiterbildungsordnung geregelt. Die Anerkennung von Modulen aus anderen Bundesländern kann jedoch im Rahmen einer Einzelfallprüfung erfolgen (vgl. WBO NRW § 6, Abs. 5; WBO Rheinland-Pfalz § 7, Abs. 3). Auch in den DKG-Empfehlungen zur pflegerischen Fachweiterbildung werden Anrechnungsmöglichkeiten innerhalb der DKG-Fachweiterbildungen im Rahmen der Module sowie eine Einzelfallprüfung zur Anrechnung von Inhalten aus außerhalb der DKG-Fachweiterbildungen erworbenen Inhalten ermöglicht (vgl. Deutsche Krankenhausgesellschaft, 2022). Allerdings erschwert die nicht bundeseinheitliche automatisierte Anerkennungspraxis die Durchlässigkeit und die Orientierung der Pflegenden.

In Bezug auf die erschwerte Durchlässigkeit im Weiterbildungsbereich fassen Mittelstät et al. (2024) vor allem folgende Probleme zusammen:

- fehlende oder unzureichende Unterstützung von Weiterbildung durch den Arbeitgeber
- Intransparenz des Weiterbildungssystems
- fehlende bundeseinheitliche Vereinheitlichung des Weiterbildungssystems
- Passungsprobleme zwischen vermittelten Qualifikationen und beruflicher Praxis
- häufigere Verwendung von Weiterbildungen im Blended-Learning-Konzept

Seit 2016 ist es jedoch in Deutschland möglich, die Hochschulzugangsberechtigung auch über berufliche Weiterbildungen im Mindestumfang von 400 Stunden zu erwerben. Dieser Hochschulzugang ist dabei nicht fachgebunden (vgl. Buschfeld & Schumacher, 2019). Mit dem Beschluss der KMK vom 28.06.2002 wurde die Anrechnung außerhalb des Hochschulwesens erworbenen Kenntnisse und Fähigkeiten auf ein Hochschulstudium ermöglicht und erleichtert die Durchlässigkeit von der beruflichen Pflegebildung in die akademische Pflegebildung. Dabei gilt Folgendes (vgl. Kultusministerkonferenz, 2002):

- Angerechnet werden kann nur, wenn die Person die Hochschulzugangsberechtigung besitzt
- Inhalt und Niveau der Leistungen, die anerkannt werden wollen, müssen gleichwertig sein
- Die qualitativ-inhaltlichen Kriterien werden im Rahmen der Akkreditierung überprüft
- Es können maximal 50 Prozent anerkannt und ersetzt werden

In diesem Kontext ist eine Durchlässigkeit in beide Richtungen zu denken, wobei eine Einmündung in die berufliche Ausbildung entsprechend ermöglicht werden sollte. Bislang fehlt es dennoch an Verfahren, kompetenzorientierte Anrechnungen von Vorleistungen vorzunehmen (vgl. Hemkes & Wilbers, 2019). Die Anerkennung von erworbenen Erfahrungen und Kompetenzen aus der Berufspraxis ist beispielsweise mit signifikanten Herausforderungen verbunden und stellt den erwünschten Übergang von der beruflichen in die hochschulische Bildung vor beträchtliche Hindernisse. Es fehlt an einheitlichen und nachvollziehbaren Verfahren, die eine Anrechnung von Kompetenzen ermöglichen würden. Eine formale Öffnung der Hochschule allein ist nicht ausreichend, um die Durchlässigkeit zu fördern. Die Studienangebote und -bedingungen müssen folglich an die Lebenssituation und Interessen der beruflich Qualifizierten angepasst werden. Die Kooperation zwischen einer beruflichen Bildungseinrichtung und einer Hochschule hat sich dabei als vielversprechend erwiesen (vgl. Hemkes & Wilbers, 2019).

In der Zusammenschau kann festgestellt werden, dass veränderte Qualifikations- und Tätigkeitsprofile zwischen einzelnen Berufsfeldern eine Notwendigkeit der Durchlässigkeit zwischen Aus-, Fort- und Weiterbildung deutlich machen (vgl. Friese, 2018b). Im Kontext des lebenslangen Lernens und der Akademisierung der beruflichen Pflege ist eine Neuausrichtung der Weiterbildungslandschaft auch auf akademischem Niveau erforderlich (vgl. Friese, 2018a).

6.2.3 Akademisierung

Der Begriff der Akademisierung bezeichnet die Überführung von beruflichen Ausbildungen in den tertiären bzw. hochschulischen Bildungsbereich (vgl. Eylmann, 2024). Der Beginn der Akademisierung in der Pflege bezog sich in Deutschland zunächst vor allem auf den Aufbau pflegepädagogischer, pflegewissenschaftlicher und managementorientierter Studiengänge, die eine erweiterte Perspektive auf die Pflegeberufe einnahmen bzw. für einen zweiten Beruf nach der Pflegeausbildung vorbereiten sollten (vgl. Eylmann, 2024).

Bis heute kann nach Auffassung der Wissenschaftlerin Bartholomeyczik (2017) die Pflegewissenschaft in Deutschland nicht als etablierte Wissenschaftsdisziplin bezeichnet werden. Obgleich die Pflegewissenschaft seit den 1980er Jahren beachtliche Fortschritte verzeichnet, ist die Anerkennung dieses besonderen Wissensgebietes mit den ihm eigenen Fragestellungen, Erkenntnisinteressen, Theorien und Methodologie keineswegs selbstverständlich (vgl. Bartholomeyczik, 2017).

> »Als Besonderheit haben wir es hier mit einer Wissenschaft zu tun, die eine schon immer ausgeübte Praxis fundieren, weiterentwickeln und erweitern soll. Pflege als Praxis wurde jahrhundertelang ohne formulierten Bezug zur Wissenschaft ausgeübt, ab Mitte des 19. Jahrhunderts dann allenfalls mit Bezug zu der sich

zunehmend naturwissenschaftlich entwickelnden medizinischen Wissenschaft. Damit verbunden ist die oftmals vorzufindende Zweiteilung in Pflege(praxis) und Pflegewissenschaft, so als wären es völlig unterschiedliche Bereiche. Eine nach wie vor bestehende Aufgabe ist, Praxis und Wissenschaft sich gegenseitig bereichernd zusammen zu führen.« (Bartholomeyczik, 2017, S. 101)

Chronologisch betrachtet vollzog sich die Entwicklung der Pflegewissenschaft in Deutschland nach Bartholomeyczik damit ähnlich wie in den USA in vier Phasen (vgl. Bartholomeyczik, 2017):

- **Vorphase – Phase der verpassten Gelegenheiten**
  Hierzu zählen verschiedene Versuche der Akademisierung in Deutschland wie z.B. im Zusammenhang mit der Frauenbewegung vor dem Ersten Weltkrieg, nach dem Zweiten Weltkrieg und bis in die 1980er.
- **Phase 1 – Pionier*innen mit konkreten Projekten und ungewöhnlichen Wegen (1980er bis Anfang 1990 Jahre)**
  Es fanden verstärkte Aktivitäten einzelner Pionier*innen zumeist unter dem Dach des DBfK statt mit besonderer Bedeutung von Einzelaktivitäten, die sich trotz fehlender Anbindung an Wissenschaftsstrukturen gegen Widerstände unterschiedlicher Art behaupteten.
- **Phase 2 – Selbstvergewisserung, Themenfindung und Aufbau akademischer Strukturen (1990er Jahre)**
  Während erste akademische Strukturen aufgebaut und erste Präzisierungen von Inhalten vorgenommen wurden, zeigten sich Anfänge kollektiver, aber sehr heterogener und unübersichtlicher Forschungsaktivitäten.
- **Phase 3 – Konsolidierungsphase (seit dem Jahr 2000)**
  Die Forschung mit Drittmittelfinanzierung und Forschungsstrategien entwickeln sich und es entstehen erste Diskurse und Publikationen zu Methodologien und Methoden der Pflegewissenschaft.

Ein wesentlicher Impuls ging im Jahr 1992 in der von der Robert Bosch Stiftung (RBS) veröffentlichten Denkschrift »Pflege braucht Eliten« aus. Eine Kommission, bestehend aus Vertreter*innen der Pflegewissenschaft, des Managements und der Lehre, entwickelte in dieser Publikation konkrete Vorschläge und Forderungen für die Akademisierung der Pflege. In der Folge initiierte die RBS erste Stipendien- und Forschungsprogramme zur Förderung des wissenschaftlichen Nachwuchses, die durch pflegewissenschaftliche Kollegs begleitet wurden. Zudem wurden Auslandsaufenthalte für die Wissenschaftler*innen ermöglicht (vgl. Bartholomeyczik, 2017).

Allerdings traf die Denkschrift der RBS bei Gewerkschaften und auch innerhalb der eigenen Berufsgruppe zunehmend auf Widerstand. »Die Professionalisierungsstrategien der Pflegeverbände wurden als eine Fortsetzung der bürgerlichen Aufstiegsprojekte des 19. und 20. Jahrhunderts und in der Folge auch als Machtstrategie betrachtet.« (Kellner, 2022, S. 101)

Bereits in den 1990er Jahren wurde die Integration der Pflegeausbildung in das Regelbildungssystem der Länder angestrebt. Verschiedene Vertreter*innen befürworteten die Anwendung des Berufsbildungsgesetzes für die Gesundheitsberufe und Etablierung der Pflegeberufe in das duale System (vgl. Kellner, 2022). Zehn Jahre später zeigte sich, dass die angekündigte Reform der Ausbildung in der Pflege (vgl. Kap. 5) nicht umgesetzt worden war. Im Jahr 2000 veröffentlichte das RBS eine weitere Publikation (explizit keine Denkschrift), die den Titel »Pflege neu Denken – Zur Zukunft der Pflegeausbildung« trug. Die Herausgeber*innen setzten sich aus zehn unabhängigen Fachleuten aus dem Pflegekontext zusammen. Die Intention der Publikation bestand in der Formulierung zukunftsgerichteter Empfehlungen für das Ausbildungsgeschehen in der Pflege bis zum Jahr 2020 (vgl. Robert Bosch Stiftung, 2001), die nachfolgend aufgegriffen werden (Robert Bosch Stiftung, 2001, S. 11f.):

> »Die heutige Ausbildung entspricht häufig nicht den derzeitigen Anforderungen an Fachlichkeit und Qualität. Noch fließen Erkenntnisse der Pflegeforschung in nur geringem Maße in die Ausbildung ein. Sie nimmt zukünftige Aufgaben und Strukturen kaum in den Blick. Dazu gehören:
> - die steigende Zahl langfristig Pflegebedürftiger und Kranker,
> - die längere Lebensdauer der Menschen,
> - die stark wachsende Zahl demenziell erkrankter Menschen,
> - die Zunahme ambulanter Behandlungen,
> - die sich stetig ausweitende Medizintechnik sowie
> - die wachsenden Ansprüche an die Kompetenzen der Pflegenden.«

Es wurde ein hohes Veränderungspotenzial wahrgenommen und zehn Empfehlungen ausgesprochen (vgl. Robert Bosch Stiftung, 2001):

1. Pflege als menschliche Begegnung und gesellschaftlichen Auftrag begreifen
2. Pflegesituation aktiv gestalten
3. Ausbildungsinhalte neu ordnen und geeignete Lernwelten schaffen
4. Theorie und Praxis neu denken und verändern
5. Ausbildung zum Lebens- und Erfahrungsraum werden lassen
6. Schulen durch mehr Selbständigkeit handlungsfähiger machen
7. Durch Professionalität zur Qualität gelangen
8. Berufliche Autonomie stärken

9. Pflege internationalisieren: Europa als Ausbildungsort und Arbeitsmarkt wahrnehmen
10. Strukturen verändern: Ausbildung neu gestalten

In Reaktion auf die Denkschrift der RBS verfasste die Berufspädagogin Barbara Meifort eine Entgegnung mit dem Titel »Eliten brauchen Heloten. Heiteres Berufebasteln in der Krankenpflege«, in der sie die Denkschrift der RBS einer sehr kritischen Betrachtung unterzog. Meifort übte dabei insbesondere Kritik an den Autor*innen, denen sie elitäres Denken und die Trennung zwischen den Berufsqualifikationen vorwarf (vgl. Meifort, 2001). Auch Dielmann (2001) kritisierte, dass die Autor*innen der RBS Publikation »die Pflegeberufe wiederum in einem Sondersystem der beruflichen Bildung ansiedeln bzw. belassen und insgesamt von einer Absenkung der vorhandenen Niveaus das Wort reden, mögen sie auch andere hehre Absichten verfolgen.« (Dielmann, 2001, S. 92)

Mit dem Manifest »Mit Eliten Pflegen« (2018) und dem Positionspapier »Pflege kann mehr« (2020) zeigt die RBS deutlich auf, welche Rahmenbedingungen für eine Spitzenpflege in Deutschland gegeben sein müssen (vgl. Weidner & Schubert, 2022). Zu diesem Zweck stellt das Positionspapier »Pflege kann mehr« die nachfolgenden fünf Thesen zur Diskussion (Stiftungsallianz, 2020, S. 78f.):

1. Die Potenziale in der Pflege liegen in ihrer Professionalisierung
2. Neue Aufgaben für die Pflege – Substitution ärztlicher Aufgaben
3. Expertise in der Pflege – Zigtausende Studienplätze nötig
4. Selbstverwaltung – nicht mehr an der Pflege vorbei!
5. Spitzenmedizin – Spitzenpflege

Die seit über drei Jahrzehnten andauernde Diskussion über die Professionalisierung und Akademisierung der Pflege wird von Befürwortenden und Ablehnenden aus unterschiedlichen Perspektiven geführt. Die Befürwortenden argumentieren mit einer verbesserten Versorgungsqualität, zukunftsweisenden Qualifikationen und Interdisziplinarität, besseren Karrierechancen sowie einer Attraktivitätssteigerung der Pflegeberufe. Die Gruppe der Ablehnenden erachtet eine generelle Notwendigkeit akademisch ausgebildeter Pflegender nicht als gegeben und geht davon aus, dass die zukünftigen Versorgungsanforderungen mit der beruflichen Pflege allein bewältigt werden können (vgl. Weidner, 2022). Im Bezug auf den akut wahrgenommenen Pflegenotstand wird in Gesellschaft und Politik nach einer möglichst einfachen und niedrigschwelligen Lösung gesucht, die nicht selten in Deprofessionalisierungstendenzen mündet. Ein Beispiel hierfür ist die Absenkung von Zugangsvoraussetzungen für Bildungsangebote der Pflege (vgl. Weidner,

2022). Dabei identifiziert Weidner (2022) vier Diskursgemeinschaften und die sie prägenden Kräfteverhältnisse und Argumentationslinien:

- **Pflegewissenschaft**
  Pflegewissenschaftler*innen, akademisierte Pflegefachpersonen, Vertreter*innen der meisten Pflegeverbände und Pflegekammerbewegung: Sie fordern eine auf wissenschaftlicher Grundlage wirksame Verwissenschaftlichung der Pflege, die sich am internationalen Kontext orientiert. Dadurch soll ein Beitrag zur Qualitätsentwicklung in der Versorgung geleistet werden. Zudem werden neue Karrierewege für beruflich Pflegende sowie eine Attraktivitätssteigerung der Pflegeberufe erwartet. Aufgrund fehlender Ressourcen ist die politische Wirkmächtigkeit jedoch begrenzt.
- **Gesundheits- und Sozialpolitik**
  Politiker*innen aller demokratischen Parteien, Vertreter*innen von Gewerkschaften, Verbänden und Kostenträgern: Die politisch mächtigen Vertreter*innen dieser Gruppe befürworten die Sicherung und Weiterentwicklung der Sozialsysteme insgesamt, in denen Pflege nur ein Teil von vielen ist. Ziel sollte sein, die Fachkräftesicherung und Weiterentwicklung der Solidargemeinschaft unter gerechten Bedingungen aufzuteilen. Sie betrachten die berufliche Pflege in Deutschland im internationalen Vergleich auch ohne Akademisierung als konkurrenzfähig, denn die Professionalisierung der Pflege wird nicht als gelingende Lösungsmöglichkeit des Problems bewertet. Zur Sicherung der Versorgung wird Deprofessionalisierung in Kauf genommen (z.B. Absenkung der Zugangsvoraussetzungen, Kriminalisierung der Versorgungspraxis). Sie sind politisch mächtig durch Vertreter*innen auf höchster Ebene.
- **Pflegepraxis**
  Diese Gruppe bildet den Großteil der Angehörigen der Berufsgruppe Pflegender ab: Sie ist gekennzeichnet durch einen geringen Organisationsgrad und wenig ausgeprägtes Zusammengehörigkeitsgefühl und Selbstlosigkeit. Verbreitet sind Tendenzen zu Abgrenzung und Ängsten gegenüber Wissenschaft und Akademisierung. Problematische Arbeitsbedingungen werden häufig individuell gelöst (z.B. Reduzierung der Arbeitszeit). Diese Gruppe bewegt sich eher diffus im Akademisierungs- und Professionalisierungsdiskurs.
- **Private Gesundheitswirtschaft**
  In dieser Gruppe versammeln sich Vertreter*innen privatisierter Krankenhäuser und Pflegeeinrichtungen: Seit den 1990er Jahren stehen für die immer stärker werdende Gruppe vor allem unternehmerische Ziele im Vordergrund (z.B. Ertrags- und Renditebemühungen). Im Diskurs zur Professionalisierung und Akademisierung hält sich diese Gruppe auffallend zurück, da sie regelhaft in der Pflegepraxis akademisierte Pflegende eher als unnötig und v.a. als zu teuer ansehen (im Vergleich zu beruflich qualifizierten Pflegenden). Sie haben aufgrund

des Wirtschaftlichkeitsgebotes in der Gesundheitsversorgung großen Einfluss und nutzen diesen, um die Akademisierung möglichst aufzuhalten bzw. zu verhindern.

Zusammenfassend beschreibt Weidner (2022) die aktuelle Diskursentwicklung in Bezug auf Akademisierungsstrategien in Deutschland wie folgt:

> »Konsens herrscht aber in der Einsicht, dass zur Sicherung der pflegerischen Versorgung in Zukunft angesichts des demografischen Wandels mehr getan werden muss, will man eine sich manifestierende, dramatische Unterversorgung verhindern. Nur, welcher Strategie und Maßnahmen es dazu bedarf, wie teuer es werden darf und ob die Akademisierung der Pflege dabei eine Rolle spielen soll, daran scheiden sich die Geister.« (Weidner, 2022, S. 23f.)

Der Einsatz akademisierter Pflegender zielt jedoch darauf ab, die sich wandelnden Anforderungen an die pflegerische Versorgungspraxis aufgrund der gravierenden Auswirkungen des demografischen Wandels (z.B. Zunahme der Pflegebedürftigkeit sowie hochkomplexe Pflegeprozesse etc.) zu beantworten (vgl. Kap. 6.1). Reuschenbach und Darmann-Finck (2018) führen dazu aus:

> »Diese Komplexität ergibt sich durch eine hohe Dynamik am ›point of care‹ (z.B. kurze Liegezeiten), die notwendige interprofessionelle Vernetzung von Dienstleistungen und Behandlungswegen über Sektoren hinweg, neue technische Möglichkeiten in Therapie und Diagnostik, ein verändertes Krankheits- und Gesundheitsverständnis sowie die beschleunigte Zunahme wissenschaftlicher Ergebnisse und die Notwendigkeit, diese in die Praxis zu implementieren.« (Reuschenbach & Darmann-Finck, 2018, S. 65)

Aus der politischen Perspektive wird eine zunehmende Akademisierungsquote mit der Hoffnung verbunden, dass die Absolvent*innen in der Lage sein werden, forschungsgestützte Lösungsansätze und innovative Konzepte in die Pflege zu integrieren. Die Förderung der Weiterentwicklung der Pflege sowie die Förderung von Forschung in diesem Bereich stellen weitere übergeordnete Ziele dar (vgl. Reuschenbach & Darmann-Finck, 2018). Als Ergebnis ihrer qualitativen Untersuchung stellen Reuschenbach und Darmann-Finck (2018) heraus, dass Kolleg*innen der entsprechenden pflegerischen Fachgebiete einen Mehrwert des Studiums in folgenden Punkten erkennen: Sie erhoffen sich eine Integration wissenschaftlicher Ergebnisse in der Versorgungspraxis, ein genaueres und strukturierter geplantes diagnostisches Vorgehen beruflich Pflegender sowie eine verbesserte Zusammenarbeit mit anderen Berufsgruppen. Im Vergleich zu beruflich Ausgebildeten werden Studierende von den befragten Fachpersonen als selbständiger und mit erkennbar stärkeren wissenschaftlichen Kompetenzen wahrgenommen. Die Studierenden könnten demnach neue und wissenschaftlich fundierte Lösungen entwickeln und schwierige und herausfordernde Anforderungen sicher bewältigen. Sie sind darüber hinaus in der Lage, Maßnahmen, Prozesse, Strukturen in der Pflege sowie das eigene Handeln umfassender zu reflektieren. An die Stelle starrer pflegerischer Konzepte tritt bei ihnen eine an den Pflegebedürftigen orientierte und ganzheitliche Perspektive (vgl. Reuschenbach & Darmann-Finck, 2018). Akademisch qualifizierte Pflegefachpersonen (AQP) erwarben im Studium die Kompetenz Studien aufgrund von aktuellen Problemstellungen zu recherchieren, systematisch zu erfassen und in die praktische Arbeit zu übertragen und sind folglich in der Lage, die Ergebnisse nach den Kriterien der Wissenschaftlichkeit zu beurteilen sowie für die praktische Tätigkeit zielführend anzuwenden. Sie planen und steuern Pflegeprozesse wissenschaftsbasiert und tragen somit zur innovativen Weiterentwicklung der Einrichtung bei. Zudem beraten sie neben den Pflegebedürftigen und ihren Angehörigen auch Kolleg*innen und wirken aktiv an Forschungsprojekten mit (vgl. Weidner & Schubert, 2022).

Meng et al. (2023) fassen in ihrem Review den Mehrwert akademisch qualifizierter Pflegefachpersonen in der Patient*innenversorgung zusammen und konstatieren: Wird der Anteil akademisch Pflegender erhört, so

- sinkt die Mortalität der Pflegebedürftigen
- sinkt die Failure-to-Rescue-Rate
- steigt die Patient*innensicherheit
- verkürzt sich die Verweildauer signifikant
- verringert sich die Wiederaufnahmequote
- steigt die Patient*innenzufriedenheit
- verringert sich die Anzahl gemeldeter Stürze

Neben der Verbesserung der Gesundheitsversorgung wird die hochschulische Qualifizierung als Möglichkeit wahrgenommen, die Attraktivität der Pflegeberufe zu steigern und ermöglicht eine Umverteilung von Aufgaben und Verantwortlichkeiten, wodurch Versorgungslücken geschlossen und andere Berufsgruppen entlastet werden können (z.B. CHN vgl. Kap. 6.2.3) (vgl. Wissenschaftsrat, 2023). Die hochschulische Qualifizierung wirkt sich zudem indirekt auf berufspolitische Aspekte aus, da hochschulisch Qualifizierte in der Lage sind, ihr eigenes Verhalten zu reflektieren sowie Rahmenbedingungen kritisch zu hinterfragen (vgl. Fischer et al., 2022).

Ein Blick in die Datenbank »Hochschulkompass« der Hochschulrektorenkonferenz lässt die Anzahl von 33 primärqualifizierenden Studienangebote in Deutschland erkennen (Stand: 02.05.2024), wobei die Datenbank insgesamt 283 Studienangebote für die Pflegeberufe verzeichnet, die sich hinsichtlich ihrer Ausrichtung und ihres Niveaus unterscheiden (vgl. Hochschulrektorenkonferenz, 2024).

Obgleich sich die hochschulische Pflegebildungslandschaft in den vergangenen Jahren verdreifacht hat (vgl. Kap. 5), liegt die Akademisierungsquote mit 2,5 Prozent deutlich hinter der vom Wissenschaftsrat (2023) empfohlenen Akademisierungsquote von 20 Prozent zurück. Im primärqualifizierenden Bereich liegt die derzeitige Akademisierungsquote bei lediglich 0,43 Prozent. Mit dem Pflegeberufegesetz wurde die Primärqualifizierung parallel zur pflegeschulischen Ausbildung implementiert, was zu einer Konkurrenzsituation geführt hat (vgl. Wissenschaftsrat, 2023). Die vormals bestehende Ungleichheit hinsichtlich der Zahlung einer Ausbildungsvergütung wurde durch das Pflegestudiumstärkungsgesetz korrigiert, da die unzureichende Auslastung der Pflegestudiengänge u.a. auf die fehlende Vergütung zurückgeführt wurde (vgl. Kap. 5). In einem offenen Brief formulierten Studierende ihre Kritik an den hohen Studienbelastungen sowie an prekären finanziellen Studienbedingungen, welche ihrer Ansicht nach die hohe Abbruchquote von 50 Prozent begründete (vgl. Wissenschaftsrat, 2023).

Im Sinne einer konsequenten Steigerung der Akademisierung in der beruflichen Pflege postulierte der Wissenschaftsrat in seinen Empfehlungen aus dem Jahr 2012, dass mit dem Aufbau von Bachelorstudiengängen die Akademisierung nicht abgeschlossen sein dürfe und entsprechende weiterführende Angebote auf Master-, Promotions- und Habilitationsebene sowie entsprechende Forschungsaktivitäten ausgebaut werden müssten. Allerding sind

> »ein kohärenter Aufbau genuiner Forschungsaktivitäten und Strukturbildungsmaßnahmen zur systematischen Förderung der wissenschaftlichen Disziplinenbildung auf dem Gebiet der Gesundheitsfachberufe – unbeschadet der verschiedenen Fördermaßnahmen des Bundesministeriums für Bildung und Forschung (BMBF) – bis heute Desiderate geblieben.« (Wissenschaftsrat, 2023, S. 38)

Auch die Ergebnisse der HQGplus-Studie weisen auf gravierende strukturelle Defizite hin, die für die Entwicklung der Disziplin Pflegewissenschaft mit erheblichen Konsequenzen verbunden sind. Deutlich wird, dass die Förderung des wissenschaftlichen Nachwuchses als essenziell erachtet wird, flächendeckende Nachwuchsförderprogramme jedoch weiterhin fehlen. Im Zeitraum zwischen 2017 und 2019 wurden im Durchschnitt lediglich 0,3 bis 1,8 Promotionen pro Jahr verliehen (vgl. Wissenschaftsrat, 2022). Die Forschungsaktivitäten sowie die Etablierung angemessener Forschungsprofile stellen folglich entscheidende Faktoren für die Professionsentwicklung dar. Dazu ist jedoch die Präsenz von Wissenschaftler*innen in den frühen Karrierephasen erforderlich, um Forschungsleistungen voranzutreiben und Studiengänge anzubieten. Stattdessen wurden für zwei pflegewissenschaftliche Studiengänge in verschiedenen Bundesländern innerhalb von drei Jahren die notwendige Finanzierung gestrichen. Da Pflegestudiengänge traditionell eher an Fachhochschulen/HAW angesiedelt sind und dort kaum strukturierte Graduiertenprogramme etabliert sind, besteht zudem eine strukturelle Ungleichheit zwischen Fachhochschulen/HAW und Universitäten (vgl. Wissenschaftsrat, 2022).

Die Etablierung der akademischen Pflegeausbildung wirkt sich nicht nur auf die Qualität der Versorgung aus, sondern strahlt auch auf die Beschäftigungssituation und die Erwerbsbiografie von beruflich Pflegenden aus. Sie ist insbesondere für Personen attraktiv, die bereits über eine formale Hochschulzugangsberechtigung verfügen. Allerdings fehlen bislang klar definierte Rollen und Aufgaben von Hochschulabsolvent*innen in der Pflege (vgl. Kap. 6.2.3), mit der sich die Akademisierung auch nachhaltig in der Qualität der pflegerischen Versorgung widerspiegeln werden (vgl. IEGUS et al., 2023). Die Akademisierung von Berufsbildern erscheint nur dann sinnvoll, wenn Absolvent*innen ihre Kompetenzen in der Praxis entsprechend ihrer Qualifikation einsetzen können. Dazu sind entsprechende rechtliche Rahmenbedingungen, Aufgaben- und Stellenprofile sowie Vergütungsstrukturen erforderlich (vgl. Wissenschaftsrat, 2023). Der Anteil der in der Berufspraxis eingemündeten hochschulisch qualifizierten Pflegenden ist bislang jedoch sehr gering. Hierfür schätzt der Verband der Pflegedirektorinnen und Pflegedirektoren der Universitätskliniken und Medizinischen Hochschulen Deutschlands (VPU) den Anteil hochschulisch qualifizierter Pflegefachpersonen an Universitätskliniken auf ca. 3 Prozent ein, wovon 2,1 Prozent der direkten Patient*innenversorgung zur Verfügung stehen. In der ambulanten und stationären Langzeitversorgung fällt diese Quote deutlich geringer aus (vgl. Wissenschaftsrat, 2023). Die VAMOS-Verbleibstudie von Absolvent*innen der Modellstudiengänge in NRW von Dieterich et al. (2019) identifiziert ebenfalls begrenzte Möglichkeiten, die im Studium erworbenen Kompetenzen anschließend in der Praxis anzuwenden und hebt das verlorene Potenzial hervor, die in der hochschulischen Ausbildung erworbenen erweiterten Kompetenzen in der Praxis einzusetzen (vgl. 6.2.3). Mit Blick auf die durchlässigen Bildungsstrukturen muss zudem festgestellt werden, dass derzeit ein Mangel an weiterführenden Masterprogrammen im Bereich der klinischen Pflege besteht. Diese Weiterentwicklung erfordert auch neue Vergütungsregelungen, die sich an den erworbenen Kompetenzen orientieren (vgl. Dieterich et al., 2019). Daneben müssen für die Absolvent*innen in der Berufspraxis attraktive Karrierewege und Verweiloptionen eröffnet werden (vgl. Wissenschaftsrat, 2023). Der flächendeckende Einsatz von Akademisch qualifiziertes Pflegepersonal (AQP) in die Praxis macht eine Akzeptanzförderung dringend erforderlich, da er bei dem vorhandenen, nicht akademisch qualifizierten, Personal zu Sorgen und Ängsten führen kann (vgl. Weidner & Schubert, 2022).

Derzeit sind Gesetzesvorstöße (Pflegekompetenzgesetz, APN-Gesetz) des Bundesministerium für Gesundheit (BMG) in der Ausarbeitung, die umfassende Veränderungen und eine verstärkte Akademisierung der Pflege in Deutschland unterstützen können und noch im Jahr 2024 verabschiedet werden sollen. Denn um die vom Wissenschaftsrat empfohlene Akademisierungsquote in der Pflegepraxis zu erreichen, müssten bis spätestens zum Jahr 2027 jährlich 10.000 Menschen ein primärqualifizierendes Pflegestudium in Deutschland aufnehmen. Unter der Voraussetzung, dass ein Drittel der Absolventen anschließend ein Masterstudium aufnimmt, könnten im Jahr 2035 etwa 50.000 AQP und im Jahr 2045 rund 150.000 erforderliche AQPs in die entsprechenden Einsatzfelder der Pflege einmünden und die Qualität der pflegerischen Versorgung nachhaltig verbessern (vgl. Weidner & Schubert, 2022).

6.2.4 Interprofessionalität

Bereits im 18. Jahrhundert hat Florence Nightingale auf die Bedeutung der interprofessionellen Zusammenarbeit hingewiesen und betont, dass die Zusammenarbeit verschiedener Berufsgruppen einen wesentlichen Faktor für das Wohl der Pflegebedürftigen darstellt. Dabei hat sie auch darauf verwiesen, dass eine einseitig geprägte Dominanz eines Berufsstandes negative Konsequenzen für die Therapieergebnisse hat. Erst in der wechselseitigen Reibung verschiedener Berufsgruppen entstehen tragfähige Lösungen, die den Pflegebedürftigen zugutekommen. In ihrem fortdauernden Ringen haben die Berufsgruppen eine vielschichtige Historie des Konflikts sowie des Respekts mit- und füreinander entwickelt (vgl. Welz-Spiegel & Spiegel, 2023).

Die interprofessionelle Zusammenarbeit zwischen Ärzt*innen und Pflegepersonen wurde auch in den 1970er Jahren als zentrales Problem der innerbetrieblichen Organisation im Krankenhaus identifiziert. Die anschließenden Diskurse waren zunächst erkenntnistheoretischer Natur und es standen in den 1990er Jahren berufspraktische Aspekte (z.B. Interdisziplinarität, Kommunikation und Kooperation) im Vordergrund der Diskussionen. Erst das Gutachten des Sachverständigenrates zur Begutachtung der Entwicklung im Gesundheitswesen aus dem Jahr 2007 verlieh dem Thema in Deutschland die bis dahin nicht gekannte Prominenz, die für den bundesdeutschen interdisziplinären und interprofessionellen Diskurs wegweisend wurde (vgl. Partecke et al., 2017; World Health Organization, 1988; Welz-Spiegel & Spiegel, 2023).

Nach der Definition der WHO findet interprofessionelle Zusammenarbeit statt, »wenn zwei oder mehr Personen mit unterschiedlichem Hintergrund und sich ergänzenden Fähigkeiten interagieren, um ein gemeinsames Verständnis zu schaffen, das keiner von ihnen zuvor besessen hat oder im Alleingang hätte erreichen können.« (World Health Organization, 2010a, S. 36; vgl. auch Barr, 2002; Barr et al., 2017). Der Begriff »interprofessionell« bezeichnet die Zusammenarbeit von zwei unterschiedlichen Professionen, beispielsweise von Pflegefachmännern bzw. -fachfrauen und Ärzt*innen. Der Begriff »interdisziplinär« hingegen beschreibt die

Zusammenarbeit von zwei Disziplinen aus der gleichen Profession, beispielsweise von ambulanten Pflegepersonen und stationären Pflegepersonen (vgl. Mahler et al., 2014). Die Voraussetzung für eine reibungslose Kooperation in der Versorgungspraxis ist jedoch die lückenlose Verzahnung des unter hohem Handlungsdruck zusammenarbeitenden Teams sowie dessen Ausrichtung auf ein gemeinsames Behandlungsziel (vgl. Partecke et al., 2017).

Die Robert Bosch Stiftung forderte 2018:

> »Um die Versorgung von Menschen, die krank oder pflegebedürftig sind, auch zukünftig flächendeckend und sektorenübergreifend sicherzustellen, braucht es neue Strukturen, Konzepte und Qualifikationen sowie innovative Formen der interdisziplinären Kooperation. Die Pflegeberufe müssen und können dazu neue und erweiterte Aufgaben übernehmen. Ihre weitere Professionalisierung trägt zur steigenden Attraktivität des Berufsfeldes bei und geht mit zukunftsweisenden, praxisorientierten Karrierechancen einher, die bisher noch stark vernachlässigt sind. Dazu bieten sich Konzepte erweiterter Qualifikationsmixe an, mit deren Hilfe es auch in Zukunft gelingen kann, komplexe gesundheitsbezogene Versorgungslagen wissenschaftsfundiert und sicher zu steuern und zu bewältigen.« (Robert Bosch Stiftung, 2018, S. 69)

Interprofessionelle Zusammenarbeit ist nach Welz-Spiegel und Spiegel (2023) vor allem in nachfolgenden Situationen dienlich:

- bei der Beratung und der Unterstützung zur Gesunderhaltung,
- bei Handlungsbedarf außerhalb von Routineprozessen,
- für Pflegebedürftige mit chronischer Erkrankung,
- für Pflegebedürftige mit psychosozialem Hilfebedarf,
- in der berufsgruppenübergreifenden Fallberatung,
- bei der Begleitung und Beratung von Angehörigen,
- im Innovationsmanagement zur Neuentwicklung von Leistungen/Angeboten,
- in der sektorenübergreifenden Expert*innenberatung.

Die Steigerung der Versorgungsqualität und der Sicherheit von Pflegebedürftigen in der Pflege erfordert eine verstärke interprofessionelle Zusammenarbeit. Dies ergibt sich bereits aus der Tatsache, dass die Pflegebedürftigen häufig komplex und langfristig erkrankt sind. Zudem führt der Wissenschaftszuwachs zu einer Notwendigkeit des Austausches und der Abstimmung innerhalb der Gesundheitsberufe. Eine interprofessionelle Zusammenarbeit führt zu einer höheren Zufriedenheit der Pflegebedürftigen (vgl. Behrend & Scheel, 2023). Darüber hinaus führt eine gelingende interprofessionelle Zusammenarbeit zu einer höheren Mitarbeiter*innenzufriedenheit (vgl. Song et al., 2017).

Die Kompetenzen für die interprofessionelle Zusammenarbeit werden bereits in der Ausbildung angelegt und sind für alle Gesundheitsberufe relevant. Jedoch fehlt bisher eine konsequente Verankerung der Vermittlung interprofessioneller Kompetenzen in den Curricula von Aus-, Fort- und Weiterbildung (vgl. Behrend & Scheel, 2023), weshalb das vom Bundesinstitut für Berufsbildung (BIBB) beauftragte Projekt interEdu hier inzwischen ein longitudinales kompetenzorientiertes Curriculum für die hochschulische und pflegeschulische Pflegeausbildung forschungsbasiert entwickelt hat (vgl. Püschel et al., 2024). In den Rahmenplänen der Fachkommission nach § 53 Pflegeberufegesetz (2020) findet sich Interprofessionalität als Querschnittsthema im Kompetenzbereich III »Intra- und interprofessionelles Handeln in unterschiedlichen systemischen Kontexten verantwortlich gestalten und mitgestalten« (vgl. Fachkommission nach § 53 Pflegeberufegesetz, 2020).

Der Begriff *interprofessionelles Lernen* bezeichnet ein Konzept, bei dem zwei oder mehr Professionen gemeinsam lernen, um die Zusammenarbeit und die Versorgungsqualität zu verbessern. In diesem Kontext lässt sich ein gegenseitiger Lernprozess beobachten, in dessen Verlauf die verschiedenen Professionen voneinander, miteinander und übereinander lernen (vgl. Behrend & Scheel, 2023). Im Kontext des interprofessionellen Lehrens und Lernens wird davon ausgegangen, dass interprofessionelle Erfahrungen, beispielsweise aus Studium oder Ausbildung, einen Einfluss auf die eigene Haltung haben, mit anderen zusammenzuarbeiten. Die Übernahme von Werten, Haltungen und Einstellungen stellt einen zentralen Bestandteil beruflicher Sozialisation dar. Damit ist die Entwicklung einer beruflichen Identität, die die interprofessionelle Identitätsbildung enthält, daher frühzeitig und umfassend in Lehr-Lernkontexten anzubahnen (vgl. Kunze, 2024). Die Ergebnisse der VAMOS-Verbleibstudie zeigen auf, dass Studierende in der Dimension »interprofessionell Zusammenarbeiten« hohe Werte für ihre berufliche Handlungssicherheit angeben, was auch durch die Arbeitgeberperspektive bestätigt wird (vgl. Dieterich et al., 2019).

Der Wissenschaftsrat empfiehlt seit 2012 eine stärkere Koordinierung und Verzahnung der interprofessionellen Ausbildung. Dort, wo bereits interprofessionell ausgerichtete Lehrveranstaltungen und/oder Module an den Universitäten stattfinden, beschränkt sich das Angebot leider auf die eigene Einrichtung (62 Prozent). Lediglich 15 Prozent der Fachhochschulen/HAW kooperieren mit interprofessionellen Angeboten der Medizin (vgl. Wissenschaftsrat, 2022). Der Wissenschaftsrat (2023) stellt fest, dass die Interprofessionalität in der Lehre von Gesundheitsberufen weiterhin ein Desiderat darstellt (vgl. Wissenschaftsrat, 2023).

Die interprofessionelle Zusammenarbeit erfordert die sinnvolle Gestaltung des Informationsaustausches, die Fähigkeit zur Interaktion sowie die Festlegung prozessbezogener Entscheidungskompetenzen. Die fortschreitende Digitalisierung kann dazu beitragen, Schnittstellenprobleme zu reduzieren und einen schnelleren

Informationsaustausch zu ermöglichen (vgl. Kap. 6.3.) (vgl. Welz-Spiegel & Spiegel, 2023).

Die einzelnen Akteur*innen müssen über persönliche Voraussetzungen und Fähigkeiten verfügen, die für die erfolgreiche Bewältigung der Aufgaben erforderlich sind. Dazu zählen beispielsweise Respekt, Veränderungsfähigkeit, Lösungsorientierung, Selbstverständnis/Selbstvertrauen, Offenheit, Wertschätzung, Fachkompetenz, gemeinsames Lernen, Absprachefähigkeit und gemeinsame Strukturen und Sozialisation (vgl. Abb. 16) (vgl. Welz-Spiegel & Spiegel, 2023).

Abb. 16: Übersicht der Voraussetzungen und persönliche Fähigkeiten zur interprofessionellen Zusammenarbeit (vgl. Welz-Spiegel & Spiegel, 2023) (eigene Darstellung).

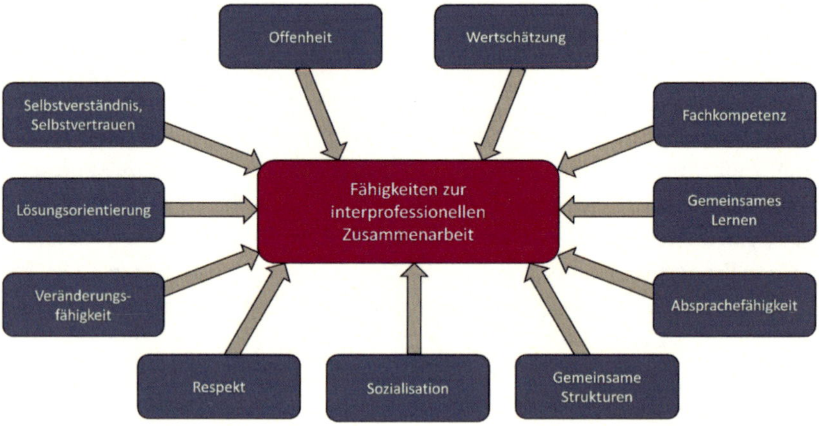

Auch informelle Begegnungen tragen zur Entwicklung interprofessioneller Kompetenzen bei und fördern das gegenseitige Verständnis. Daher sind gemeinsame Pausen oder Aktivitäten förderlich, deren Planung und Implementierung entsprechend zu gestalten ist (vgl. Behrend et al., 2023).

6.2.5 Rollenprofile

Erstmalig wurden mit der Einführung des Pflegeberufegesetzes (PflBG) »Vorbehaltene Aufgaben für beruflich Pflegende definiert und festgelegt (§ 4 PflBG):

> »(1) Pflegerische Aufgaben nach Absatz 2 dürfen beruflich nur von Personen mit einer Erlaubnis nach § 1 durchgeführt werden. Ruht die Erlaubnis nach § 3 Absatz 3 Satz 1, dürfen pflegerische Aufgaben nach Absatz 2 nicht durchgeführt werden.
> (2) Die pflegerischen Aufgaben im Sinne des Absatzes 1 umfassen die Erhebung und Feststellung des individuellen Pflegebedarfs nach § 5 Absatz 3 Nummer 1

Buchstabe a, die Organisation, Gestaltung und Steuerung des Pflegeprozesses nach § 5 Absatz 3 Nummer 1 Buchstabe b sowie die Analyse, Evaluation, Sicherung und Entwicklung der Qualität der Pflege nach § 5 Absatz 3 Nummer 1 Buchstabe d.
(3) Wer als Arbeitgeber Personen ohne eine Erlaubnis nach § 1 oder Personen, deren Erlaubnis nach § 3 Absatz 3 Satz 1 ruht, in der Pflege beschäftigt, darf diesen Personen Aufgaben nach Absatz 2 weder übertragen noch die Durchführung von Aufgaben nach Absatz 2 durch diese Personen dulden.«

Entsprechend der einschlägigen juristischen und fachlichen Auffassung wird die Planung ebenfalls in den Anwendungsbereich der pflegerischen Vorbehaltsaufgaben einbezogen, da dem Pflegeprozess ein vollständiger Handlungszyklus zugrunde liegt (vgl. Weidner et al., 2024).

Die im Pflegeberufegesetz festgelegten Vorbehaltsaufgaben stellen absolute Vorbehaltsaufgaben dar. Demnach sind ausschließlich Pflegefachpersonen befugt, die Pflegeprozessverantwortung zu tragen und entsprechende Aufgaben durchzuführen. Anderen Berufsgruppen hingegen, auch Ärzt*innen, bleibt dies untersagt. Der informelle Pflegebereich (Lai*innenpflege) bleibt zunächst von dieser Regelung unberührt, solange es nicht um die Beteiligung beruflicher Pflege geht (vgl. Weidner et al., 2024). Primäre Intention dieser Neuregelung ist die Gewährleistung des Schutzes der Pflegebedürftigen sowie die Sicherung der Pflegequalität. Darüber hinaus wird sie als Anerkennung professionell pflegerischer Arbeit und als aufwertender Faktor für das pflegerische Handeln im Rahmen des Pflegeprozesses betrachtet. Es ist ein dringend notwendiger Schritt für eine zukünftig qualitativ hochwertige Versorgung der Bevölkerung (vgl. Weidner et al., 2024).

Obschon die rechtlichen Grundlagen der Vorbehaltsaufgaben durch das PflBG bereits im Jahre 2020 festgelegt wurden, lassen sich vier Jahre nach deren Inkrafttreten des Gesetzes in der Praxis eine geringe Kenntnis über und die zurückhaltende Etablierung dieser Aufgabenbereiche erkennen. Als Ursache hierfür werden Unklarheiten und Unsicherheiten hinsichtlich des Vorbehaltsrechts innerhalb der Berufsgruppe sowie innerhalb der Einrichtungen angenommen (vgl. Weidner et al., 2024).

In der VAPIK-Studie von Weidner et al. (2024) wurde die Umsetzung des pflegerischen Vorbehaltsrechts im Krankenhaus untersucht. Die Auseinandersetzung mit Vorbehaltsaufgaben beeinflusst das Berufsverständnis der Pflege sowie die inter- und intraprofessionelle Zusammenarbeit im Versorgungsalltag. Die neu geregelten Vorbehaltsaufgaben führen zu Klärungsprozessen innerhalb der Pflege, mit Ärzt*innen, anderen Berufsgruppen sowie sektorübergreifend, um die Sicherheit und das Wohl der Pflegebedürftigen zu fördern. Die qualitative Forschungsarbeit zeigt, dass das pflegerische Vorbehaltsrecht in der Praxis größtenteils ignoriert wird. Lediglich einige wegweisende Regelwerke, wie die DNQP-Expertenstandards oder einige einrichtungsinterne Stellenbeschreibungen, werden als Orientierungsrahmen herangezogen. Es besteht ein Mangel an hinreichenden Informationen bezüglich der erfolgten gesetzlichen Änderungen. Die Ergebnisse der VAPIK-Studie liefern Empfehlungen zur zukünftigen Umsetzung pflegerischer Vorbehaltsaufgaben im Krankenhaus. Der vorgeschlagene Handlungsrahmen wurde auf Grundlage der Anerkennung und konsequenten Umsetzung der pflegerischen Verantwortung für individuelle Pflegebedarfe, der Organisation und Gestaltung von Pflegeprozessen, der Evaluation von Pflegequalität sowie einer handlungsorientierten Professionalität der Pflegepersonen entwickelt (vgl. Weidner et al., 2024).

Die Etablierung von erweiterten und neuen Rollenprofilen ist eine unumgängliche Konsequenz der vielfältigen Herausforderungen, denen Deutschland und das deutsche Gesundheitswesen gegenüberstehen. Exemplarisch sei hier der demografische Wandel genannt (vgl. Kap. 6.1) (vgl. DBfK, 2019). Die Implementierung der veränderten Rollenprofile birgt das Potenzial, die Professionalisierung der Pflege zu fördern. In der Konsequenz wird ein erweitertes Qualifikationsprofil mit angepassten Befugnissen zur eigenständigen Ausübung von Heilkunde die Berufsbilder innerhalb der Pflege verändern. Beruflich Pflegende übernehmen seit der Neuregelung eine eigenständige, gestaltende Rolle in der Gesundheitsversorgung, deren Kern die ganzheitliche, gesundheitsbezogene pflegerische Begleitung von Personen und die Ermittlung der individuellen Unterstützungsbedarfe darstellt (PflBG §5 Abs. 2). Diese neuen Rollen und Aufgaben tragen zur Steigerung der Attraktivität und Reputation bei, nutzen das bereits vorhandene Potenzial professionell Pflegender und eröffnen Zukunftsaussichten sowie individuelle Karrieremöglichkeiten (vgl. DBfK, 2022, 2019). Die OECD hat bereits im Jahr 2016 festgestellt, dass rund 80 Prozent der Pflegenden überqualifiziert sind und künstliche Barrieren sie am Ausschöpfen ihres Potenzials hindern (vgl. OECD, 2016). Erweiterte Kompetenzen zur Übernahme erweiterter heilkundlicher Aufgaben, die Pflegefachpersonen beispielsweise zur eigenständigen Versorgung von Menschen mit chronischen Erkrankungen Befähigen sollen, werden heute bereits in primärqualifizierenden Studiengängen erworben (vgl. Wissenschaftsrat, 2023).

Die in das SGB V eingefügte »Richtlinie über die Festlegung ärztlicher Tätigkeiten zur Übertragung auf Berufsangehörige der Alten- und Krankenpflege zur selbständigen Ausübung von Heilkunde im Rahmen von Modellvorhaben nach § 63 Abs. 3c SGB V« (»Heilkunderichtlinie«) definiert den Katalog an Aufgaben, die von Pflegefachpersonen wahrgenommen werden können. Des Weiteren werden die dafür erforderlichen Qualifikationen dargelegt. Zur Umsetzung des § 14 Absatz 4 PflBG hat die Fachkommission nach § 53 PflBG im Auftrag der beiden Bundesministerien BMG und Bundesministerium für Familie, Senioren, Frauen und Jugend (BMFSFJ) acht standardisierte Module entwickelt, die den Erwerb erweiterter Kompetenzen zur Übernahme heilkundlicher Aufgaben ermöglichen (vgl. Weidner & Schubert, 2022). Zu den Modulen der Fachkommission (2022) gehören das Grundlagenmodul

»Ein professionelles Berufs- und Rollenverständnis mit erweiterter heilkundlicher Verantwortung entwickeln« und acht Vertiefungsmodule zur erweiterten heilkundlichen Verantwortung für Pflege- und Therapieprozesse mit Menschen aller Altersstufen mit/bei (vgl. Fachkommission, 2022):

- Diabetischer Stoffwechsellage
- Chronischen Wunden
- Demenz
- Hypertonie
- Schmerzen
- Ernährung und Ausscheidung
- Tracheostoma
- Akuten und chronischen Atemwegserkrankungen

Gemäß § 14 PflBG können die erweiterten heilkundlichen Tätigkeiten sowohl von beruflich als auch von hochschulisch qualifizierten Pflegefachpersonen mit entsprechender Zusatzqualifikation übernommen werden. Ab 2025 sind die primärqualifizierenden Studiengängen dazu verpflichtet, die durch die Fachkommission nach § 53 PflBG festgelegten erforderlichen Qualifikationen zu vermitteln. Dazu stellen Übergangsvorschriften sicher, dass Studierende, die sich vor 2025 immatrikulieren, diese Qualifikationen zusätzlich erwerben können (vgl. Bundesministerium für Familie, Senioren, Frauen und Jugend, 2023a).

Bisher sind diese Tätigkeitsbereiche im Status quo ante nur im Rahmen ärztlicher Delegation möglich. Die derzeitige Bundesregierung hat es sich in ihrem Koalitionsvertrag zur Aufgabe gemacht, neue Rollenprofile in der Pflege zu implementieren und entsprechend gesetzlich zu verankern. So heißt es im Koalitionsvertrag: »Professionelle Pflege ergänzen wir durch heilkundliche Tätigkeiten und schaffen u.a. das neue Berufsbild der ›Community Health Nurse‹« (SPD et al., 2021, S. 64). Diese spezialisierten Rollen werden auch vom Wissenschaftsrat (2023) eingefordert. Es wird bemängelt, dass die erweiterten Kompetenzprofile, die akademisch qualifiziertes Pflegepersonal erworben hat, nicht in entsprechenden Stellenprofilen abgebildet werden. Der Wissenschaftsrat identifiziert in diesem Kontext Rollenprofile der Advanced Practice Nurse mit besonderem Expert*innenwissen als wichtigen Baustein für die Beantwortung spezialisierter Versorgungsbedarfe in Deutschland (vgl. Wissenschaftsrat, 2023). Entsprechend internationalen Entwicklungen, soll das erweiterte Verantwortungs- und Aufgabenprofil auf Masterebene die direkte Versorgung von Patient*innen sowie Klient*innen in spezialisierten Bereichen auf Basis verschiedener Kriterien ermöglichen. Dazu zählen beispielsweise die zu behandelnde Bevölkerungsgruppe (z.B. Pädiatrie), das klinische Umfeld (z.B. häusliche und gemeindenahe Versorgung), die zu behandelnde Krankheit bzw. das medizinische Teilgebiet (z.B. Diabetes, Demenz), das Pflege- und Therapiekonzept sowie die Hebammenhilfe (z.B. Psychiatrie, Rehabilitation etc.), das zu behandelnde Problem (z.B. Schmerzen) und der Zeitpunkt der Intervention (z.B. Gesundheitsförderung) (vgl. Wissenschaftsrat, 2023). In Settings, die durch eine Arztferne gekennzeichnet sind, sind Pflegeexpert*innen zudem gefordert, selbstständig pflegerisch relevante Probleme zu lösen und eine sektorenübergreifende Pflege sicherzustellen (vgl. DBfK, 2019).

Das Konzept der Pflegeexpert*innen (Advanced Practice Nurses) ist bereits seit den 1960er Jahren in Kanada und den USA etabliert. Auch in zahlreichen weiteren Ländern, darunter in den Niederlanden, in Irland, in Neuseeland und in Finnland, bestehen seit über 20 Jahren Erfahrungen mit der Anwendung erweiterter Pflegekompetenzen in der Gesundheitsversorgung. Die Begriffe »Advanced Practice Nursing« (APN) bzw. »Advanced Practice Nurse« (APN) werden in der Regel erweiterten Praxisrollen zugeordnet (vgl. DBfK, 2019). Die Ausgestaltung der Rollen und Kompetenzen sowie die Regelung der Handlungsautonomie weisen in den Ländern jedoch erhebliche Unterschiede auf (vgl. DBfK, 2019). Die Canadian Nurses Association (CNA) benennt fünf Kernkompetenzen einer APN (vgl. DBfK, 2019):

- klinische Pflegeerfahrung
- Forschung
- Führungsaufgaben/Leadership
- interdisziplinäre Zusammenarbeit
- Aktivitäten zur Weiterentwicklung des Gesundheitswesens

Des Weiteren wird die Fähigkeit zur ethisch begründeten Entscheidung in komplexen Problemlagen sowie die Einführung, Erprobung, Evaluation und Leitung einer evidenzbasierten Pflegepraxis vorausgesetzt (vgl. DBfK, 2019).

Kompetenzen, die eine APN in Deutschland benötigt, werden derzeit in der Phase des kommenden APN-Gesetzes durch die aktuelle Bundesregierung erneut kontrovers diskutiert.

Eine spezialisierte Form der Advanced Practice Nurses sind Community Health Nurses (CHN). Sie leisten einen wichtigen Beitrag zur Stärkung der Primärversorgung in Deutschland. Dabei werden CHN definiert als

> »Ein spezieller Bereich der Krankenpflege, der die Kompetenzen der Krankenpflege, des öffentlichen Gesundheitswesens und einiger Phasen der Sozialhilfe vereint und als Teil des gesamten öffentlichen Gesundheitsprogramms zur Förderung der Gesundheit, zur Verbesserung der Bedingungen im sozialen und physischen Umfeld und zur Rehabilitation von Krankheiten und Behinderungen fungiert.« (World Health Organization, 2017, S. 5)

Innerhalb von multiprofessionellen Teams werden CHNs im Bereich der öffentlichen Gesundheit oder im öffentlichen Gesundheitswesen tätig. Insbesondere für Menschen mit chronischen Erkrankungen stellen CHNs eine hilfreiche Perspektive und Unterstützung dar (vgl. Burgi & Igl, 2021). Die pflegerische Versorgung der CHNs erfolgt durch akademisch qualifizierte Pflegefachpersonen, die eigenverantwortlich, bedarfsorientiert, evidenzbasiert und lebensweltbezogen handeln (vgl. Nock et al., 2022).

Im Mittelpunkt der pflegerischen Handlungen von CHNs stehen (DBfK, 2022, S. 8):

- die Gesundheitsförderung, die Prävention und der Gesundheitsschutz einschließlich der Arbeit an einer gesundheitsunterstützenden Umwelt bzw. Umfeldern (»Settings«),
- die Begleitung und Unterstützung von Einzelnen und Familien im Krankheitsfall und in Pflegesituationen,
- die Erfassung des spezifischen Bedarfs der in einer Kommune oder Region lebenden Bevölkerung sowie konsequente Ausrichtung der Versorgung darauf. Dabei erfahren Personengruppen mit besonderen Gesundheitsrisiken und -bedarfen wie zum Beispiel ältere und hochaltrige Menschen, Menschen mit (mehreren) chronischen Erkrankungen, Kinder aus sozial benachteiligten Familien und/oder solche mit gesundheitlichen Beeinträchtigungen, Geflüchtete, ethnische Gruppen u.a. besondere Beachtung.

Zu ihren Arbeitsbereichen gehören u.a. das häusliche Umfeld, (kommunale) Gesundheitszentren, Streetwork (z.B. Obdachlosigkeit) und weitere Kontexte (vgl. DBfK, 2022). Zu den konkreten pflegerischen Aufgaben der CHNs gehören (Burgi & Igl, 2021, S. 10):

- Primärversorgung und Sicherung von Versorgungskontinuität im ambulanten Sektor
- erweiterte Gesundheitsförderung sowie Primär- und Sekundärpräventionsprogramme (z.B. Sturz, Unfall, Tabakentwöhnung)
- Wiederholungs- und Kontrolluntersuchungen sowie Screenings auf Krebserkrankungen oder andere Vorsorgeuntersuchungen/Check-ups
- eigenverantwortliche Behandlung von z.B. Erkältungskrankheiten
- Monitoring und Management chronischer Krankheiten sowie die Beteiligung an strukturierten Behandlungsprogrammen (z.B. Disease Management für Diabetes, Arthritis, Asthma)
- Selbstmanagement der Patienten durch Schulung, Information, Beratung und Anleitung

- Versorgungskoordination und Navigation durch das Gesundheitssystem sowie integrierte Versorgung durch Kooperation im ambulanten und stationären Sektor

Die Qualifikation zum/zur CHN basiert auf einer profunden beruflichen oder akademischen Ausbildung sowie Berufserfahrungen und wird in Form eines Masterstudiums erworben. Die Zusatzqualifikation soll mit zusätzlichen Befugnissen, einer erweiterten Heilkundeausübung sowie einer höheren professionellen Eigenständigkeit einhergehen (vgl. DBfK, 2022).

Schulgesundheitspflege wird international bereits als eine weitere Spezialisierung der APN angesehen und stellt einen integralen Bestandteil des Gesundheitssystems dar (vgl. Romberg et al., 2022). Die WHO wies bereits im Jahr 1997 auf den engen Zusammenhang zwischen Gesundheit und Bildung hin und benannte das Setting Schule als Anwendungsbereich für Gesundheitsedukation und -förderung. Die Schulgesundheitspflege ist

> »ein Spezialgebiet der Krankenpflege, sie schützt und fördert die Gesundheit der Schüler, ermöglicht eine optimale Entwicklung und fördert den schulischen Erfolg. Schulkrankenpflegende, die sich auf eine ethische und evidenzbasierte Praxis stützen, sind die Führungskräfte, die eine Brücke zwischen Gesundheits- und Bildungswesen schlagen, die Versorgung koordinieren, sich für eine qualitativ hochwertige, schülerzentrierte Versorgung einsetzen und an der Gestaltung von Systemen mitwirken, die es dem Einzelnen und der Gemeinschaft ermöglichen, ihr volles Potenzial zu entfalten.« (National Association of School Nurses, 2017)

Auch in Deutschland lässt sich eine Zunahme sozialpolitischer Empfehlungen beobachten, die die Implementierung von Schulgesundheitspflege neben Schulpsycholog*innen und Schulsozialarbeiter*innen an allgemeinbildenden Schulen fordern. In Deutschland wurde bislang Schulgesundheitspflege lediglich punktuell etabliert, wobei sie insbesondere an internationalen Schulen sowie Privat- und Förderschulen zum Einsatz kommt (vgl. Romberg et al., 2022). Die Erweiterung des pflegerischen Aufgabenbereichs der Schulgesundheitspflege ermöglicht eine ganzheitliche Betrachtung von Gesundheitsproblemen und deren Prävention und Förderung mit Blick auf den gesamten Lebensverlauf. Durch den Einsatz von Schulgesundheitspflegenden (SHN) kann ein niedrigschwelliger Zugang zum Gesundheitssystem gewährleistet werden. Dieser Zugang ist insbesondere für Kinder und Jugendliche aus Familien mit niedrigem sozioökonomischem Status von Vorteil, da deren gesundheitlicher Zustand im Vergleich zu Kindern und Jugendlichen aus höheren Statusgruppen signifikant schlechter ist. Die Schulgesundheitspflege begegnet somit der Zunahme gesundheitlicher Risiken im Kindes- und Jugendalter sowie der Zunahme chronischer und psychischer Gesundheitsprobleme und schließt eine bestehende Versorgungslücke (vgl. Romberg et al., 2022). Schulgesundheitspflege bietet Kindern und Jugendlichen die Möglichkeit, sich mit Gesundheitsrisiken auseinanderzusetzen und sich zu deren Bewältigung zu befähigen. Dabei wird der Fokus auf die Förderung der Gesundheit in einem gemeinsamen Lebens-, Lern- und Arbeitsraum gelegt, wobei die Umgebungsfaktoren, wie beispielsweise der Schulsport, eine wesentliche Rolle spielen (vgl. Ewers, 2023).

Bereits im Jahr 2016 wurde in der Shanghai-Deklaration der WHO die Forderung aufgestellt, Gesundheitskompetenz verpflichtend in den Lehrplänen und Curricula als integralen Bestandteil zu implementieren (vgl. Ewers, 2023). Im internationalen Kontext wird für die Schulgesundheitspflege ein primärqualifizierender Bachelorabschluss, mehrere Jahre klinischer Erfahrung sowie spezifische Weiterbildungen auf Masterniveau vorausgesetzt. Zu den Aufgaben der Schulgesundheitskrankenpflege gehören (vgl. Ewers, 2023):

- Gesundheitsförderung und (un-)spezifische Gesundheitsedukation
- Krankheitsprävention und Risiko-Assessment (inkl. Vorsorgeuntersuchung)
- Krankheitsmanagement
- Direkte Versorgung und Versorgungsmonitoring
- Strategische Entwicklung, Planung und Evaluation von Programmen in Übereinstimmung mit lokalen Bedarfslagen und internationalen Konzepten

Schulgesundheitspflegende verfügen über verschiedene Zugangswege zu ihrem Klientel. Zum einen über den persönlichen Kontakt, aber auch durch edukative Aktivitäten oder Mitwirkung an umfassenden Programmen zur Gesundheitsförderung (vgl. Ewers, 2023).

6.2.6 Theorie-Praxis-Transfer (Transferlernen)

Die Pflegeforschung in Deutschland hat im internationalen Vergleich relativ spät begonnen. Pflegeforschung wird dabei definiert als Versuch, pflegerisches Fachwissen durch systematische wissenschaftliche Methoden zu vermehren. Dabei sind die Ziele der Pflegeforschung (vgl. Mayer, 2022):

- die Schaffung von Wissensgrundlagen zur Verbesserung der Pflege und damit der Situation der Pflegebedürftigen, Schaffung von Grundlagen zur Theorieentwicklung,
- Anpassung und Weiterentwicklung des Methodenrepertoires der Forschung, speziell zu pflegewissenschaftlichen Fragestellungen,

- Entwicklung von Instrumenten zur Erfassung und Messung pflegerelevanter Phänomene und
- Professionalisierung und berufliche Emanzipation der Pflege.

In der DDR bestand bereits seit 1963 die Möglichkeit, eine akademische Ausbildung zu absolvieren. Insgesamt 35 Personen schlossen eine Promotion ab, wobei ein Teil der Dissertationen pflegespezifische Inhalte behandelte. In der Bundesrepublik Deutschland hingegen begann die Pflegeforschung sich erst in den 1980er Jahren zu etablieren. In dieser Dekade lassen sich zwei Meilensteine hervorheben: die Einrichtung des ersten Lehrstuhls für Pflege- und Sozialwissenschaften an der Fachhochschule Osnabrück im Jahr 1987 (vgl. Kap. 5) sowie das erste öffentlich geförderte pflegewissenschaftliche Projekt, das von 1988 bis 1991 durchgeführt wurde (vgl. Teubner & Suhr, 2017). Auf der Ersten Internationalen Konferenz der Krankenpflegeforschenden im September 1978 in Utrecht wurde bereits festgestellt:

> »In einigen Ländern werden Krankenpflegeschüler noch immer als Arbeitskräfte mißbraucht, sie lernen fast ausschließlich funktionell pflegen, üben Pflegetechniken, erlernen selten Pflegemethoden. Sie haben kaum Gelegenheit, die Pflege des Patienten zu analysieren, zu reflektieren und auszuwerten. In diesen Ländern gibt es in der Regel weder eine Universitätsausbildung noch eine gleichwertige Weiterbildung für Krankenpflegepersonal. Forschung ist hier kein Bestandteil der Aus- und Weiterbildung in der Krankenpflege.« (Moses, 2015, S. 46)

Die in diesem Zitat dargelegten Umstände lassen den Schluss zu, dass eine Reform der Aus-, Fort- und Weiterbildung in Deutschland, welche die Pflegeforschung miteinbezieht, erforderlich war. Forschungserkenntnisse stammten zu dieser Zeit ausschließlich von anderen Professionen in der Gesundheitsversorgung. Im Jahr 1984 wurde die Agnes-Karll-Stiftung für Pflegeforschung gegründet. Der Forschungsetat belief sich anfänglich auf lediglich 2.000 DM. Dennoch konnten wichtige Erkenntnisse für die Pflegepraxis in kleineren Forschungsprojekten gewonnen werden, die zu einer Steigerung der Bekanntheit der Pflegeforschung führten (vgl. Moses, 2015). Erst im Jahr 1991 wurde eine eigenständige Institution für die Pflegeforschung etabliert. Die im Jahr 1984 erfolgte Gründung des Archivs zur Geschichte der Pflege in Frankfurt hatte ebenfalls einen Einfluss auf die Entwicklung der Pflegeforschung. Im Rahmen dessen wurde eine umfangreiche Sammlung zur Geschichte der Pflege zusammengetragen, die interessierten Personen zugänglich gemacht wurde. Ein Jahr später wurde die Möglichkeit geschaffen, Pflegeforschungsberichte zu veröffentlichen. Seitdem gibt die »Deutsche Krankenpflegezeitschrift« regelmäßig eine Beilage zur »Pflegeforschung« heraus. Im Jahr 1988 wurde mit der Zeitschrift »Pflege« erstmals eine wissenschaftliche Fachzeitschrift in Deutschland etabliert. Auf Initiative der »Ständigen Konferenz der

Weiterbildungsinstitute für leitende und lehrende Pflegepersonen« wurde schließlich im Mai 1989 der Deutsche Verein zur Förderung der Pflegewissenschaft und -forschung (DV Pflegewissenschaft) gegründet. In der Folge organisierte der Verein ab dem Jahr 1990 jährlich Forschungskongresse. Bereits zuvor leisteten eine Vielzahl von Tagungen und Kongressen einen Beitrag zur Etablierung der Pflegeforschung im öffentlichen Bewusstsein. Die allmähliche Entwicklung der Pflegeforschung hatte einen signifikanten Einfluss auf die Professionalisierung der Krankenpflege in Deutschland. Jedes Pflegeforschungsprojekt leistete seinen eigenen Beitrag und die Existenz der Pflegeforschung erwies sich als unabdingbarer Bestandteil im Professionalisierungsprozess (vgl. Moses, 2015). Ein weiterer Meilenstein in der deutschen Pflegeforschung war ein von Monika Krohwinkel geleitetes und vom Bundesministerium für Jugend, Frauen, Familie und Gesundheit finanziertes Forschungsprojekt, das zum Pflegeprozess bei Schlaganfallpatient*innen in den Jahren von 1988 bis 1991 forschte. Ursprünglich sollte auf Wunsch des Ministeriums eine ärztliche Projektleitung eingesetzt werden. Nach längeren Verhandlungen konnte das Forschungsprojekt dennoch ohne ärztliche Leitung genehmigt werden, da Monika Krohwinkel ihre wissenschaftliche Qualifikation durch einen Master-Abschluss in England nachweisen konnte. Krohwinkels Forschungsergebnisse zeigten deutlich, wie wichtig Pflegeforschung für die Professionalisierung ist und wies die Bedeutung einer Pflegepraxis mit rehabilitativem Ansatz nach (vgl. Moses, 2015).

In den Jahren 2004 bis 2011 förderte das Bundesministerium für Bildung und Forschung (BMBF) zunächst vier, dann drei Pflegeforschungsverbünde in Deutschland (vgl. Teubner & Suhr, 2017). Im Jahr 2012 wurde mit der Agenda Pflegeforschung von Behrens et al. das Ziel verfolgt, thematische Prioritäten zu setzen, die den aktuellen und vordringlichen Herausforderungen der Pflege entsprechen (vgl. Schaeffer & Ewers, 2014). Das Fazit des Ausschusses Medizin des Wissenschaftsrates, welches sich parallel zur Entwicklung der Pflegeforschungsagenda mit den hochschulischen Qualifizierungen in den Gesundheitsberufen befasste, kam 2012 zu dem Ergebnis:

> »Soll den gewandelten gesellschaftlichen Herausforderungen und den drängenderen Forderungen nach Evidenzbasierung in der Gesundheitsversorgung entsprochen werden und soll Deutschland nicht den Anschluss an internationale Entwicklungen verpassen, müssen forschungsförderliche Strukturen geschaffen und kontinuierliche Fördermittel für Forschung in den Gesundheitsfachberufen bereitgestellt werden. Voraussetzung dafür ist, dass die Akademisierung der Gesundheitsfachberufe – so auch der Pflege – vorangetrieben wird, denn auch in diesem Bereich besteht erheblicher Nachholbedarf«. (Schaeffer & Ewers, 2014, S. 424)

Für die Pflegeforschungsagenda wurden zehn Themen benannt, die in der nächsten Dekade prioritär bearbeitet werden sollten und die heute – ein Jahrzehnt später – nichts von ihrer Bedeutung für die Pflegeforschung verloren haben (vgl. Schaeffer & Ewers, 2014):

- Prävention und Gesundheitsförderung in der Pflege
- Pflegebedürftigkeit alter Menschen
- Leben mit chronischer Erkrankung
- Pflege von Menschen mit Behinderung
- Pflege von Kindern und Jugendlichen
- Pflege in akuten Krankheitssituationen
- Umgang mit Vulnerabilität
- neue technologische Entwicklungen
- Pflegesysteme im Umbruch
- Bildung in der Pflege

Um die Studienergebnisse für die Praxis und Forschung nutzbar zu machen, wurde seit 2009 die altersbezogene Pflegeforschung vom Zentrum für Qualität in der Pflege (ZQP) in einer frei zugänglichen Forschungsdatenbank erfasst (vgl. Stiftung ZQP, 2023).

Ein wichtiges Instrument der Qualitätssicherung und zum Theorie-Praxis-Transfer in der Pflege wurde durch die pflegebezogenen Expertenstandards des Deutschen Netzwerks für Qualitätsentwicklung in der Pflege (DNQP) etabliert. Expertenstandards werden in einem mehrstufigen Verfahren entwickelt, konsentiert, modellhaft implementiert und evaluiert. Die Verpflichtung zur Implementierung ist gesetzlich verankert in § 113a SGB XI (vgl. Büscher & Blumenberg, 2018). Mittlerweile hat das DNQP zehn Expertenstandards für die Pflege entwickelt und veröffentlicht (vgl. Deutsches Netzwerk für Qualitätsentwicklung in der Pflege [DNQP], 2024):

- Dekubitusprophylaxe in der Pflege (2. aktual. 2017)
- Entlassungsmanagement in der Pflege (2. aktual. 2019)
- Schmerzmanagement in der Pflege (aktual. 2020)
- Sturzprophylaxe in der Pflege (2. aktual. 2022)
- Kontinenzförderung in der Pflege (aktual. 2024)
- Pflege von Menschen mit chronischen Wunden (2015)
- Ernährungsmanagement zur Sicherung und Förderung der oralen Ernährung in der Pflege (2017)
- Beziehungsgestaltung in der Pflege von Menschen mit Demenz (2019)
- Förderung der Mundgesundheit in der Pflege (2023)
- Erhalt und Förderung der Hautintegrität in der Pflege (2024)

Für die strukturelle Absicherung des Theorie-Praxis- Transfers wurden darüber hinaus mit dem neuen Pflegeberufegesetz und der Pflegeberufe Ausbildungs- und Prüfungsverordnung Regelungen getroffen, die eine engere Verzahnung des theoretischen und praktischen Unterrichts am Lernort Schule mit den Einrichtungen als Träger der praktischen Ausbildung fördern sollen (vgl. Tab. 24). Die Festlegung einer bestimmten Reihenfolge der Ausbildungseinsätze dient dem Zweck, die praktische Ausbildung und den theoretische Unterricht gut aufeinander aufzubauen (vgl. Jürgensen & Dauer, 2021). Die Rahmenpläne der Fachkommission nach § 53 PflBG empfehlen zudem verschiedene didaktische Mittel zur Verknüpfung der theoretischen und praktischen Lerngegenstände, wie z.B. den verstärkten Einsatz von Simulationsunterricht in den Lerneinheiten (vgl. Jürgensen & Dauer, 2021).

Tab. 24: Theorie-Praxis-Transfer (Saul & Jürgensen, 2021, S. 25)

Theorie-Praxis-Transfer	
§ 5 PflAPrV	Praxisbegleitung
§ 4 PflAPrV	Praxisanleitung
§ 6 Abs. 3, 8, Abs. 3 Satz 2, § 10, Abs. 1 PflBG	Ausbildungsplan
§ 10 Abs. 2 PflBG, § 3 Abs. 5 PflAPrV	Ausbildungsnachweis
§ 8 PflAPrV	Kooperationsverträge
§ 53 PflBG	Rahmenpläne der Fachkommission nach § 53 PflBG

Der sogenannte dritte Lernort, als Lernwerkstatt oder Skillslab bezeichnet, trat erst in den 1960er Jahren als überbetriebliches Bildungsformat neben die klassischen Lernorte Betrieb (Praxis) und Berufsschule (Theorie). Lernortkooperation stellt dabei einen entscheidenden Faktor für eine erfolgreiche Verzahnung der theoretischen und praktischen Lernphasen in der Pflegeausbildung dar (vgl. Löwenstein, 2022). Ging man lange Zeit davon aus, dass die Reihenfolge der theoretischen Lerninhalte die Lernangebote in der Pflegepraxis bestimmt (Theorie-Praxis-Transfer), so ist heute bekannt, dass diese These sich mit zunehmender Selbstständigkeit der Auszubildenden umkehrt (vgl. Löwenstein, 2022).

Der Dritte Lernort fördert Lernprozesse sowohl für die Auszubildenden aber auch für die Praxisanleitenden und Lehrenden, die sich für Theorie und Praxis positiv auswirken (Löwenstein, 2022, S. 206):

- Auszubildende können Handlungen ohne Handlungs- und Zeitdruck in simulierten bzw. realitätsnahen Pflegesituationen einüben,
- sichere Handlungsabläufe können mit variablen Kontextfaktoren in der Pflegepraxis besser verknüpft werden,
- Unsicherheiten in der Pflegepraxis können von einzelnen Lernenden oder in Lerngruppen thematisiert und mit Lehrenden geklärt werden,
- kompetenz- und reflexions-förderliche Gruppenprozesse unter Berücksichtigung unterschiedlicher Erfahrungen und Ansichten können unterstützt werden
- Praxisanleiter:innen wenden pflegewissenschaftliche Theorien und Ansätze in einem abgegrenzten Bereich an,
- Pflegelehr:innen können aktuelle Informationen aus der Pflegepraxis in den theoretischen Unterricht integrieren,
- kompetenzförderliche Strategien können erfahrbar und abgestimmt werden, indem Lernprozessbegleitungen zum selbstgesteuerten und reflexiven Lernen von allen Akteuren gemeinsam durchgeführt und eingeübt werden,
- Erfahrungen aus unterschiedlichen Handlungsfeldern der Pflege können zum Transfergewinn von Auszubildenden, Praxisanleiter:innen und Praxisbegleiter:innen ausgetauscht werden,
- Kommunikations- und Organisationsstrukturen können abgestimmt und verbessert werden.

Für den Theorie-Praxis-Transfer in der dreijährigen Pflegeausbildung eignen sich Skillslabtrainings, die im Anschluss an den theoretischen Unterricht stattfinden und auf diesem aufbauen (vgl. Engelhardt, 2021). Die Vermittlung praktischer Fertigkeiten im Rahmen der Ausbildung in den Pflegeberufen zielt darauf ab, den Auszubildenden die Fähigkeit zu vermitteln, auf pflegerische Herausforderungen situationsgerecht und angemessen zu reagieren. Dies erfordert eine kritische Reflexion und Diskussion der erlernten Handlungsmuster. Die Berücksichtigung der drei zentralen Strukturierungsschritte – praktische Übung, kritische Analyse und Diskussion – bei der Unterrichtsplanung und -gestaltung kann zu einer Verbesserung des Theorie-Praxis-Transfers beitragen (vgl. Engelhardt, 2021).

Insbesondere das Debriefing als gezieltes Feedback im Anschluss an die Skillslab-Einheit stellt einen wichtigen Teil des Trainings dar, ohne den ein gelingender Theorie-Praxis-Transfer nicht möglich ist (vgl. Engelhardt, 2021). Herausforderungen im Skillslab-Training können demgegenüber die Heterogenität der Lernenden sein, die es zu berücksichtigen gilt, auch wenn praktische Übungen von den Lernenden oft mit mehr Motivation aufgenommen werden. Daher sollte die praktische

Einheit zeitnah nach der theoretischen Einführung erfolgen, damit nicht unnötig viel Zeit für die Rekapitulation des theoretischen Wissens aufgewendet werden muss (vgl. Engelhardt, 2021). Für die Sicherstellung des Theorie-Praxis-Transfers tragen Praxisanleiter*innen der praktischen Ausbildung eine Mitverantwortung. Dabei sind sie auch Vermittler*innen zwischen dem theoretischen und praktischen Unterricht sowie den praktischen Ausbildungsinhalten. Zu den Aufgaben der Praxisanleitung gehört die Pflegeauszubildenden »schrittweise an die Wahrnehmung der beruflichen Aufgaben als Pflegefachfrau oder Pflegefachmann heranzuführen, zum Führen des Ausbildungsnachweises nach § 3 Absatz 5 anzuhalten und die Verbindung mit der Pflegeschule zu halten« (PflBG § 4 Abs. 1). So können vermeintliche Widersprüche zwischen Theorie und Praxis aufgedeckt und geklärt werden. Auszubildenden sollte ausreichend Zeit zur Verfügung gestellt werden, um das erworbene Wissen in der Praxis zu erproben, zu hinterfragen, zu vertiefen, sich selbst zu reflektieren und die Anwendung von Maßnahmen in den unterschiedlichsten Settings zu erproben (vgl. Jürgensen & Dauer, 2021).

Die Verzahnung von Theorie und Praxis kann aus pflegedidaktischer Sicht beispielsweise durch differenzierte Lernformen gewährleistet werden. Bei diesen Lernformen erfolgt in aller Regel eine gezielte und methodische Verknüpfung von formellen und informellen Lernprozessen, wobei die einzelnen Lernprozessschritte entsprechend geplant, aufbereitet und miteinander verknüpft werden. Die Rahmenpläne der Fachkommission nach § 53 PflBG enthalten Hinweise für Arbeits- und Lernaufgaben, die an die Lehrinhalte des Curriculums anknüpfen und in der Praxis bearbeitet werden sollen. Die Entwicklung und Begleitung der Aufgaben erfolgt vor Ort durch berufspädagogisch qualifizierte Praxisanleiter*innen, die die Auszubildenden unterstützen und beraten (vgl. Jürgensen & Dauer, 2021). Außerdem stellen Pflegelehrende auch eine kontinuierliche Begleitung der Arbeits- und Lernaufgaben von Seiten der Pflegeschule sicher.

Im Rahmen hochschulischer und hochschuldidaktischer Pflegeausbildungen spielt das Forschende Lernen für den Theorie-Praxis-Transfer eine bedeutende Rolle und soll deshalb eine kurze Ausführung erfahren. Forschendes Lernen bezeichnet einen hochschuldidaktischen Ansatz, der eine Haltung und Arbeitsweise vermittelt, die auf eine kritisch-reflexive und forschungsbasierte Auseinandersetzung mit Praxisproblemen und den damit verbundenen Fragestellungen abzielt. Wesentliche Merkmale dieses Lernverständnisses sind (Reiber, 2023, S. 353):

1. dass Problem, Fragestellung und ggf. auch die Bearbeitungsmethode von den Lernenden selbst gewählt und reflektiert werden,
2. die Orientierung des Ablaufs und Vorgehens an den grundlegenden wissenschaftlichen Arbeitsprinzipien einschließlich der kritischen Reflexion, sowohl von Prozess als auch von Ergebnis und

3. die Rückbindung und Überprüfung von Prozess und Ergebnis im Kontext des jeweiligen Fachbezugs.

Hochschullehrende sollten im Kontext Forschenden Lernens Vorbild und Modell zugleich sein. Idealerweise verfügen sie über genuine eigene Arbeits- und Forschungsschwerpunkte und repräsentieren eine Disziplin wie die Pflegewissenschaft, die sich forschend in differenzierter Weise ihr Fachgebiet erschließt und auf diese Weise auch ständig erweitert. Im Rahmen eines forschenden Lernprozesses müssen Lernende zunächst ein gewisses Maß an Unsicherheit und Unklarheit aushalten, die mit einem forschenden Lernprozess zwangsläufig verbunden sind. Darüber hinaus müssen sie in der Lage sein, Eigenverantwortung zu übernehmen und den eigenen Lernprozess längerfristig und entwicklungsorientiert zu denken (vgl. Reiber, 2023). Die aktuelle Reform der hochschulischen Pflegeausbildung bietet die Chance, Forschendes Lernen als Instrument der Professionalisierung und Disziplinentwicklung zu etablieren. Dabei ist zu berücksichtigen, welche unterstützenden bzw. flankierenden Maßnahmen erforderlich sind, um den mit Forschendem Lernen verbundenen Anforderungen an die beteiligten Akteur*innen und deren Lehr-Lernsettings mit ihren Rahmenbedingungen adäquat begegnen zu können (vgl. Reiber, 2023). Forschendes und praxisorientiertes Lernen in kollaborativen Lernsettings zwischen Lernenden und Lehrenden kann maßgeblich zur Förderung der Theorie-Praxis-Kompetenz beitragen (vgl. Friese, 2018b). Beim kollaborativen Lernen stehen der gemeinsame Lernprozess, die Kommunikation untereinander und die Erarbeitung eines gemeinsamen Wissenskorpus im Vordergrund. Kollaboratives Lernen zeichnet sich berufspädagogisch betrachtet durch die Bereitschaft aus, Wissen in einer vertrauensvollen Umgebung zu teilen, um ein gemeinsames Ziel zu erreichen. Vertrauen, Atmosphäre und gegenseitige Abhängigkeit beeinflussen die Intensität der Zusammenarbeit (vgl. Walkenhorst & Hollweg, 2023).

Ein weiteres Beispiel einer Möglichkeit des gelingenden Theorie-Praxistransfers sind Serious Games in der Pflege. Dabei werden Serious Games »als neuartige pädagogische Ansätze zu Förderung von spielerischen Lernprozessen in virtuellen, komplexen beruflichen Situationen in Pflege und Gesundheit verstanden.« (Hülsken-Giesler & Dütthorn, 2021, S. 364) Serious Games verbinden Bildungsinhalte mit spielerischen Elementen und fördern so die Motivation und den Spaß am Lernen bei den Anwender*innen. Der Begriff Serious Games entstand bereits in den 1970er Jahren und sollte die für Bildungskontexte relevanten Potenziale von digital simulierten Rollenspielen aufzeigen. Der Ernstcharakter wird durch die pädagogische Zielsetzung erzeugt (vgl. Dütthorn, 2023). Um diese neue Form der Wissensvermittlung für die Pflegebildung nutzbar zu machen, müssen die Besonderheiten pflegerischen Handelns und pflegerischer Bildungsprozesse bereits bei der Spielentwicklung berücksichtigt und die technische und didaktische

Spielstruktur sowie die inhaltliche Spielidee bereitgestellt werden. Dies setzt eine kooperative Zusammenarbeit von Pflegewissenschaft, Pflegepädagogik, Mediendidaktik und technischer Entwicklung voraus (vgl. 6.3.3) (vgl. Hülsken-Giesler & Dütthorn, 2021). Serious Games ermöglichen auch kollaboratives Lernen, indem Serious Games von Einzelpersonen oder auch Gruppen genutzt werden können. Dabei kann der Spielspaß ggf. durch kompetitive Aspekte gesteigert werden (vgl. Hülsken-Giesler & Dütthorn, 2021).

Um den Theorie-Praxis- und Praxis-Theorie-Transfer zu gewährleisten, ist es sinnvoll, wirksame Kooperationsformate der Lernorte Pflegeschule, Pflegepraxis und Dritter Lernort bereits im schulinternen Curriculum über konkrete Kompetenzziele zu verankern (vgl. Löwenstein, 2022). Dies würde die beständigen Erfahrungen Studierender im Rahmen des Theorie-Praxis-Transfers abmildern, dass der Alltagsempirie ein höherer Stellenwert beigemessen wird als pflegewissenschaftlichen Erkenntnissen und Wissensbeständen. Das bedeutet, dass in der Theorie am Lernort Schule evidenzbasiertes Handeln vermittelt, dies aber in der Praxis nicht umgesetzt wird. Dieser wahrgenommene Widerspruch führt häufig dazu, dass die in der Praxis vermittelten Arbeitsweisen übernommen werden. Hier schlagen die befragten Expert*innen die Möglichkeit des E-Learning vor, um die Lernortkooperation und die Kontinuität der Lehre am Lernort Praxis zu verbessern. So kann die Theorie-Praxis-Lücke geschlossen werden, indem die Kommunikation zwischen Lehrenden, Praxisanleitenden und Studierenden in der Praxis verbessert und ein orts- und zeitunabhängiger Zugriff auf Lernmaterialien ermöglicht wird. Der Transfer von theoretischen Inhalten in die Praxis ist ein wesentlicher Faktor in der hochschulischen Pflegeausbildung. Dabei spielt die Interaktion zwischen Lehrenden und Studierenden eine entscheidende Rolle (vgl. Koch et al., 2019).

6.2.7 Berufspolitik

Das Image einer Berufsgruppe ist eng mit den Begriffen Autonomie und Identität verbunden. Image wird in diesem Zusammenhang definiert als ein zugeschriebener positiver sozialer Wert, der durch bestimmte Verhaltensstrategien in der Interaktion erworben wird. Das Konzept des Images umfasst zwei zentrale Komponenten. Die erste Komponente ist die Selbstdarstellung. Diese erfolgt mit der Absicht, sich positiv zu bestätigen. Die zweite Komponente ist die Bewertung durch die Umwelt. Die von der Umwelt interpretierte und Selbstdarstellung spielt somit ebenfalls eine entscheidende Rolle für die Bewertung des Images. Diese externe Beurteilung manifestiert das Image und macht es damit zur Realität oder stellt es in Frage (vgl. Eylmann, 2024). Das Berufsimage bezeichnet die gesellschaftliche Anerkennung, die eine bestimmte Berufsgruppe genießt. Es wird sowohl verliehen als auch erworben. Es konstituiert Handlungserwartungen und Handlungsverpflichtungen (vgl. Eylmann, 2024). Nach Eylmann (2024) geht ein hohes Image »mit der gesellschaftlichen Erwartung einher, sensible Aufgaben vorbehaltlich und erfolgreich lösen zu können. Zur Wahrung des Images muss die Erfüllung der Erwartungen retrospektiv konstatiert werden.« (Eylmann, 2024, S. 61)

Professionell Pflegende beklagen häufig die mangelnde gesellschaftliche Anerkennung ihres Berufes. Trotz überwiegend hoher gesellschaftlicher Wertschätzung, die auf die Erfüllung gesellschaftlicher Erwartungen zurückzuführen sein kann, wird der Beruf als unattraktiv wahrgenommen. Anerkennung ist jedoch ein wichtiger Faktor für Motivation und die Attraktivität eines Berufes sowie ein wesentlicher Baustein für die Nachwuchsförderung (vgl. IEGUS et al., 2023). Hinzu kommen Verdienstmöglichkeiten einer Berufsgruppe, die in der Pflege sowohl vom Standort (Region) des Arbeitsplatzes als auch vom Pflegesetting oder Tätigkeitsbereich (Altenpflege vs. Krankenpflege) abhängig sind, jedoch in den letzten Jahren durch gesundheitspolitische Entscheidungen deutlich verbessert wurden. Das schlechte Image der Pflege kann darüber hinaus auf weitere Faktoren zurückgeführt werden. Dazu gehören der Fachkräftemangel, die wahrgenommene Arbeitsverdichtung und steigende Arbeitsbelastung sowie eine steigende Teilzeitquote (vgl. IEGUS et al., 2023).

Die Entwicklung von Autonomie ist wesentlich geprägt von Selbstvertrauen und von der Überzeugung der Selbstwirksamkeit einer Person. Berufliche Expert*innen sind nur dann in der Lage, in ihrem Aufgaben- und Verantwortungsbereich autonom/selbstbestimmt zu entscheiden, wenn sie Vertrauen in ihre Fähigkeiten und ihr Wissen haben. Aus individuellen biografischen Lernerfahrungen entwickelt sich eine positive Einstellung und die Erwartung, dass das eigene Handeln zu positiven Konsequenzen führt. Dazu gehört auch das Meistern schwieriger Situationen und das Lösen von Problemen. Erfolgserlebnisse oder Erfolge in der Gruppe, Vertrauen und Ermutigung, verbunden mit positiven emotionalen Erlebnissen, stärken das Vertrauen in die eigenen Fähigkeiten. Dies ist notwendig, um Eigenverantwortung zu übernehmen und eigenständige Entscheidungen zu treffen. Umgekehrt führt die Übernahme von Verantwortung und das damit verbundene Erleben von Stärke und Sicherheit zu selbstbestimmtem Handeln der Fachkräfte (vgl. Eylmann, 2024). Berufliche Autonomie kann eine Berufsgruppe erst dann etablieren, wenn sie die Definition ihrer eigenen Aufgaben selbst in die Hand nimmt. Die Berufsgruppe benötigt dazu Vertrauen in ihre berufsspezifischen Fähigkeiten und das genuine Wissen, um autonome Entscheidungen über ihre Aufgaben und Verantwortungsbereiche treffen zu können (vgl. Eylmann, 2024).

Pflegende nehmen sich als schwache arbeitspolitische Akteur*innen wahr. Zudem wird die Autonomie, große Veränderungen herbeizuführen, innerhalb der Berufsgruppe als nicht gegeben angesehen (vgl. IEGUS et al., 2023). Beruflich Pflegende äußern den Wunsch nach einer stärkeren Berufsvertretung gegenüber Politik, Arbeitgebern und anderen Berufsgruppen sowie nach der Umsetzung eigener Berufs- und Qualifikationsstandards, die sie in der Berufsgruppe selbst entwickeln. Demgegenüber steht das Informationsdefizit über verschiedene Möglichkeiten der Interessenvertretung und Einflussnahme sowie eine mangelnde Bereitschaft zu freiwilligem oder verpflichtendem Engagement (vgl. IEGUS et al., 2023). Im internationalen Vergleich zeigt sich, dass die meisten europäischen Nachbarländer bereits Pflegekammern etabliert haben. Dort, wo die Pflegenden nicht verkammert sind, wie z.B. in Schweden, ist der gewerkschaftliche Organisationsgrad Pflegender sehr hoch. In Großbritannien sind Pflegende bereits seit 100 Jahren landesweit organisiert (vgl. Wehrstedt von Nessen-Lapp & Wiedermann, 2023).

Rund 120 Jahre nach der Gründung des ersten Berufsverbandes (B.O.K.D.) in Deutschland durch Agnes Karll liegt der Organisationsgrad beruflichen Pflegender derzeit bei unter 10 Prozent. Dabei weisen die Altenpfleger*innen mit rund 5 Prozent den niedrigsten Organisationsgrad innerhalb der Pflegeberufe auf. Ein deutlicher Unterschied zeigt sich zwischen den Auszubildenden in der beruflichen Pflegeausbildung mit einem Organisationsgrad von 3,8 Prozent und einem Organisationsgrad von 44,5 Prozent bei den Pflegestudierenden (vgl. Berberich, 2022). Ein Grund dafür, dass beruflich Pflegende auch heute noch keine einheitliche Berufsvertretung vorweisen, liegt in der historisch gewachsenen Vielzahl von Partikularinteressen organisierter Verbände (vgl. Kap. 6.2.3). Ein Beispiel hierfür ist die auf Länderebene zwischen Gewerkschaften und Berufsverbänden geführte Diskussion um die Einrichtung bzw. Abschaffung von Pflegeberufekammern (vgl. Berberich, 2022).

Darüber hinaus fehlen generell (berufs-)politische Lehr-Lerninhalte in der Pflegebildung. In der Diskussion um die Berufsvertretung durch eine Landes- oder Bundespflegekammer zeigt sich zudem nicht selten ein ernstzunehmendes Bild von Bildungsabstinenz, das sich in der Zurückhaltung gegenüberlebenslanger Qualifizierungswegen und Bildungsprozessen niederschlägt (vgl. Bensch & Greening, 2023). Notwendig hingegen ist die aktive Auseinandersetzung beruflich Pflegender mit ihrem politischen und berufspolitischen Selbstverständnis. Nach Berberich (2022) ist die pflegerische Handlungswelt durch die Wirtschaft beeinflusst. Dies unterstreicht umso deutlicher die Notwendigkeit einer aktiven Auseinandersetzung der Pflegenden mit ihrem politischen sowie ihrem berufspolitischen Selbstverständnis als Pflegende. Ausgehend von einem Verständnis professionellen (Pflege-)Handelns werden jedoch Anforderungen an Pflegende abgeleitet, sich politisch zu konstituieren. Die berufspolitische und standesrechtliche Institutionalisierung stellt dabei eine wesentliche Voraussetzung für professionelles Handeln im Sinne professioneller Autonomie dar (vgl. Berberich, 2022).

Das Gesundheitswesen in Deutschland ist traditionell auf dem Prinzip der Selbstverwaltung aufgebaut (Ärztekammer, Psychotherapeutenkammer und Versicherungswesen (gesetzliche und private Krankenversicherung als Körperschaften des öffentlichen Rechts)) und nimmt staatliche Aufgaben wahr (vgl. Wehrstedt von Nessen-Lapp & Wiedermann, 2023). Deshalb sollten auch Pflegende mit einem Mandat stimm- und entscheidungsberechtigt an der Weiterentwicklung des Gesundheitswesens beteiligt werden. Die Etablierung einer mandatierten, mehrheitsfähigen und berufspolitischen Interessenvertretung im Kontext der Professionalisierung der Pflege in Deutschland kann maßgeblich durch die berufsständische Selbstverwaltung in Form einer Pflegekammer vorangetrieben werden. Als Körperschaft des öffentlichen Rechts übernimmt sie die Vertretung der Interessen der Bevölkerung, insbesondere im Hinblick auf deren (pflegerische) Versorgung und Wohl. Dies geschieht im Rahmen der jeweiligen Kammergesetze durch die Wahrnehmung der folgenden hoheitlichen Aufgaben (vgl. Berberich, 2022):

- Führung eines Berufsregisters (aussagekräftige Berufsstatistik)
- Interessensvertretung der Pflegenden durch Lobbyarbeit in allen Gremien (Einflussnahme auf politische Entwicklungen)
- Erlass einer Berufsordnung mit Berufsrechten und -pflichten inkl. Standesüberwachung der Berufspflichten
- Einführung von Fort- und Weiterbildungsordnung sowie Fachaufsicht bei der Kammer
- Beteiligung an pflegebezogenen Gesetzgebungsverfahren
- Beratung der Pflichtmitglieder
- Erstellung pflegerischer Gutachten
- Erarbeitung von ethischen und verbindlichen Standards

Zu den Merkmalen einer Kammer als Körperschaft des öffentlichen Rechts gehört neben der Pflichtmitgliedschaft die unabhängige Finanzierung der Mitgliedsbeiträge (vgl. Wehrstedt von Nessen-Lapp & Wiedermann, 2023).

Die erste Pflegekammer in Deutschland wurde 2016 in Rheinland-Pfalz gegründet und vertritt rund 42.000 Pflegefachpersonen. In ihren Gremien arbeiten Pflegefachpersonen aus Praxis, Management, Wissenschaft und Ausbildung zusammen. Ihr Ziel ist es, den Beruf selbstbewusst und zu einer international anerkannten Profession weiterzuentwickeln (vgl. Bundespflegekammer, 2024; Landespflegekammer Rheinland-Pfalz, 2023).

Die zweite bestehende Pflegekammer vertritt seit 2022 die mehr als 220.000 Pflegenden in Nordrhein-Westfalen (vgl. Pflegekammer Nordrhein-Westfalen, 2024). Das nächste Bundesland, das sich derzeit auf den Weg zur einer eigenständigen Pflegeberufekammer macht, ist Baden-Württemberg, wo die Kammergründung derzeit vom Landessozialministerium geprüft wird (vgl. Landespflegekammer Baden-Württemberg, n. d.). Die Pflegekammern Niedersachsen, Rheinland-Pfalz und Schleswig-Holstein haben gemeinsam mit dem DPR als Dachverband die Bundespflegekammer gegründet. Der DPR vertritt dabei die Pflegenden aus den Bundesländern ohne Kammer (vgl. Wehrstedt von Nessen-Lapp & Wiedermann, 2023).

Trotz der seit über 30 Jahren andauernden Bemühungen, Pflegekammern in Deutschland zu etablieren, gibt es auch innerhalb der Pflege Destruktionsbestrebungen, die sich beispielsweise in der historisch einmaligen Auflösung der beiden Pflegekammern in Schleswig-Holstein und Niedersachsen manifestiert haben (vgl. Berberich, 2022).

In Bayern wurde anstelle einer Pflegekammer eine Körperschaft des öffentlichen Rechts geschaffen, die eine Sonderstellung einnimmt, da sie im Vergleich zu einer Heilberufekammer über folgende Sondermerkmale verfügt (vgl. Berberich, 2022):

- keine Verankerung/Verortung im Heilberufe-Kammergesetz (HKaG), dadurch keine Gleichberechtigung gegenüber anderen Heilberufen
- dem Bayerischen Staatsministerium obliegt die Rechts- und Fachaufsicht und die dazugehörige Zweckmäßigkeitskontrolle des Handelns
- keine autonome Entscheidungsbefugnis über essenzielle Themen
- keine Haushaltssouveränität
- Beirat der aus Mitgliedern der Delegiertenversammlung und Vertreter*innen der Verbände der Krankenkassen (besitzt Votumsrecht)
- keine Pflichtmitgliedschaft

Weidner (2015) sieht in der Etablierung der Vereinigung der Pflegenden in Bayern einen »bayerischen Verneblungsversuch«. Er geht davon aus, dass die Verantwortlichen um die Wirksamkeit von Pflegekammern wissen und um ihren Einfluss und ihre Meinungsführerschaft fürchten, da eine organisierte Pflege als größte Gruppe im Gesundheitswesen ein großes Machtpotenzial innehätte (vgl. Weidner, 2015).

Deutlich wird aber auch: Je besser die Pflegenden über eine Pflegeberufekammer informiert sind, desto höher ist ihre Zustimmung. Damit wird auch sichtbar, dass (berufs-)politische Bildung ein wichtiges Instrument für die Etablierung der Autonomie einer Berufsgruppe darstellt (vgl. Weidner, 2015; Berberich, 2022). Bisher entscheiden überwiegend Verbandsvertreter*innen und Pflegefremde für die Pflege die vermeintlich wissen, was wichtig und gut für die Entwicklung der Profession Pflege in Deutschland sei. Die bisherigen Entscheidungen und Maßnahmen zur Aufwertung der Pflegeberufe, zur Behebung des Fachkräftemangels und zur Stärkung der professionellen Pflege sind bisher wirkungslos geblieben (vgl. Wehrstedt von Nessen-Lapp & Wiedermann, 2023).

Im Rahmen der Professionalisierung spielen die drei Dimensionen Ethik, (berufs)politische Bildung und pflegehistorische Bildung eine wichtige und bisher nur wenig reflektierte Bedeutung.

Das pflegerische ethische Handeln wurde bereits 1953 erstmalig als internationaler Ethikkodex von International Council of Nurses (ICN) verabschiedet und nach mehrmaliger Überarbeitung letztmalig im Jahr 2021 verabschiedet. Der Ethikkodex dient als Rahmen für die Pflegepraxis und Entscheidungsfindung. Dabei gelten die in dem Ethikkodex zum Ausdruck gebrachten Werte und Verpflichtungen für alle Pflegefachpersonen in allen Arbeitsfeldern, Rollen und Settings:

> »Der Pflege inhärent ist die Achtung der Menschenrechte, einschließlich der kulturellen Rechte, des Rechts auf Leben und Wahlfreiheit, das Recht auf Würde und respektvolle Behandlung. Die Pflege ist respektvoll und uneingeschränkt in Bezug auf die Merkmale Alter, Hautfarbe, Kultur, kulturelle Zugehörigkeit, Behinderung oder Krankheit, Geschlecht, sexuelle Orientierung, Nationalität, Politik, Sprache, ethnische Zugehörigkeit, religiöse oder spirituelle Überzeugungen, rechtlicher, wirtschaftlicher oder sozialer Status.« (ICN, 2021, S. 4)

Die Bedeutung politischer Bildung in der Pflegebildung ergibt sich neben dem Ethikkodex aus unterschiedlichen Aspekten: Zum einen werden in der Pflege(bildungs)landschaft immer häufiger Rassismen und Formen der Diskriminierung sichtbar. Zum anderen müssen sich Pflegende auch im Kontext der Klimakrise und Planetary Health mit klimapolitischen Themen (vgl. Kap. 6.4.1) auseinandersetzen. Dabei geht es nach Hänel (2024) nicht darum »das Fach ›Politik‹ oder ›Gemeinschaftskunde‹ im Pflegeunterricht zu integrieren, sondern geht es darum, verstärkt Politik oder politische Bildung als übergreifendes *Querschnittsthema* bzw. *Reflexionsdimension* in der beruflichen Pflegebildung, im Kontext der Vermittlung des pflegerischen Handeln, anzubinden.« (Hänel, 2024, S. 9) Dabei verdeutlicht Hänel (2024) die unterschiedlichen politischen Dimensionen, die die Pflege(bildungs)landschaft betreffen:

- Menschenrechte als normativer Horizont
- Spannung von Selbst- und Fremdbestimmung als politische Dimension des Pflegehandelns
- (Politische) Bildung/Emanzipatorische Potenziale bestärken
- Reflexion der makropolitischen Strukturen der Pflegearbeit
- Einflussnahme auf Professionsentwicklung
- Bezug zu globalen Problemlagen

Im Professionalisierungsdiskurs wird darüber hinaus neben der notwendigen (berufs-)politischen Bildung die Notwendigkeit einer pflegehistorischen Bildung vernachlässigt. Die Ergebnisse und Probleme, mit denen sich die Pflegeberufe heute auseinandersetzen müssen, haben weit zurückliegende Ursprünge. So wurden die wachsenden Professionalisierungsbemühungen innerhalb der beruflichen Pflege während der Zeit der Weimarer Republik durch den Einfluss des Nationalsozialismus (NS) in Deutschland unterbrochen. Es erfolgte eine Gleichschaltung und Einbindung in die NS-Ideologie, die von der Mehrheit der Pflegenden aus Überzeugung übernommen wurde (vgl. Genz, 2024). Eine reflexive und kritische Auseinandersetzung mit der Vergangenheit (nicht nur in Bezug auf den Nationalsozialismus) fehlt nach wie vor in der Berufs- und Hochschulausbildung. Die eigene Berufsgeschichte ist insofern wichtig, als nur durch fundiertes Wissen über die Vergangenheit Situationen in der Gegenwart verstanden und eingeordnet, ein kritisches Berufsverständnis entwickelt und eine Veränderung gegebener Situationen erreicht werden kann. Zudem ist Lernen nur durch die Reflexion der Vergangenheit möglich und die Auseinandersetzung mit der Vergangenheit fördert die Persönlichkeit und das kritische Denken (vgl. Sektion Historische Pflegeforschung der DGP e. V., 2019).

Pflegehistorische Bildung hat dabei immer auch eine politikbildende Komponente. Als größte Berufsgruppe im Gesundheitswesen kommt der Pflege auch die Verantwortung zu, als Multiplikator*innen für eine demokratische und antirassistische Gesellschaft einzustehen. Denn politische Bildung beinhaltet auch ethisches Verhalten, moralische Entwicklung und die Herausbildung einer auf Mitgefühl basierenden Berufsidentität, die nicht im luftleeren Raum stattfindet. Ziel muss es sein, die Entwicklung von moralisch bewussten und selbstkritischen, aber auch mutigen und belastbaren Gesundheitsfachpersonen zu unterstützen – unabhängige Denker*innen, die ihre professionellen Werte auch unter Druck aufrechterhalten können und die, wenn nötig, als Akteur*innen des Wandels agieren (vgl. Czech et al., 2023). The Lancet Commission unter der Leitung von Czech et al. (2023) formuliert es ganz deutlich:

> »Heutige Gesundheitsfachkräfte und Gesellschaften auf der ganzen Welt sind mit mehreren Krisen konfrontiert: der COVID-19-Pandemie; einem Anstieg von offenem Antisemitismus, einwanderungsfeindlichen Gefühlen und anderen Formen von Rassismus und Diskriminierung, dem Klimawandel, dem Völkermord an den Rohingya; und Kriegen wie in Israel, Gaza, Syrien, der Ukraine und im Jemen. Wir sind davon überzeugt, dass das Studium der Medizin, des Nationalsozialismus und des Holocaust dazu beitragen kann, medizinische Fachkräfte darauf vorzubereiten, sich gegen Antisemitismus, Rassismus und andere Formen der Diskriminierung zu wehren und unsere gemeinsame Menschlichkeit in ihren beruflichen Rollen und als globaler Mensch anzunehmen und zu verteidigen Nur wenn wir die Geschichte verstehen und reflektieren, können wir die Gegenwart vollständig verstehen und eine bessere Zukunft gestalten.« (Czech et al., 2023, S. 1867)

6.2.8 Ergebnisse aus dem Sounding Board und den Expert*inneninterviews

Die *Professionalisierung* wird ohne Ausnahme von allen Expert*innen und Fachbeiratsmitgliedern als relevant für das Berufsbildungskonzept der Pflege betrachtet (vgl. Tab. 25).

*Tab. 25: Ergebnisse Sounding Board »Professionalisierung allgemein« Expert*innenbeirat links/Fachbeirat des DPR rechts*

Relevanz zum Berufsbildungskonzept	CVI*	
Professionalisierung	1,0	1,0
*ab einem CVI-Wert von > 0,78 gilt ein Item als angenommen		

In einer Freitextantwort aus dem Expert*innen-Sounding Board werden »Sprache, Status und Habitus als Medien von Professionalisierung« angesehen. Dabei fehle es in der Praxis häufig an sogenannten Role-Models (Vorbildern) sowie an Selbstbewusstsein und dem Selbstverständnis von Pflege:

> »Also ich glaube unsere Profession hat da schon das Interesse, gegenseitig sich die Wege zu erklären und voneinander zu lernen. Aber diese tatsächliche Sichtbarkeit von Role-Models, die fehlt aus meiner Perspektive.« (EXP04, Abs. 32)

> »[...] dass man eben ein Selbstbewusstsein, Selbstverständnis entwickelt. So, was ist denn eigentlich der Pflegeberuf? Wofür stehen wir eigentlich?« (EXP03, Abs. 52)

Eine große Herausforderung wird von Experten*innen darin gesehen, die Pflegeberufe wieder attraktiver zu machen und eigene Negativsichten auf den Beruf produktiv zu überwinden.

> »Ich würde sagen die Herausforderung ist wie es uns gelingt den Beruf wieder attraktiver machen. [...] Das heißt, ich habe so das Gefühl, wir haben durch die vielen Jahre des vielleicht auch zurecht Jammerns, wie schlecht es uns geht, ja haben wir wirklich so eine Jammerkultur entwickelt in vielen Bereichen. Das kann man sicherlich nicht verallgemeinern, aber da müssen wir irgendwie von wegkommen. [...] Und es gab ja mal dieses schöne Wort von der »Selbstverzwergung der Pflegenden« und das ist, glaube ich, eine Riesenherausforderung, dass wir aus diesem Zwergenstatus rauskommen und es schaffen zu sehen, dass wir eigentlich ein Riese sind.« (EXP01, Abs. 26)

Interprofessionelle Zusammenarbeit bedeutete in der Vergangenheit häufig, dass die Pflegeprofession verloren und die Zusammenarbeit nicht auf Augenhöhe stattgefunden hat:

»Da müssen wir natürlich auch als Berufsgruppe aufpassen, dass wir uns nicht verschließen, weil wir so viel in unserem Eigenen zu tun haben und auch die Erfahrung gemacht haben, interprofessionell heißt, hieß ja in der Vergangenheit, dass Pflege verloren hatte und alle anderen gewonnen. Das war ja nicht auf Augenhöhe, muss man ja auch mal klar sagen. Und die Berufsgruppe hat so eine vitale Angst vor der Zusammenarbeit mit anderen, weil ihnen praktisch entweder etwas weggenommen wird oder ihre Arbeit nicht geschätzt wird in dem Umfang. Aber das kann sich ändern und muss sich auch ändern.« (EXP02, Abs. 80)

Es wird jedoch auch deutlich, dass Pflege ein attraktiver und abwechslungsreicher Beruf ist, wenn man sich selbst und seine Kompetenzen in den Vordergrund stellt.

»Aber dass Pflegende, wenn wir uns auf die Kompetenzbeschreibung etwa des ICN beziehen oder auch unser Pflegeberufegesetz, dann haben wir eigentlich eine solide Grundlage, an der man ansetzen könnte und entsprechend eine Struktur schaffen könnte. Weil, wenn man das ernst nimmt, was da drinsteht, auch etwa in der Ausbildungs- und Prüfungsverordnung, dann ist Pflege ein super toller Beruf und bedarf ganz viel Bildung, ganz viel Wissen, ganz viel Fähigkeiten, Fertigkeiten, Werte, Haltung, Einstellung.« (EXP07, Abs. 2)

*Tab. 26: Ergebnisse Sounding Board »Sonderweg« Expert*innenbeirat links/Fachbeirat des DPR rechts*

Relevanz zum Berufsbildungskonzept	CVI*	
Internationale Anerkennung/Anschlussfähigkeit	1,0	0,93
Sonderabschlüsse in der generalistischen Ausbildung	0,30	0,36
Arztzentrierte Gesundheitsversorgung	0,40	0,43
Ausbildung an Fachschulen ohne Anbindung an das duale Berufsbildungssystem	0,40	0,57
Föderalistische Strukturen in der Berufsbildung	0,65	0,86
*ab einem CVI-Wert von > 0,78 gilt ein Item als angenommen		

Im Votum des Expert*innen-Sounding Boards und des DPR-Fachbeirats wurden die Items *Sonderabschlüsse in der generalistischen Ausbildung*, *Arztzentrierte Gesundheitsversorgung* und *Ausbildung an Fachschulen ohne Anbindung an das duale Berufsbil-*

dungssystem deutlich abgelehnt. Das Item *Föderalistische Strukturen in der Berufsbildung* wurde durch das Expert*innen-Sounding Board in seiner Relevanz abgelehnt. Dabei wird einmal mehr deutlich, wie kontrovers diese Items im Gegensatz zur *Internationalen Anerkennung/Anschlussfähigkeit* beispielsweise von Pflegeexpert*innen gesehen werden (vgl. Tab. 26).

In den Freitextantworten des Expert*innen-Sounding Boards wird der Föderalismus bei einer Nennung ebenfalls als Problem bezeichnet. In einem Expert*innen-Interview wird der Föderalismus jedoch auch als sinnvolle Notwendigkeit und als fest verankertes Prinzip in der Pflegebildung bezeichnet.

> »Föderalismus ist ja jetzt auch eine sinnvolle Sache prinzipiell und ist jetzt so gerade im Bildungsbereich und im Ausbildungsbereich, ist ja so tief in unserer DNA, habe ich das Gefühl, dass es da ganz schwer ist, daran zu drehen.« (EXP01, Abs. 10)

Ein weiterer Wunsch, der in den Freitextantworten des Sounding Boards geäußert wurde, ist es »Sonderabschlüsse unbedingt [zu] vermeiden«.

*Tab. 27: Ergebnisse Sounding Board »Durchlässigkeit« Expert*innenbeirat links/Fachbeirat des DPR rechts*

Relevanz zum Berufsbildungskonzept	CVI*	
Anerkennung von akademischen Vorleistungen	0,95	0,86
Anerkennung von Vorleistungen aus Fachweiterbildungen	0,90	0,93
Anerkennung von Berufspraxis	0,65	0,93
Integration von Weiterbildungen ins Bildungssystem	0,95	0,93
Bundeseinheitliche Weiterbildungsstruktur	0,80	1,0
Konzeptualisierung von Pflegekompetenzzuschreibungen	0,90	1,0
*ab einem CVI-Wert von > 0,78 gilt ein Item als angenommen		

Interessanterweise wurden im Sounding Board alle Items bis auf das Item *Anerkennung von Berufspraxis* durch das Expert*innen-Sounding Board angenommen (vgl. Tab. 27).

In den Expert*inneninterviews wird das summative Sammeln von Weiterbildungen über einen gewissen Zeitraum als Möglichkeit identifiziert, um beispielsweise hier über die Zertifizierung von Erfahrungslernen das eigene Qualifikationsniveau anzuheben.

> »Und ich glaube auch, dass man da vielleicht auch noch mal gucken könnte, inwieweit man in verschiedenen Einsatzbereichen, wenn jetzt jemand fünf Jahre auf der Inneren war usw., wie man da auch noch mal modulare Zertifikate, die man so im Laufe des Lebens in einer kontinuierlichen Weiterbildung ansammelt, dann zu einem zu einer Fachweiterbildung oder so dann auch zusammenfasst. Also Anrechnungsmöglichkeiten über das, was man gelernt hat, indem man sich zertifizieren lässt, indem man auch mal eine Weiterbildung [...] die jetzt nicht über dreieinhalb Jahre geht oder was auch immer, sondern kürzere Dinge, die dann summativ aufeinander aufbauen. Ja zu gestalten. Das ist natürlich nur möglich in Bereichen, wo ich auch eine gewisse Breitenwirksamkeit habe, meinetwegen Innere, Chirurgie oder was auch immer, Kinderkrankenpflege, die denke ich, würden da ganz viel Potential bieten, um Erfahrungslernen dann auch zertifizieren zu können, um auch dann wirklich einen ganz guten Nachweis auf der Habenseite zu haben von beruflich Qualifizierten, was sie alles schon gemacht haben. Das hat man natürlich auch übers Arbeitszeugnis. Aber es wäre natürlich auch schön, wenn man auch bestimmte Weiterbildungen usw. so massiv zu irgendwelchen Weiterbildungspunkte sammeln könnte, um dann am Ende auch ein etwas höheres Niveau zu erreichen.« (EXP06, Abs. 22)

Um eine echte Durchlässigkeit zu gestalten, sehen die Expert*innen gute Konzepte als elementar an, die alle Bereiche des Lernens inkludieren. Dazu muss die monetäre Förderung der Weiterbildung deutlich erhöht werden.

> »Und da müsste man wirklich ein gutes durchlässiges Konzept schaffen und dieses Konzept im besten Fall auch noch so gestalten, dass es dann auch die wichtigsten Laufbahnstationen in Form von staatlicher Anerkennung gibt, im Bereich der Weiterbildung, die dann optimalerweise so gestaltet sind, dass sie auch auf das Aufstiegsfortbildungsförderungsgesetz einzahlen und dort auch die finanzielle Unterstützung, für die sich Fortbildungswilligen mit abruft.« (EXP06, Abs. 2)

Dabei wurde auch deutlich, dass ein durchlässiges System nur dann funktioniert, wenn klar ist, wie die Menschen sich durch dieses System bewegen können. Durchlässigkeit darf kein rhetorisches Angebot sein, sondern muss gelebt werden. Der finanzielle und zeitliche Aufwand spielt dabei ebenso eine Rolle wie das eigene Bildungsverständnis und die eigene Bildungsbiografie.

> »Ich glaube, das hängt damit zusammen, dass Durchlässigkeit eben nicht nur eine Frage ist, ob Bildungssysteme durchlässig sind, sondern auch die Frage stellt, wie können Menschen durch diese Bildungssysteme durchlässig durchgehen? Und das heißt, sie, diese Durchlässigkeiten, müssen dann ja gelebt und realisiert

werden. Und wir haben es ja mit einer Berufsgruppe zu tun, die nicht stinkreich ist, um es mal so profan auszudrücken. Das heißt, die Durchlässigkeit, die muss ich mir auch erarbeiten und muss dafür Zeit und Geld investieren. Das ist ungefähr das Gleiche. Und muss sie mir dann auch hartnäckig erkämpfen. Und das von einer Berufsgruppe, die sowieso im akademischen Bildungsraum ja nie zu Hause war. Bis zum heutigen Tag sehen wir das auch an unseren Studierenden. Wir haben viele, viele, viele Studierende aus bildungsfernen Schichten, für die das gar nicht selbstverständlich ist, sich die ›Lücken im System‹ in Anführungsstrichen, das könnte man, so könnte man Durchlässigkeit auch bezeichnen. Es sind ja Lücken im System, die sozusagen Solllücken sind. Und das ist für die, die sowieso im akademischen Milieu groß geworden sind, viel leichter zu realisieren als die, die das nicht sind. Mal abgesehen davon, dass ich auch immer dafür investieren muss. Und so gesehen, würde ich sagen, sind diese Lücken im System für die Pflege noch schwieriger als auch für andere. Sind für andere auch nicht einfach. Aber für die Pflege, glaube ich, sind sie noch ungleich schwieriger zu überwinden.« (EXP02, Abs. 4)

Ein weiterer wichtiger Aspekt im Zusammenhang mit der Durchlässigkeit sind die Zugangsvoraussetzungen und der heterogene Verlauf von Bildungsbiografien. Dabei ist zu berücksichtigen, dass Bildungswege individuell sind und bleiben. Neben den Leuchtturmbeispielen gilt es auch andere Gruppen im Blick zu behalten und entsprechend ihren individuellen Fähigkeiten und Lebensentwürfen zu fördern. Der Einstieg muss nicht immer direkt in die generalistische Ausbildung erfolgen, sondern kann sich innerhalb eines durchlässigen Systems flexibel entwickeln.

»Und dann die Durchlässigkeit auch über die Ausbildung herstellen müssen, zum Beispiel Pflegehelfer-, Helferin-Ausbildung machen, also diesen, diese längeren Wege gehen. Und ich glaube, man kann so paradigmatische Fälle sehen, die gibt es. Es gibt die, die ich sage mal Long Runner, die wirklich mit ganz wenig Schulbildung sich dann stufenweise aufbauen bis möglicherweise, da gibt es dann irgendwie Promillezahl im Studium landen oder gar sogar in einer Promotion. Wir haben in [Stadt] eine Absolventin, die ist über eine Eignungsprüfung mit dem Realschulabschluss ins Studium gekommen und dann hat die bei uns sehr gut studiert, ist dann in eine Promotion gegangen, ist heute Professorin. (EXP02, Abs. 7)

»Wenn ich akzeptieren würde, dass Menschen, die ich in die Pflege bringe, nicht in einem Jahr oder anderthalb Jahren ausgebildet werden können, sondern vielleicht mehr Zeit brauchen und auch eine andere Art von Lernförderung, dann käme ich ja vielleicht auf tragfähigere Ideen, die den Menschen nicht überfordert, die ihnen aber Freude an der Pflege vermittelt, die vielleicht auch zulässt, dass wir nicht alles generalistisch denken. Ich muss jetzt vorsichtig sein, was ich sage. Ich bin absolut Verfechter der Generalistik, aber wir müssen, glaube ich, über den Tellerrand schauen. Wie kann schon eine gewisse Anbahnung an einzelnen Schwerpunkt erfolgen, ohne die Generalistik in Frage zu stellen?« (EXP07, Abs. 8)

»Der eine braucht länger oder will auch länger in der Praxis arbeiten, der andere will den Durchmarsch. Und das haben wir auch in allen Berufen so. Es gibt Leute, die wahnsinnig schnell gerne durch diese Sachen durchgehen, [...] weil sie vielleicht dann danach eine Familienphase machen wollen, also darauf angewiesen sind, Bildungszeiten schneller zu machen. Und es gibt Leute, die, die wollen erst mal sechs Jahre arbeiten, die finden das total klasse und es gibt Leute, die wollen berufsbegleitend sich bilden. Es gibt Leute, die wollen das exklusiv machen. Ich glaube, da ist Vielfalt das beste Motto. Alles müsste gehen. Also von kurz bis lang, von quer bis kreuz. Also ich glaube, wir müssen da Bildungskonzepte machen, die wirklich der Individualität des Lebens auch Rechnung tragen. Und das ist, glaube ich, überhaupt nicht weiter schwer. Wir sind eine Riesenberufsgruppe. [...]. [W]enn Sie da in Großbritannien gucken, wenn Sie einen Master machen wollen, in Betreuung von Demenzkranken, dann können Sie das in jeder erdenklichen Form machen, von Long Distance bis ›Ich mache das direkt da vor Ort in der Schule‹.« (EXP02, Abs. 66)

In den Aussagen der Befragten wird noch einmal deutlich, dass nach der generalistischen Pflegeausbildung sinnvolle Vertiefungsmöglichkeiten angeboten werden müssen, um auf die pflegerischen Anforderungen in spezialisierten Bereichen vorzubereiten und Verantwortungs- und Rollenprofile auszubilden.

»Ich glaube, dass wir da nicht drum herumkommen.« (EXP06, Abs. 24)«

Auch das Weiterbildungssystem muss zwingend reformiert werden, um den Absolvent*innen eine Weiterentwicklungsperspektive zu ermöglichen. In den Augen der befragten Personen, wäre ein Reformvorschlag, dass den einzelnen Weiterbildungsanbietern ein gewisser Freiraum gelassen wird, die staatlichen Prüfungen und Anerkennungen aber durchlässig und bundesweit einheitlich geregelt werden sollten.

»Wenn ich jetzt an Primärqualifizierte Studierte denke, die brauchen natürlich dann auch den Übertritt, sage ich mal zu bestimmten Weiterbildungen, Fachweiterbildung, Psychiatrie oder Intensivpflege oder so was. Und da ist für mich die Frage, muss ich da unbedingt in zwei Welten denken oder sollte ich? Das ist ja natürlich eine Entwicklungsfrage und eine Frage, die auch ein Aushandlungsprozess ist. Wie gestalte ich das so, dass die Leute wirklich nach ihren Bedarfen das lernen können und dann zu ihrem Bildungsziel hin finden? So was, das wäre, denke ich, eine gute Sache, dieses Thema Berufslaufbahn wirklich breit zu denken und so außerhalb von irgendwelchen versäulten Systemen.« (EXP06, Abs. 8)

»Wir haben ja in BBiG die Fortbildung und die Weiterbildung nicht im Bildungsgang geregelt, sondern wir haben sie geregelt in der Prüfungsverordnung. Und das wäre, glaube ich, auch eine gute Lösung, um diese verschiedenen Welten miteinander zu verheiraten. Also dass meinetwegen die Diakonie, die Deutsche Krankenhausgesellschaft, Caritas ihre eigenen Vorbereitungskurse da durchaus auch durchführt, dafür auch Gebühren von ihren Partnerorganisationen erheben kann usw., aber das Ganze dann in einer staatlich anerkannten Prüfung mündet, also zumindest für Bildungsgänge in der Pflege [...]. Und die sollten dann auch in einer innerstaatlichen Prüfungsordnung geregelt werden und optimalerweise, wie man das dann macht, entweder mit einer Bundesregelung. Da sehe ich eine Schwierigkeit in Bezug auf die Zuständigkeitsbefindlichkeit der Ministerien oder aber über eine ASMK [Arbeits- und Sozialministerkonferenz] verbindliche ASMK-Einigung. Das wollen wir als Standard Prüfungsstandard haben und wir geben jetzt hierzu eine klare gemeinsame Richtlinie und eine gemeinsame Prüfungsordnung raus. Das wäre ganz, ganz hilfreich. Und damit würde man eigentlich niemandem was wegnehmen, weil Vorbereitungskurse ja immer noch in der Hand der einzelnen Träger lägen. Aber man hätte einen ganz klaren Maßstab für eine einheitliche, für einen einheitlichen Abschluss, einen Mindeststandard, den man da erreichen kann.« (EXP06, Abs. 16)

»Durchlässigkeit auch mal sichtbar machen, weil es gibt ja eine ganze Reihe an Sachen, die schon da sind und die auch wichtig sind und die man auch bundesweit braucht. Und da wäre eine bundesweite Rahmenvereinbarung ein wichtiges Mittel, um auch Durchlässigkeit herstellen zu können, auch außerhalb von Regionen. Und das Thema einheitliche Bezeichnung, staatliche Anerkennung. Das wären so Dinge, wo ich denke, das wäre schon eine ganz wichtige Geschichte.« (EXP06, Abs. 8)

Um die Pflegenden in die neuen Settings zu integrieren, sind Trainee- oder Mentoringkonzepte erforderlich, die deutlich über das Maß der regulären Einarbeitung hinausgehen. Idealerweise bereiten sie auf eine spätere Spezialisierung und Weiterbildung vor.

»Das eine ist ganz sicher das Thema, was wir schon angesprochen haben, gute bis sehr gute Einarbeitung des Mentoring. Konzepte, um die Leute in die neuen Settings auch zu integrieren. Und das zweite Thema ist natürlich das Thema der Spezialisierung und auch der Weiterbildungen im Anschluss daran. Auch hier gilt das gleiche. Wenn man sich selber ernst nimmt und auch den generalistischen Gedanken ernst nimmt, dann darf man natürlich nicht jetzt hingehen und sagen okay, jetzt mache ich eine pädiatrische Weiterbildung oder ich mach jetzt eine Langzeitweiterbildung. Das ist natürlich Unsinn, sondern ich glaube, hier muss es genau darum gehen, dass man phänomenologisch schaut, was ist typisch für bestimmte Settings oder auch vielleicht settingübergreifend, aber wo ich eben genau diese Qualifikation weiterentwickeln muss, weil ich sie nicht habe oder nicht der Ausbildung nicht so entwickeln konnte oder nicht gebraucht habe, wie auch immer.« (EXP05, Abs. 33)

»Es bräuchte eben unbedingt so was wie Traineeprogramme, die den Kolleg*nnen erlauben, erst mal, also einerseits Berufserfahrung zu sammeln, andererseits sich vielleicht in verschiedene Bereiche auch einzudenken und einzuarbeiten. Also auch mal verschiedene Bereiche, verschiedene Settings, vielleicht auch zu sehen. Ja, das ist ja in der Regel kein Problem, bei Trägern auch verschiedene Settings abzudecken und damit sozusagen, also mit, immer mit Schwerpunkt auf der praktischen Tätigkeit, dann die Kompetenzen, die hoffentlich im Rahmen eines Studiums erworben worden sind, dann ja erst mal zu überprüfen, ja also was kann ich davon eigentlich brauchen. Es sind ja auch nicht alle Studiengänge gleich und auch nicht gleich sinnvoll. Und dann zu gucken, was gibt es schon. Wie kann ich mich hier einbringen? Und dann sollte es aus meiner Sicht auch relativ schnell zumindest eine gewisse Spezialisierung geben. Damit das nicht zerfasert. Also jetzt meinetwegen auf das Thema Gewalt, nur so als ein Beispiel, und dann brauchen aus meiner Sicht diese Kolleg*nnen dann Freiräume. Ja, also sowas wie einen Tag oder einen Nachmittag in der Woche, wo sie sich auch wirklich mal dann Gedanken machen können und Konzepte recherchieren, arbeiten können, ohne gleich wieder einspringen zu müssen. Also das ist ganz wichtig, dann Freiräume zu liefern und dann müssten sie natürlich mit erfahrenen Kolleg*nnen zusammenkommen, ja also auch da. Und das ist eben jetzt im Moment ganz schwierig, solange wir jetzt praktisch keine Master oder promovierte Kolleg*nnen, zumindest nicht in der Langzeitpflege, haben. Aber die braucht es eben unbedingt. Ja, es muss irgendwie so Zirkel geben, man muss sich irgendwie austauschen und weiterentwickeln können:« (EXP01, Abs. 8)

*Tab. 28: Ergebnisse Sounding Board »Akademisierung« Expert*innenbeirat links/ Fachbeirat des DPR rechts*

Relevanz zum Berufsbildungskonzept	CVI*	
Akademisierungsquote	0,71	0,93
Versorgungsqualität	1,0	0,93
Wissenschaftsbasierung	1,0	1,0
Akademisierung in der Praxis	1,0	0,79

Primärqualifizierende Studiengänge	0,95	0,86
Berufsbegleitende Studiengänge	1,0	0,93
*ab einem CVI-Wert von > 0,78 gilt ein Item als angenommen		

Das Item *Akademisierungsquote* wurde von den Expert*innen knapp abgelehnt (0,07 unter 0,78), während alle anderen Items Zustimmung fanden. Befürwortet wurde es von den Befragten des Fachbeirates (vgl. Tab. 28).

Das Thema Akademisierung wird in den Expert*inneninterviews kontrovers dargestellt. Zum einen wird sich die Frage gestellt, ob jetzt wirklich alle beruflich Pflegenden akademisiert werden müssen. Hierbei wird die Gefahr beschrieben, dass die Qualität der beruflichen Pflegebildung unterschätzt und diskreditiert werden könne. Zum anderen wird aber wiederum auf die mangelnde Anschlussfähigkeit und die fehlende Wissenschaftlichkeit der beruflichen Ausbildung von der*m Expert*in hingewiesen.

»Klar kann man sich dann noch diese Frage stellen: Muss jetzt alles akademisiert werden? Diese Diskussion kenne ich natürlich auch. Aber es ist eine sehr, ja einseitige Diskussion in Bezug auf die Qualität akademischer Bildung. Und die misskreditiert meiner Meinung die berufliche Bildung, die jetzt auch oder auch einen sehr hohen Standard eigentlich schon setzt und das ist kein europäisches Problem, weil wir damit ja durch sind wir haben ja diese Richtlinie erfüllt. Von daher ist auch Mobilität gegeben und das ist, das ist ja die Zielstellung gewesen. Ich weiß nicht, warum man jetzt Generationen von Pflegekräften diskreditieren will, indem man sagt, berufliche Ausbildung ist minderwertig, weil das stimmt definitiv nicht. Na ja, vieles was im europäischen Ausland akademisch qualifiziert wird, ist meiner Meinung nach auch, ich hab beruflich, ich habe viele Kontakte, auch innerhalb der EU, gerade im Bereich über familiäre Geschichten, wo ich dann sehe, [...] was kommt denn am Ende dabei raus? Natürlich ist es klar, wenn ich einen Bachelor bezeichne, dann habe ich so einen allgemeinen europäischen Standard. Aber die Unterschiedlichkeit dessen, wie ein Bachelor dann organisiert ist, die wird bei dieser ganzen Diskussion ja komplett ausgeblendet. Und ob damit die Qualität von Pflege wirklich besser wird. (EXP06, Abs. 20)

»Dafür brauchen wir beruflich Qualifizierte im Pflegeberuf, dafür brauchen wir beruflich Qualifizierte, die in den verschiedenen Weiterbildungen aktiv sind. Dafür brauchen wir Laufbahnkonzept für die Pflege, die auch Attraktivität auch für beruflich Qualifizierte darstellt. Dafür brauchen wir aber auch, um auch den Anspruch an Wissenschaftlichkeit und Anschlussfähigkeit international sicherzustellen eine wissenschaftliche Laufbahn, sage ich mal. Und diese wissenschaftliche Laufbahn sollte auch Möglichkeiten und Übergänge haben für beruflich qualifizierte, sprich berufsbegleitende Studiengänge in bestimmten Bereichen, um auch dort über diesen Anker, auch den, den die Anzahl an Akademikern in der Pflege zu heben. (EXP06, Abs. 2)

»Und ja, also ich, ich weiß nicht, aber ich bin weiterhin der Meinung an der, an der vollständigen Akademisierung. Alles andere ist wirklich Stückwerk und wir versuchen hier zu flicken und da zu flicken. Ja, also die, die grundständige Ausbildung muss aus meiner Sicht akademisch sein und es muss eben auch mehr als diese Handvoll Masterstudiengänge geben, die dann auch für klinische Tätigkeiten und klinische Expertise dann qualifizieren. Naja, da hängt ja ganz viel dran. Dazu braucht es natürlich auch neue Gesetze, ganz klar, also wenn wir über Heilkundeübertragung reden und so was, ja, das ist ja, das ist ja nirgendwo in Stein gemeißelt, dass, dass Pflegende, die die Expertise haben, das nicht übernehmen können.« (EXP01, Abs. 26)

»Pflege ist gesellschaftlich relevant und demnach ist auch die Gesellschaft in der Pflicht, Akademisierung in der Pflege zu unterstützen. Deutlich wird auch, dass in Deutschland mit der Dualität von beruflicher und hochschulischer Ausbildung eine Konkurrenz geschaffen wurde, der dem hochschulischen Weg weniger Durchsetzungskraft verschaffen wird.
Und die Gesellschaft muss dafür Bildungswege kreieren und Geld rausrücken. Und der Zweig der Akademisierung, glaube ich, der wird wichtig sein, aber der wird immer der kleinere Zweig sein. Wenn wir uns in 20 Jahren wieder sprechen und wir werden dann bei 20 Prozent akademisierte Pflegende, wäre ich total zufrieden und gut. Mehr Hoffnung habe ich nicht. (EXP02, Abs. 46)

»Mit der Akademisierung wird die Hoffnung verbunden, in Bezug auf Interprofessionalität eine bessere Zusammenarbeit mit anderen Berufsgruppen zu erreichen, da diese Kompetenzen in der hochschulischen Bildung bereits angebahnt werden.
Da wird natürlich die Akademisierung auch helfen. Akademische Berufe haben per se aus meiner Sicht geringere Hürden in der Zusammenarbeit, weil die sich nicht ganz so stark abgrenzen, weil die Studiengänge insgesamt ja fast alle generalistischer sind als die Fachschul-Ausbildung. Das ist auch die Generalistik. In den Hochschulen ist es kein Problem. Generalistik ist Hochschule, aber in Fachschulen ist es ein Problem. Die, die tun sich schwer, weil die noch nie generalistisch waren.« (EXP02, Abs. 80)

Als Haupthinderungsgrund für die Emanzipation in der Pflege wird in einer Freitextantwort aus dem Expert*innen-Sounding Board »das berufliche Selbstverständnis und die hierarchischen Strukturen in deutschen Kliniken« genannt.

*Tab. 29: Ergebnisse Sounding Board »Rollenprofile« Expert*innenbeirat links/Fachbeirat des DPR rechts*

Relevanz zum Berufsbildungskonzept	CVI*	
Advanced Nursing Practice/Nurse Practitioner	0,95	0,79
Health Community Nursing	0,90	0,86
School Nursing	0,80	0,86
Erweiterte Kompetenzen	0,90	1,0
Heilkundliche Tätigkeiten	0,95	0,86
Vorbehaltene Tätigkeiten	0,95	1,0
*ab einem CVI-Wert von > 0,78 gilt ein Item als angenommen		

Die Relevanz der Rollenprofile für das Berufsbildungskonzept wird von beiden Sounding Board Gruppen unterstrichen (vgl. Tab. 29).

In den Expert*inneninterviews wird im Hinblick auf die Heilkundeübertragung das Problem geschildert, dass diese zwar mittlerweile innerhalb der akademischen Ausbildung durch entsprechende Module vorbereitet wird. Unklar aber bleiben die konkreten Anforderungen bezüglich der zeitlichen und inhaltlichen curricularen Einbindung an den einzelnen Hochschulen, wodurch erneute Anerkennungs- und Durchlässigkeitsprobleme produziert werden.

> »Genau, die Entwicklung, ich spreche jetzt mal ausschließlich für, für das Pflegestudium, ist, dass wir im Moment Pflegestudiengänge haben zwischen sechs und acht Semestern. Also von der Dauer her. Wir haben jetzt mit dem Pflegestudiumstärkungsgesetz erstmalig die Heilkunde-Übertragung gesetzlich geregelt, also zumindest für die drei ersten Module zuzüglich des Grundlagenmoduls. So, ne und auch hier gibt es keinerlei Richtlinie, wie das umzusetzen ist. Auch hier, das ist jetzt nur, das ist nichts Repräsentatives, ne, das ist einfach nur, was ich so in Gesprächen mitgekriegt habe, ne, andere sagen, ich presse das in diese sechs Semester noch rein. Andere Hochschulen sagen, wir bleiben bei den sieben Semestern. Wir in [Stadt] werden von sieben auf acht Semester ansteigen, weil wir sagen, diese zusätzlichen Kompetenzen kriegen wir nicht noch, so. Das heißt, wir haben sozusagen völlig unterschiedliche Zeiten, die da hinterlegt werden. Und ich glaube, dass das früher oder später zu Anerkennungsproblemen kommen wird. Ja, also wenn wir jetzt uns mal die, die Richtlinie angucken mit diesen, also die EU-Richtlinie zur Pflegeausbildung. Ja, wenn man da die Mindeststundenzahl mal sich an-

guckt und dann jetzt noch die Heilkunde da mit reinnimmt, das, weiß ich nicht, wie das andere Hochschulen hinkriegen. Also ich glaube, wir brauchen eine bundeseinheitliche Regelung. Wir brauchen einen bundeseinheitlichen Rahmenlehrplan. Ich weiß, damit meine ich nicht unbedingt an den Hochschulen, weil Freiheit der Forschung und Lehre, das vertrete ich auch in großen Zügen. Aber wir haben zum Beispiel jetzt große Probleme mit, ich ziehe um und gehe von einer Hochschule an die andere, weil wir im Grunde genommen, also wir haben konkret den Fall, ne, dass jemand aus einem anderen Bundesland kam und der war dort im vierten Semester und der kann, konnte hier nur ins zweite Semester einsteigen, weil wir das andere nicht anerkennen konnten, weil wir keine adäquaten Module hatten.« (EXP03, Abs. 28)

Bei der Entwicklung der neuen Rollenprofile erhoffen sich die Expert*innen, dass Deutschland sich an anderen (europäischen) Ländern orientiert und die Anschlussfähigkeit im Auge behält, wie eine Freitextantwort aus dem Sounding Board zeigt.

»[...] Die Rollenprofile sollten vor diesem Hintergrund entwickelt und mit Bezeichnungen versehen werden, die im deutschen (gerne auch im europäischen) Bildungskontext anschlussfähig sind. Die derzeitige Situation ist mit ›heiterem Berufebasteln bei freier Assoziation‹ noch positiv beschrieben.«

Neue Rollenprofile bieten die Chance, verschiedene Versorgungssettings der beruflichen Pflege sichtbarer und attraktiver zu machen und spezialisierte Rollen und Profile ausüben und stärken zu können, statt durch den vermehrten Einsatz von Assistenzberufen die Qualität der pflegerischen Versorgung abzusenken und Deprofessionalisierungstendenzen zu unterstützen.

»[W]ie kann es gelingen, Pflegende für die naja für die Nicht-Krankenhauspflege zu begeistern. Und auch da würde ich sagen, braucht es unbedingt dort auch Angebote an Möglichkeiten zur erweiterten Pflegepraxis, die ja in der Langzeitpflege aus meiner Sicht eigentlich viel einfacher zu realisieren ist als im Krankenhaus. Ja, wo Pflege ja tatsächlich im Vordergrund steht und vielleicht nicht medizinische Versorgung. [...] Dann kann es eben nicht heißen, dass wir mehr, mehr Assistenzpersonal einstellen und die, die Pflegefachpersonen dann aber tatsächlich nur noch die Dokumentationen machen oder sich nur noch mit den Medikamenten beschäftigen, sondern dann brauchen sie auch unbedingt Menschen, die die auf einem erweiterten Niveau dann solche, solche Konzepte dann dort einführen. Und also ich sehe sicherlich in der, in der Langzeitpflege, ja also die jetzt Demenz, kognitive Einschränkungen bietet sich an, Gewalt aus meiner Sicht auch, aber natürlich gibt es, gibt es noch jede Menge andere Rollen. Also wenn wir uns, wenn wir uns mit Mobilität befassen, mit Kommunikation, Ernährung, Wunden. Ja, das sind alles Rollen, die naja diese spezifische Expertise brauchen und ja man kann das vielleicht auch zusammenfassen in gewisser Weise. Aber all diese, diese

Aspekte braucht es und das kann aus meiner Sicht jetzt auch kein, kein Manager oder noch mehr QM irgendwie erreichen. Dafür brauchen wir wirklich irgendwie tatsächlich klinische Pflegeexpertise.« (EXP01, Abs. 2–4)

Im Rahmen pflegefachlicher Anforderungen und der Befähigung zur Ausübung erweiterter heilkundlicher Aufgaben werden in den Expert*inneninterviews vor allem die arztfernen Settings als die Bereiche mit den größten Effekten identifiziert. Dabei werden auch Settings und Handlungsfelder der Pflege berücksichtigt, die nicht im unmittelbaren Fokus der aktuellen Diskussion stehen. Sie bieten ebenfalls ein großes Potenzial für den Einsatz von Pflegeexpert*innen, erweitern die Reichweite der Handlungsfelder auf Prävention und Gesundheitsförderung und können somit die Sichtbarkeit der beruflichen Pflege in der Gesellschaft verändern.

»Was mir im Bereich des Public Health noch so ein bisschen fehlt, ist dieses Pflegefachperson in Betriebe hineinzubringen. Also tatsächlich als occupational health nurse. Was ja so oft der Betriebsarzt nur ist. Wo ich aber tatsächlich die Pflegefachpersonen dort vor Ort noch stärker in die Prävention sehen, in der Prävention sehen würde und auch tatsächlich ja der Vermeidung von Arbeitserkrankungen und auch Kontrolle von Arbeitsplätzen oder ähnliches. Also ich sehe das tatsächlich, dass Pflegefachpersonen eine große und wichtige Rolle übernehmen können und ich sehe es halt auch, dass es im Ausland möglich ist. Und gerade betriebliches Gesundheitsmanagement oder ähnliches, glaube ich, können Pflegefachpersonen da viel Expertise mit reinbringen. Was wir aber noch sehr wenig als Berufsfeld wahrnehmen.« (EXP04, Abs. 42)

Auch in Institutionen der Allgemeinbildung wird ein wichtiges Handlungsfeld der beruflichen Pflege beispielsweise im Rahmen von School Nursing oder anderen Bildungsangeboten identifiziert und die Notwendigkeit von lebenslangem Gesundheitslernen hervorgehoben.

»Ja, in der Allgemeinbildung, denke ich, sind ja viele Ansatzpunkte über Ernährung, Gesundheit usw. durchaus gegeben. Biologie, Ernährungslehre, das sind jetzt nicht unbedingt die Fächer, die einen unmittelbaren Pflegebezug haben, aber ich finde, das braucht es auch nicht unbedingt. Was ich in der Allgemeinbildung insgesamt gut fände, um auch stärker auf berufliche Bildung hinzuführen, wären lebenspraktische Sachen. Zum Beispiel, dass man Erste-Hilfe-Kurs verpflichtend an einer Schule auch mal anbietet oder als Projektwoche oder so, dass man wirklich Jugendliche auch stärker mit ja mitnimmt in diese, in diese Welt, die eigentlich ja nachher auch jeden betrifft. Also jeder der einen Führerschein macht, muss einen Erste-Hilfe-Kurs machen. Warum kann man nicht auch an einer Schule sein? Ich kenne so ein paar Modellversuche, wo das gemacht wird und wo die Jugendlichen auch durchaus positive Feedbacks geben zu diesem Thema.« (EXP06, Abs. 24)

Es wird wichtig sein, die Sichtbarkeit der Pflegeberufe zu erhöhen, neue Karrierewege aufzuzeigen und Auszubildende sowie Studierende frühzeitig mit möglichen Spezialisierungsmöglichkeiten vertraut zu machen, um ihnen langfristige berufliche Optionen aufzuzeigen. Darüber hinaus muss die Sichtbarkeit der Pflege in der Gesellschaft erhöht werden.

> »Also zum einen könnte man halt in der Ausbildung schon ansetzen. Also ich meine, in allgemeinbildenden Schulen wird es ja auch gemacht, dass man dann irgendwann sagt, so wir haben hier heute unseren Berufe-Tag und dann kommen verschiedene Berufe. In Pflegeschulen könnte man das genauso machen, dass man sagt, heute kommt verschiedene Expert*innen, dann kommt halt eine psychiatrisch ausgebildete Pflegefachperson, dann kommt halt ja oder, oder dann erzählt die Pflegepädagogin auch selber mal über ihren Werdegang, dann hat man noch jemand aus einem onkologischen Bereich mit drinnen, dann hat man vielleicht ja auch mal so verrückte Sachen, wie jemand, der in einer Justizanstalt arbeitet oder ähnliches. Also, da gäbe es ja eigentlich viele Möglichkeiten und unser Beruf ist ja wahnsinnig vielfältig, wo es um durchaus spannende Wege geht, um das einfach mal vorzustellen. Das Ganze könnte man dann natürlich auch in Messen einbauen. Und natürlich, für, für Arbeitgeber ist es natürlich schwierig, so was einzurichten, weil das natürlich dann auch dazu führen könnte dann, dass man die Pflegefachpersonen verliert. Andererseits habe ich das tatsächlich auch im Ausland erlebt, dass es da tatsächlich eine sehr große Vielfalt gibt an Pflegefachpersonen, die sehr unterschiedliche Masterstudiengänge machen und trotzdem noch alle praktisch in der Versorgung von Pflegebedürftigen tätig sind. Und auch das ist ja trotzdem was, was man mal mit heranziehen könnte. Diese Frage, welche Expertise braucht man alles in der Praxis, dass man sagt, ist es vielleicht sinnvoll, wenn jeder auf einer Station oder wenn es auf jeder Station eine Person gibt, die eine Palliativweiterbildung hat? Weil auf jeder Station wird jemand sterben. Welche Fachweiterbildungen sind sinnvoll und das vielleicht viel stärker vorzustellen? Und ich glaube schon, dass da Arbeitgeber auch was machen könnten, auch wenn sie natürlich das in ihrem Rahmen machen, so dass dann im Endeffekt nicht alle irgendwie den Arbeitgeber plötzlich wechseln. (EXP04, Abs. 34)

Edukation, Beratung und Empowerment werden im Tätigkeitsprofil der neuen Rollen eine wichtige Rolle spielen. Dabei sind nicht nur Pflegeexpert*innen in der Pflicht, sondern auch alle anderen Berufsangehörigen. Aufgrund der thematischen Vielfalt werden aber auch hier Spezialisierungen notwendig sein.

> »Ich glaube, das würde die Sache zu sehr verschachteln, weil wir ja eigentlich, das können wir eigentlich schon, so. Also ich würde tatsächlich sagen, wir, wir lernen anleiten und beraten bei Patienten. Das ist bei Angehörigen genauso. Also, würde ich, da sind wir jetzt auch wieder bei dem Thema, ob man nicht sagen würde,

dass jede Pflegefachperson, die in diesem Bereich lehren, überhaupt regelmäßig weiterbilden und sich weiterqualifizieren sollte. Aber definitiv würde ich es schwierig finden, wenn man sagt, man schafft da nochmal erneute Spezialisten, weil es ja einfach viele Pflegetätigkeiten gibt, wo es schon mit eingebunden ist, sei es jetzt die Diabetesberatung, sei es die Rolle der Community Health Nurse oder auch die Rolle der Schulgesundheitspflege, wo ja schon ganz klar mit einbezogen wird, dass man auch nicht-pflegerische Personen anleiten, beraten, schulen muss.« (EXP04, Abs. 40)

*Tab. 30: Ergebnisse Sounding Board »Theorie-Praxis-Transfer« Expert*innenbeirat links/ Fachbeirat des DPR rechts*

Relevanz zum Berufsbildungskonzept	**CVI***	
Neue Lehr-/Lernformate	0,90	0,86
Akademisierung in der Praxis	0,95	0,93
Pflegeforschung	1,0	0,93
Kooperation Lernort Schule und Praxiseinrichtung	1,0	1,0
Forschendes und praxisbezogenes Lernen in kollaborativen Lernsettings	1,0	1,0
Praxisbezüge im Hochschulstudium	1,0	1,0
Pflegebildung/Pflegedidaktik	1,0	0,93
*ab einem CVI-Wert von > 0,78 gilt ein Item als angenommen		

Dem Theorie-Praxis-Transfer wird in beiden Sounding Boards eine sehr große Rolle beigemessen (vgl. Tab. 30).

In den Expert*inneninterviews wird erneut eine Forschungsagenda zum Thema Pflege- und Gesundheitsberufsbildungsforschung gewünscht, um die Professionalisierung der Pflege auch hier ein Stück voranzubringen.

»Eigentlich bräuchten wir ein regelrechtes Forschungsprogramm, eine Agenda, Pflege Bildungsforschung oder am besten Pflege- und Gesundheits-Berufsbildungsforschung. Wenn da tatsächlich eine offene Ausschreibung ist oder zunächst eine Art Agenda Setting, was müssen wir wirklich? Welche Themenfelder müssen wir bearbeiten und daraufhin dann ermöglichen, dass Forschung betrieben wird, bei der auch Nachwuchskräfte herangeführt werden können und nicht der, der das billigste Angebot macht.« (EXP07, Abs. 12)

Um den Theorie-Praxis-Transfer sinnvoll, attraktiv und mit guten pädagogisch-didaktischen Konzepten durchführen zu können, werden gute Skillslabkonzepte und deutlich mehr praktische Übungen am dritten Lernort gewünscht, bevor die angehenden Pflegefachpersonen erste pflegerische Erfahrungen mit realen Pflegebedürftigen machen dürfen.

»Wir brauchen sehr gute Skillslabs, wir brauchen sehr gute pädagogisch didaktische Konzepte dafür, wir brauchen wesentlich mehr praktischen Unterricht, der nicht in der Praxis stattfindet. Wenn Sie sich mal angucken, wie Handwerker, ich sag mal Tischler, was lernen die und wie wir? Also wir haben viel zu viel, lernen die am Patienten das, also die armen Patienten, die wissen das ja zum Glück nicht. Aber eigentlich darf man das, das schreibe ich jedenfalls überall rein, darf nichts am Patienten gemacht werden, was nicht im Skillslab trainiert würde, mit 5 Prozent Skillslab, das ist so dermaßen deplatziert. Ich wäre dafür, dass man die, die praktische Ausbildung auf 1.000 Stunden kürzt und oder weniger 800 von mir aus in der Praxis und den Rest in Skillslabs. Und da ordentliche Konzepte entwickelt und richtig gute didaktisch hinterlegte Handlungskonzepte. Wir versuchen das im Studiengang auch. Wir haben ja primär qualifizierende mit [Stadt] und das ist der Bereich, der uns fast am meisten beschäftigt, weil der eigentlich am allerschwierigsten zu gestalten ist. Und hier muss was rausgeholt werden.« (EXP02, Abs. 16)

Die Befragten betonen auch, dass die Skillslab-Konzepte für den dritten Lernort anspruchsvoll sein müssen und dass die Umsetzung in anderen Ländern durchaus als Vorbild dienen kann.

»Ich glaube, warum ich da noch mal drauf anspringe ist, wir müssen den halt auch besser konzipieren. Im Moment sehe ich da echt so lahme Skillslabs, wo irgendwie eine tote Puppe drinliegt und das war es. Das meine ich alles nicht. Und das, da können wir auch aus anderen Berufen lernen. Wir brauchen richtige. Wenn Sie mal nach Großbritannien gehen und sich die Skillslabs, sie sind ein, eine Abteilung des Krankenhauses ist eine Skillslab-Abteilung. Das ist eine ganze Abteilung. Die sieht genauso aus wie der Rest des Krankenhauses. Da liegen schon lauter Schauspieler*innen drin. Und ich hab's mir ja angeguckt. Und ich muss sagen, was die aus dem dritten Lernort machen. Das hat mit dem, was wir hier diskutieren, überhaupt nichts zu tun. So weit weg und so hoch professionalisiert ist das. Natürlich können die dann mit Patienten arbeiten, nämlich viel besser, weil sie es viel konzentrierter gelernt haben. Also, wenn, wenn sie das richtig mal mit Videoüberwachung lernen, wie kommuniziere ich mit jemandem, der eine starke Demenz hat? Ja, das lernen sie dann, während sie das in der Praxis hundertmal falsch machen und noch nicht mal einer nur korrigiert. Sie lernen es einfach weiter so, also das, also das muss man auch politisch erklären. Es geht nicht darum, die Praxis runterzufahren, sondern die Praxis konzentriert an einem anderen Ort zu lernen.« (EXP02, Abs. 66)

Am Lernort Praxis liegt die Hauptverantwortung für die Anleitung bei den Praxisanleiter*innen, jedoch sollten alle Pflegefachpersonen in der Lage sein, neben der edukativen Begleitung von Pflegebedürftigen und Angehörigen auch Studierende und Auszubildende in der Praxis zu unterstützen. Alle Mitglieder des pflegerischen Teams benötigen ein gewisses Maß an pädagogischen Kompetenzen und Wissen über edukative Interventionsformen (Information, Beratung, Anleitung, Schulung) im Pflegeprozess sowie über Lehr-Lernprozesse und aktuelle Ausbildungsstrukturen und -anforderungen. Der Erwerb dieser Kompetenzen könnte die Attraktivität der Pflegeberufe erhöhen.

»Naja, gut, ich meine, es ist ja, also natürlich, wenn man, wenn man das Idealbild sieht, ist es natürlich die größte Herausforderung für die Praxisanleiter. Aber ich meine, wenn man es natürlich realistisch betrachtet, sind natürlich auch ganz viele Auszubildende nicht nur mit Praxisanleitenden unterwegs, sondern halt auch mit ja examiniertem Pflegepersonal, was ja auch okay ist, solange diese 10 Prozent Praxisanleiter-Zeit zusammenkommen. Und natürlich auch die müssen ja darauf vorbereitet werden. Also ich finde ja im Prinzip Auszubildende auf der Station zu haben, ist ja im Prinzip eigentlich immer eine Teamarbeit, so da spielt eine Stationsleitung genauso rein wie jeder Einzelne. Die Praxisanleiter, die da halt auch mal einen genaueren Blick draufhaben. Also da, da müsste schon das ganze Team informiert sein. Und im Prinzip ist es daher auch notwendig, dass die komplette Berufsgruppe weiß, wie werden denn meine zukünftigen Kolleginnen aktuell ausgebildet.« (EXP04, Abs. 8)

»Ich denke, was helfen würde, wäre das Verständnis, dass jede Pflegefachperson einen Lehrauftrag hat, dass das eigentlich mit unserer Tätigkeit an sich verknüpft ist. Also im Prinzip ist es das ja. In Bezug auf den Patienten mag man das vielleicht verstehen, dass ich sage, ich muss den Patienten dazu anleiten und dazu lehren, sich selber gesund zu verhalten oder sein, keine Ahnung, ein gebrochenes Bein jetzt gerade entsprechend zu schonen und ähnliches. Aber das ist uns noch nicht so bewusst, wenn es um andere Kollegen geht, dass wir da im Prinzip den gleichen Auftrag haben, sei es jetzt jemand, der neu im Unternehmen ist, sei es der Auszubildende, sei es der Studierende oder sei es vielleicht auch die stellvertretende Stationsleitung, die jetzt von der Stationsleitung angelernt werden muss, weil sie halt einfach neu in dieser Rolle ist. Und das ist halt, denke ich, einfach was, was wir alle als Pflegefachpersonen begreifen müssen, dass Pflege automatisch auch Lehrauftrag hat. Und das wäre vielleicht tatsächlich auch mal eine Option, um den Beruf ja auch mit attraktiver zu machen, wenn man sagt, ja Pflege heißt übrigens auch Lehren und andere Leute schulen und das in ganz unterschiedlichen Bereichen.« (EXP04, Abs. 14)

*Tab. 31: Ergebnisse Sounding Board »Berufspolitik« Expert*innenbeirat links/Fachbeirat des DPR rechts*

Relevanz zum Berufsbildungskonzept	**CVI***	
(Berufs-)Politische Bildung	0,95	1,0
Interessenvertretung	0,95	1,0
Politische Partizipation	1,0	1,0
Pflegehistorische Bildung	0,80	0,71
Gesellschaftliche Anerkennung/Berufsimage	0,75	1,0
Berufsautonomie	0,90	1,0
Emanzipation, Mündigkeit und Professionalisierung	0,95	1,0
*ab einem CVI-Wert von > 0,78 gilt ein Item als angenommen		

Das Item *Gesellschaftliche Anerkennung/Berufsimage* wurde durch das Expert*innen Sounding Board und das Item *Pflegehistorische Bildung* durch den Fachbeirat des DPR abgelehnt. Die anderen Items wurden klar angenommen (vgl. Tab. 31). Hier ist zu vermuten, dass die Hintergrundinformationen zum Berufsbildungskonzept fehlten oder die Zusammenhänge mit dem Item *Berufspolitische Bildung* und *Berufsautonomie* anders interpretiert wurden.

Es wird ersichtlich, dass der Pflegeprofession nicht nur eine angemessene gesellschaftliche Anerkennung fehlt, sondern dass sie im interprofessionellen Diskurs der Gesundheitsberufe wiederholt ins Abseits gerät. Der nachfolgende Auszug aus einem Expert*inneninterview verdeutlicht die Rolle der Pflegeprofession im Vergleich zur ärztlichen Profession und beschreibt ein Zukunftsszenario mit charakteristischer Aufgabenverteilung:

»Ich sehe damit, dass wir eine Berufsgruppe sind, die sehr stark gebraucht werden wird und in Zukunft noch stärker gebraucht werden wird. Und ich finde das sehr faszinierend. […] Und nicht nur, dass die Pflege-Profession oft vergessen wird, sondern das Pflegeproblem wird auch vergessen, also tatsächlich das Problem der Pflegebedürftigkeit, was der demografische Wandel viel stärker mit sich bringt als

> die medizinischen Probleme, die auftreten werden. Also für mich ist es ganz klar, dass wir viel größere und stärkere Probleme damit haben, dass wir noch mehr Menschen haben werden, die pflegebedürftig sein werden und selbstverständlich so lange, wie man das irgendwie mit Gesundheitsförderung und Prävention aufschieben kann. Irgendwann wird es jeder von uns werden und da sehe ich die medizinischen Herausforderungen gar nicht so stark, weil eine Tablette kann man immer nehmen, man kann auch mal für eine Woche ins Krankenhaus, da kann man was operieren und dann ist wieder gut. Aber danach ist vielleicht die Pflegebedürftigkeit auch wieder stärker. Und das ist halt einfach was, wo wir als Pflegefachpersonen gebraucht werden, auch in Bezug auf pflegende Angehörige. Dass ich halt einfach sagen muss, die brauchen eine kompetente Anleitung, weil sie sich selber sonst auch nur zunehmend in die Pflegebedürftigkeit bewegen, weil sie nicht die Pflege für sich selber so schonend verrichten können. Und da braucht es uns einfach.« (EXP04, Abs. 38)

Schwierige Rahmenbedingungen, mit denen die Berufsgruppe der Pflege in den Versorgungsinstitutionen konfrontiert wird, wie mangelnde Lobby und minimales Mitsprachrecht werden auf den mangelnden Organisationsgrad der Pflegenden zurückgeführt und sind verbunden mit einer Stagnation in Professionalisierungs- und Akademisierungsbestrebungen.

> »Die Bedingungen sind schwierig, ja die, also wenn wir jetzt ins Krankenhaus, wenn ich ans Krankenhaus denke, diese wahnsinnige Krankenhausorientierung und des Systems, dass, da fließen so viel Ressourcen rein und eben auch Pflegeressourcen, die ganz woanders zur Verfügung stehen könnten. Das, das scheint mir ein ganz, ganz wichtiger Punkt zu sein, gerade wenn wir erweiterte Pflegepraxis denken. Sicherlich ist das Ganze, ist jetzt auch unser Solidarsystem mit den, mit den Kassen, die jetzt auch ihre eigene Agenda fahren, auch nicht hilfreich. Pflegende haben wenig Lobby, wenig Mitspracherecht. Das ist natürlich auch selbstgemacht, ja wenn man sieht, wie viele tatsächlich organisiert sind. Und wenn man sieht, was, haben Sie ja selber erlebt, was mit den Pflegekammern dann passiert. Ja es ist ja Wahnsinn und überhaupt nicht nachvollziehbar. Ja, aus meiner Sicht ist eben auch diese berufliche, dieser Fokus auf die berufliche Ausbildung, die ja natürlich auch mit Klauen oder wie sagt man mit Zähnen und Klauen verteidigt wird. Das ist ja eben, das ist natürlich, denn wenn wir es nicht schaffen, nicht mal 5 Prozent akademisch auszubilden, dann liegt das natürlich auch daran, dass diejenigen, die beruflich ausbilden, naja auch nicht immer großes Interesse daran haben, dass es jetzt aufhört.« (EXP01, Abs. 32)

Solange die Pflege keine bundeseinheitliche Berufsvertretung hat, ist jede einzelne Pflegeperson in der Pflicht, die eigene Berufsgruppe nach außen zu vertreten.

»Solange wir die politischen Vertretungen nicht haben, ist jeder und jeder von uns verantwortlich. Natürlich die, die die Berufsgruppe nach außen vertreten, mehr. Also zum Beispiel eine Professorin für Pflegewissenschaft muss ran. Ich würde mir auch wünschen, dass das alle meine Kollegen tun und sich nicht nur in irgendwelchen Forschungsprojekten, ich sage es etwas despektierlich, verziehen. Das können wir uns eigentlich nicht leisten. Wir brauchen uns auch gesellschaftlich in einer extrem hohen Präsenz.« (EXP02, Abs. 50)

In einer organisierten Pflege läge ein großes Machtpotential, das von den Pflegenden zum Teil unterschätzt oder wenig genutzt wird, aber das Selbstbewusstsein beruflich Pflegender stärken könnte.

»Also die Pflegekammer wäre natürlich immer das optimale, der optimale Vorschlag. Ansonsten muss ich ja auch immer sagen, ich meine, wir sind als Pflegefachpersonen ja auch einfach in so einer Machtposition in gewisser Weise, die leider noch nicht alle Pflegefachpersonen sehen, aber wo man dann vielleicht auch sagen kann, so ein bisschen der Markt regelt das. Also wenn ich sage, der Arbeitgeber gewährleistet mir nicht meine Fortbildung, die ich brauche und die ich haben möchte, dann gehe ich woanders hin. Das Problem ist halt, dass dieses Selbstbewusstsein uns als Pflegefachpersonen oft noch fehlt.« (EXP04, Abs. 36)

Eine eigenständige Berufsvertretung wird daher, neben dem Kompetenzerwerb zur Ausübung vorbehaltener pflegerischer Aufgaben, auch als ein wichtiges Merkmal der Professionalisierung gekennzeichnet. Denn beruflich Pflegende können nicht erwarten, dass die Probleme der eigenen Berufsgruppe von außen gelöst werden.

»Na ja, professionalisieren ist der Weg, professionalisieren auf zwei verschiedenen Ebenen. Einmal Bildung mit anschließender Kompetenzerweiterung. Ja, dass man einfach klar sagt, was, was macht denn Pflege eigentlich? Dass wir eine eigene Diagnostik machen, eine eigene Intervention, dass man sich da auch von den Begrifflichkeiten her so aufstellt, dass es eben nicht so diesen Touch von, das kann ja eh jeder, hat, ne. Und der zweite Punkt ist einfach eine berufspolitische Organisation. Ne, also wir haben Organisationsgrad, der verschwindend gering ist in den Berufsverbänden, gegen die Pflegekammern. [...] Also da ist innerhalb des Pflegeberufes einfach so wenig Bereitschaft da, sich zu entwickeln oder sich zu engagieren. Das, das muss sich ändern. Und das, das ist eben das, was ich vorhin sagte, ne. Für viele passt es vielleicht gerade nicht, weil Beruf, weil Familie oder so im Vordergrund steht. Das ist alles nachvollziehbar. Aber zu warten, dass jemand von außen kommt und etwas für uns tut, das ist ein Irrtum. Das wird nicht passieren« (EXP03, Abs. 48)

Die politische Fremdbestimmung durch Behörden oder Institutionen, die nicht originär von beruflich Pflegenden geleitet werden, kann nur durch eine eigene berufsständische Vertretung aufgelöst werden.

> »Aber wäre ja prinzipiell aus meiner Sicht, solange wir jetzt keine Kammern haben, solange es keine Bundespflegekammer gibt. Das wäre natürlich eine Struktur, wo man sagen kann, da werden solche Abschlüsse koordiniert und ich mein, so wie das ja im Ausland auch ist. Ja, in Großbritannien ist es ja so und aber ich, also ich sehe jetzt nicht, dass das über die Gesundheits- oder Sozial- oder Bildungsministerien in den Ländern geht, sondern das geht aus meiner Sicht nur über eine starke berufliche Selbstverwaltung und oder Selbstorganisation oder Professionsvertretung, wie auch immer man das denn nennen mag. […] Wenn es gelingt, jetzt eine, eine Bundespflegekammer mit, mit einheitlichen Zertifizierungen und Registrierungsprinzipien zu haben und dann kann man das natürlich machen aus meiner Sicht, dann sticht es hoffentlich die Ministerien aus.« (EXP01, Abs. 10)

Dafür bedarf es einer verstärkten Etablierung (berufs-)politischer Bildung innerhalb der Berufsgruppe und mehr Informationskampagnen, um die Pflegenden mitzunehmen.

> »Also ich kann die Diskussion um Pflegekammern und warum ich da einen Beitrag leisten soll, war ja hier in [Bundesland] relativ hoch und da merkt man auch das viele Diskussionen, die so geführt werden, an den eigentlichen, an der Mehrheit der Beschäftigten sehr stark vorbeigeführt werden und die sich nicht mitgenommen fühlen. Das finde ich kritisch. (EXP06, Abs. 28)

6.2.9 Implikationen für das Bildungskonzept

Professionalisierung ist eines der zentralen Anliegen des BAPID-Bildungskonzeptes. Herausgearbeitet und betont wurde die Rolle der durchlässigen Bildungspfade und der an Lebenswegen und individuellen Berufsbiografien ausgerichteten Laufbahnkonzepte im neuen Pflegebildungskonzept, aber auch die bisher lokal-provinzielle Tendenz zu deprofessionalisierenden Sonderregelungen in der bisherigen deutschen Pflegebildung. Internationale Konkurrenz- und Leistungsfähigkeit wäre die professionelle Vision für eine Pflegebildung und Pflegepraxis im kommenden 21. Jahrhundert.

Mit Blick auf die Diskursarten sollte auch die künftig akademisch geführte Pflegelandschaft in Deutschland eine professionelle Eigenvertretung erhalten, ähnlich wie Medizin, Zahnmedizin und Psychotherapie.

Professionelle Anliegen bilden die Wirksamkeit von Pflegenden mit erweiterten Kompetenzen an Allgemeinbildenden Schulen/an Förderschulen/an Kindertagesstäten und Krippen. Das sogenannte School Nursing wird nach seiner Implementierung in Deutschland sehr schnell Familien bzw. familienähnliche Gemeinschaften und soziale Einrichtungen ohne Gesundheitspersonalkompetenzen erheblich entlasten und lebenslange Lernprozesse zur Ausprägung von angemessener Gesundheitskompetenz anstoßen. Insgesamt wird die Pflege durch das School Nursing als professionelle Berufsgruppe gesellschaftlich sichtbarer, nahbarer und auch kompetenter. Unmittelbare Auswirkungen haben die Befunde auf die weitere Spezialisierung von Pflege, die nicht in eine beliebige »Berufe-Bastelei« einmünden darf. Durch einen klaren Rahmen in Form eines Bundesgesetzes wird die Profilbildung der APN im Bereich der Speziellen Bildung als zusätzlich erwerbbare Kompetenzen liegen und damit den Gestaltungsbedingungen im Gesundheitswesen zu entsprechen wissen.

Die systematische Förderung bundesweiter Pflegeforschungsstrategien sollte im Hinblick auf die Relevanz für das pflegerische Handlungsfeld möglichst auch zum Ausbau von universitären und hochschulischen Standorten mit speziellen Forschungsthemen führen, aber auch in der Anbindung an die Professionsausbildung Pflege bestehen. Solche Pflegeforschungszentren sind an den akademischen Aus- und Weiterbildungsstandorten der Pflege bisher kaum vorhanden. Eine wirksame Theorie-Praxis-Verzahnung bildet die zentrale Klammer und sorgt für einen effektiven Transfer der wissenschaftlich gewonnenen Erkenntnisse.

Professionalisierung wird als Teil einer kontinuierlichen Qualifizierung verstanden und die Teilhabe daran setzt eine fundierte pflegepolitische und pflegehistorische Bildung voraus, die weder bei Hochschullehrenden noch bei Lehrenden und Pflegenden ausreichend entwickelt ist.

Um im interprofessionellen Diskurs nicht ins Abseits zu geraten, ist es wichtig die interprofessionelle Kompetenz nicht nur zu fördern, sondern die interprofessionelle Zusammenarbeit aktiv einzufordern und zu gestalten. Dabei wird die Akademisierung als Schlüssel zur Interprofessionalität gesehen, um eine bessere Zusammenarbeit mit anderen Berufsgruppen zu erreichen, da diese Kompetenzen bereits in der Hochschulausbildung angebahnt werden.

Pflege wird ihre Wirksamkeit maßgeblich im Bereich der Edukation finden und in der Schulung, Beratung und dem Empowerment zentrale Handlungsverständnisse hervorbringen, die das professionelle Pflegeverständnis von morgen maßgeblich prägen werden.

BAPID sieht sich eng verbunden mit der globalen internationalen Pflegeprofession und der globalen Pflegebildungslandschaft.

6.3 Digitalisierung

Digitalisierung kann auf zwei verschiedene Arten definiert werden. Aus technischer Sicht versteht man unter Digitalisierung die Umwandlung analoger Größen in digitale Werte. Die allgemeinere und gesellschaftlich gebräuchlichere Definition beschreibt den aktuellen, fortschrittsinduzierten Wandel in der Wirtschaft und in allen Lebensbereichen (vgl. Zeyer-Gliozzo, 2022).

Der heute weit verbreitete Begriff digital stammt bereits aus den späten 1930er/frühen 1940er Jahren, als die ersten Computer digital, d.h. mit dem Binärsystem 1 und 0 rechneten. Kurze Zeit später entstand durch Konrad Suse aus Sachsen der erste Computer, welcher im Inneren den heutigen schon sehr ähnlich waren. Äußerlich waren die ersten Computer so groß, dass zum Beispiel der amerikanische ENIAC 1944 eine Halle von 10 mal 17 Metern einnahm. In den 1950er Jahren begann der unaufhaltsame Siegeszug des Digitalrechners, der nach dem berühmten Mooreschen Gesetz seine Geschwindigkeit alle zwei Jahre verdoppelte. Auch die künstliche Intelligenz nahm Anfang der 1960er Jahre ihren Anfang. Die damaligen technischen Möglichkeiten reichten jedoch nicht aus (vgl. Raveling, 2022). Die Erfindung des Mikroprozessors im Jahr 1969 markierte den Beginn des Siegeszugs der Automatisierung durch Computer, Sensoren, Roboter und Schaltkreise. Im Jahr 1991 erfolgte der öffentliche Start des World Wide Webs, gegen Ende der 1990er-Jahre gab es erste Cloud-Lösungen und im Jahr 2014 war die Hälfte der deutschen Bevölkerung mit Smartphones ausgestattet.

Die Digitalisierung beginnt bereits mit der Umwandlung analoger Medien (z.B. Fotos, Tonaufnahmen, Filme, Dokumente) in digitale Signale sowie der Codierung der Informationen. Das Ergebnis sind Dateien oder Datenströme, die aus Bits und Bytes bestehen. Inzwischen erfolgt die Erzeugung, Speicherung, Verteilung und Verarbeitung digitaler Daten direkt durch moderne Informationstechnologien (z.B. Computer, Smartphones, Internetanwendungen, Datenbanken etc.) (vgl. Bundesministerium für Familie, Senioren, Frauen und Jugend, 2020a).

Der Begriff »Informationsrevolution« verdeutlicht die Auswirkungen des technischen Fortschritts und der Digitalisierung auf die Gesellschaft. Ein Alltag ohne technische Hilfsmittel ist kaum mehr vorstellbar und »smarte« Lösungen ermöglichen Entlastung. Die Digitalisierung birgt aber auch Risiken, wie zunehmende Kontrolle und Überwachung, die einen Zwang zur Anpassung an technische Vorgaben ausüben. Insbesondere ältere Menschen laufen Gefahr, mit der dynamischen Entwicklung digitaler Technologien nicht mehr Schritt halten zu können (vgl. Bundesministerium für Familie, Senioren, Frauen und Jugend, 2020a).

Die Automatisierung geht insgesamt auch mit einem Wegfall von Arbeitsplätzen und der Umstrukturierung ganzer Wirtschaftszweige einher. Für die Bundesländer Niedersachsen und Bremen wurde im Jahr 2021 ein Substituierbarkeitspotenzial von mehr als 70 Prozent berechnet. Dabei sind es vor allem Hilfsarbeiten, die künftig automatisiert ablaufen können (vgl. Raveling, 2022). Pflegeberufe weisen mit einem Anteil von lediglich 22 Prozent, wie die meisten Sozial- und Gesundheitsberufe, ein vergleichsweise geringes Substituierbarkeitspotenzial auf (vgl. Pfahl & Unrau, 2023).

Vor allem politische Akteur*innen aus einem konservativen und wirtschaftsnahen Parteienspektrum haben seit Ende der 2000er Jahre die Entwicklung und Implementierung von technischen Pflegeinnovationen gefordert. Dies geschah mit der Erwartung, dass sich dadurch die Versorgungsprobleme in der Pflege technisch lösen lassen. In der Folge kam es zu vermehrter Forschungsförderung und Werbung für digitale Informations- und Kommunikationstechniken, allerdings ganz ohne fachwissenschaftliche Beteiligung der Disziplin Pflegewissenschaft. Obgleich die Diskussion um technische Assistenzsysteme und vergleichbare Techniken in den letzten Jahren an Intensität gewonnen haben, ist deren Verbreitung nach wie vor geringer als angenommen. Dies liegt unter anderem daran, dass die zugeschriebenen Eigenschaften und die tatsächlichen handlungspraktischen Effekte der Pflegetechnik nicht übereinstimmen. Um die Digitalisierung für die Pflege nutzbar zu machen, ist es von entscheidender Bedeutung, dass bei der Konzeption, Entwicklung und Durchsetzung der Pflegeinnovationen das genuine pflegerische Wissen Berücksichtigung findet und nicht vorrangig die Wünsche politisch-administrativer Akteur*innen und Technikentwickler*innen (vgl. Hergesell, 2021).

Die Digitalisierung kann einen Beitrag zur Bewältigung des Fachkräftemangels leisten, indem sie die allgemeine medizinische und pflegerische Versorgungsqualität durch den gezielten Einsatz von Technologien und die Schaffung neuer Perspektiven (z.B. durch Nursing Informatics) in den Pflegeberufen steigert. Dadurch wäre es möglich, eine größere Anzahl an Pflegebedürftigen zu versorgen, indem bestimmte Abläufe automatisiert werden (vgl. IEGUS et al., 2023).

Die Digitalisierung im Gesundheits- und Pflegewesen wirft jedoch auch ethische Fragen auf, die vor allem die Würde, Autonomie und Mündigkeit der Bürger*innen betreffen. Diesbezüglich ist ein gesellschaftlicher Diskurs über den Umgang mit digitalen Innovationen erforderlich. Hierbei sollten jedoch nicht nur die Risiken in den Blick genommen werden, sondern auch die potenziellen Vorteile digitaler Anwendungen, die kurz- oder mittelfristig die Gesundheit der Bürger*innen schützen könnten (vgl. Bundesministerium für Gesundheit, 2023a).

Das Bundesministerium für Gesundheit (2023a) hat eine Digitalisierungsstrategie für das Gesundheitswesen und die Pflege entwickelt. Für das BMG ist die Digitalisierung ein wichtiger Baustein, um

> »unter den richtigen Rahmenbedingungen eine bessere Qualität in Prävention, Diagnostik, medizinisch-pflegerischer Versorgung sowie Therapie und Betreuung [zu ermöglichen]. Sie erlaubt eine zeitlich flexiblere und geografisch unabhängige und flächendeckende Gesundheits- und Pflegeversorgung und entlastet das medizinisch-pflegerische Personal in der täglichen Arbeit.« (Bundesministerium für Gesundheit, 2023a, S. 11)

Die Vision der Digitalisierungsstrategie umfasst folgende Kernaspekte (vgl. Bundesministerium für Gesundheit, 2023a):

- eine enge Vernetzung und Interaktion aller Akteur*innen über nutzenstiftende digitale Technologien und Anwendungen
- die Weiterentwicklung des Gesundheits- und Pflegesystems, dass die Potenziale der Digitalisierung optimal genutzt werden können. Im Vordergrund steht dabei präventive Erhaltung von Gesundheit und Vermeidung von Pflegebedürftigkeit
- das Versicherte auf verständliche Gesundheitsinformationen zurückgreifen können sollen, um selbst präventiv zu agieren und informierte Entscheidungen treffen zu können
- dass die Gesundheits- und Pflegedaten von Versicherten für die Forschung nutzbar gemacht werden
- dass innovative und sichere Technologien flächendeckend Potenzial entfalten sollen
- ein nahtloser Versorgungsprozess für die Versicherten und die Gesundheits- und Sozialberufe

Dabei könnten vor allem die konsequente Ausrichtung auf Menschen, die Souveränität der Pflegebedürftigen und ihre Begeisterung, die Verbesserung der Versorgungsqualität sowie die Steigerung von Wirtschaftlichkeit und Effizienz im Mittelpunkt der Ziele stehen (vgl. Bundesministerium für Gesundheit, 2023a).

Eine wesentliche Komponente stellt die Förderung digitaler Kompetenz und Souveränität der Bürger*innen dar. In diesem Kontext ist die Weiterentwicklung des Portals gesund.bund.de zu einer Gesundheits- und Pflegeplattform mit Lotsenfunktion vorgesehen. Diese soll den Bürger*innen intuitiv aufbereitete und validierte Fachinformationen zu verschiedenen Gesundheitsthemen bereitstellen (vgl. Bundesministerium für Gesundheit, 2023a).

Im internationalen Vergleich zeigt sich, dass Deutschland hinsichtlich der Digitalisierung im Gesundheitswesen einen deutlichen Rückstand aufweist. In einem Benchmarking-Vergleich aus dem Jahr 2018 erreichte Deutschland lediglich einen Digital-Health-Index von 30,0 und lag damit auf dem vorletzten Platz weltweit. Die politischen Bemühungen in diesem Kontext erlangten bisher nur mäßigen Erfolg. Als wesentliche Herausforderungen für die Gesundheitsbranche werden das Fehlen einer übergeordneten Strategie, die unzureichende Bereitstellung finanzieller Anreize sowie die restriktiven Datenschutzbestimmungen angeführt (vgl. Daum & Kolb, 2022).

Die Ergebnisse der Studie »Pflegearbeitsplatz mit Zukunft« legen nahe, dass beruflich Pflegende der Digitalisierung ihres Arbeitsplatzes grundsätzlich aufgeschlossen gegenüberstehen und in ihr die Chance für Entlastungen im Arbeitsalltag sehen. Die Befragten äußerten den Wunsch nach einem stabilen Internetzugang, einer elektronischen Patientenakte und Dokumentation, einem Desktop-PC/Workstation/Laptop/Notebook/Tablet sowie einer vernetzten Leistungsabrechnung bzw. Tourenplanung. Um die Digitalisierung zu beschleunigen, hat die Bundesregierung ein Förderprogramm initiiert, welches Pflegeeinrichtungen bis zu 40 Prozent (bis zu 12.000 Euro) der Kosten für digitale und technische Ausstattung erstattet (vgl. Bundesministerium für Gesundheit, 2023c).

Zu der Hauptkategorie *Digitalisierung* werden nachfolgend die nach der Dokumentanalyse von BAPID zugehörigen Subkategorien *Technisierung*, *Digitale Kompetenzen*, *E-Learning*, *Assistenzsysteme*, *Autonome Systeme – Robotik und Künstliche Intelligenz*, *Telematik* und *E-Health* erläutert und dargestellt.

6.3.1 Technisierung

Technische Innovationen bergen das Potenzial, den Alltag der Pflegenden in sämtlichen Settings erheblich zu erleichtern und die Lebensqualität von Pflegebedürftigen und deren Angehörigen zu verbessern. Es ist zu erwarten, dass der Einsatz innovativer Pflegetechnologien in naher Zukunft eine feste Größe in der Gesundheitsversorgung darstellen wird (vgl. Cluster Zukunft der Pflege & Bundesministerium für Bildung und Forschung, 2020).

Gerade im höheren Lebensalter sind die Möglichkeiten, ein weitgehend selbständiges, selbstbestimmtes und mitverantwortliches Leben zu führen, zunehmend von den Gegebenheiten der sozialen, räumlichen, infrastrukturellen und institutionellen Umwelt abhängig. Technik kann nicht nur die Selbständigkeit, Kommunikation und Mobilität unterstützen, sondern auch beginnende Fähigkeitsdefizite kompensieren, zu neuen Aktivitäten anregen und neue Möglichkeiten der Alltagsgestaltung eröffnen (vgl. Kruse & Schmitt, 2021). Der verstärkte Einsatz von Technik kann jedoch auch negative Folgen haben. Ein verstärkter Technikeinsatz kann zu einer Reduktion zwischenmenschlicher Kontakte, zu unangemessenen Anforderungen an ältere Menschen im Dienste der Funktionalität der Technik sowie zu einem Verlust an Privatsphäre führen. Dies verdeutlicht die ethische Dimension von Technik und die Notwendigkeit, ältere Menschen in die Entwicklung und Anwendung von Technik einzubeziehen (vgl. Kruse & Schmitt, 2021).

Betrachtet man die Gruppe der über 80-Jährigen, so lässt sich feststellen, dass die Technik in unterschiedlichem Maße in deren Alltag Einzug gehalten hat. Rund 80 Prozent der über 80-Jährigen verfügen über einen Flachbildschirm, 57 Prozent über einen Computer, 33 Prozent über einen Laptop, ein Notebook oder ein Netbook und immerhin 17 Prozent nutzen ein Tablet. Über einen Internetanschluss verfügen mittlerweile rund 60 Prozent der über 80-Jährigen. Der Anteil der über 80-Jährigen, die über ein Handy oder Smartphone verfügen, liegt bei rund 83 Prozent (vgl. Doh, 2020). Für einen niedrigschwelligen Zugang zu technischen Anwendungsformaten ist es von essenzieller Bedeutung, dass der Erwerb nicht vom Einkommen abhängig ist, da insbesondere ältere Frauen in technikfernen und geringer bezahlten Berufen gearbeitet haben. Die Anschaffungs- und Betriebskosten digitaler Technologien sowie die Kosten für Schulungen können eine Zugangsbarriere darstellen. Gleiches gilt für Sprachbarrieren bei Menschen mit Migrationshintergrund. Dies verdeutlicht, dass digitale Ausgrenzung von einer Vielzahl von Faktoren beeinflusst wird, darunter Alter, Geschlecht, Bildungsstand, kultureller Hintergrund und geografische Lage (vgl. Bundesministerium für Familie, Senioren, Frauen und Jugend, 2020a).

Die Art und Weise, wie der Mensch mit der Technik interagiert, hat sich in mehreren Schritten verändert. Zu Beginn stand die Interaktion mit Tastatur und Textausgabe über einen Bildschirm im Vordergrund. Im weiteren Verlauf wurden die optische Maus und grafische Benutzeroberflächen eingeführt. Inzwischen hat sich die Interaktion über einen Touchscreen etabliert. Es ist anzunehmen, dass die Interaktion der Zukunft über sprachliche Äußerungen, Gesten oder mentale Repräsentationen möglich sein wird (vgl. Bundesministerium für Familie, Senioren, Frauen und Jugend, 2020a).

Die Technisierung im Kontext der pflegerischen Versorgung kann nur vorangebracht werden, wenn die Technik den Bedingungen und den praktischen Anforderungen der Pflegeprozesse entspricht. Beruflich Pflegende müssen auf verschiedenen Niveaustufen von der Sinnhaftigkeit überzeugt sein und einen praktischen Nutzen erkennen. Dazu sollten beruflich Pflegende, Pflegebedürftige und Pflegeforschende aktiv in den Entwicklungsprozess einbezogen werden. Die Kompetenzentwicklung sollte systematisch und zielgerichtet erfolgen. In diesem Kontext kann es von Vorteil sein, die Technik in vertrauten Formaten, wie beispielsweise einem digitalen Stift und Papier einzusetzen, um die Akzeptanz zu erhöhen. Um den Technikeinsatz beispielsweise in der Häuslichkeit der Pflegebedürftige zu optimieren, ist es essenziell, dass eine gute Passung zwischen Anwender*in, Technologie und Anwendungssituation gegeben ist. Ein wesentlicher Aspekt ist dabei die Sensibilisierung der Pflegenden für die Themen Datenschutz und Schutz vor Datenmissbrauch bei hochsensiblen Daten (vgl. IEGUS et al., 2023). Das Cluster »Zukunft der Pflege« des BMBF zielt darauf ab, passgenaue Lösungen für den Alltag zu entwickeln, indem soziale und technische Innovationen zusammengebracht werden. In diesem Kontext ist eine Zusammenarbeit von Forschung, Wirtschaft, Pflegepraxis und Anwender*innen zu beobachten, die sich der Entwicklung neuer Produkte widmet, welche einen positiven Einfluss auf den Pflegealltag in Deutschland nehmen sollen. Die neuen Pflegetechnologien werden in der Praxis erprobt (Implementierung & Pilotierung) und auf ihre Praxistauglichkeit getestet (Evaluation) (vgl. Cluster Zukunft der Pflege & Bundesministerium für Bildung und Forschung, 2020).

6.3.2 Digitale Kompetenzen

Ein kompetenter Umgang mit digitalen Medien stellt eine wesentliche Voraussetzung für gesellschaftliche Teilhabe in der Europäischen Union dar. Dabei ist zu berücksichtigen, dass diese Voraussetzung eine neue Determinante darstellt und dass sie innerhalb der Gesellschaft ungleich vorhanden ist. Dies zeigt sich vor allem bei Älteren und ist stark abhängig von früheren Berufs- und Bildungsunterschieden, Technikbiografien und Einkommen (vgl. Bundesministerium für Familie, Senioren, Frauen und Jugend, 2020a).

Kompetenzen, die auf Einsatz und Nutzung digitaler Technik im Arbeitsprozess gerichtet sind, werden auch als Digitale Kompetenzen bezeichnet. Die Vertreter*innen der Pflegeberufe müssen berufliche Kompetenzanforderung anlässlich des technischen Fortschritts zusätzlich auch reflektieren können (vgl. Becka et al., 2020).

Digitale Anwendungen stellen in der Pflege mittlerweile einen wichtigen Lösungsansatz dar, um den Herausforderungen in der Pflegebranche zu begegnen. Pflegende müssen als weniger technikaffine Berufsgruppe dazu befähigt werden, fundiertes, evidenzbasiertes Wissen über innovative Pflegetechnologien anzuwenden. Darüber hinaus ist es erforderlich, dass sie eine aktive, antizipierende Haltung gegenüber zukünftigen technologischen Entwicklungen einnehmen, um eine pflegerische Perspektive gleichberechtigt in Veränderungsprozesse einbringen zu können (vgl. Cluster Zukunft der Pflege & Bundesministerium für Bildung und Forschung, 2020). Obgleich die Relevanz digitaler Kompetenzen unbestritten ist, wurden diese bisher eher randständig in der Aus-, Fort- und Weiterbildung von Pflegenden und in der Lehrendenbildung Pflege wie beispielsweise von Pflegepädagog*innen implementiert. Dies wurde ersichtlich, wenn man einen Blick in die Pflegeberufe-Ausbildungs- und Prüfungsverordnung (PflAPrV) wirft, in der die Vermittlung digitaler Kompetenzen lediglich im Bereich der Pflegedokumentation vorgesehen ist. Durch das Pflegestudiumstärkungsgesetz wurde die Digitalisierung als wichtiger Aspekt beschrieben und muss zukünftig eine stärkere Berücksichtigung in der Pflegeausbildung finden (vgl. Kap. 1.1.3). Des Weiteren sieht auch die aktualisierte Fassung der EG-Richtlinie 2005/36/EG von 2024 »Kenntnis der technischen Innovationen in den Bereichen Gesundheitsversorgung und Pflegemethoden« vor (vgl. Kap. 1.1.1). Die erfolgreiche Implementation digitaler Anwendungen in der Pflege erfordert einen einschlägigen und nachhaltigen Kompetenzaufbau. Dabei ist sowohl die Bedienung konkreter Tools, Anwendungen und Geräte von Bedeutung, als auch grundlegende Zusammenhänge zwischen Daten, Kontext, Interpretation und Reflexion (vgl. IEGUS et al., 2023). Die Pflege stellt die größte Berufsgruppe im Gesundheitswesen dar und ihr kommt in Hinblick auf digitale Kompetenzen folglich eine Multiplikator*innenfunktion zu. Ohne eine entsprechende Qualifizierung der Pflegenden können innovative Technologien ihr Potenzial in der Pflegepraxis nicht entfalten (vgl. Cluster Zukunft der Pflege & Bundesministerium für Bildung und Forschung, 2020).

Insgesamt werden vor allem nachfolgende Kompetenzbereiche unterschieden (vgl. Becka et al., 2020):

- **Kernkompetenzen**
  Dazu gehören Digital Literacy (das Wissen zu digitalen Themen) sowie Bedienungs- und Anwendungskompetenz. Diese Kompetenz sollte zur Kompetenz aller derzeitigen und zukünftigen Pflegenden gehören
- **Spezialisierte Kompetenzen**
  Darunter fallen Datenmanagement, Informatik-Kompetenzen, analytische Kompetenzen, Wissensgenerierung
- **Reflexive Kompetenzen**
  Hierunter zählen ethisch-reflexive sowie sozialkommunikative Kompetenzen (z.B. Beziehungsgestaltung, Gestaltung der indirekten Interaktion, Technikvermittlungskompetenz sowie Begründungs- und Artikulationskompetenz sowie Widersprüche in der Anwendung)

Die Erweiterung pflegefachlicher Kompetenzen um digitale Kompetenzen, wird neue Aufgaben und Handlungsspielräume eröffnen und damit zur Professionalisierung der Pflege beitragen und die Berufsrolle wesentlich erweitern (vgl. Becka et al., 2020). Die Vermittlung von Wissen und Kompetenzen zu digitalen Themen (z.B. Telecare, digitale Assistenzsysteme, Videosprechstunde) trägt zu einer Optimierung des Zusammenspiels zwischen beruflich Pflegenden, Pflegebedürftigen und den informell Pflegenden bei (vgl. Becka et al., 2021).

Die Kompetenzentwicklung in den Pflegeberufen kann jedoch nur gelingen, wenn zunächst die Pflegepädagog*innen in der Aus-, Fort- und Weiterbildung für den Einsatz digitaler Lehr- und Lernmethoden sowie zur praxisorientierten Vermittlung befähigt werden. Des Weiteren ist die Entwicklung niedrigschwelliger Schulungs- und Seminarangebote für ältere Menschen sowie deren Angehörige erforderlich.

In dem European Framework for the Digital Competence of Educators (DigiCompEdu) wurden sechs Schwerpunkte mit insgesamt 22 elementaren Kompetenzen für die Entwicklung digitaler Kompetenzen des Bildungspersonals vorgeschlagen (vgl. Punie, 2017):

- **Schwerpunkt 1: Professionelles Engagement**
  Nutzung digitaler Technologien für die Kommunikation, Zusammenarbeit und berufliche Weiterentwicklung
- **Schwerpunkt 2: Digitale Ressourcen**
  Beschaffung, Erstellung und Weitergabe digitaler Ressourcen

- **Schwerpunkt 3: Lehren und Lernen**
  Verwaltung und Orchestrierung des Einsatzes von digitaler Technologie beim Lehren und Lernen
- **Schwerpunkt 4: Evaluation**
  Einsatz digitaler Technologien zur Förderung von Integration, Personalisierung und aktivem Engagement der Lernenden
- **Schwerpunkt 5: Stärkung der Lernenden**
  Nutzung digitaler Technologien zur Verbesserung der Inklusion, Personalisierung und des aktiven Engagements der Lernenden
- **Schwerpunkt 6: Förderung der digitalen Kompetenzen der Lernenden**
  Den Lernenden ermöglichen, digitale Technologien für Information, Kommunikation, Inhaltserstellung, Wohlbefinden und Problemlösung kreativ und verantwortungsvoll zu nutzen

Die Schwerpunkte 2 bis 5 bilden den Kern des Rahmens und definieren die digitale pädagogische Kompetenz von Pädagog*innen allgemein. Diese umfasst die digitalen Kompetenzen, die Pädagog*innen benötigen, um effektive, integrative und innovative Lehr- und Lernstrategien zu fördern. Pädagog*innen, die sich beispielsweise im Schwerpunkt 5 auskennen, werden mit Sicherheit digitale Ressourcen auswählen, erstellen und anpassen, die die Lernenden stärken. Im Rahmen des zweiten Schwerpunkts wählen und erstellen Pädagog*innen digitale Ressourcen, die sie an das Lernziel und das bestehende Kompetenzniveau der Lernenden anpassen (vgl. Punie, 2017).

In der beruflichen Pflegeausbildung werden die Kompetenzen für die Digitalisierung im Kontext von Pflegedokumentationssystemen in Anlage 1 und 2 der PflAPrV erwähnt. In weiterführenden Aspekten werden lediglich Verweise gegeben. Dies lässt den Schluss zu, dass digitale Kompetenzen nicht als eigenständiges Kompetenzfeld in der Ausbildung und Prüfung der angehenden Pflegefachfrauen und -männer mitgedacht werden. Es ist unwahrscheinlich, dass sich die Lernenden die Kompetenzen beiläufig innerhalb der bestehenden Kompetenzbereiche und Lernprozesse aneignen (vgl. Telieps et al., 2022). Nach Telieps et al. (2022) ist jedoch gerade »in einem beruflichen Umfeld wie der Pflege sowie den damit verbundenen sozialen Interaktionen und Arbeitsprozessen mit Kolleg*innen, Pflegebedürftigen, Angehörigen etc. eine intensive Auseinandersetzung mit digitalen Prozessen erforderlich, die über das Schnittstellenmanagement und die Pflegedokumentation hinausgehen.« (Telieps et al., 2022, S. 39) Der selbstverständliche Umgang mit digitalen Technologien befähigt die Auszubildenden und Studierenden dazu, ihre Lernprozesse eigenverantwortlich zu gestalten und ihre berufliche und persönliche Entwicklung in selbstorganisierten Lernprozessen zu steuern. Digitale Technologien fungieren dabei einerseits als Vermittler für den Kompetenzerwerb, andererseits gewinnen sie zunehmend an inhaltlicher Relevanz (vgl. Telieps et al., 2022). Im Rahmenlehrplan der Fachkommission nach § 53 PflBG sind digitale Kompetenzen als Querschnittsthema angelegt und finden sich beispielsweise in der CE 01 Ausbildungsstart – Pflegefachfrau/Pflegefachmann, der CE 02A Mobilität interaktiv, gesundheitsfördernd und präventiv gestalten sowie in der CE 02B Menschen in der Selbstversorgung unterstützen (vgl. Telieps et al., 2022). Die Curricula der Hochschulen zeigen auf der Ebene der Pflege-Bachelor-Ausbildung einen deutlichen Bezug zu digitalen Kompetenzen sowie deren Erwerb auf (vgl. Telieps et al., 2022).

6.3.3 E-Learning

Die Nutzung digitaler Lernformate, auch als E-Learning bezeichnet, stellt einen Zukunftsfaktor dar, der insbesondere auf die jüngeren Generationen eine attraktive Wirkung ausüben kann. Bisher werden diese Formate vor allem ergänzend in der hochschulischen Pflegeausbildung genutzt, während sie in der pflegeschulischen Ausbildung noch zu wenig präsent sind (vgl. IEGUS et al., 2023). Um dieses zu verbessern, wurde durch das PflStudStG die angemessene Berücksichtigung von »Lehrformaten, die selbstgesteuertes Lernen oder E-Learning beinhalten« festgeschrieben (§ 4 PflStudStG).

Die Entwicklung des E-Learning lässt sich in zwei Phasen unterteilen. Die erste Phase erstreckte sich bis Anfang der 2000er Jahre und wies den Lernenden eine eher passive Rolle zu. Neue Lerninhalte wurden instruktiv über Medien präsentiert. Seit etwa 2010 lässt sich eine neue, stärker marktgetriebene Phase beobachten, die sich beispielsweise in kostenpflichtigen Angeboten wie beispielsweise das multimediale Fortbildungskonzept »Certified Nursing Education (CNE)« von Thieme manifestiert. Die Intensivierung der Debatte wird auf den »explodierenden« Wissensbestand zur Begründung einer fachgerechten Pflege zurückgeführt. Die Halbwertzeit pflegerelevanten Wissens verkürzt sich demnach durch dynamische Innovationszyklen, beispielsweise im Bereich der Pflegewissenschaft, der Bezugsdisziplinen und der Technikentwicklung. Darüber hinaus lässt sich anhand internationaler Entwicklungen feststellen, dass neue Technologien in der Gesundheits- und Pflegebildung vielfältig nutzbar sind. Als exemplarisches Beispiel sei hier die Ausbildung und das Training einer reflektierten klinischen Entscheidungsfindung in der Pflege genannt (vgl. Peters et al., 2018).

E-Learning umfasst eine breite Palette von Bildungsaktivitäten und -methoden (vgl. Sieger & Rustemeier-Holtwick, 2021):

- **Virtuelle Seminare:** Strukturierte Lernprogramme, die über das Internet zugänglich sind. Diese können in Form von Videokursen, interaktiven Modulen, Podcasts, Webinaren oder virtuellen Klassenzimmern vorliegen.

- **Lernmanagement-Systeme (LMS):** Plattformen, die es Bildungseinrichtungen und Unternehmen ermöglichen, Lerninhalte zu verwalten, bereitzustellen, zu verfolgen und zu bewerten. LMS bieten Funktionen wie Kursregistrierung, Aufgabenverwaltung, Diskussionsforen und Bewertungstools.
- **Mobile Learning (M-Learning):** Lernaktivitäten, die über mobile Geräte wie Smartphones und Tablets zugänglich sind. M-Learning ermöglicht es Lernenden, jederzeit und überall auf Lerninhalte zuzugreifen und zu interagieren.
- **Blended Learning:** Eine Kombination aus traditionellen Präsenzveranstaltungen und Online-Lernaktivitäten. Durch die Integration von E-Learning-Komponenten können Lernende flexibler lernen und ihre Lernerfahrung individualisieren.
- **Adaptive Learning:** Lernsysteme, die sich an die individuellen Lernbedürfnisse und -fähigkeiten der Lernenden anpassen. Durch die Analyse von Lernenden-Daten können adaptive Lernplattformen personalisierte Lernpfade und Inhalte bereitstellen.
- **Gamification:** Die Integration von spieltypischen Elementen wie Punktesystemen, Herausforderungen und Belohnungen in Lernaktivitäten, um die Motivation und das Engagement der Lernenden zu steigern.
- **Virtual Reality (VR) und Augmented Reality (AR):** Technologien, die es ermöglichen, immersive Lernerfahrungen zu schaffen, indem sie virtuelle Umgebungen oder digitale Inhalte in die reale Welt integrieren.
- **Social Learning:** Lernaktivitäten, die auf sozialen Interaktionen und Kollaboration basieren. Dies kann die Nutzung von sozialen Medien, Online-Diskussionsforen, Gruppenprojekten und Peer-Bewertungen umfassen.
- **Microlearning:** Kurze, zielgerichtete Lerninhalte, die in kleinen Einheiten präsentiert werden und es den Lernenden ermöglichen, schnell spezifische Fähigkeiten oder Kenntnisse zu erwerben.

Im Rahmen des Projekts »Implementierung eines adaptiven Weiterbildungsunterstützungssystems im Berufsfeld Pflege (ADAPT)« wird ein digitales, KI-gestütztes Weiterbildungsunterstützungssystem für die berufliche Pflege entwickelt. Dieses System zielt darauf ab, die Teilnahme an betrieblichen Bildungsmaßnahmen zu steigern und deren Erfolg zu verbessern. Betriebliches Lernen ist im Berufsfeld Pflege von hoher Relevanz, jedoch haben digitale Lehr-Lernarrangements bisher nur eine geringe Bedeutung. Lernförderliche organisationale Strukturen stellen dabei wesentliche Voraussetzungen für das Gelingen digitalen Lernens dar. Die individuelle Bereitschaft zur Teilnahme ist maßgeblich von der Kombination aus Personalmangel sowie Team- und Bewohner*innenorientierung abhängig, welche als Teilnahmehemmnisse identifiziert wurden (vgl. Schröer et al., 2022).

Die Nutzung digitaler Lernwelten setzt voraus, dass Pflegepersonen über grundlegende Kenntnisse im Umgang mit digitalen Werkzeugen verfügen. Dazu zählen beispielsweise die Nutzung von E-Mail, Internet und Textverarbeitung. Es kann angenommen werden, dass ein Großteil der Pflegepersonen bereits über die erforderlichen Kenntnisse und zudem über ein internetfähiges Endgerät (beispielsweise einen PC oder Laptop) verfügt (vgl. Ammenwerth & Kreyer, 2018). Im Kontext von Fortbildungen äußern Pflegende den Wunsch nach informellem Austausch mit anderen Pflegepersonen. Digitale Lernwelten sollten diese Aspekte sowie Herausforderungen und Spaß bei der Entwicklung berücksichtigen. Von entscheidender Bedeutung ist jedoch die Rekrutierung von Lehrkräften, die über die erforderlichen didaktischen und technischen Kompetenzen verfügen, um digitale Lernwelten sinnvoll einzusetzen (vgl. Ammenwerth & Kreyer, 2018).

Der aktuelle Stand der technischen Entwicklung erlaubt die Integration von Serious Games als innovative Lehr- und Lernprozesse und -szenarien in den Kontext der Pflegebildung. Um einen erfolgreichen Einsatz zu gewährleisten, ist es erforderlich, dass bereits bei der Spielentwicklung die Besonderheiten pflegerischen Handelns und pflegerischer Bildungsprozesse durch Pflegewissenschaft, Pflegedidaktik, Mediendidaktik und technische Entwicklung gleichermaßen berücksichtigt werden (vgl. Hülsken-Giesler & Dütthorn, 2021). In diesem Zusammenhang ist beispielsweise die mögliche Entstrukturierung von Lernprozessen durch zeit- und ortsunabhängiges, selbstgesteuertes Lernen, Datenschutz- und datenrechtliche Bestimmungen sowie die Reduktion der Lernprozesse auf die technisch abbildbaren Aspekte als herausfordernd zu betrachten (vgl. Hülsken-Giesler & Dütthorn, 2021).

E-Learning-Angebote bieten die Möglichkeit einer großen Reichweite (Ortsunabhängigkeit), Flexibilität, Aktualität, Kosteneffizienz (günstiger als reine Präsenzveranstaltungen, geringere Präsenzzeiten) sowie vereinfachter Kommunikation (Learning Communities). Als Herausforderung erweisen sich die Intransparenz des Marktes, die Schwierigkeiten bei der Individualisierung der Angebote sowie die Notwendigkeit einer Grundmotivation der Lernenden bei komplexen Kursen (vgl. Fleischhut & Ansorg, 2019).

Hinsichtlich digitaler Weiter- und Fortbildungen können Videokonferenzen, Lehrfilme, Podcasts und Wikis als Wissensquellen herangezogen werden. Des Weiteren können MOOCs (Massive Open Online Courses) und Moodle als Wissensquellen genutzt werden. Die Abbruchquote bei reinem E-Learning beträgt 90 Prozent. Die Teilnahme setzt grundlegende Lesekenntnisse sowie mathematische Fähigkeiten voraus. Die ausschließliche digitale Variante erweist sich bei der Entwicklung von Fähigkeiten und der Reflexion von Werten als rückschrittlich. Eine Vielzahl von Themen aus den Bereichen Pflege und Hebammenwesen, insbesondere diejenigen mit hoher Interaktionsdichte und komplexer Reflexion, erweisen sich für ein ausschließliches E-Learning als ungeeignet. In diesen Berufen ist das soziale Verhalten von zentraler Bedeutung, sowohl in Bezug auf das eigene Verhalten, beispielsweise im Hinblick auf Hygieneregeln und Medikamentenmanagement, als auch in Bezug auf Interaktionen in Beratungsgesprächen mit Hilfesuchenden bzw. mit Mitgliedern verschiedener Berufsgruppen. Die Kombination von digitalen und Präsenzlernen in Form von Blended Learning erweist sich für Weiter- und Fortbildungen in Pflege und Hebammenwesen als zeitgemäßes und erfolgsversprechendes Format (vgl. Bensch & Greening, 2023).

6.3.4 Assistenzsysteme

Verschiedene Assistenzsysteme haben Unterstützungspotenziale für ältere Menschen, die sich vor allem auf die sechs Lebensbereiche und Handlungsfelder *Wohnen, Mobilität, Soziale Integration, Gesundheit und Digitalisierung, Digitale Assistenzsysteme in der Pflege* sowie *Quartiers- und Sozialraumentwicklung* erstrecken.

Im Wohnbereich werden technische Assistenzsysteme sowie Smart-Home-Lösungen eingesetzt. Typische Komponenten sind vernetzte Sensor- und Aktorsysteme. Bei den Sensoren sind insbesondere Präsenz- und Bewegungsmelder sowie Erschütterungsmelder zu nennen (vgl. Bundesministerium für Familie, Senioren, Frauen und Jugend, 2020a). Eingesetzte Sensoren im Bereich der Inkontinenz können Feuchtigkeit frühzeitig erkennen und den Inkontinenzwechsel zielgerichtet ermöglichen. Darüber hinaus unterstützen Sensoren in Unterlagen bei der Dekubitusprophylaxe von Personen mit eingeschränkter Mobilität oder Sensibilisierung (vgl. Zink et al., 2019). Bei den Aktorsystemen sind es beispielsweise steuerbare Heizungsventile, Tür- und Fensteröffner, Lichtschalter oder Lüftungsanlagen, die das Alltagsleben der Pflegebedürftigen und ihrer Familien erleichtern. Zur Einlesung, Verarbeitung, ggf. Speicherung und Ableitung von Steuerbefehlen werden verteilte oder zentrale Rechner eingesetzt. Diese ermöglichen zudem im Notfall eine Alarmierung und unterstützen somit die Gewährleistung der Sicherheit der Pflegebedürftigen. Ein weiteres Sicherheitssystem für den häuslichen Bereich sind Hausnotrufsysteme. Ursprünglich nur in Verbindung mit dem Festnetz, also im direkten Umfeld der Häuslichkeit, haben sich diese Systeme weiterentwickelt und können auch über digitale Endgeräte genutzt werden. Der Hausnotruf ermöglicht die Auslösung über Taster, Sturzsensoren oder Rauchmelder mit anschließender Weiterleitung an Angehörige, Nachbar*innen, Freund*innen oder einen ambulanten Pflegedienst (vgl. Bundesministerium für Familie, Senioren, Frauen und Jugend, 2020a). Auch einfache Haushaltsroboter halten als ergänzende Assistenzsysteme mittlerweile in vielen Haushalten, auch jüngerer Menschen, Einzug. Dabei handelt es sich vor allem um Staubsauger-, Wisch- und Mähroboter. Für die Zukunft werden Haushaltsroboter erwartet, die sich autonom in der Wohnung bewegen und komplexere Tätigkeiten im Haushalt übernehmen können. Der Nutzen solcher Systeme liegt in erster Linie in der Assistenzfunktion im Haushalt, beispielsweise beim Anreichen und Transportieren von Gegenständen. Zudem können sie im Bereich der Kommunikation und Förderung der Teilhabe eingesetzt werden, beispielsweise für den selbstständigen Aufbau von Videokommunikation mit der Familie. Ferner können sie im Rahmen der Fernbetreuung durch ambulante Pflege und Betreuung zum Einsatz kommen (vgl. Bundesministerium für Familie, Senioren, Frauen und Jugend, 2020a).

Auch im Bereich der Mobilität können sie unterstützend wirken, indem sie beispielsweise Hilfestellung beim Aufstehen anbieten. Assistenzsysteme im Bereich der Mobilität dienen einerseits der Erhaltung des Bewegungsradius und andererseits der Erhöhung der Sicherheit. Dies wird durch Tracking und Navigation ermöglicht, indem die Position einer Person verfolgt werden kann. Beim Bewegungstraining ermöglichen Lokalisierungssysteme und Beschleunigungssensoren durch die Messung verschiedener Parameter eine Individualisierung und Verbesserung des Bewegungstrainings. Mit Sensoren und Aktoren ausgestattete Mobilitätshilfen können beispielsweise mit einem Smartphone gekoppelt werden. So ist es möglich, dass Rollatoren und Rollstühle Hindernisse oder Bodenprobleme erkennen und Ausweich- oder Bremsmanöver einleiten. Zudem ist es denkbar, dass die Mobilitätshilfen autonom fahren, beispielsweise von der Zimmerecke zum gewünschten Ort. Eine weitere mögliche Funktion ist die Unterstützung der Navigation, indem die Fortbewegung in eine bestimmte Richtung gesteuert wird. Eine weitere Zukunftstechnologie stellt das autonome Fahren dar, welches älteren Menschen eine gesteigerte Mobilität und Teilhabe ermöglicht (vgl. Bundesministerium für Familie, Senioren, Frauen und Jugend, 2020a). Denkbar kann auch sein, dass Rollatoren und Rollstühle in Zukunft überflüssig sind, wenn Ganzkörperanzüge die Bewegungsfreiheiten und -möglichkeiten älterer oder schwerverletzter Menschen aufrechterhalten bzw. wiederherstellen (vgl. Zink et al., 2019).

Die Nutzung von Apps, die über mobile Endgeräte wie Smartphones oder Tablets abgerufen werden können, wird als ein Instrument zur Förderung der sozialen Integration und zur Vermeidung von Einsamkeit angesehen. Die Möglichkeit, über soziale Medien in Form von Text- oder Sprachnachrichten, Bildern und Videos mit anderen in Kontakt zu treten und sich über aktuelle Ereignisse zu informieren, stellt dabei einen wesentlichen Vorteil dar. Auch Spiele-Apps werden zunehmend von älteren Menschen zur Unterhaltung genutzt. Im häuslichen Umfeld können soziale Roboter eingesetzt werden, um die Kommunikation und Interaktion zwischen Menschen zu fördern. Dabei kann es sich sowohl um physische Roboter als auch um virtuelle Avatare handeln, deren Hauptfunktion darin besteht, soziale Interaktionsmuster nachzubilden (vgl. Bundesministerium für Familie, Senioren, Frauen und Jugend, 2020a).

Im Bereich der Gesundheit und Digitalisierung besteht die Möglichkeit der Präventions- und Rehabilitationsunterstützung, die zum Teil Überschneidungen mit dem Bereich Bewegungstraining aufweist (vgl. oben). Dazu sind bereits vielfältige Apps nutzbar, die Patient*innen bei Ernährung und Gewicht, Suchtverhalten und dem Management von chronischen Erkrankungen unterstützen. Dieser Bereich wird auch als mHealth (mobile Health) bezeichnet (vgl. Bundesministerium für Familie, Senioren, Frauen und Jugend, 2020a).

Die Begriffe »Digitale Gesundheitsanwendungen« (DiGAs), »Digitale Versorgungsanwendungen« (DiVAs) sowie »Digitale Pflegeanwendungen« (DiPAs) bezeichnen digitale Anwendungen (Apps), die dazu beitragen sollen, die Gesundheitsversorgung in Deutschland zu optimieren und zu fördern. Im Pflegebereich sind insbesondere die DiPAs von Relevanz, die über die Soziale Pflegeversicherung finanziert werden können (vgl. Eckhardt, 2023). Alle DiPAs, die vom Bundesinstitut für Arzneimittel und Medizinprodukte (BfArM) geprüft und in das DiPA-Verzeichnis aufgenommen wurden, können bis zu einem Höchstbetrag von 50 Euro pro Monat als ergänzende Unterstützungsleistung bei der Pflegekasse beantragt werden (vgl. Bundesministerium für Gesundheit, 2024a).

Zu den Anwendungsbereichen von DiPAs gehören (vgl. Bundesministerium für Gesundheit, 2024a):

- Unterstützung und Begleitung im pflegerischen Alltag, zur Verbesserung der Selbständigkeit oder Fähigkeiten sowie zur Vorbeugung einer Verschlimmerung der Pflegebedürftigkeit
- Unterstützung bei der eigenen Organisation und Bewältigung des pflegerischen Alltags
- Unterstützung in besonderen pflegerischen Situationen (z.B. Verbesserung des eigenen Gesundheitszustands durch Senkung des Sturzrisikos oder Gedächtnistraining bei Demenz)
- Apps die schwerpunktmäßig von pflegenden Angehörigen oder Ehrenamtlichen zugunsten einer pflegebedürftigen Person verwendet werden

Der pflegerische Nutzen Digitaler Pflegeapps (DiPAs) ist eng an den Begriff der Pflegebedürftigkeit geknüpft. Denn Pflegebedürftigkeit muss als Voraussetzung für die Anwendung einer DiPA vorliegen, um Beeinträchtigungen der Selbständigkeit oder der Fähigkeiten der pflegebedürftigen Person zu mindern oder einer Verschlimmerung der Pflegebedürftigkeit entgegenzuwirken (vgl. Forster et al., 2023).

Auf politischer Ebene zielt das »Digitale-Versorgung-und-Pflege-Modernisierungsgesetz« (DVPMG) darauf ab, die Entwicklung digitaler Gesundheits- und Pflegeanwendungen sowie deren Vergütung in Deutschland voranzutreiben (vgl. Forster et al., 2023). Das DVPMG ermöglicht die Nutzung digitaler Pflegeanwendungen (DiPAs) durch die Pflegebedürftigen, um den eigenen Gesundheitszustand durch Übungen (z.B. zur Sturzprävention oder zum Gedächtnistraining) zu stabilisieren oder zu verbessern. Zudem kann die Kommunikation mit Angehörigen und Pflegefachpersonen verbessert werden. Die Nutzung erfolgt auf mobilen Endgeräten (z.B. Smartphone) oder browserbasierten Webanwendungen. Des Weiteren zielt das Gesetz darauf ab, die Versorgung der DiGAs weiterzuentwickeln und den Ausbau sowie die Attraktivitätssteigerung der Telemedizin voranzutreiben (vgl. Bundesministerium für Gesundheit, 2021a).

Bei jüngeren Menschen hat sich zudem die Nutzung von Wearables, also tragbaren Geräten wie Fitnessarmbändern oder -trackern, etabliert. Dennoch bergen sie auch für ältere Menschen im Kontext von Sicherheit und Gesundheit ein beträchtliches Potenzial. Wearables können beispielsweise zur Vitalzeichenkontrolle verwendet werden, deren Daten der pflegebedürftigen Person selbst, den Pflegenden oder auch den pflegenden Angehörigen zur Verfügung gestellt werden. Des Weiteren finden sie bereits Anwendung bei Pflegebedürftigen mit demenziellen Erkrankungen im Rahmen der Inkontinenzprophylaxe (z.B. durch Erinnerung an regelmäßige Toilettengänge) sowie der Sturzprophylaxe. Die Daten lassen zudem Rückschlüsse auf eine Verschlechterung des Allgemeinzustandes zu, wenn eine pflegebedürftige Person plötzlich das Haus nicht mehr verlässt (vgl. Zink et al., 2019).

Weitere technische Unterstützungsmöglichkeiten im Bereich Gesundheit und Digitalisierung werden in der Telematik gesehen (vgl. Kap. 6.3.7). Für professionell Pflegende sind vor allem digitale Unterstützungssysteme für die pflegerische Versorgung von Interesse. Die digitale Patientenakte ermöglicht eine strukturierte und standardisierte, papierlose Dokumentation, deren Inhalte schnell und einfach an involvierte Personen beispielsweise des Versorgungs- und Behandlungsteams weitergeleitet werden können (andere Pflegende, Therapeut*innen, Ärzt*innen, Angehörige etc.). Zudem stellen robotische Assistenzsysteme eine optionale Entlastung dar (vgl. Kap. 6.3.6). Ein weiteres relevantes und innovatives Feld sind die Systeme für die (häusliche) Intensivpflege. Die Miniaturisierung und Optimierung lebenserhaltender Medizinprodukte, wie beispielsweise künstliche Ernährung oder Beatmungsgeräte, ermöglicht es Pflegebedürftigen, in der Häuslichkeit oder in Pflege-Wohngemeinschaften mit höherem Selbstständigkeitsgrad verbleiben zu können (vgl. Braeseke et al., 2020).

6.3.5 Autonome Systeme – Robotik und Künstliche Intelligenz

Für Reinartz und Güttler (2019) ist Künstliche Intelligenz (KI)

> »ein Zweig der Informatik, der sich mit der Entwicklung von Computersystemen befasst, die selbstständig Funktionen ausführen können, für die normalerweise menschliche Intelligenz erforderlich ist, beispielsweise logisches Denken, Problemlösung, Lernen aus Erfahrung oder Spracherkennung.« (Reinartz & Güttler, 2019, S. 206)

Der Begriff der Künstlichen Intelligenz bezeichnet die Fähigkeit von Maschinen, sich durch vorprogrammierte Regeln oder maschinelles Lernen so zu verhalten, dass es dem Verhalten intelligenter Menschen ähnelt. Fortschritte in der Sprach-

und Bildverarbeitung erlauben zunehmend eine menschenähnliche Kommunikation (vgl. Bundesministerium für Familie, Senioren, Frauen und Jugend, 2020a). In diesem Kontext ist eine Differenzierung zwischen schwachen und starken KI erforderlich. Die schwache KI ist auf die Lösung konkreter Anwendungsprobleme fokussiert, während die starke KI lernfähig ist. Eine nicht unumstrittene technische Vision der KI sind lernfähige Systeme, die Erlerntes auf neue Situationen übertragen können (vgl. Bundesministerium für Familie, Senioren, Frauen und Jugend, 2020a). In der Medizin finden diese Technologien bereits in der Hauttumordiagnostik sehr erfolgreich Anwendung.

Es werden insgesamt drei Formen von KI unterschieden (vgl. Sellemann, 2023):

- **Assisted Intelligence:** sogenannte »schwache KI« die zur Automatisierung einfacher Aufgaben eingesetzt wird
- **Augmented Intelligence:** sie unterstützt Menschen dabei, besser situationsbasierte Entscheidungen zu treffen; das System lernt aus den Inputs von Personen und wird dadurch mit der Zeit präziser und treffsicherer
- **Autonomous Intelligence:** die sogenannte »starke KI«. Hierbei wird die Maschine von dem Menschen lediglich überwacht, sie agieren jedoch selbständig (z.B. autonomes Fahren)

Auch wenn sogenannte »starke KI« bisher eher im philosophischen Diskurs bewertet wird und Erinnerungen an Science-Fiction-Erzählungen weckt, sollte bedacht werden,

> »dass viele Science-Fiction-Visionen, z.B. die aus der 1970er-Jahren stammende US-amerikanische Star Trek Serie, heute Realität sind. Denn wer dachte 1966 daran, als Captain Kirk seinen ›Communicator‹ aufklappte, dass 50 Jahre später fast jeder Deutsche ein solches Gerät unter den Begriffen Handy, Mobiltelefon oder Smartphone sein Eigen nennt!« (Sellemann, 2023, S. 296)

In der Realität hat KI bereits einen festen Platz im Alltag eingenommen. Hierzu zählen Sprachassistenten (beispielsweise Alexa und Siri), Navigationsgeräte sowie personalisierte Werbung. Die Fähigkeit von KI, komplexe Abläufe und explizites Expert*innenwissen abzubilden und zu verarbeiten, eröffnet neue Möglichkeiten. Zu den Chancen, die sich durch KI ergeben, gehören (vgl. Evans & Hilbert, 2019; Reinartz & Güttler, 2019; Sellemann, 2023):

- Automatisierung von Dokumentationen, Berechnungen und Kompensation der zunehmenden Komplexität
- Monitoring von großen Datenmengen
- Auffinden von Erkenntnissen (Data Mining)

- Sensorbasierte Alarmsysteme (vgl. Kap. 6.3.4)
- Robotik als tierähnliche (zoomorph) oder menschenähnliche (humanoids) aussehende Maschinen (social robotics) und Transportrobotik
- Beratungen und Visite mittels KI-gestützter Systeme (u.a. Chatbots als conversational agents)
- Intelligente Lehr- und Lernmittel (vgl. Kap. 6.3.3)
- Unterstützung sowie Effektivitätsgewinn bei komplexen Abläufen
- Entdeckung neuer Korrelationen durch die Möglichkeit enormer Mengen an Pflegeinformationen aufzunehmen, zu verarbeiten, zu kombinieren und ggf. Vorhersagen treffen zu können

Neben den Chancen birgt der Einsatz von KI auch Risiken (vgl. Reinartz & Güttler, 2019):

- Deprofessionalisierung der Pflege
- Vernachlässigung der körperlichen und kontextuellen Lebensbedingungen, da KI zu starr für eine Erkennung unterschiedlicher Handlungsmuster der Pflegebedürftigen sind
- Gefährdung der Beziehung zwischen Pflegenden und Pflegebedürftigen

Die Nutzung von Künstlicher Intelligenz (KI) hat bereits heute das Lernen grundlegend verändert. In der Vergangenheit wurde bei der Suche nach Informationen auf Lexika und Enzyklopädien zurückgegriffen. Heute erfolgt die Recherche im Internet, wobei Wikipedia, YouTube und andere Quellen genutzt werden. Die Grundlage von Suchmaschinen stellt die Künstliche Intelligenz (KI) dar, welche durch Analyse des Nutzerverhaltens sowie der semantischen Analyse von Webseiten die Suchergebnisse »optimiert«. Die Bereitstellung von Informationen in einer einfachen und individuellen Form erlaubt es, sich jederzeit und überall zu informieren. Dies hat das bedarfsgerechte Lernen im Job und im Alltag revolutioniert. Der Zugriff auf Informationen über das Internet ist zu einer allgegenwärtigen Realität geworden. Die Bedeutung der KI geht jedoch über den erleichterten Zugang zu Informationen deutlich hinaus (vgl. Tab. 32) (vgl. Müssig, 2021). Dabei ermöglicht der Einsatz von KI beispielsweise die individuelle Auswahl von Lerninhalten für jede lernende Person sowie deutlich flexiblere Nutzung von Lerninhalten und Beratungsleistungen.

Tab. 32: Kompetenzen der KI für digitale Lernformen (Müssig, 2021, S. 39)

Kompetenz	**Alt – ohne KI**	**Neu – mit KI**
Auswählen von Lerninhalten	Für alle Lernenden gleich	Individuell für jeden Lernenden
Anbieten von Lerninhalten	Vorgegeben und organisiert in Kursen und Curricula	Verzweigt und flexibel
Lernende beraten	Personalintensiv mit festen Sprechzeiten	24/7 mit geringen Zugangshürden
Prüfen	Multiple Choice	Freie Texteingabe
Motivieren	Gamification, Edutainment	Personalisierung, Individuelle Unterstützung

Chatbots können zur Unterstützung Lernender eingesetzt werden. Dies umfasst die Klärung administrativer und organisatorischer Fragen, die Lernberatung (Empfehlung von Lerneinheiten und Lerntipps) sowie die Funktion des Online-Tutors (z.B. Frage-Antwort-Lerntests). Die Elemente gut gemachter Chatbots entsprechen den Funktionen, die von Messengerdiensten wie WhatsApp oder Signal erfüllt werden und die daher von vielen Smartphone-Nutzer*innen genutzt werden (vgl. Müssig, 2021):

- Sie sind einfach zu bedienen
- Kurze Kommunikation über kleine Informationspakete
- Ein konstruktiver Dialog geht darauf ein, was das Gegenüber bereits kennt und wissen möchte bzw. wo Unsicherheit besteht

Die beim Lernen im Internet gespeicherten Daten können im Rahmen von Learning Analytics dazu genutzt werden, Lernende gezielt zu unterstützen. Deskriptive Möglichkeiten umfassen die Visualisierung von Lernaktivitäten und Lernergebnissen sowohl für Lernende als auch für Lehrende. Die Analyse der Gründe für den Lernerfolg oder den Misserfolg stellt einen weiteren Aspekt dar. Des Weiteren ist es möglich, Prognosen zu treffen (beispielsweise hinsichtlich der zu erwartenden Lernergebnisse oder der Wahrscheinlichkeit eines Kursabbruchs) sowie Empfehlungen zu geben (beispielsweise hinsichtlich der für den Lernenden sinnvollsten Kursreihenfolge oder der zu vermittelnden Kurse). Der Einsatz von KI birgt im Bildungsbereich ein beträchtliches Potenzial (vgl. Müssig, 2021).

Eine besondere Form der Künstlichen Intelligenz stellt das aktuelle Sprachmodell ChatGPT dar. Das Modell basiert auf maschinellem Lernen und ist in der Lage, eine menschenähnliche Konversation zu führen sowie eine Vielzahl von Aufgaben auszuführen. Dazu zählen beispielsweise die Generierung von Texten oder die Übersetzung. In der Pflege zielt es vor allem darauf ab, die Qualität der Versorgung von Pflegebedürftigen zu verbessern (vgl. Ahmed, 2023).

Der Nutzen von ChatGPT in der Versorgung von Pflegebedürftigen und für die Pflegebildung ist vielfältig (vgl. Ahmed, 2023; Scerri & Morin, 2023):

- Erleichterte Schreib- und Verwaltungsarbeiten
- Informationsbereitstellung: Möglichkeit der Aufklärung von Pflegebedürftigen zu Gesundheit, Diagnostik und Therapie
- Verwaltung von Aufzeichnungen der Pflegebedürftigen
- Unterstützung bei der Durchführung von Beurteilung und Bewertungen von Pflegebedürftigen und bei der Identifikation von Gesundheitsproblemen und Bereitstellung von Behandlungsoptionen
- Erstellung computergestützter Trainingsmodule zur Kompetenzentwicklung

Die Pflegepädagogik kann durch ChatGPT verstärkt dazu beitragen, pflegebezogenes Wissen bereitzustellen und damit Schulungen von Pflegepersonen zu unterstützen. In Bezug auf den Zuwachs an Wissen sind eine Vielzahl von Optionen denkbar. Im Bereich des Lernens stellt es für Auszubildende und Studierende eine rund um die Uhr verfügbare Lernunterstützung dar. Allerdings ist zu berücksichtigen, dass die Qualität der Antworten von ChatGPT von der Qualität der Daten abhängt, mit denen es trainiert wurde. Zudem ist nicht gewährleistet, dass die Antworten korrekt sind. Bei der Beantwortung von Fragen greift ChatGPT auf Internetrecherchen zurück, wobei auch die jeweiligen Vor- und Nachteile berücksichtigt werden. Als nachteilig könnte sich die Möglichkeit erweisen, dass ChatGPT als alleinige Quelle zum Erstellen von Hausarbeiten genutzt wird, was an den meisten Bildungseinrichtungen nicht gestattet und als Plagiat eingestuft wird. Allerdings bietet ChatGPT auch die Möglichkeit, Briefe, Pflegeplanungen und Verlegungsbriefe zu verfassen und Anregungen für die Gliederung oder die Differenzierung verschiedener Sprachniveaus von Texten zu erhalten. In der kritischen Reflexion und Analyse komplexer Inhalte offenbart sich jedoch deutlich, dass die Grenzen des Programms erreicht sind (vgl. Krüger et al., 2023).

Die maschinelle Spracherkennung und Sprechsteuerung der menschlichen Stimme stellen eine besondere Form der KI dar. Die Spracherkennung im Rahmen der Gesundheitsversorgung ist ein Thema, welches bereits seit längerer Zeit Beachtung findet. Die automatisierte Erkennung von Sprache und Umwandlung zu Text hat sich insbesondere in den Bereichen der ärztlichen Dokumentation, juristischen Dokumentation, Dokumentation in der Verwaltung und Versicherungsdokumentation fest etabliert. Dies begründet sich darin, dass das gesprochene Wort um ein Vielfaches schneller erfasst werden kann als die Eingabe per Tastatur. Die aufgenommenen Informationen stehen unmittelbar nach der Erfassung im System zur Verfügung und können zur Auswertung und Weiterverarbeitung verwendet werden (vgl. Krüger et al., 2023).

Auch alltagsnahe Robotersysteme finden in der Gesundheitsversorgung Anwendung und gehören zu den autonomen oder hochautomatisierten Systemen. Sie werden nach verschiedenen Steuerungsformen unterschieden (vgl. Bundesministerium für Familie, Senioren, Frauen und Jugend, 2020a):

- **Autonome Roboter**
  Autonome Roboter sind in der Lage, selbstständig aus Sensordaten über die Umgebung und vorgegebenen Zielen die nächste Aktion abzuleiten. Dies kann beispielsweise eine Bewegung oder eine Manipulation sein. Sie ermöglichen die Substitution einfacher Tätigkeiten, beispielsweise von Saug- und Wischrobotern sowie von Transportrobotern für die Anreichung von Getränken, Nahrung oder die Medikamentenverabreichung. Diesbezüglich ist zu berücksichtigen, dass sie Menschen in der Regel als Hindernisse identifizieren können, die umfahren werden müssen.
- **Interaktive Roboter**
  Es werden zwei Arten interaktiver Roboter unterschieden. Die einen Systeme leiten ihre Reaktion (Bewegungen, Mimik, Gestik, Sprach- und Tonausgabe) aus der Beobachtung des Menschen ab. Der Fokus liegt hierbei auf sozialer Interaktion. Das andere System verändert gemeinsam mit dem Menschen die Umwelt bzw. führt Manipulationen aus (z.B. gemeinsames Heben eines schweren Gegenstands).
- **Teleroboter**
  Teleroboter verfügen über keine eigenen Ziele, sondern setzen Steuerungsbefehle um. Sie unterscheiden sich in:
  - **Telepräsenzroboter**
    Sie ermöglichen das Erledigen von Kommunikations- und Assistenzaufgaben aus der Ferne. Dies wird durch die ferngesteuerte Bewegung eines (mobilen) Roboters (inkl. Kamera und ggf. Mikrofon) ermöglicht.
  - **Telemanipulationsroboter**
    Sie erweitern die Möglichkeit der Telepräsenzroboter durch die Ausstattung des Roboters mit zwei Armen und ermöglichen Manipulationen aus der Ferne.
  - **Assistenzroboter**
    Hier besteht keine räumliche Trennung, sondern der Operator wird durch den Roboter bewegt (z.B. elektrischer Rollstuhl), seine Bewegung verstärkt

(z.B. durch Einsatz eines Exoskeletts) oder der Operator erweitert mit Roboterarmen an Bett oder Rollstuhl seinen Aktionsradius.

Die Robotik ermöglicht ein Monitoring beispielsweise der täglichen Trinkmenge oder der Gefahr von Dehydrierung. Ebenso ist die automatisierte Glukosekontrolle mittels Implantats durch Robotik ein künftig umsetzbares Szenario. Mit der Analyse von Mimik und Gestik der Gesprächspartner*innen können emotionale Befindlichkeiten registriert und durch gezieltes Fragen eruiert werden (vgl. Zink et al., 2019). Sozial-interaktive Robotik birgt das Potential, Einsamkeit durch Anregung zur Kommunikation vorzubeugen sowie im Kontext von Demenz stimmungsaufhellend bzw. stressabbauend zu wirken. Unterhaltungs- und Interaktionsrobotik können physische und kognitive Handlungen aktivieren. Es muss sichergestellt werden, dass Nutzungsdauer und Frequenzen der Robotik an die pflegebedürftige Person angepasst werden, um eine positive Wirkung zu erzielen und nicht in Rückzug und Isolation der Personen resultieren (vgl. Daum & Kolb, 2022). Die Integration von Transport- und Trageroboter in den Pflegeprozess kann zu einer signifikanten Entlastung des Pflegepersonals von körperlich anspruchsvollen Tätigkeiten führen, wodurch das Risiko von Rückenschäden reduziert wird. Die elektronische Bestandsüberwachung von Pflegewagen, ermöglicht beispielsweise eine vollautomatisierte Materialbestellung (vgl. Zink et al., 2019). In diesem Kontext werden zudem häufig Tätigkeiten ausgeführt, die nicht dem Kernbereich der Pflege zuzuordnen sind, wie beispielsweise das Holen und Wegbringen von Essen, Wäsche oder Material. Der Einsatz von Robotik kann demnach zu einer Entlastung des Pflegepersonals in diesem Bereich beitragen (vgl. Daum & Kolb, 2022).

Bisher haben robotische Systeme im Pflegesetting lediglich begrenzte Anwendung gefunden. Die Skepsis der Anwender*innen sowie die hohen Investitions- und Anschaffungskosten stellen gravierende Hindernisse dar (vgl. Daum & Kolb, 2022). Kontroverse Diskussionen zum Einsatz robotischer Systeme in der Gesundheitsversorgung werfen Fragen nach der Wahrung ethischer Prinzipien sowie angemessener Entscheidungsfindungen auf. Schmailzl (2019) charakterisiert den gegenwärtigen Zustand wie folgt:

> »Kann a) eine Maschine mit verlässlichen ethischen Prinzipien programmiert werden, kann sie programmiert werden b) mit der Fähigkeit, eine klinische Situation richtig einzuschätzen, um handlungsleitende Konsequenzen zu ziehen, und c) mit der Fähigkeit, angemessen auch auf mehrdeutig interpretierbare Situationen zu reagieren? Im Augenblick ist die Antwort noch: nein.« (Schmailzl, 2019, S. 281)

Die These, dass ein Roboter zentrale Prinzipien pflegerischer Versorgung im Pflegeprozess ersetzen kann, nämlich situationsangemessene Einschätzung der Unterstützungsbedarfe, einfühlender Beziehungsaufbau, Analyse und kritisches Denken und schließlich personenzentriertes Pflegehandeln, muss als widerlegt betrachtet werden. Die Nutzung von Robotik zur Erfüllung basaler Bedürfnisse von Pflegebedürftigen kann jedoch zu einer Win-win-Situation für Pflegende und Pflegebedürftige führen, da sich die verfügbare Zeit (für Kernaufgaben) erhöht. Es kann konstatiert werden, dass Robotik nicht in der Lage ist oder sein wird, ein Großteil der pflegerischen Aufgaben zu erfüllen, in ausgewählten Bereichen kann sie allerdings dazu beitragen (vgl. Schmailzl, 2019). Die Steigerung der Akzeptanz könnte durch Robotik mit einem höheren Maß an Empathie erreicht werden (vgl. Rasche et al., 2022). Bisher ist es Robotern nicht möglich, die für eine menschenähnliche Interaktion erforderlichen Emotionen zu zeigen. Im Rahmen von Forschungsprojekten im Bereich »Affective Computing« (dt. »emotionale künstliche Intelligenz«) wird das Ziel verfolgt, Emotionen des Gegenübers zu erkennen und angemessen darauf zu reagieren. Es muss jedoch deutlich darauf hingewiesen werden, dass der Einsatz von Robotik nicht die pflegerische Interaktion mit den Pflegebedürftigen ersetzen, sondern lediglich unterstützen soll. Die Befürchtung, dass der Einsatz von Robotik zu einer geringeren interpersonellen Interaktion und somit zu einer Isolation der Betroffenen führt, verdeutlicht, dass es weniger die Technologie selbst ist, die zu einer Verbesserung der Situation beiträgt, sondern vielmehr die Art und Weise, wie das pflegerische Setting mit dieser Technologie gestaltet wird (vgl. Hangel & Inthorn, 2020).

6.3.6 Telematik und E-Health

Die Etablierung einer modernen, sektorenübergreifenden Kommunikation sowie die Nutzbarkeit wichtiger medizinischer Gesundheitsdaten sind wesentliche Elemente einer zukunftsfähigen Gesundheitsversorgung. Die hierfür erforderliche Telematik-Infrastruktur stellt somit einen entscheidenden Faktor für die Verbesserung der medizinischen Versorgung in Deutschland dar. Die Telematikinfrastruktur umfasst beispielsweise das E-Rezept sowie die elektronische Patientenakte (ePA), welche den Austausch von Daten zwischen den Leistungserbringern sowie die Einstellung von Informationen für die Nutzer*innen der Gesundheitsversorgung selbst ermöglicht (vgl. Bundesministerium für Familie, Senioren, Frauen und Jugend, 2020a). Die Kommunikation zwischen den einzelnen Akteur*innen ist dabei so abgesichert, dass nur registrierte Nutzer*innen Zugang mittels der gesetzlich vorgeschriebenen Identifikations- und Authentifizierungsverfahren erhalten (vgl. Bundesministerium für Gesundheit, 2020). Die Telematik-Infrastruktur ermöglicht den Einsatz von E-Health-Angeboten. Dabei werden nach der Definition unter E-Health »Anwendungen zusammengefasst, die zur Unterstützung der Behandlung und Betreuung von Patientinnen und Patienten die Möglichkeiten nutzen, die moderne Informations- und Kommunikationstechnologien (IKT) bieten.« (Bundesministerium für Gesundheit, 2024b) Neben der

Kommunikation medizinischer Daten, werden darunter auch der Einsatz von Gesundheitsapps (digitale Gesundheitsanwendungen), die bei Prävention, Therapie und Ausgleich von Behinderungen zur Anwendung kommen sowie Telehealth (z.B. Telepflege und Telemedizin) verstanden (vgl. Bundesministerium für Gesundheit, 2024b). Bei der Telehealth kommt der Aspekt der Distanz hinzu. Die Einsatzmöglichkeiten von Telehealth sind vielfältig. Sie erstrecken sich von der Diagnose und Behandlung von Verletzungen und Krankheiten, über die Forschung und Evaluierung bis hin zur Weiterbildung von Personen im Gesundheitswesen. Dabei sind vor allem Menschen in abgelegenen Gebieten, vulnerablen Bevölkerungsgruppen sowie ältere Menschen als Zielgruppe von Bedeutung (vgl. Braeseke et al., 2020).

Im internationalen Kontext sind E-Health-Strukturen bereits seit längerem implementiert. Deutschland fällt jedoch deutlich hinter den aktuellen Stand internationaler E-Health-Entwicklungen zurück. Dies wird beispielsweise an der Einführung der elektronischen Gesundheitskarte ersichtlich, die in Deutschland über 20 Jahre gedauert hat. Dementsprechend ist Telepflege bisher in Deutschland nur wenig verbreitet. Allerdings hat die Corona-Pandemie hier einen Innovationsschub verursacht, der in der Praxis jedoch häufig an mangelnder oder fehlender Infrastruktur scheiterte. Die flächendeckende telematische Versorgung könnte insbesondere in strukturschwachen und ländlichen Regionen eine Möglichkeit zur Gewährleistung der Versorgungssicherheit darstellen (vgl. Braeseke et al., 2020).

Unter die Überkategorie E-Health fällt beispielsweise Telehealth, dessen Anwendungen in Telemedizin und Telepflege unterschieden werden (vgl. Braeseke et al., 2020).

Die Bundesärztekammer (2019) definiert Telemedizin als einen

> » [...] Sammelbegriff für verschiedenartige ärztliche Versorgungskonzepte, die als Gemeinsamkeit den prinzipiellen Ansatz aufweisen, dass medizinische Leistungen der Gesundheitsversorgung der Bevölkerung in den Bereichen Diagnostik, Therapie und Rehabilitation sowie bei der ärztlichen Entscheidungsberatung über räumliche Entfernungen (oder zeitlichen Versatz) hinweg erbracht werden. Hierbei werden Informations- und Kommunikationstechnologien eingesetzt.« (Bundesärztekammer, 2019, S. 2)

Die deutsche Telemedizin unterscheidet sich insofern von anderen internationalen Konzepten, als dass die direkte oder indirekte Beteiligung von Ärzt*innen zwingend erforderlich ist. In weniger arztzentrierten Gesundheitssystemen ist dies nicht der Fall (vgl. Braeseke et al., 2020).

Der Begriff Telepflege (auch Telecare, Telenursing, Telehomecare, Telephone Nursing oder eCare genannt) wird in der Literatur unterschiedlich definiert und von der Telemedizin abgegrenzt (vgl. Braeseke et al., 2020). Die American Telemedicine Association definiert Telepflege als einen integralen Bestandteil des vernetzten

Gesundheitswesens. Dieses zeichnet sich dadurch aus, dass Geräte, Dienste oder Interventionen auf spezifische Bedürfnisse ausgerichtet sind, gesundheitsbezogene Daten aus der Ferne ausgetauscht werden und die gesundheitliche Versorgung effizient und proaktiv durchgeführt wird. Ferner wird betont, dass Telepflege kein Spezialgebiet der Krankenpflege ist, sondern vielmehr eine Methode zur Verbesserung der Gesundheitsversorgung darstellt (vgl. Braeseke et al., 2020). In der sechsten Auflage ihrer Publikation »Scope and Standards of Practice for Professional Telehealth Nursing« definiert die American Academy of Ambulatory Care Nursing im Jahr 2018 dennoch konkrete Tätigkeitsbereiche und Rollen Pflegender sowie pflegeberufliche Standards im Bereich der ambulanten pflegerischen Versorgung (z.B. Ethik, Führung, Zusammenarbeit oder Umwelt) (vgl. American Academy of Ambulatory Care Nursing, 2018).

Für Hübner und Egbert (2017) ist Telepflege

> »eine Anwendung von Informations- und Kommunikationstechnologie im Gesundheitswesen, die Pflegekräfte mit Vertretern der eigenen Berufsgruppe oder anderer Berufsgruppen sowie mit Patienten und ihren Angehörigen insbesondere über räumliche Grenzen hinweg in Verbindung treten lässt. Ziel der Telepflege ist es, Menschen in das eigene professionelle Handeln einzubeziehen, die anderweitig nicht erreichbar sind.« (Hübner & Egbert, 2017, S. 212)

In ihrer Studie konnten Braeseke et al. (2020) nachweisen, dass im deutschen arztzentrierten System Telepflege häufig mit Telemedizin gleichgesetzt oder synonym verwendet wird. Dabei zeigt sich, dass das Verständnis von Telepflege nicht nur im internationalen Kontext, sondern auch im nationalen Kontext voneinander abweicht. Aus diesem Grund verstehen sie unter Telepflege

> »dass beruflich Pflegende unter Verwendung von Informations- und Kommunikationstechnologien Informationen im Rahmen des Pflegeprozesses austauschen mit:
> - pflegebedürftigen Menschen und ihren Angehörigen,
> - anderen beruflich Pflegenden und
> - weiteren professionellen Akteuren (z.B. Ärztinnen und Ärzten, Ergo, Logo- oder Physiotherapeutinnen und -therapeuten, Apothekerinnen und Apothekern etc.).«
> (Braeseke et al., 2020, S. 35)

Dabei lassen sich nachfolgende konstitutive Merkmale von Telepflege herausarbeiten (Braeseke et al., 2020, S. 35):

- Kommunikation/Information im Rahmen der pflegerischen Versorgung,
- Einsatz von Informations- und Kommunikationstechnologie,

- Überwindung einer räumlichen Distanz sowie
- Unterstützung und Entlastung beruflich Pflegender.

In der Zusammenschau bietet Telepflege für die pflegerische Versorgung diverse Vorteile. Für Pflegende werden ein verbesserter Wissenstransfer sowie eine optimierte interdisziplinäre Zusammenarbeit und Kooperation ermöglicht. Zudem kann eine verbesserte Informationsgrundlage zur Vermeidung unnötiger Besuche von Pflegebedürftigen beitragen. Aus der Perspektive von Pflegebedürftigen ermöglicht Telepflege eine hohe Behandlungssicherheit durch den dialogischen Zugang zu pflegerischer und medizinischer Expertise. Zudem können pflegerische Ressourcen einfacher und zügiger zugänglich gemacht werden, da Wegezeiten entfallen. Ferner wird angenommen, dass auch unnötige Krankenhausaufenthalte aufgrund einer verbesserten Informationsbasis bei den Akteur*innen vermieden und die Wiederaufnahmeraten gesenkt werden können. Darüber hinaus ergeben sich in diesem Kontext neue erweiterte Kompetenz- und Aufgabenbereichen für beruflich Pflegende (vgl. Beckers & Strotbaum, 2021).

Nicht aber in jedem Fall ist von einer Eignung der Telepflege im Rahmen pflegerischer Aufgaben des Pflegeprozesses auszugehen. Insbesondere körperbezogene Pflege erfordert die persönliche Anwesenheit der Pflegeperson. Jedoch können auch körperferne Maßnahmen, wie beispielsweise edukative pflegerische Interventionen, wie Information, Beratung, Anleitung oder Schulung (mit dem Ziel der Kompetenzerweiterung), Überwachung und Monitoring oder pflegerische Betreuungsleistungen aus der Distanz erbracht werden (vgl. Braeseke et al., 2020). Im Rahmen der Corona-Pandemie konnten beispielsweise Pflegekurse für Angehörige und ehrenamtliche Pflegepersonen gemäß § 45 SGB XI digital durchgeführt und Wissen an informell Pflegende weitergegeben werden (vgl. Braeseke et al., 2020). Diese Vorgehensweise wurde später als feste Regelung im § 45 SGB XI verankert und die Möglichkeit, die Pflegekurse auch digital durchzuführen, verstetigt.

Eine Befragung von professionell Pflegenden aus dem Jahr 2017 zum Thema »Digitale und technische Unterstützung« ergab, dass die Einstellung der professionell Pflegenden in Bezug auf Telecare eher positiv als negativ ist. Die empfundene Nützlichkeit der Technologie ist dabei abhängig vom jeweiligen Bekanntheitsgrad. Eine weitere Studie aus den Jahren 2019/2020 zeigt jedoch, dass der Technikeinsatz überwiegend im Bereich der betrieblichen Verwaltung und Organisation verbreitet ist, während er in der direkten pflegerischen Versorgung deutlich weniger zum Einsatz kommt (vgl. Braeseke et al., 2020).

Die Möglichkeit von Telehealth stellt für private Pflegende (Lai*innenpflege) eine deutliche Verbesserung dar. Häufig sind sie selbst noch berufstätig, verfügen nur über wenig Freizeit und sehen sich durch die Care-Arbeit mit einer zusätzlichen Belastung konfrontiert. Die Nutzung digitaler Pflegeberatung, Pflegekurse und ärztlicher Beratung rund um die Uhr ist auf den Bedarf Berufstätiger abgestimmt (vgl. Zink et al., 2019).

6.3.7 Ergebnisse aus dem Sounding Board und den Expert*inneninterviews

Die Ergebnisse der Befragungen des Expert*innenbeirats sowie des Fachbeirats des DPR zur Relevanz der *Digitalisierung* im Kontext des Berufsbildungskonzepts sind größtenteils zustimmend für die Berücksichtigung im BAPID Pflegebildungskonzept (vgl. Tab. 33).

*Tab. 33: Ergebnisse Sounding Board »Digitalisierung allgemein« Expert*innenbeirat links/ Fachbeirat des DPR rechts*

Relevanz zum Berufsbildungskonzept	CVI*	
Digitalisierung	1,0	0,86
*ab einem CVI-Wert von > 0,78 gilt ein Item als angenommen		

In den Freitextantworten im Sounding Board des Expert*innenbeirat wird betont, dass es gelingen muss,

> »einen Mix zu schaffen, indem Digitalisierung als Chance begriffen und genutzt wird und dem Anteil pflegerischer Arbeit, der analog bleiben wird. Außerdem müssen die im Beruf befindlichen Personen mitgenommen werden, wenn neue Unterstützungssysteme effizient sein sollen.«

Die Analyse der Interviewdaten zeigt, dass Pflege auch in Zukunft einen hohen Anteil an manuellen Tätigkeiten aufweisen wird. Allerdings bieten sich durch Automatisierung und Digitalisierung auch Chancen für die Optimierung anderer Prozesse. In diesem Kontext sind auch mahnende Stimmen aus den Expert*inneninterviews zu vernehmen, die darauf hinweisen, dass analoge Prozesse und beziehungsorientierte Aufgaben nicht außer Acht gelassen werden dürfen und in diesem Bereich auch ein großer Bedarf für Auszubildende gesehen wird:

> »Klar. Natürlich müssen wir uns auch mit den Medien beschäftigen, mit denen sich die Schüler auch in der Ausbildung beschäftigen, keine Frage. Aber das ist, glaube ich, nicht der wirkliche Schlüssel. Der Schlüssel geht, glaube ich, noch, dass das eigentliche Thema als viel tiefer liegender, tiefgehender und. Ja, ja, genau.

Und die Zeit, die wir auch mit den Auszubildenden verbringen müssen. Also das ist das Thema der analogen, der analogen Auseinandersetzung miteinander. […] Das müssen wir wieder einüben. Wir haben so ein bisschen verloren in jeder Beziehung. Und die Sehnsucht nach Kontakt, nach Kommunikation, nach Interaktion, nach face to face, body to body, die ist halt riesengroß. Und das erleben wir gerade ganz stark« (EXP05, Abs. 55)

Die Expert*innen des Sounding Boards stellten deutlich heraus, dass Digitalisierungsangebote als nützliches Werkzeug zu verstehen sind, dass »Denken« der Pflegefachpersonen aber unentbehrlich bleibt. Beruflich Pflegende müssen sich stärker an der Weiterentwicklung von Digitalisierungstools beteiligen, damit die von pflegefernen Personen entwickelten Digitalisierungsangebote nicht an den Bedarfen von Pflegenden und Pflegebedürftigen vorbeigehen:

»Digitale Bildung in der Pflege ist vor allem als Werkzeug relevant. Das bedeutet, dass Pflegende Möglichkeiten digitaler Tools kennen sollten und an der Weiterentwicklung dieser partizipativ beteiligt werden sollten.«

»Digitalisierung, wo die Pflege auch noch sehr viel Luft nach oben hat, meiner Meinung nach, sich stärker auch zu engagieren im Bereich, wie kriege ich eigentlich digitale Tools, die mir wirklich als Disziplin helfen. Also da noch mal eine stärkere Selbstwirksamkeit der Pflege im Vergleich zu IT-Professionen, die meinen, sie wüssten, was man für die Pflege tun kann.« (EXP06, Abs. 6)

Die Items im Bereich der Technisierung wurden von beiden befragten Gruppen als relevant erachtet, das Item *Medienkompetenz* im Durchschnitt etwas weniger, aber dennoch deutlich zustimmend (vgl. Tab. 34):

*Tab. 34: Ergebnisse Sounding Board »Technisierung« Expert*innenbeirat links/Fachbeirat des DPR rechts*

Relevanz zum Berufsbildungskonzept	CVI*	
Medienkompetenz	0,81	0,79
Digitale Kompetenz	0,95	1,0
Technische Kompetenz	0,95	1,0
Ambulantisierung/gemeindenahe Versorgung	1,0	0,93

Datenschutz und Datensicherheit	0,95	0,93
*ab einem CVI-Wert von > 0,78 gilt ein Item als angenommen		

Die Expert*inneninterviews ergaben keine Hinweise zur Technisierung.

*Tab. 35: Ergebnisse Sounding Board »Digitale Kompetenzen« Expert*innenbeirat links/ Fachbeirat des DPR rechts*

Relevanz zum Berufsbildungskonzept	CVI*	
Erwerb digitaler Kompetenzen in Aus-, Fort- und Weiterbildung	1,0	0,93
Empowerment von Pflegebedürftigen/Angehörigen	0,86	0,93
Beratung und Edukation	0,95	0,93
*ab einem CVI-Wert von > 0,78 gilt ein Item als angenommen		

Der *Erwerb digitaler Kompetenzen in Aus-, Fort- und Weiterbildung, das Empowerment von Pflegebedürftigen und Angehörigen* zur Nutzung digitaler Endprodukte sowie *Beratung und Edukation* werden überwiegend als relevant für das Berufsbildungskonzept eingeschätzt (vgl. Tab. 35).

Der Expert*innenbeirat betont die Relevanz, Lehrende in der Pflege mit den erforderlichen Kompetenzen auszustatten, um die Digitalisierung zu nutzen und weiterzugeben. Die Vermittlung von digitalen Kompetenzen muss zudem bereits in der Allgemeinbildung beginnen.

In diesem Kontext wird in einem Expert*inneninterview darauf verwiesen, dass die nachkommende Generation an Auszubildenden überwiegend aus Digital Natives besteht und die Lehr-Lernmethoden sich folglich auch an den Bedürfnissen der Lernenden orientieren müsse. Lehrende sollten über hinreichend digitale Kompetenzen verfügen, um Lernende für die entwickelten Lehr-Lernangebote in der Ausbildung zu begeistern, statt sie durch Ausbildungsabbrüche zu verlieren:

»Wir müssen uns auf die, auf die Bedürfnisse der Auszubildenden oder Studierenden einlassen. Und das sind einfach Digital Natives, die da heute nachkommen. Und wenn wir Lehrenden uns nicht dem Anpassen, ja und irgendwelche Lehrmethoden von vor 20 Jahren weiter machen, dann werden wir die Menschen verlieren. […] Wir wollen mehr Menschen für den Pflegeberuf begeistern, dann müssen wir auch gucken, was begeistert sie denn eigentlich? Und das ist keine Kreidetafel mehr, ja, das ist sozusagen, wir müssen über, über virtuelle Realitäten nachdenken im Unterricht. Wir müssen über Digitalisierung grundsätzlich nachdenken.« (EXP03, Abs. 54)

*Tab. 36: Ergebnisse Sounding Board »E-Learning« Expert*innenbeirat links/Fachbeirat des DPR rechts*

Relevanz zum Berufsbildungskonzept	CVI*	
Berufs- und hochschulische Pflegeausbildung	0,81	0,86
Fort- und Weiterbildung	0,90	0,93
Flexible Lehr-/Lernformate bzw. selbstgesteuertes Lernen	0,90	0,93
Lebenslanges Lernen	1,0	0,93
Inklusives Lernen	0,71	0,93
*ab einem CVI-Wert von > 0,78 gilt ein Item als angenommen		

Im Sounding Boards wurde das Konzept des *Inklusiven Lernens* durch die Expert*innen abgelehnt. Als Ursache wird eine mangelnde Kontextualisierung der Begrifflichkeit innerhalb dieser Kategorie vermutet, etwa wenn digitale Formate die Möglichkeit bieten, Bildung barriereärmer zu gestalten und folglich inklusive Lehr-Lernprozesse anzustoßen. Die übrigen Items wurden mit großer Mehrheit beide Gruppen in der Befragung angenommen. Eine weiterführende Auseinandersetzung mit dieser Thematik fand weder in den Freitextantworten des Sounding Boards noch in den Expert*inneninterviews statt. Es ist zu vermuten, dass E-Learning-Formate in der Ausbildung bereits deutlich verbreiteter sind als beispielsweise im Bereich der Robotik (vgl. Tab. 36).

*Tab. 37: Ergebnisse Sounding Board »Assistenzsysteme« Expert*innenbeirat links/ Fachbeirat des DPR rechts*

Relevanz zum Berufsbildungskonzept	**CVI***	
Ambient Assisted Living (AAL)	0,90	0,57
Empowerment von Pflegebedürftigen/Angehörigen	0,95	0,93
Beratung und Edukation	0,95	0,93
Technische Kompetenzen	0,90	0,86
*ab einem CVI-Wert von > 0,78 gilt ein Item als angenommen		

In diesem Kontext ist von Interesse, dass das Item *Ambient Assisted Living (AAL)* durch den Fachbeirat des DPR deutlich abgelehnt wurde (vgl. Tab. 37). In der anschließenden Diskussion konnte die Ursache hierfür nicht erschlossen werden. Da AAL bisher vor allem im ambulanten Setting eine Rolle spielt, lässt sich vermuten, dass AAL in anderen Settings eher weniger bekannt ist.

*Tab. 38: Ergebnisse Sounding Board »Künstliche Intelligenz« Expert*innenbeirat links/ Fachbeirat des DPR rechts*

Relevanz zum Berufsbildungskonzept	CVI*	
KI-Chatbots (z.B. Chat GPT)	0,62	0,86
Prüfungsformen und Prüfungsformate	0,76	0,86
Sprachassistenz zur Kommunikation	0,81	0,43
Sprachassistenz zur Dokumentation	0,86	0,64
*ab einem CVI-Wert von > 0,78 gilt ein Item als angenommen		

Die Differenzen in den Ergebnissen der Befragungen sowie die insgesamt schwache Zustimmung zu den Items der Kategorie der künstlichen Intelligenz ist bedeutsam, da es divergierenden Bedürfnisse und Bekanntheitsgrade in Bezug auf Einsatz und Nutzen der künstlichen Intelligenz in den Pflegeberufen veranschaulicht (vgl. Tab. 38). Die Ergebnisse der vorangegangenen Dokumentenanalyse verdeutlichte den Nutzen und die Vorteile der KI-Systeme für Pflegebildung und Pflegepraxis (vgl. Kap. 6.3.5).

*Tab. 39: Ergebnisse Sounding Board »Robotik« Expert*innenbeirat links/Fachbeirat des DPR rechts*

Relevanz zum Berufsbildungskonzept	CVI*	
Monitoring durch Robotik	0,67	0,64
Service- und Transportrobotik in Pflegeeinrichtungen	0,57	0,71
Robotik zur Reduktion körperlicher Belastungen	0,71	0,64
Technische Kompetenzen	0,86	0,93
*ab einem CVI-Wert von > 0,78 gilt ein Item als angenommen		

Die befragten Personengruppen zeigten beim Thema »Robotik« ein ähnliches und erneut wenig zustimmendes Antwortverhalten (vgl. Tab. 39). Allerdings erfährt die Robotik in der Gesundheitsversorgung zunehmende Relevanz und wird zukünftig eine immer größere Rolle innerhalb des systematischen geplanten und gesteuerten Pflegeprozesses einnehmen. Es lässt sich vermuten, dass die Robotik in der pflegerischen Versorgung noch nicht den nötigen Bekanntheitsgrad erreicht hat, um ihr aktuelles Anwendungspotential zu entfalten. Dennoch wird von Expert*innen hinterfragt, ob ethische Aspekte von Pflege als körperbezogene Tätigkeit in den Anwendungsbezügen der Robotik ausreichend Berücksichtigung finden:

> »Digitale Anwendungen sollten jedoch immer als Unterstützung nicht als Ersatz gesehen werden. Braucht es Serviceroboter in Pflegeeinrichtungen, wenn Bewohner:innen selbst noch zu Servicetätigkeiten angeleitet werden können [...]? Die aktivierende Pflege muss weiterhin im Vordergrund stehen.«

*Tab. 40: Ergebnisse Sounding Board »Telematik« Expert*innenbeirat links/Fachbeirat des DPR rechts*

Relevanz zum Berufsbildungskonzept	**CVI***	
Telepflege	0,81	0,79
Erweiterte Kompetenzen	0,95	1,0
Multiprofessionelle Zusammenarbeit	0,95	1,0
Ambulantisierung/gemeindenahe Versorgung	1,0	0,93
Technische Kompetenzen	0,95	0,93
*ab einem CVI-Wert von > 0,78 gilt ein Item als angenommen		

In der Telematik sehen alle Befragten einen deutlich höheren Benefit für die pflegerische Versorgung und nehmen alle Items deutlich an (vgl. Tab. 40).

6.3.8 Implikationen für das Bildungskonzept

Digitale Kompetenzen sind Schlüsselkompetenzen für jegliche Pflegearbeit von morgen, die heute schon unlängst begonnen hat. Digitale Kompetenzen sollten sich longitudinal in jeglicher pflegerischen Bildungslaufbahn niedrigschwellig und nachhaltig entwickeln können.

Digitalisierung zeigt sich als ein zu differenzierendes und präzisierendes Feld, das nach BAPID in verschiedenen Kategorien und auf verschiedenen Ebenen für die pflegerische Versorgung zu betrachten ist:

- **auf der Ebene der Versorgung und ihrer Potentiale:** Hier werden Pflegende Pflegebedürftige und ihre Angehörigen sowie andere Pflegende beraten, schulen und empowern, digitale Benachteiligungen abbauen helfen und digitale Innovationen befördern.
- **auf der Ebene der Vermittlung, des Lernens und der Pflegepädagogik:** Hier werden Pflegende digitale Kompetenzen erlernen, entwickeln und Selbstbewusstsein durch einen gezielten Wissenserwerb in Bezug auf digitale Lösungen und Innovationen aufbauen. Dazu ist es notwendig, das Lehrende über hinreichend digitale Kompetenzen verfügen, um Lehr-Lernprozesse anregend und anschlussfähig zu gestalten.

- **auf der Ebene der Forschung, mitsamt der Verbindung von Pflegeforschung, Informatik und Technikdisziplinen:** Hier werden Pflegende aufgrund der Pflegeforschung zu Impulsgeber*innen und Change Agents in der Gesundheitsversorgung.
- **auf der Ebene der Kommunikation,** die auf allen Ebenen Wirksamkeit und Relevanz entfaltet und dabei die pflegerische Beziehungsgestaltung nicht vernachlässigt.

Insgesamt wird die Relevanz des Themas für das Bildungskonzept an vielen Stellen deutlich. Jegliche Digitalisierung sollte immer zwischen Ethik und Nutzen abgewogen verlaufen und mit Blick auf Europa und den Zielgruppen in Deutschland insgesamt stärker forciert werden.

6.4 Globale Krisen

Nachfolgend wird der Fokus vor allem auf die Rolle von beruflich Pflegenden im Kontext vermehrt auftretender Krisen und Katastrophen wie z.B. die Covid-Pandemie sowie im Kontext nachhaltiger Klimaveränderungen, die erhebliche Folgewirkungen für das Gesundheitssystem haben werden, beschrieben. Dabei kommen auch Argumentationslinien einer nachhaltigen Entwicklung immer wieder in den Blick. Pflegende als größte Berufsgruppe im Gesundheitswesen spielen in Krisen und Katastrophen eine sehr wichtige Rolle. Es ist unerheblich, wie groß oder klein eine Katastrophe oder Krise ist, ob sie die ganze Gesellschaft betreffen oder nur ein Stadtgebiet: Pflegefachpersonen stehen an vorderster Stelle und benötigen ein grundlegendes Verständnis über Katastrophen, um im Katastrophenfall schnell, effektiv und professionell handeln zu können. Dies gilt für alle Settings der professionellen Pflege, vom ambulanten Bereich bis hin zu klinischen Bereichen (vgl. Eid-Heberle & Burt, 2023).

Zu der Hauptkategorie *(Globale) Krisen* werden nachfolgend, die durch die Dokumentanalyse von BAPID aufgefundenen Subkategorien *Climate Change* und *Disaster Nursing* erläutert und dargestellt.

6.4.1 Climate Change

Klimawandel wird verstanden als Veränderung des Klimas, die direkt oder indirekt auf menschliches Handeln zurückzuführen ist, die Zusammensetzung der globalen Atmosphäre verändert und zusätzlich zu den natürlichen Klimaschwankungen über einen vergleichbaren Zeitraum beobachtet wird. Der Klimawandel ist über verschiedene wissenschaftliche Disziplinen hinweg eindeutig und verursacht etliche Krisen: Die Atmosphäre und die Ozeane erwärmen sich kontinuierlich, infolgedessen nimmt die Menge an Schnee und Eis ab und der Meeresspiegel steigt allmählich an. Der Klimawandel stellt die größte Einzelbedrohung für die globale Entwicklung und das Überleben der Menschheit dar. Pflegenden kommt dabei eine Schlüsselrolle zu, um die Menschen vor den gesundheitlichen Folgen der klimabedingten globalen Herausforderungen zu schützen (vgl. ICN, 2019c). Dennoch sind die Mechanismen, durch die die Gesundheit beeinträchtigt wird, mehr als komplex: Neben direkten Einflüssen wie z.B. im Klimaschutz durch extreme Temperaturen oder im Umweltschutz durch Extremwetterereignisse (z.B. Überschwemmungen, Dürren, Tornados etc.) spielen indirekte Faktoren wie z.B. die Wasserqualität, Luftverschmutzung, Landesnutzungsänderungen und ökologische Veränderungen eine Rolle (vgl. ICN, 2019c). Die Auswirkungen der genannten Faktoren auf die Gesundheit der Menschen werden durch soziale Determinanten verstärkt (z.B. Alter, Geschlecht, sozioökonomischer Status, Gesundheitsinfrastruktur) und können zu verschiedenartigen Ausprägungen negativer Gesundheitsergebnisse führen. Die Auswirkungen des Klimawandels können mit einer Zunahme psychischer Erkrankungen, Erkrankungen der Atemwege und des Herz-Kreislauf-Systems, mit erhöhten Infektionsraten durch Lebensmittel/Wasser, mit Unterernährung und dem Verlust der Existenzgrundlage einhergehen (vgl. ICN, 2019c). Generell werden alle Regionen und Bevölkerungsgruppen betroffen sein, die Entwicklungsländer jedoch überproportional (vgl. ICN, 2019c). Die Industrie- und Schwellenländer tragen deutlich mehr zu den CO2-Emissionen bei als der Globale Süden. Der Deutsche Ethikrat e.V. sieht Klimaungerechtigkeit hierbei in drei sich überschneidenden Dimensionen: innergesellschaftlich (zwischen verschiedenen sozialen Gruppen innerhalb einer Gesellschaft), international (zwischen Staaten) sowie intergenerationell (zwischen Menschen unterschiedlicher Generationen). Um dem Klimawandel zu begegnen, wird es sozialökologischer sowie hohe materieller und immaterieller Investitionen bedürfen (vgl. Deutscher Ethikrat e. V., 2024). Im Sinne der Darstellung einer sogenannten Klimagerechtigkeit, schätzt die World Health Organization (2023), dass derzeit 3,6 Milliarden Menschen in Gebieten leben, die besonders anfällig für den Klimawandel sind, und dass zwischen 2030 und 2050 jährlich etwa 250.000 Menschen an den Folgen des Klimawandels (z.B. Unterernährung, Malaria, Durchfall und Hitzestress) sterben werden. Zusätzlich zum menschlichen Leid werden die direkten Kosten für Gesundheitsschäden bis 2030 auf 2 bis 4 Milliarden US-Dollar pro Jahr geschätzt (vgl. World Health Organization, 2023). Der ICN sieht Pflegefachpersonen in der Pflicht, »zur Anpassung an den Klimawandel (Verringerung der Anfälligkeit für die schädlichen Auswirkungen) und zur Minderung (Verringerung oder Vermeidung von Treibhausgasemissionen) beizutragen, da sie sich dem Schutz von Gesundheit und Wohlbefinden und der Förderung sozialer Gerechtigkeit verpflichtet fühlen (ICN, 2019c, S. 1).

Das Thema Climate Change und Klimakrise im Kontext mit Gesundheitsrelevanz gelangt als gesellschaftliches Handlungsfeld verschiedener Gesundheitsberufe zunehmend ins politische Bewusstsein auf den Ebenen des Bundes, der Länder und Kommunen. Es werden beispielsweise Hitzeaktionspläne (HAP) entwickelt, die sich vor allem in der Kommunikation von Aufklärungs- und Bildungsmaterialien niederschlagen (vgl. Winklmayer et al., 2023). Mittlerweile gibt es eine Vielzahl von Informationsangeboten, die sich insbesondere mit der Prävention hitzebedingter Gesundheitsschäden befassen (z.B. KLUG, 2022; Mücke & Matzarakis, 2019; Weltgesundheitsorganisation, 2019). Inwieweit die Broschüren passgenau entwickelt wurden und die Kompetenzentwicklung von Anbieter*innen und Nutzer*innen der Gesundheitsversorgung unterstützen oder ob ihrer Unüberschaubarkeit dieses Ziel verfehlen, ist nicht bekannt. In Hinblick auf Hitzeschutz stellt die Bundesärztekammer et al. (n. d.) fest, dass Deutschland auf die kommenden Herausforderungen nicht ausreichend vorbereitet ist. Obwohl der Gesundheitssektor eine zentrale Funktion in der Stärkung von Hitzekompetenz ausübt und auch bei der Behandlung von hitzebedingten Erkrankungen sehr relevant ist, findet eine Einbindung des Gesundheitssektors kaum statt (vgl. Bundesärztekammer et al., n. d.).

Die World Health Organization (2019) hat bereits 2019 auf die zehn größten Gefahren für die menschliche Gesundheit aus gesundheitswissenschaftlicher Sicht hingewiesen. Dazu gehören:

- Luftverschmutzung und Klimawandel
- Nicht übertragbare Krankheiten (z.B. Diabetes, Krebs und Herzkrankheiten)
- Globale Grippepandemien
- Leben in Krisengebieten (durch z.B. Dürren Hungersnöte, Konflikte und Vertreibungen)
- Multiresistente Keime
- Ebola und andere hochgefährliche Krankheitserreger
- Mangelnde primäre Grundversorgung
- Impfskepsis
- Dengue-Fieber
- HIV

Auch der Sachverständigenrat zur Begutachtung der Entwicklung im Gesundheitswesen (2023) sieht im Klimawandel große Gefahren für die menschliche Gesundheit und fordert, das Konzept der Planetaren Gesundheit (Planetary Health) in den »Health in All-Policies«-Ansatz zu integrieren und zu berücksichtigen. Neben den direkten Auswirkungen des Klimawandels (z.B. Verletzungen, Erkrankungen und Todesfälle bei Extremwetterereignisse) müssen auch die indirekten Auswirkungen (z.B. Nordwanderung tropischer Infektionskrankheiten) berücksichtigt und die entsprechenden Strukturen darauf ausgerichtet werden. Deutschland hat sich dem globalen Plan der Agenda 2030 von 2015 angeschlossen und deklariert die Unterstützung der 17 globalen Nachhaltigkeitsziele bzw. die Sustainable Development Goals

(SDGs). Ziel der SDGs ist die Ermöglichung eines weltweit menschenwürdigen Lebens bei der gleichsam die natürlichen Lebensgrundlagen dauerhaft bewahrt werden. Mit der Deutschen Nachhaltigkeitsstrategie hat die Bundesregierung die Maßnahmen für die nachfolgenden Ziele konkretisiert (vgl. Abb. 17) (vgl. Die Bundesregierung, 2024):

- Ziel 1: Armut in jeder Form und überall beenden
- Ziel 2: Ernährung weltweit sichern
- Ziel 3: Gesundheit und Wohlergehen
- Ziel 4: Hochwertige Bildung weltweit
- Ziel 5: Gleichstellung von Frauen und Männern
- Ziel 6: Ausreichend Wasser in bester Qualität
- Ziel 7: Bezahlbare und saubere Energie
- Ziel 8: Nachhaltig wirtschaften als Chance für alle
- Ziel 9: Industrie, Innovation und Infrastruktur
- Ziel 10: Weniger Ungleichheit
- Ziel 11: Nachhaltige Städte und Gemeinden
- Ziel 12: Nachhaltig produzieren und konsumieren
- Ziel 13: Weltweit Klimaschutz umsetzen
- Ziel 14: Leben unter Wasser schützen
- Ziel 15: Leben an Land
- Ziel 16: Starke und transparente Institutionen fördern
- Ziel 17: Globale Partnerschaft

Abb. 17: Die 17 SDGs der Deutschen Nachhaltigkeitsstrategie (vgl. Die Bundesregierung, 2024) (eigene Darstellung)

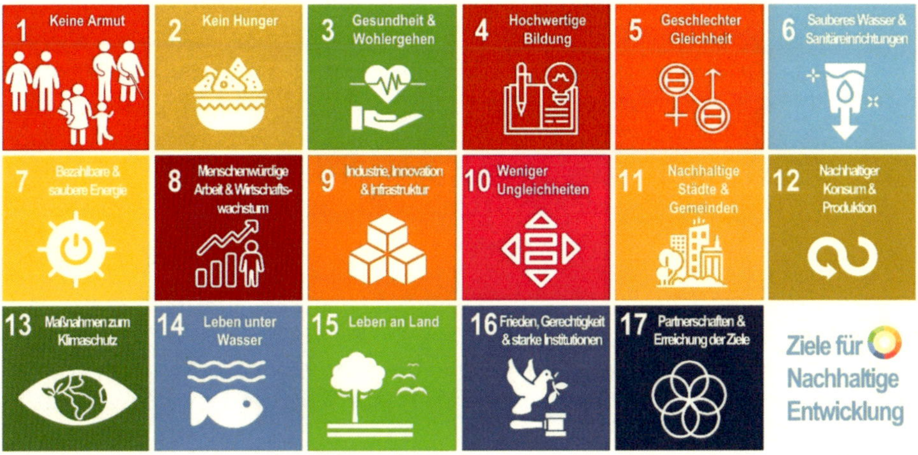

Der Sachverständigenrat zur Begutachtung der Entwicklung im Gesundheitswesen empfiehlt daher dringend, die Implementierung von Planetary Health in die Curricula der Aus-, Fort- und Weiterbildung von Gesundheitsberufen voranzutreiben. Dazu fordern sie wirksame Klimaschutzmaßnahmen und die Unterstützung von Projekten und Maßnahmen zur Reduzierung des ökologischen Fußabdrucks (vgl. Sachverständigenrat zur Begutachtung der Entwicklung im Gesundheitswesen, 2023; Lancet Countdown on Health and Climate Change, 2021).

Im Rahmen der Agenda 2030 hat Deutschland den Nationalen Aktionsplan Bildung für nachhaltige Entwicklung (BNE) entwickelt, der eine stärkere Implementierung von BNE in die Curricula, Lehrplänen, Ausbildungsordnungen sowie dem informellen Lernen als Ziel ausweist (vgl. Bundesministerium für Bildung und Forschung, 2017).

Für beruflich Pflegende hat der DBfK (2020) Hinweise zum Umgang mit Auswirkungen von Wetterextremen veröffentlicht. Hierbei wird ebenfalls der Fokus auf hitzebedingte Phänomene gelegt und verweist auf die Bedeutung von Klimawandel im Kontext Gesundheit und Wohlbefinden (vgl. DBfK, 2020). Aus der vorangegangenen Literaturrecherche wird jedoch deutlich, dass Gesundheitsfachpersonen wie beruflich Pflegende und Ärzt*innen zwar eine wichtige Rolle im Transformationsprozess hin zu einer gesunden, klimasensiblen und nachhaltigen Gesellschaft spielen, die klimaspezifische Gesundheitskompetenz jedoch unterschiedlich ausgeprägt ist. Deutliches Verbesserungspotenzial besteht hinsichtlich der klimaspezifischen Gesundheitskompetenz und der interprofessionellen Zusammenarbeit in Bezug auf Planetary Health (vgl. Albrecht et al., 2023). Pflegende als Vertrauenspersonen können sowohl in der individuellen Pflegenden-Pflegebedürftigen-Beziehung als auch auf (berufs-)politischer und institutioneller Ebene wirken. Sie haben die Möglichkeit einer präventiven Einflussnahme auf die Bevölkerung im Rahmen der Pflege und Beratung von Pflegebedürftigen. Dazu können sie innerhalb ihrer Einrichtungen zur Reduzierung des CO2-Fußabdrucks beitragen, ihre Expertise (berufs-)politisch einbringen und als Role-Model fungieren (vgl. Lehmann et al., 2023; Steinhöfel et al., 2023). Um für die Herausforderungen im 21. Jahrhundert gerüstet zu sein, bedarf es neben beispielsweise digitalen und kommunikativen Kompetenzen, auch »Green Skills« zur Unterstützung einer klimaneutralen Pflege (vgl. Racoviÿÿ et al., 2023).

Die Verpflichtung zur Nachhaltigkeit ergibt sich für Pflegefachpersonen bereits aus dem ICN-Ethikkodex. Dort heißt es unter Punkt 4.6 (ICN, 2021, S. 20):

> »Pflegefachpersonen setzen sich gemeinsam dafür ein, die natürliche Umwelt zu erhalten, zu stärken und zu schützen. Sie sind sich der gesundheitlichen Folgen der Umweltzerstörung, z.B. aufgrund des Klimawandels, bewusst. Sie treten für Initiativen ein, die umweltschädliche Praktiken reduzieren, um Gesundheit und Wohlbefinden zu fördern.«

Die Führungs- und Pflegepersonen sollen sich Wissen über die negativen Auswirkungen des Klimawandels auf die Gesundheit der Menschen und den Planeten aneignen, verbreiten und entsprechend handeln. Für Lehrende und Forschende bedeutet dies, sicherzustellen, dass Curricula und Lehrpläne Lerninhalte für die Wahrung der Menschenrechte, die Ziele für nachhaltige Entwicklung (Sustainable Development Goals, SDGs), den universellen Zugang zur Gesundheitsversorgung, eine diversitäts- und rassismussensible Gesundheitsversorgung, die Übernahme bürgerschaftlicher Verantwortung sowie die Berücksichtigung sozialer und ökologischer Gerechtigkeit umfassen. In Lehr-Lernprozessen sollten Erkenntnisse über die Fakten und Folgen des Klimawandels für die Gesundheit vermittelt und die vielfältigen Möglichkeiten, Klimagesundheit auf politischer und institutioneller Ebene zu fördern, unterstützt werden (vgl. ICN, 2021). Nationale Pflegeberufsverbände sollen sich verpflichten, Richtlinien und Positionspapiere zur Unterstützung der Menschenrechte, der Umweltgerechtigkeit und des internationalen Friedens zu entwickeln. Darüber hinaus werden sie aufgefordert, an der Entwicklung von Gesetzen mitzuwirken, die sich mit dem Klimawandel und den Umweltauswirkungen für Krankenhäuser und die gesamte Gesundheitsbranche befassen, die sich negativ auf die menschliche Gesundheit auswirken (vgl. ICN, 2021).

Aus der Dokumentenanalyse wird deutlich, dass das Thema Klimaschutz, als Teil der Bemühungen um die Gewährleistung einer nachhaltigen Entwicklung, sich nicht nur an beruflich Pflegende in den Versorgungsbereichen richtet, sondern dass auch die Managementebene in die Pflicht genommen wird, für entsprechende Rahmenbedingungen in den Einrichtungen zu sorgen und Klimaschutz als Führungsaufgabe zu verstehen. Dafür ist es u.a. wichtig, die eigene Einrichtung hinsichtlich Schwachstellen und Gefährdung durch Extremwetterereignisse zu analysieren (vgl. Baltruks, 2023).

Abb. 18: Klimasensitive Gesundheitsrisiken, ihre Expositionspfade und Gefährdungsfaktoren (World Health Organization, 2023) (eigene Abbildung)

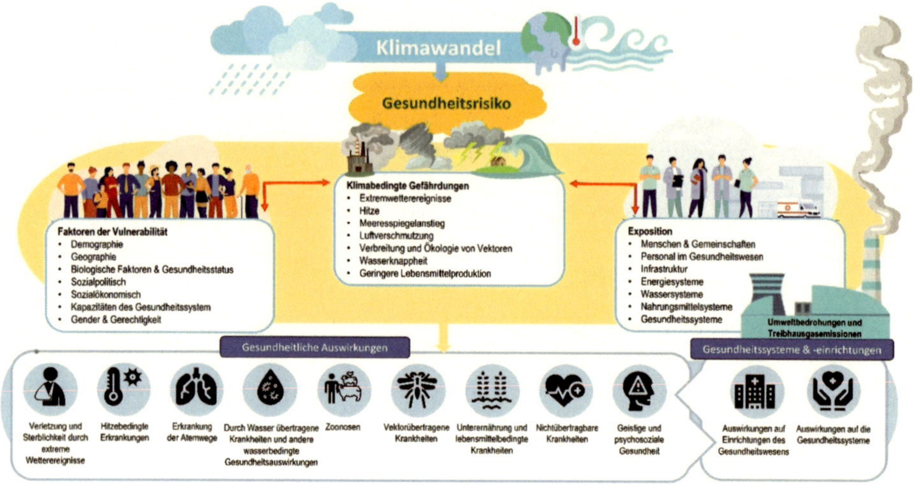

Die Folgen für die Gesundheit zeigen sich bereits heute in einer erhöhten Krankheitslast in nahezu allen Fachgebieten der Medizin. Die gesamte Gesellschaft und resp. die Akteur*innen des Gesundheitswesens in Deutschland müssen ihre Aktivitäten darauf ausrichten, Großereignisse, die sich zukünftig häufen werden, wie beispielsweise die COVID19-Pandemie oder Extremhitze im Sommer abzumildern und hinreichend auf diese vorbereitet zu sein (vgl. Kap. 6.4.2). In Deutschland wurden seit Beginn der Wetteraufzeichnungen 1881 acht der zehn wärmsten Sommer in den letzten 30 Jahre registriert. Dabei sind nicht nur die extremen Tagestemperaturen relevant, sondern auch die nächtlichen Bedingungen. Nächte, in denen die Temperatur nicht unter 20 °C fällt (sog. Tropennächte), sind in Deutschland zwar noch selten, aber auch hier wird eine Zunahme prognostiziert. Die Zahl der hitzebedingten Todesfälle in der Bevölkerung hängt von einer Kombination verschiedener Faktoren ab: der Intensität und Dauer von Hitzeperioden (Hitzeexposition), der Größe besonders gefährdeter Bevölkerungsgruppen, aber auch davon, wie erfolgreich Anpassungsmaßnahmen umgesetzt werden können. Insbesondere ältere und hochbetagte Menschen weisen bei hohen Temperaturen eine erhöhte Sterblichkeit auf. Mit dem demografischen Wandel und der Zunahme älterer Bevölkerungsgruppen wird die Sterblichkeit in Zukunft weiter ansteigen (vgl. Winklmayer et al., 2023). Neben der Mortalität steigt auch die hitzebedingte Morbidität. Durch die physiologischen Schutzmechanismen bei Hitzestress (Vasodilatation, Verdunstungskälte durch Schwitzen) werden Organe und Wirkmechanismen im Körper negativ beeinflusst (u.a. das Zellwachstum). In der Folge kann es zu hitzebedingten Erkrankungen (z.B. Ischämie, Herzinfarkt, Kreislaufkollaps) kommen oder bereits bestehende hitzeempfindliche Vorerkrankungen verschlimmern.

Nachweislich steigt an heißen Tagen auch das Unfallrisiko (z.B. im Handwerk, Ertrinken beim Baden) und die allgemeine Leistungsfähigkeit sinkt, was sich in einem Anstieg der hitzebedingten Arbeitsunfähigkeitstage niederschlägt. Hitzebelastungen wirken sich folglich auch auf die Infrastruktur des Gesundheitswesens und die dort Beschäftigten aus, die ebenfalls hohen Hitzebelastungen ausgesetzt sind (vgl. Kap. 6.1.5) (vgl. Winklmayer et al., 2023).

Abb. 19: Direkte und indirekte gesundheitliche Folgen starker Hitzebelastungen (Winklmayer et al., 2023, S. 12) (eigene Darstellung)

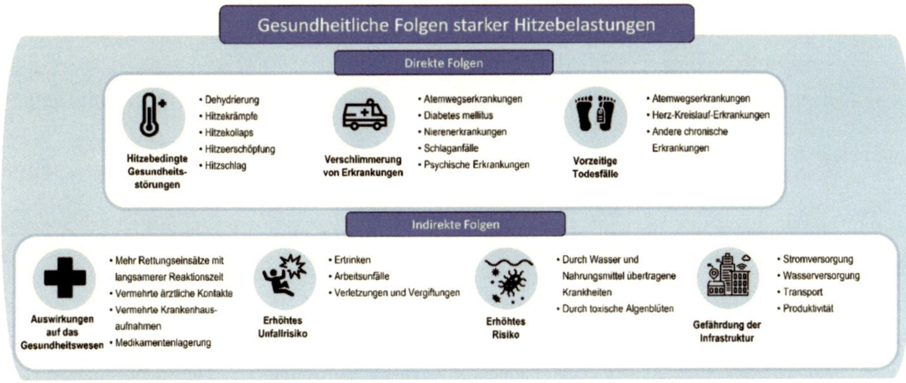

Ein weiteres Problem, das insbesondere im häuslichen Umfeld eine Rolle spielt, ist, dass verschiedene Medikamente und Medikamentengruppen bei Hitze gefährliche Nebenwirkungen bzw. ein größeres Interaktionspotenzial mit anderen Medikamenten (z.B. Diuretika) entfalten können und außerdem die Lagerfähigkeit von Medikamenten durch Hitze beeinträchtigt wird (vgl. Winklmayer et al., 2023).

Da ein »Hitzefrei« in der Pflege nicht in Frage kommen kann, wie der DBfK in seinen Informationen und Hinweisen für Pflegende zum Umgang mit den Auswirkungen von Wetterextremen treffend formuliert, hebt die Wichtigkeit der Bereitstellung angemessener Rahmenbedingungen für die pflegerische Arbeit zur Gewährleistung eines schadlosen Arbeitens in Hitzeperioden noch einmal deutlich hervor. Hinsichtlich der räumlichen Bedingungen wird in diesem Zusammenhang auf die Arbeitsstättenverordnung (ArbStättV) verwiesen, die eine gesundheitlich zuträgliche Raumtemperatur zwingend vorschreibt (vgl. DBfK, 2020).

Der erste deutsche Policy Brief zum Lancet-Report Countdown for Health and Climate Change von 2019 fokussierte vor allem die Elemente Klimaschutz und Klimaanpassung und formulierte nachfolgende Empfehlungen und sieht darin einen dringenden Handlungsbedarf in den nächsten Jahren (Lancet Countdown on Health and Climate Change, 2021, o.S.):

- die systematische und flächendeckende Umsetzung von Hitzeschutzplänen zur Reduktion von hitzebedingten Gesundheitsrisiken
- die Reduktion des CO2-Fußabdrucks des deutschen Gesundheitssektors und
- die Integration von Klimawandel und Gesundheit/Planetary Health in Aus-, Fort- und Weiterbildung von Gesundheitsberufen

Im folgenden Policy Brief wurde der Stand der Umsetzung in Deutschland überprüft. Im Ergebnis wurden Entscheidungsträger*innen und Akteur*innen stärker sensibilisiert, wesentliche Empfehlungen wurden jedoch bis heute nicht umgesetzt. Flächendeckende, umfassende und integrierte Hitzeaktionspläne fehlen nach wie vor. Dort, wo Hitzeschutzpläne umgesetzt wurden, sind die Akteur*innen des Gesundheitswesens häufig nicht eingebunden worden. Generell mangelt es in allen drei Handlungsfeldern an der Klärung von Zuständigkeiten. Auch die Bemühungen zur Reduzierung des CO2-Fußabdrucks im Gesundheitssektor sind bis auf wenige Ausnahmen nicht erfolgt (vgl. Lancet Countdown on Health and Climate Change, 2021). Dabei trägt das Gesundheitswesen in entwickelten Ländern wie Großbritannien oder den USA mit 3–8 Prozent zum Klimawandel in ihren Ländern bei (vgl. ICN, 2019c). In Deutschland ist das Gesundheitswesen für ca. 6 Prozent der Treibhausgasemissionen verantwortlich (vgl. Pichler et al., 2023). Pro belegtem Klinikbett fallen täglich 20 kg Abfall an (sieben bis acht Tonnen pro Klinik). In Pflegeeinrichtungen entfällt etwa die Hälfte des CO2-Fußabdrucks auf die Sicherstellung der Verpflegung aufgrund der intensiven Landwirtschaft (vgl. Ehrhardt-Joswig, 2024).

Auch die Integration in die Curricula ist mit Ausnahme der Humanmedizin wenig fortgeschritten (vgl. Lancet Countdown on Health and Climate Change, 2021; Vogel et al., 2023). Ursächlich scheint hier, dass in den Ausbildungszielen nur die Durchführung von Maßnahmen in Krisensituationen verankert sind (wozu auch die Klimakrise gezählt werden könnte), nicht aber durch eine ausdrückliche Nennung von Kompetenzen zur nachhaltigen Entwicklung als Teil des Ausbildungsziels in § 5 Absatz 1 Satz 1 diesem umfassenderen Kompetenzverständnis angemessen Rechnung getragen wird. Gemäß dem Nationalen Aktionsplan Bildung für nachhaltige Entwicklung (vgl. Bundesministerium für Bildung und Forschung, 2017) und den modernisierten Standardberufsbildpositionen anerkannter Ausbildungsberufe (vgl. BIBB, 2021) muss sowohl die berufspolitische Kompetenzentwicklung (vgl. Kap. 6.2.7) als auch die Kompetenzentwicklung zur Nachhaltigkeit im Kontext großer gesellschaftlicher, die Arbeitswelt und die Gesundheitsversorgung der Bevölkerung betreffender transformativer Wandlungsprozesse für Pflegefachpersonen in beruflichen Ausbildungsordnungen abgebildet und in Bildungsprozesse eingebunden werden.

In den Rahmenplänen der Fachkommission nach § 53 Pflegeberufegesetz findet sich das Thema nur sehr rudimentär und randständig wieder, z.B. im *CE04 Gesundheit fördern und präventiv handeln*. Dort wird im 3. Ausbildungsabschnitt unter »Entwicklung einer gesundheitsförderlichen Gesamtpolitik« auch das Thema »Klimapolitik« angesprochen und unter den Kompetenzen sollen die Auszubildenden »für die Ökologie in Gesundheitseinrichtungen sensibilisiert sein, über Grundkenntnisse von Konzepten und Leitlinien zur ökonomischen und ökologischen Gestaltung der Einrichtung verfügen und mit materiellen und personellen Ressourcen ökonomisch und ökologisch nachhaltig umgehen« (Fachkommission nach § 53 Pflegeberufegesetz, 2020, S. 49ff.). Im didaktischen Kommentar wird auf die Möglichkeit hingewiesen, im Rahmen eines Planspiels die Rolle von Klimaforscher*innen einzunehmen. In *CE01 Ausbildungsstart – Pflegefachfrau/Pflegefachmann* werden als Anregungen für Arbeits- und Lernaufgaben die Auseinandersetzung mit ökologischen Prinzipien/Umweltmanagement vorgeschlagen (vgl. Fachkommission nach § 53 Pflegeberufegesetz, 2020).

Im Gegensatz dazu findet sich im hochschulischen und allgemeinbildenden Bereich bereits eine Vielzahl an Grundsatzpapieren, Konzepten und Materialien zur planetaren Gesundheit und der Anbahnung entsprechender Kompetenzen (vgl. Lehmann et al., 2023). Eine Studie von Lopez-Medina et al. (2019) deutet darauf hin, dass die Integration der Themen Ressourcennutzung, Ernährung, Gesundheitsförderung, Globalisierung, Krankheitsmanagement und Umwelteinflüsse auf die Gesundheitsversorgung in die Pflegeausbildung einen großen Mehrwert für diesen Aspekt der Gesundheitsversorgung hat (vgl. Lopez-Medina et al., 2019).

Insbesondere der dritte Punkt *Integration* von Planetary Health in die Aus- und Weiterbildung der Gesundheitsberufe des Policy Brief 2021 für Deutschland zeigt die Relevanz für das neue Pflegebildungskonzept. Gesundheitsberufe müssen den Ernst der Lage verstehen und ihren Beitrag zu einer nachhaltigen und gesundheitsfördernden Gesellschaft leisten. Dies kann nur erreicht werden, wenn die Themen Klimawandel als Gesundheitsgefahr, Gesundheitschancen durch Klimaschutzmaßnahmen und das Gesundheitskonzept Planetary Health in die Curricula der Aus-, Fort- und Weiterbildung implementiert werden (vgl. DBfK, 2020, 2022). Dies erfordert ein umfassendes und professionelles Wissen, wird jedoch auch von den Studierenden bzw. Auszubildenden eingefordert (vgl. Vogel et al., 2023). Es wird zunehmend Aufgabe der Pflegenden sein, die Gesundheitskompetenz der Betroffenen zu stärken. Insbesondere für die Rollenprofile der Advanced Nursing Practice ergeben sich hier umfangreiche Handlungsfelder in allen Settings des Gesundheits- und Sozialwesens (vgl. DBfK, 2020, 2022). Für die transformative Lehre ergeben sich daraus nachfolgende Schlüsseldimensionen (vgl. Lancet Countdown on Health and Climate Change, 2021):

- Verpflichtende Verankerung von Lehrinhalten zu Klimawandel und Gesundheit/ Planetary Health in den Curricula
- Stärkung der spezifischen Fachkompetenz von Lehrenden und Institutionen
- Praktischer und transformativer Unterricht, der die Lernenden zum Handeln motiviert

Katastrophen in Folge des Klimawandels werden zunehmen (vgl. Kap. 6.4.2) (vgl. ICN, 2019c) Aus diesem Grund fordert das ICN die nationalen Berufsverbände u.a. auf, in Zusammenarbeit mit der Regierung Maßnahmen zu ergreifen, um die Auswirkungen des Klimawandels auf die Bevölkerung zu mildern, zu mehr Klimaschutz beizutragen, sich an der Entwicklung nationaler Aktionspläne zu beteiligen, mit allen Stakeholdern zusammenzuarbeiten und das Bewusstsein für die gesundheitlichen Auswirkungen zu schärfen (vgl. ICN, 2019c). Auf der Mikroebene ruft der ICN alle Pflegenden in ihren Rollen als Praktiker*innen, Pädagog*innen, Praxisanleitenden, Wissenschaftler*innen, Strategieentwickler*innen und Leitenden auf (ICN, 2019c, S. 4):

- sich für Strategien einzusetzen, die Gesundheitsabfälle zu reduzieren und eine korrekte Abfallwirtschaft zu gewährleisten.
- sich aktiv in Umweltschutzausschüssen und politischen Entscheidungen zu engagieren, die sich auf die Sicherheit und den Schutz von Gesundheitspersonal sowie auf das Management und die Regulierung der Umwelt im Gesundheitswesen konzentrieren.
- Einzelpersonen, Familien und Gemeinschaften zu befähigen, eine gesunde Lebensweise zu wählen und ihre eigenen Praktiken zu ändern (z.B. aktiver Verkehr, Nutzung grüner Energie, Ernährungsumstellung), um den Ausstoß von Treibhausgasen zu verringern.
- sich mit anderen Sektoren gemeinsam zur Unterstützung von Strategien zur Senkung der Treibhausgasemissionen zu engagieren, wie z.B. Stadtumbau, verbesserte öffentliche Verkehrsmittel und die Anpassung von Innenraumtechnologien (z.B. Kochherde) zur Emissionsminderung.
- mit den Kommunen zusammenzuarbeiten, um die Widerstandsfähigkeit gegen die Auswirkungen des Klimawandels in einer Weise aufzubauen, die vom lokalen Kontext und den Bedürfnissen bestimmt wird und die über ein Reagieren hinausgeht, sondern vor allem darauf abzielt, die zugrunde liegenden Schwachstellen zu beseitigen. Zu den Strategien gehören Schwachstellenanalysen zur Entwicklung von Resilienzplänen inklusive mitgedachter Unsicherheiten, armer und sozial ausgegrenzter Gruppen bei der Entscheidungsfindung, die Skalierung erfolgreicher Anpassungsmaßnahmen sowie die Überwachung und Bewertung.

Als wegweisendes Projekt zur Förderung nachhaltiger Kompetenzen beruflich Pflegender wurde im Jahr 2021 die Nurses Climate Challenge Europe ins Leben gerufen. Ihr Ziel ist es Pflegende zu unterstützen, die als Multiplikator*innen ihre Kolleg*innen und Gemeinden über die gesundheitlichen Auswirkungen des Klimawandels aufklären möchten. Zu diesem Zweck werden sorgfältig ausgewählte Ressourcen (z.B. Leitlinien, Präsentationen mit detaillierten Gesprächspunkten) angeboten, um beruflich Pflegende dabei zu unterstützen, die Klimawissenschaft und die Auswirkungen des Klimawandels auf Gesundheit und Wohlbefinden besser zu verstehen und in ihre Praxis zu integrieren. Teilnehmende Pflegeschulen verpflichten sich im Gegenzug dazu u.a. die Inhalte zu Klimawandel und planetarischer Gesundheit in ihre Curricula zu übernehmen, das Umweltbewusstsein in allen Bereichen zu fördern sowie sich aktiv für die Einbeziehung des Klimawandels in die Lehre einzusetzen (vgl. Health Care Without Harm Europe, n. d.).

6.2.4 Disaster Nursing

Aus der Dokumentenanalyse wird deutlich, dass das Thema (Globale) Krisen im internationalen Kontext, vor allem im amerikanischen und asiatischen Raum bereits große Beachtung erfährt (z.B. Loke et al., 2021; Su et al., 2022; Veenema, 2018). In Deutschland gibt es diesbezüglich erst wenige vereinzelte Publikationen und Forschungsprojekte, die sich mit Disaster Nursing und Disaster Preparedness auseinandersetzen. Hier ist insbesondere das Projekt »AUPIK – Aufrechterhaltung der ambulanten Pflegeinfrastrukturen in Krisensituationen« von Ewers et al. (2024) zu nennen, das die Erhöhung der Widerstandsfähigkeit (Resilienz) ambulanter Pflegeinfrastrukturen und die Verbesserung der Sicherheit von Pflegebedürftigen bei Alltagsstörungen und in Krisensituationen zum Ziel hat. Im Zusammenhang mit einem weiteren Projekt von Ewers und Köhler (2024) ist der Kompetenzrahmen »Core Competencies in Disaster Nursing des ICN (ICN, 2019a, 2022) ins Deutsche übersetzt worden. Der Fokus der Katastrophenforschung in Deutschland beschränkt sich derzeit stark auf die Corona-Pandemie als einzelne Krise und die damit verbundenen Herausforderungen für das Gesundheitswesen im Allgemeinen (vgl. Hower & Winter, 2021) oder einzelnen Aspekte wie z.B. die Belastungsfaktoren für Pflegende im Zuge der Corona-Pandemie (vgl. IFBG & Barmer, 2023)

Nach der Definition der Internationalen Föderation der Rotkreuz- und Rothalbmondgesellschaft (IFRC), als größtes humanitäres Netzwerk sind Katastrophen:

> »schwerwiegende Störungen im Funktionieren einer Gemeinschaft, die ihre Fähigkeit zur Bewältigung aus eigenen Mitteln übersteigen. Katastrophen können durch natürliche, vom Menschen verursachte und technologische Gefahren sowie durch verschiedene Faktoren verursacht werden, die die Gefährdung und Verletzlichkeit einer Gemeinschaft beeinflussen.« (IFRC, 2024, Übersetz. d. Verf.)

Naturkatastrophen umfassen extreme Wetter- und Klimaereignisse wie Dürren, Hurrikane und den Anstieg des Meeresspiegels sowie Pandemien und Vulkanausbrüche. Von Menschen verursachte Katastrophen werden als unbeabsichtigt oder vorsätzlich charakterisiert. Unbeabsichtigte durch Menschen verursachte Katastrophen umfassen Gebäudeeinstürze aufgrund mangelhafter Konstruktion, chemische Explosionen aufgrund fehlerhaft funktionierender Ausrüstung oder Transportunfälle aufgrund mechanischer Ausfälle. Vorsätzliche Ereignisse hingegen sind beispielsweise Terroranschläge, aktive Amokschütz*innen, Cyberangriffe oder Krieg (vgl. Eid-Heberle & Burt, 2023). Katastrophen sind demnach durch fehlerhaftes Krisenmanagement, mangelhafte Präventionsmaßnahmen oder durch unzureichende Früherkennung herbeigeführte Großschadensereignisse mit signifikanten und fatalen Auswirkungen auf Systemstrukturen und Umwelt (vgl. Reinhart, 2009). Während eine Katastrophe unmittelbar eintritt, hat die Krise eine räumliche und zeitliche Dimension (vgl. Reinhart, 2009).

Das Bundesamt für Bevölkerungsschutz und Katastrophenhilfe definiert eine Krise als Situation, in der herkömmliche Mittel und Maßnahmen nicht mehr ausreichen, um die negativen Folgen einer sich verschärfenden Gefahren- oder Schadenslage abzuwenden (vgl. BBK, n. d.).

Seit 1988 sammelt die Internationale Katastrophendatenbank (EM-DAT) weltweit Daten zu Katastrophen und ermöglicht den nichtkommerziellen Open-Access-Zugang. Über 26.000 Massenkatastrophen wurden für den Zeitraum von 1900 bis heute erfasst. Dabei wird zwischen Naturkatastrophen (hydrologische, meteorologische, geophysikalische, biologische und klimatologische Katastrophen) und technischen Katastrophen (Arbeitsunfälle, Transportunfälle und sonstige Unfälle) unterschieden. Insgesamt sind weltweit zwei Drittel aller Katastrophen auf Naturgefahren zurückzuführen. Für die Aufnahme in der Datenbank müssen mindestens eines der folgenden Kriterien erfüllt sein (vgl. EM-Dat, 2023):

- 10 Todesopfer
- 100 Betroffene
- eine Erklärung des Ausnahmezustands
- ein Aufruf um internationale Hilfe

In Deutschland ereigneten sich zwischen 2014 und 2023 insgesamt 25 Katastrophen, die in die Datenbank aufgenommen wurden, weil sie mindestens einem der genannten Kriterien entsprochen haben. Davon waren 22 Naturkatastrophen, was einem Anteil von 88 Prozent entspricht. Unter diesen waren drei hydrologische Katastrophen (Überschwemmungen) sowie 19 meteorologische Ereignisse (Stürme und extreme Temperaturen) zu verzeichnen. Bei den drei technischen Katastrophen handelte es sich um zwei Verkehrsunfälle und ein Zugunglück (vgl. Abb. 20) (vgl. EM-Dat, Wed., 2024 UTC).

Abb. 20: Technische und Natürliche Katastrophen in Deutschland im Zeitraum 2014–2023 (EM-Dat, Wed., 2024 UTC)

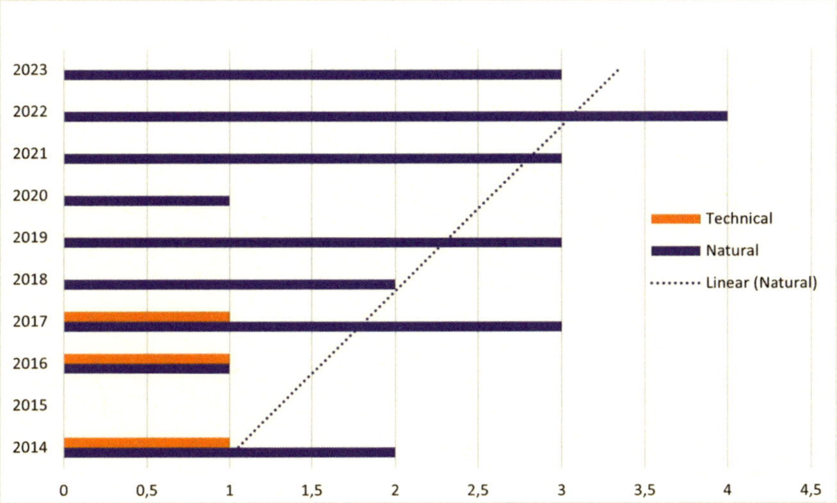

Glücklicherweise liegt der letzte technische Katastrophenfall, der in die EM-DAT-Datenbank eingeflossen ist, bereits sieben Jahre zurück. Allerdings nimmt die Anzahl der Naturkatastrophen in Deutschland zu (vgl. Abb. 20).

Kleinere Pannen, Problemen und Krisen, die in den großen Datenbanken nicht erfasst werden, können regional und lokal jedoch zu großen Problemen führen, auf die man ebenfalls vorbereitet sein muss. Fällt beispielsweise in einem Stadtteil der Strom aus, kann es insbesondere in der ambulanten pflegerischen Versorgung zu großen Problemen kommen. Beatmungs- und Dialysegeräte verfügen zwar in der Regel über einen Akku, diese sind jedoch nur als kurzfristige Lösung zu betrachten. Hier können im Verlauf der technischen Störungen Evakuierungen ganzer Einrichtungen notwendig werden (vgl. Breuer et al., 2021).

Im Jahr 2023 kamen weltweit über 86.000 Menschen durch Katastrophen ums Leben und über 93 Millionen Menschen waren von ihnen betroffen. Die hohe Anzahl an Todesfällen übertraf damit den 20-Jahres Durchschnitt von rd. 64.000 Todesfällen. Das Erdbeben in der Türkei und Syrien war mit rd. 57.000 Todesopfern das katastrophalste Ereignis 2023. Die Hitzewelle von 2022 in Europa mit Temperaturen von bis zu 47°C führten neueren Berechnungen zufolge zu über 61.000 Todesfällen. Die Daten aus 2023 legen ähnliche Episoden erhöhter Sterblichkeit in mehreren europäischen Staaten nahe. Dazu gehören vor allem Griechenland (das zusätzlich von erheblichen Waldbränden und Luftverschmutzung betroffen war), Italien, Malta und Spanien. In Indonesien waren 18,8 Millionen Menschen von Dürren betroffen. Die Vereinigten Staaten von Amerika erlebten ebenfalls erhebliche Dürren.

Sturm »Daniel« führte zu schweren Überschwemmungen in Libyen, die zu rd. 12.000 Opfer führten. Die schwerwiegendsten Überschwemmungen gab es in der Demokratischen Republik Kongo, in der sintflutartige Regenfälle zu Überschwemmungen und Erdrutschen mit geschätzt 2.900 Todesopfern führten. Sintflutartige Regenfälle in Somalia betrafen rund 2,5 Millionen Menschen während in Tansania ebenfalls 2,9 Millionen Menschen durch Überschwemmungen betroffen waren. Neben dem menschlichen Leid entsteht bei Katastrophen auch ein wirtschaftlicher Schaden. Allein im Jahr 2022 belief sich dieser auf rund 202 Milliarden Dollar (vgl. CRED, 2024).

Zwar sind die meisten Katastrophen auf den Kontinenten Nordamerika und Asien zu verorten, jedoch trafen insgesamt 61 Katastrophen allein im Jahr 2023 Europa (vgl. CRED, 2024) (vgl. Abb. 21).

Abb. 21: Anzahl der Katastrophen nach Kontinenten und Top 10 Ländern in 2022 (CRED, 2024, S. 8, eigene Darstellung)

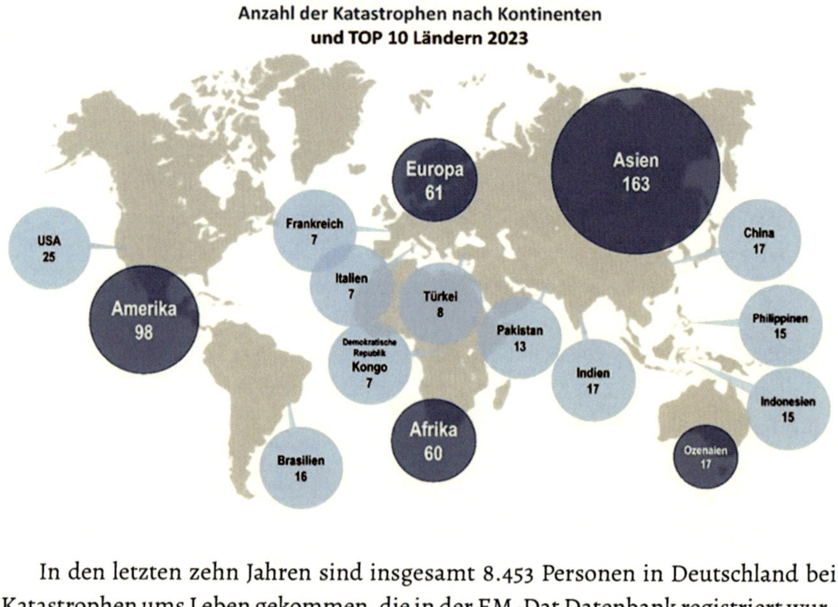

In den letzten zehn Jahren sind insgesamt 8.453 Personen in Deutschland bei Katastrophen ums Leben gekommen, die in der EM-Dat Datenbank registriert wurden. Die extreme Hitzeperiode vom 30. Mai 2022 bis zum 4. September 2022 mit 8.173 Todesopfern, die Flutkatastrophe vom 12. bis 17. Juli 2021 mit 197 Todesopfern in verschiedenen Bundesländern und Orten, insbesondere im Ahrtal, sowie der schwere Verkehrsunfall 2017 in der Nähe von Münchberg mit 18 Todesopfern waren die drei Katastrophenereignisse mit den höchsten Todeszahlen (vgl. EM-Dat, Wed., 2024 UTC).

Die Folgen von Katastrophen für die Bevölkerung können ein Mangel an Strom, Lebensmitteln, Unterkunft, Kommunikationsmitteln, Nahrung und Wasser sein. Darüber hinaus kann der Transport für verletzte Personen gestört sein und der Massenanfall an Verletzten kann die Einsatzkräfte und Rettungskapazitäten überfordern. Schäden an Gebäuden und Infrastruktur können sich auch auf Einrichtungen des Gesundheitswesens auswirken und dadurch die gesundheitliche Versorgung der Bevölkerung verschlechtern. Es ist wichtig, diese Schäden schnellstmöglich zu beheben, um die Gesundheit der Bevölkerung sicherzustellen (vgl. Powers, 2010).

Die Datenbank EM-Dat führt die Corona-Pandemie in ihren Erhebungen nicht auf. Es ist jedoch festzustellen, dass die Corona-Pandemie eine der größten Katastrophen der Menschheitsgeschichte war. Laut der konservativsten Schätzung der WHO sind während der COVID19-Pandemie weltweit über 6,5 Millionen Menschen gestorben. Bis Oktober 2022 wurden insgesamt über 618 Millionen Fälle von Corona-Infektionen gemeldet. Die Todesrate beträgt 1:1.000. Diese Größenordnung wurde bei keiner anderen Katastrophe erreicht. Die Corona-Pandemie hat nicht nur immense menschliche Verluste verursacht, sondern auch schwere Schäden an der Weltwirtschaft und ganzen Branchen und Volkswirtschaften angerichtet. Laut dem Internationalen Währungsfonds wird die Pandemie bis Ende 2024 voraussichtlich rd. 13,8 Billionen US-Dollar kosten. Die Bildungsprozesse wurden zeitweise unterbrochen, die Gewalt gegen Frauen und Kinder hat zugenommen und die psychische Gesundheit vieler Menschen hat deutlich gelitten. Die Corona-Pandemie war besonders, weil sie zeitgleich den Großteil der Länder der Erde betroffen hat (vgl. IFRC, 2023).

Die Corona-Pandemie stellte eine enorme Herausforderung und Belastung für das Pflegepersonal dar (vgl. Kuhlmey & Gellert, 2022). Sie waren für den Schutz vulnerabler Personengruppen verantwortlich und mussten gleichzeitig aufgrund des erhöhten Gefahrenpotenzials für sich und ihre An- und Zugehörigen auf Eigenschutz achten. Zudem hat sich die Arbeitsumgebung und die eigene Arbeit häufig verändert. Die psychischen Belastungen nahmen aufgrund der Konfrontation mit einer Vielzahl von Sterbenden, der Kündigung von Kolleg*innen und einer stark erhöhten Arbeitszeit und Arbeitsbelastung zu. In der Folge kam es häufiger zu Abweichungen von den Regeln, Qualitätsverlusten und einer Verringerung der Zufriedenheit mit der eigenen Arbeit (vgl. Glamann & Carlo, 2023; Buchan & Catton, 2023). Die Weltgesundheitsorganisation (WHO) schätzt, dass im Zeitraum von Januar 2020 bis Mai 2021 weltweit etwa 115.000 Mitarbeitende im Gesundheitswesen im Zusammenhang mit der Corona-Pandemie gestorben sind. Davon waren etwa 50.000 Todesfälle in Europa zu verzeichnen (vgl. World Health Organization, 2021). In Deutschland sind bis März 2024 etwa 183.000 Menschen im Zusammenhang mit COVID-19 verstorben (vgl. Robert Koch-Institut, 2024a). Es wurden bislang keine spezifischen Inzidenzraten zu Todesfällen oder Long-Covid-Prävalenzen unter Pflegenden in Deutschland erhoben.

Pflegefachpersonen sind seit jeher in die Krisen- und Katastrophenpflege eingebunden. Katastrophenmanagement und Schlachtfeldtraumata wurden bereits in der napoleonischen Zeit beschrieben. Das Konzept der Triage wurde in den 1790er Jahren mit dem Ziel entwickelt, durch Dringlichkeitszuweisungen und Behandlungsreihenfolgen die Überlebensrate zu erhöhen, um damit eine größere Anzahl von Soldaten zur Verfügung zu haben. Katastrophenmedizin und -pflege hat also ihren Ursprung im Militärwesen und tauchte erst im Rahmen der modernen Medizin zu Beginn des 20. Jahrhunderts während der industriellen Revolution auf. Das Militär spielt heute weiterhin eine wichtige Rolle im Rahmen des Katastrophenmanagements. Krankenpflege in Krisen wurde erstmalig von Florence Nightingale und Mary Seacole im Krimkrieg zwischen 1853 und 1856 beschrieben. Ihre Aufgaben war es die Gesundheit der Soldaten zu erhalten und das Pflegeoutcome unter schwierigsten Außenbedingungen zu verbessern. Nach dem zweiten Weltkrieg 1945 und der Gründung der Vereinten Nationen kam es zur Zunahme der internationalen humanitären Hilfe und es gründeten sich eine Vielzahl an Nichtregierungsorganisationen (NGO). Eine der bekanntesten NGOs ist Ärzte ohne Grenzen (Médicins Sans Frontières – MSF), das sich 1968 gründete. Das bisher traditionell reaktive Katastrophenmanagement und die Katastrophenhilfe wurden in den vergangenen 20 Jahren immer mehr von dem Schwerpunkt der Prävention, Planung und Risikominderung abgelöst. War die ursprüngliche Pflege geprägt von Hygiene, Wundversorgung, Ernährung und Ausscheidung, wird die zeitgemäße Pflege ergänzt durch kritisches Bewerten, Umsetzen und Evaluieren neuer Technik und neuem Know-how. Die Corona-Pandemie hat deutlich gemacht, dass Pflegende bereit sind, sich auf eine Katastrophe einzustellen und zu reagieren. Als Reaktion auf die zunehmenden Katastrophen und der Rolle der Disaster Nurses wurde 2008 die World Society of Disaster Nurses (WSDN) gegründet (vgl. Fletcher et al., 2022).

Für Loke et al. (2021) ist Katastrophenpflege »eine systematische und professionelle Pflege für Bevölkerungsgruppen und ihre Gemeinschaften, die von Naturkatastrophen und/oder vom Menschen verursachte Katastrophen betroffen sind. [...] Pflegefachpersonen sind die Planer*innen, politischen Entscheidungsträger*innen, Führungskräfte, Kommandeur*innen, Pädagog*innen und Forscher*innen im Katastrophenmanagement.« (Loke et al., 2021, S. 1, Übersetz. d. Verf.)

Im Jahr 2009 veröffentlichten die Weltgesundheitsorganisation (WHO) und der International Council of Nursing (ICN) ihre erste Fassung des Kompetenzrahmens für Katastrophenpflege (Disaster Nursing). Es wurde betont, dass Pflegende bei Katastrophen eine entscheidende Rolle spielen und über grundlegende Kompetenzen im Katastrophenfall verfügen müssen, um schnell und effektiv reagieren zu können (vgl. ICN, 2019a). Die Verantwortlichen haben den Anspruch verdeutlicht, den Aufbau von Kapazitäten auf allen Ebenen zu beschleunigen, um die Bevölkerung vor Verletzungen und Todesfällen zu schützen, die Gesundheit zu erhalten und ein funktionierendes Gesundheitssystem zu gewährleisten – auch in Zeiten von Gesundheitsbedrohungen und Katastrophen. In dem ICN-Paper »Nurses: A Voice to Lead« (2019b) werden Epidemien, Pandemien und Gewalt als große globale Gesundheitsherausforderungen identifiziert (vgl. ICN, 2019b). Aufgrund der unterschiedlichen kulturellen, gesellschaftlichen, rechtlichen und ethischen Rahmenbedingungen sind die einzelnen Länder verpflichtet, ihre Umsetzung entsprechend anzupassen. Dies wurde bereits bei der Erstellung des ersten Frameworks im Jahr 2009 deutlich, da die Erwartungen sehr heterogen waren und kein globaler Konsens erreicht werden konnte (vgl. ICN, 2019a). Das erste Framework hat zu einem Anstieg der einschlägigen Literatur zu Disaster Nursing geführt. Diese ist mittlerweile in vielen Ländern in die Curricula von Aus- und Weiterbildung integriert (vgl. ICN, 2019a).

Alle Pflegefachpersonen sind potenziell Katastrophenpflegende. Das Ziel der Katastrophenpflege besteht darin, die Folgen und Auswirkungen von Katastrophen für einzelne Personen, Gruppen und die Gemeinschaft zu reduzieren (vgl. Eid-Heberle & Burt, 2023).

Der Katastrophenmanagementzyklus umfasst vier Bereiche, in die Pflegefachpersonen aller BAPID-Niveaustufen im Katastrophenfall einbezogen werden können (vgl. Eid-Heberle & Burt, 2023):

- **Schadensbegrenzung und Vorsorge**
  Pflegefachpersonen tragen mit ihrem fundierten Wissen über die gemeinschaftlichen Ressourcen maßgeblich zur Eindämmung und Vorsorge bei. Dadurch wird das Risiko und die Auswirkungen von Katastrophen auf die Gemeinschaft deutlich verringert.
- **Reaktion**
  Pflegefachpersonen sind in dieser Phase bereit, physische und psychologische Hilfe in verschiedenen Settings zu leisten. Die Hilfe richtet sich vor allem an vulnerable Bevölkerungsgruppen wie Kinder, ältere Menschen, chronisch Erkrankte und Menschen mit geistigen oder körperlichen Behinderungen, die durch die Auswirkungen von Katastrophen wie Medikamentenmangel, Wassermangel und Stress noch stärker gefährdet sind. Zu den Maßnahmen gehören pflegerische Kompetenzen, Assessments, Triage, Priorisierung von Pflege, Delegation von Gesundheitsaufgaben, Gesundheitsedukation, Unterstützung bei der täglichen Pflege, Identifizierung und Sicherung wesentlicher medizinischer Versorgung und Verbrauchsmaterialien wie BZ-Werte, Medikamente, Prothesen und Brillen sowie Infektionskontrollmanagement.
- **Wiederherstellung**
  In dieser Phase versorgen und pflegen Pflegefachpersonen weiterhin primär vulnerable Menschengruppen und bewältigen gesundheitliche Bedrohungen für die Gemeinschaft. Sie sorgen für eine zuverlässige Versorgung mit

Medikamenten, medizinischer Ausrüstung und Verbrauchsmaterialien sowie den Zugang zu notwendigen Ressourcen wie beispielsweise Dialyse und Spezialkliniken. Dabei zeigen sie Einfühlungsvermögen für die emotionalen Auswirkungen, denen Personen ausgesetzt sind, die An- und Zugehörige vermissen oder verloren haben.

- **Herausforderungen**
  Pflegefachpersonen arbeiten während der gesamten Katastrophenzeit in herausfordernden Arbeitsumgebungen. Sie setzen ihr Wissen und ihre Kompetenzen bestmöglich ein, um die bestmögliche Versorgung zu gewährleisten. Im Katastrophenfall wechselt die Pflege von einer patientenzentrierten hin zu einer gemeinwohlzentrierten Pflege. Pflegefachpersonen müssen auf Spannungen und Dilemmata vorbereitet sein.

Die Verankerung von Katastrophenpflege in den Curricula der deutschen Pflegefachausbildung ergibt sich bereits aus dem Ausbildungsziel gemäß § 5, Satz 3 (h), in dem es heißt: »Die Ausbildung soll insbesondere dazu befähigen […] Einleitung lebenserhaltender Sofortmaßnahmen bis zum Eintreffen der Ärztin oder des Arztes und Durchführung von Maßnahmen in Krisen- und Katastrophensituationen […] (§ 5, Abs. 3h PflBG). Hier hat der Gesetzgeber festgelegt, dass Pflegefachpersonen nach erfolgreichem Abschluss ihrer Ausbildung in der Lage sein müssen, Maßnahmen in Krisen- und Katastrophensituationen ohne Anwesenheit von Ärzt*innen durchzuführen. Dazu müssen den Auszubildenden im Rahmen der Ausbildung entsprechende Kompetenzen vermittelt werden. Der DPR fordert daher die Kompetenz für nachhaltige Entwicklung in den Kompetenzzielen des PflBG zu verankern. Bisher fanden hier vor allem die digitalen und interkulturelle Kompetenz Einzug (vgl. Deutscher Pflegerat e. V., 2023).

Das BMG hat die Relevanz der Pflegenden im Katastrophenschutz noch einmal in seinem Eckpunktepapier zum Pflegekompetenzgesetz deutlich gemacht (Bundesministerium für Gesundheit, 2023b, S. 3):

> »Pflegefachpersonen sind bei der Sicherstellung gesundheitlich-pflegerischer Akut-, Nach- und Langzeitversorgung in Notfällen, Krisensituationen und Katastrophen von wesentlicher Bedeutung für einen umfassenden Bevölkerungsschutz. Pflegefachpersonen sind deshalb regelhaft in Institutionen und Gremien bei der akuten Bewältigung wie bei der Planung und Vorbereitung auf Krisensituationen zu beteiligen (Bundes-, Landes- und regionale Ebene).«

Eine weitere Notwendigkeit zum Kompetenzerwerb in der Katastrophenpflege ergibt sich aus dem ICN-Kodex für Pflegefachpersonen. Hier ist unter 3.7 (Pflegefachpersonen und Beruf) im Kontext Katastrophen festgeschrieben:

»Pflegefachpersonen bereiten sich auf Notfälle, Katastrophen, Konflikte, Epidemien, Pandemien, soziale Krisen und Situationen mit knappen Ressourcen vor und reagieren darauf. Die Sicherheit der Menschen, die Pflege erhalten, liegt in der Verantwortung der einzelnen Pflegefachpersonen und der Führungspersonen von Gesundheitssystemen und -organisationen. Das beinhaltet die Bewertung von Risiken und die Entwicklung, Umsetzung und Planung von Ressourcen, um diese zu minimieren.« (ICN, 2021, S. 17)

In der Anwendung der Elemente des Kodex, werden drei Zielgruppen unterschieden (ICN, 2021, S. 19):

1. Pflegefachpersonen und Führungspersonen in der Pflege »[b]ereiten sich auf Notfälle, Katastrophen, Konflikte, Epidemien, Pandemien und Situationen knapper Ressourcen vor und reagieren darauf.«
2. Lehrende und Forschende »[s]tellen sicher, dass die Lehrpläne wesentliche Elemente der Betreuung von Menschen und Bevölkerungsgruppen in risikoreichen und herausfordernden Umgebungen enthalten.«
3. Nationale Pflegeberufsverbände »[f]ordern und setzen sich bei Regierungen und Gesundheitsorganisationen dafür ein, dass die Gesundheit, die Sicherheit und das Wohlbefinden des Gesundheitspersonals während der Bewältigung von gesundheitlichen Notfällen priorisiert und geschützt wird.«

Der Sachverständigenrat zur Begutachtung der Entwicklung im Gesundheitswesen stellt fest, dass das deutsche Gesundheitssystem in Hinblick auf Katastrophen sowie die besonderen Anforderungen an den Gesundheitsschutz und die Gesundheitsversorgung in solchen Krisen nicht ausreichend resilient ist. Der SVR definiert Resilienz als substanzielle Eigenschaft, über die Individuen wie Systeme verfügen müssen, um besondere Herausforderungen wie z.B. eine Pandemie gut zu überstehen (vgl. Sachverständigenrat zur Begutachtung der Entwicklung im Gesundheitswesen, 2023).

Die Bundesregierung hat 2022 die »Deutsche Strategie zur Stärkung der Resilienz gegenüber Katastrophen« beschlossen und verpflichtet sich, den Sendai-Framework for Disaster Risk Reduction 2015–2030 umzusetzen (vgl. Die Bundesregierung, 2022). Der Sendai-Rahmen legt konkrete Maßnahmen zur Katastrophenrisikominimierung fest, die sich auf die drei Dimensionen des Katastrophenrisikos konzentrieren: Gefährdung durch Gefahren, Verwundbarkeit und Kapazität sowie Gefahrenmerkmale. Es unterscheidet vier Prioritäten (vgl. United Nations Office for Disaster Risk Reduction, 2015):

- Priorität 1: Katastrophenrisiko verstehen
- Priorität 2: Stärkung der Institutionen zur Steuerung des Katastrophenrisikos

- Priorität 3: Investitionen in die Reduzierung des Katastrophenrisikos zur Stärkung der Resilienz
- Priorität 4: Verbesserung der Katastrophenvorsorge für eine wirksame Reaktion und einen »besseren Wiederaufbau« bei Wiederherstellung, Rehabilitation und Wiederaufbau

Die Bundesregierung hat in ihrem Strategiepapier die vier Prioritäten als Handlungsfelder um ein fünftes ergänzt (vgl. Die Bundesregierung, 2022):

- Priorität 5: Internationale Zusammenarbeit

Die Ausformulierung der fünf Handlungsfelder ist derzeit noch sehr abstrakt. Es ist jedoch zu erwarten, dass Pflegefachpersonen als größte Gruppe im Gesundheitswesen eine wichtige Rolle einnehmen werden.

Die Corona-Pandemie hat verdeutlicht, wie essenziell eine reibungslose Funktionsweise der Einrichtungen und Strukturen des Öffentlichen Gesundheitsdienstes auf allen Ebenen ist. Dies umfasst die Gesundheitsfachverwaltung auf kommunaler Ebene, auf Ebene der Regierungsbezirke und Regierungspräsidien, auf Ebene der Landesgesundheitsämter und Landesministerien sowie auf Ebene des Bundes mit Ministerien und nachgeordneten Behörden. Ihre Aufgaben umfassen die Daseinsvorsorge. In Krisen- und Katastrophensituationen obliegt es ihnen, den Gesundheitsschutz der Bevölkerung zu gewährleisten. Dies erfolgt mittels einer vorausschauenden Planung sowie gut organisierter Schutzmaßnahmen, einschließlich Impfkampagnen. Zudem sind gut aufbereitete Daten zur Gesundheit der Bevölkerung und zur Gesundheitsinfrastruktur, wirksame Information und Aufklärung sowie ein ineinandergreifendes Arbeiten mit der ambulanten und stationären Gesundheitsversorgung erforderlich (vgl. DBfK, 2022).

Der SVR bemängelt zurecht, dass die Bedeutung in Nicht-Krisenzeiten nachlässt und sich erst mit dem erneuten Eintreten einer Krise oder Katastrophe wieder schärft. Von daher fordern sie: »[u]m Schäden durch Krisensituationen von der Bevölkerung abzuwenden, müssen zeitnah Strukturen etabliert werden, die eine Vorsorge für alle Krisen (all hazards) sicherstellen.« (Sachverständigenrat zur Begutachtung der Entwicklung im Gesundheitswesen, 2023, S. 119) Der SVR ist mit seinen Ideen für die Umsetzung deutlich präziser und schlägt beispielsweise Community Health Nurses für Präventionsmaßnahmen bei vulnerablen Bevölkerungsgruppen sowie zur Koordinierung der sektorenübergreifenden regionalen Versorgung vor. Pflegende verfügen über den erforderlichen Zugang und die Möglichkeiten, Pflegebedürftige und vulnerable Bevölkerungsgruppen adressatengerecht zu schulen und zu empowern (vgl. Sachverständigenrat zur Begutachtung der Entwicklung im Gesundheitswesen, 2023).

Der ICN hat sich zum Ziel gesetzt, gemeinsame und universelle Standards für Pflegefachpersonen zu entwickeln, die sie außerhalb ihres originären Tätigkeitsbereichs im Katastrophenfall einsetzen können (vgl. ICN, 2022).

Der international gültige Kompetenzrahmen für Disaster Nursing definiert insgesamt drei Kompetenzstufen, bei dem die Pflegeperson auf jeder Kompetenzstufe wieder als Neuling beginnt (vgl. ICN 2019a, 2022):

- **Stufe 1:** Jede Pflegefachperson mit einer abgeschlossenen Ausbildung/einem abgeschlossenen Studium (z.B. Pflegefachperson im Krankenhaus) ist dazu befähigt, grundlegende Erste-Hilfe- und Fachkenntnisse anzuwenden, bis weitere Einsatzkräfte eintreffen und eine Teamstruktur implementiert ist. Es wird auf der Niveaustufe 1 nicht erwartet, weiterführende Kompetenzen in der Katastrophen-/Notfallpflege aufzuweisen.
- **Stufe 2:** Jede Pflegefachperson mit einer abgeschlossenen Ausbildung/einem abgeschlossenen Studium, die die Kompetenzen der Stufe 1 erreicht hat und als Katastrophenhelfende in einer Organisation, Institution oder einem System fungieren möchten. Dies kann beispielsweise eine leitende Pflegefachperson sein, die für die Leitung eines Notfallplans zuständig ist.
- **Stufe 3:** Jede Pflegefachperson mit einer abgeschlossenen Ausbildung/Studium, die Kompetenzen der Stufe 1 und 2 erreicht hat und bereit ist in einer Vielzahl von Katastrophen und Notfällen zu partizipieren (z.B. Pflegefachpersonen bei der Bundeswehr).

Dabei werden die Kompetenzen in acht Domänen abgebildet:

Tab. 41: Die acht Domänen der Kompetenzen des Frameworks of Disaster Nursing 2.0 (ICN, 2019a, S. 4, Übersetz. d. Verf.).

Domäne 1	Vorbereitung und Planung (Maßnahmen, die unabhängig von einem konkreten Notfall ergriffen werden, um die Bereitschaft und das Vertrauen in die zu ergreifenden Maßnahmen im Ereignisfall zu erhöhen)
Domäne 2	Kommunikation (Ansätze zur Übermittlung wesentlicher Informationen am Arbeitsplatz oder im Notfalleinsatz und zur Dokumentation getroffener Entscheidungen)
Domäne 3	Systeme zur Bewältigung von Zwischenfällen (die von Ländern/Organisationen/Institutionen geforderte Struktur der Katastrophen-/Notfallreaktion und Maßnahmen, um sie wirksam zu machen)

Domäne 4	Sicherheit (Gewährleistung, dass Pflegepersonen, ihre Kolleg*innen und Pflegebedürftige nicht durch unsichere Praktiken eine zusätzliche Belastung darstellen)
Domäne 5	Assessment (Sammeln von Daten über zugewiesene Pflegebedürftige/Familien/Gemeinschaften, auf deren Grundlage spätere Pflegemaßnahmen durchgeführt werden können)
Domäne 6	Intervention (klinische oder andere Maßnahmen, die als Reaktion auf die Beurteilung von Pflegebedürftigen/Familien/Gemeinschaften im Rahmen des Katastrophenmanagements ergriffen werden)
Domäne 7	Wiederherstellung (alle Schritte, die unternommen werden, um das Funktionieren der einzelnen Person/der Familie/der Gemeinschaft/der Organisation von vor dem Ereignis wiederherzustellen oder es auf ein höheres Niveau zu bringen)
Domäne 8	Recht und Ethik (der rechtliche und ethische Rahmen für die Katastrophen-/Notfallpflege)

Erst im Jahr 2022 konkretisierte der ICN die Erweiterungen der Kompetenzen auf Stufe 3. Dabei wird davon ausgegangen, dass eine Disaster Nurse der Kompetenzstufe 3 ein multidisziplinäres Team während eines Katastrophenfalls leitet und dies über verschiedene Grenzen und Gerichtsbarkeiten hinweg. Dafür muss sie in der Lage sein, das Umfeld kritisch zu beurteilen und ggf. einzelne Mechanismen in Frage zu stellen. Diesbezüglich ist zu berücksichtigen, dass die Disaster Nurse nicht nur auf den Katastrophenfall vorbereitet sein muss, sondern auch auf die Rückkehr mit ihren psychosozialen Folgen (vgl. ICN, 2022). Der ICN postuliert, dass die Verbesserung der Fachkompetenz für die Pflegepraxis von grundlegender Bedeutung ist und in direktem Zusammenhang mit der qualitativen Verbesserung der Versorgung von Pflegebedürftigen und Förderung der öffentlichen Gesundheit steht. Die Bestrebungen der einzelnen Länder, ihr Gesundheitssystem zu verbessern, müssen zwangsläufig die Katastrophenpflege miteinbeziehen (vgl. ICN, 2022). Im Kontext neuer Berufsrollen stellt das Disaster Nursing auf Kompetenzstufe III eine konsequente Möglichkeit der Weiterentwicklung dar.

Da Katastrophen jederzeit auftreten können, ist es von entscheidender Bedeutung, das Wissen regelmäßig aufzufrischen und regelmäßig an entsprechenden Übungen teilzunehmen (vgl. ICN, 2019a). In der Studie von Loke et al. (2021) wird die Katastrophenpflege als essenzieller Bestandteil der Ausbildung sowie der berufsbegleitenden Weiterbildung von Pflegefachpersonen in einer Vielzahl von Bereichen definiert (Loke et al., 2021, S. 2, Übersetz. d. Verf.).

Während der Corona-Pandemie sah sich das deutsche Bildungssystem gezwungen, ohne einen Katastrophenplan die (Aus-)Bildung im Krisenmodus durchzuführen. Für Pflegeausbildung und primärqualifizierende Studiengänge, die gerade erst neu gestartet waren, bedeutete dies, dass Lehr-Lernformate in der Regel direkt in Online-Formaten begannen. Die Einrichtungen des Gesundheitswesens sahen sich angesichts der besonderen Bedingungen der Corona-Pandemie überdies mit der Herausforderung konfrontiert, den Start in die neue Ausbildung zu organisieren und einen gelingenden Übergang der Lernenden in den Beruf dennoch nicht aus dem Blick zu verlieren. Zur Entlastung von Schulen und Einrichtungen wurden seitens des Bundes und der Länder Vorgaben zur Durchführung der Ausbildung flexibilisiert (vgl. Bundesministerium für Gesundheit, 2020). Aufgrund der Sicherheitsmaßnahmen in der Corona-Pandemie fanden Berufsinformationstage und Aktionstage (z.B. der Boys-Day) an Schulen und Berufsorientierungsmessen über einen längeren Zeitraum nicht statt und damit wurden die Möglichkeiten stark begrenzt, junge Menschen für die Pflegeberufe zu interessieren.

6.4.3 Ergebnisse aus dem Sounding Board und den Expert*inneninterviews

Die Ergebnisse der Befragungen des Expert*innenbeirats sowie des Fachbeirats des DPR zur Relevanz (Globaler) Krisen im Allgemeinen im Kontext des Berufsbildungskonzepts sind zustimmend für die Berücksichtigung im BAPID Pflegebildungskonzept.

Beide Beiräte haben das Item *(Globale) Krisen* als relevant für das Bildungskonzept erachtet (vgl. Tab. 42).

*Tab. 42: Ergebnisse Sounding Board »(Globale) Krisen allgemein« Expert*innenbeirat links/ Fachbeirat des DPR rechts*

Relevanz zum Berufsbildungskonzept	CVI*	
(Globale) Krisen	0,85	0,79
*ab einem CVI-Wert von > 0,78 gilt ein Item als angenommen		

In den Freitextantworten des Sounding Boards wird die Relevanz von Pflege und Bildung im Kontext (globaler) Krisen deutlich. Hier wird jedoch auf die Gefahr der inhaltlichen »Überfrachtung« der beruflichen Ausbildung hingewiesen:

»Da ginge es dann eher um Kommunikation und Kooperation, z.B. bei Überschwemmungen, Bevölkerungsschutz. Auf jeden Fall haben die Items [...] mit Pflege und ihrer Bildung zu tun. Die berufliche Ausbildung darf aber auch nicht überladen werden, sondern muss sich auf ihren Kern konzentrieren und das ist mehr das Individuum in seiner gesundheitlichen Lebenslage.«

Dabei werden auch Subthemen adressiert, die mitgedacht werden sollen wie z.B.: »Frauen- und Mädchengesundheit, Bildungsarmut und gesundheitliche bzw. gesellschaftliche Folgen«. Diese sind ebenfalls fest in den 17 globalen Nachhaltigkeitsziele (SDGs) verankert und sind auch in Verbindungen mit den Themen demografischer Wandel (vgl. Kap. 6.1) und Professionalisierung (vgl. Kap. 6.2) fest verknüpft.

Dass die Pflegeberufe im Allgemeinen und die Pflegebildung im Speziellen sich mit dem Thema der Vermittlung von Nachhaltigen Kompetenzen auseinandersetzen sollten, wird auch in den Expert*inneninterviews deutlich. Die Themen professionelles Pflegehandeln und Climate Change sind eng miteinander verbunden:

> »Wir werden solche Themen behandeln müssen wie Umgang mit Klimawandel, mit Hitzephasen, mit Extremwettersituationen. Wie kann ich Strukturen resilienter machen? Wie kann ich da als Pflege einen Beitrag leisten?« (EXP07, Abs. 6)

Deutlicher wird die folgende Aussage aus den Expert*inneninterviews. Als »Gesellschaftsdisziplin« sind Wissen und Kompetenzen im Rahmen der Prävention und der pflegerischen Versorgung in Krisen und Katastrophen unverzichtbare Bestandteile der pflegerischen Ausbildung und des pflegerischen Handelns:

> »Und für mich ist völlig klar, die, die Pflege muss in ganz in der Mitte der gesellschaftlichen Themen verortet sein und das muss auch in den Curricula klar sein. Ist es auch nicht. Wir sind eine Gesellschaftsdisziplin, die nur deshalb gebraucht wird, weil die Gesellschaft dieses Thema hat. Und natürlich haben wir alle anderen Themen mitgeerbt. Denn die Menschen, die wir versorgen, die sind mitten in der Gesellschaft und die leiden unter Hitzeperioden im Sommer, die sterben, 4.000 im Jahr, weil die Klima-Hitze-Katastrophen in Deutschland noch in einer geringen Ausprägung uns vor große Probleme stellen. [...] Und deshalb müssen wir als, als eine Disziplin, die da wirkt, natürlich weitreichende Kenntnisse darüber haben.« (EXP02, Abs. 86)

In der Diskussion mit dem Fachbeirat des DPR wird eingebracht, dass Aufgaben der beruflichen Pflegebildung sei, zu überdenken, was aus pädagogischer Sicht zu diesem Thema beigetragen werden kann.

In Bezug auf die Subkategorie *Climate Change* wurden, mit Ausnahme des Items *Umgang mit Wetterphänomenen (z.B. Hitze)*, das vom Fachbeirat des DPR abgelehnt wurde, alle Items der Subkategorie angenommen (vgl. Tab. 43).

*Tab. 43: Ergebnisse Sounding Board »Climate Change« Expert*innenbeirat links/ Fachbeirat des DPR rechts*

Relevanz zum Berufsbildungskonzept	CVI*	
Klimawandel und Gesundheit	0,80	0,86
Erweiterte Kompetenzen	0,80	1,0
Prävention und Gesundheitsförderungen	0,90	1,0
Umgang mit Wetterphänomenen (z.B. Hitze)	0,90	0,71
Nachhaltigkeit im Gesundheitswesen	0,95	0,93
Empowerment von Pflegebedürftigen/Angehörigen	0,95	0,93
Beratung und Edukation	0,95	0,93
*ab einem CVI-Wert von > 0,78 gilt ein Item als angenommen		

Die befragten Expert*innen sehen weitreichende Aufgaben auf die Pflegeberufe zukommen, wenn der Klimawandel weiter fortschreitet:

> »Dann das Thema Klimaanpassungsfolgen ist auch ein dickes Brett, was vermutlich uns droht, wenn wir nicht besser werden im Bereich der der des Klimawandels und der Begrenzung des 1,5 Grad Ziels. Wir haben es ja in diesem Sommer schon gehabt und das ist natürlich auch ein Thema, was bei Pflegekräften ganz besonders aufschlägt, gerade auch im Bereich Altenpflege, vollstationäre Pflege usw.« (EXP06, Abs. 6)

Aus den Ergebnissen des Sounding Boards zur Subkategorie *(Globale) Krisen* wird deutlich, dass den meisten Items der Subkategorien zugestimmt wird (vgl. Tab. 44).

*Tab. 44: Ergebnisse Sounding Board »Disaster Nursing« Expert*innenbeirat links/ Fachbeirat des DPR rechts*

Relevanz zum Berufsbildungskonzept	**CVI***	
Pandemien/Endemien	0,90	0,86
Katastrophenereignisse (z.B. Erdbeben, Überschwemmung)	0,80	0,93
Krieg	0,65	0,86
Bevölkerungsschutz	0,80	0,86
Empowerment von Pflegebedürftigen/Angehörigen	0,80	0,86
Beratung und Edukation	0,80	0,79
(Aus-)Bildung im Krisenmodus	0,65	0,71
*ab einem CVI-Wert von > 0,78 gilt ein Item als angenommen		

Während die Vertreter*innen des Sounding Boards der Expert*innenbeirat die Items *Krieg* und *(Aus)Bildung im Krisenmodus* ablehnten, lehnt der Fachbeirat des DPR lediglich letzteres Item als relevant für das Bildungskonzept ab. Insgesamt sind die Vertreter*innen des Sounding Boards deutlich verhaltener und vier von fünf Items erreichen nur knapp einen CVI von > 0,78.

In einer Diskussion mit den Mitgliedern des DPR-Fachbeirates im Hinblick auf die Ergebnisse werden verschiedene Aspekte deutlich, die bislang wenig im pflegerischen Diskurs sichtbar sind. Im Zusammenhang mit Krieg und Katastrophen besteht beispielsweise ein sofortiger pflegerischer Handlungsauftrag für die DRK-Schwesternschaft (vgl. DRK, 2020). Eine weiteres wenig beachtetes Thema in Pflegeforschung und Pflegebildung ist die Rolle der Bundeswehr und der dort tätigen Pflegenden. Die Ausbildung in den Pflegeberufen und anderen Gesundheitsberufen erfolgt im Bundeswehrdienst gemeinsam mit zivilen Auszubildenden (vgl. Micucci, 2023). Zudem wurde verdeutlicht, dass Krieg nicht nur als einzelnes Ereignis gedacht werden darf, von dem eine primäre Betroffenheit ausgeht. Vielmehr sind Kriege mit einer Vielzahl an Folgeerscheinungen für die Bevölkerung verbunden, wie beispielsweise Vertreibungstendenzen und Fluchtbewegungen. Als mögliche Erklärung, warum das Item (Aus-)Bildung im Krisenmodus abgelehnt wurde, wurden in der Diskussion überdies fehlende Inhalte in den Lehrbüchern angeführt. Außerdem lasse sich Ausbildung im Krisenmodus nicht hinreichend planen. Allerdings wird von Seiten der Mitglieder das Fachbeirates großer Handlungsspielraum für Bildungsstrukturen im Krisenmodus im Rahmen der Hauptkategorie »Digitalisierung« gesehen. Denn während der Corona-Pandemie wurde deutlich, dass ein großer Teil der Ausbildungsangebote in den digitalen Raum verlegt werden konnte (vgl. Peters & Jürgensen, 2022; Sauer, 2020). Kritisch betrachtet werden muss dieser Lösungsvorschlag jedoch im Hinblick auf Katastrophen oder Krisen, die mit Stromausfällen verbunden sind, denn Digitalisierung ist von Energiequellen abhängig. Darüber hinaus gibt es eine wahrgenommene Schnittmenge mit dem Thema Interprofessionalität und als wichtiger Aspekt im Kontext von Krisen wird der Schutz der eigenen Berufsgruppe im Rahmen von Selbst- und Eigenschutz sowie Arbeits- und Gesundheitsschutz angeführt.

6.4.4 Implikationen für das Bildungskonzept

Deutschland wird künftig ein klimafolgenbedingtes Krankheitsspektrum aufweisen und es wird derzeit wie auch künftig durch Katastrophen und Krisen heimgesucht werden. Der Beitrag der größten Berufsgruppe im Gesundheitswesen wird eine entscheidende Rolle dabei zukommen, wie die Reaktion auf Krisen künftig gelingt oder nicht gelingt.

Nach den vorliegenden BAPID-Ergebnissen aus der Dokumentenanalyse wird eine deutlich stärkere Fokussierung auf Disaster Nursing und Nachhaltigkeit durch die Berücksichtigung in der Allgemeinen und Speziellen Pflegebildung künftig dringend empfohlen.

Pflegende können ein Spektrum an Aufgaben übernehmen, das über die unmittelbare Pflege hinausgeht. Dazu ist es wichtig Pflegende zur Ausübung von Kompetenzen zur nachhaltigen Entwicklung mit Blick auf Umwelt- und Klimakrisen zu befähigen und an einem resilienten Gesundheitswesen zu partizipieren. Die Rolle der Pflegenden in Hinblick auf die pflegerische Versorgung der Bevölkerung beinhaltet Wissen und Kompetenzen für Prävention und Versorgung zu vermitteln, um insbesondere vulnerable Bevölkerungsgruppen auf Krisen und Katastrophen (z.B. die Klimakrise) vorzubereiten und diese präventiv vor Tod oder Klinikaufnahmen zu schützen. Dazu sind Pflegende wichtige Akteur*innen im Bevölkerungsschutz (z.B. bei Katastrophen). Durch erworbene Public Health Perspektiven sind APN-Pflegende künftig in der Lage Konzepte von Einzelnen zur Krisenbekämpfung in Stadtteilen zu entwickeln und schnell im interdisziplinären Team umzusetzen. Hierbei werden große Schnittmengen zur Digitalisierung und Interprofessionalität deutlich. Insbesondere die Corona-Pandemie hat noch einmal verdeutlicht wie wichtig der Selbstschutz Pflegender ist (auch außerhalb von Krisen und Katastrophen) und das hier bereits in der Ausbildung Kompetenzen angebahnt werden müssen.

In den Ausbildungszielen sind derzeit nur die Durchführung von Maßnahmen in Krisensituationen verankert. Es fehlt die ausdrückliche Nennung von Kompetenzen zur nachhaltigen Entwicklung als Teil des Ausbildungsziels in § 5 Absatz 1 Satz 1, um diesem umfassenderen Kompetenzverständnis Rechnung zu tragen. Neben der berufspolitischen Kompetenzentwicklung muss auch die Nachhaltigkeit in den beruflichen Ausbildungsordnungen abgebildet und in Bildungsprozesse eingebunden werden.

7. Das Bildungskonzept »BAPID«

7.1 Beschreibung des Bildungskonzepts

Das BAPID-Bildungskonzept basiert durch die Argumentationslinien in Kapitel 3 auf drei zentralen Domänen, die jede Bildungslaufbahn in der Pflege kennzeichnet: Allgemeine Bildung, Allgemeine Pflegebildung und Spezielle Pflegebildung. Diese Domänen sind graduell in sich unterscheidbar. BAPID führt dafür Zahlenwerte von 1, der niedrigsten Stufe bis Stufe 6, der höchsten Stufe ein. Im wechselseitigen Zusammenwirken stellen die drei Domänen eine Grundlage für die Umsetzungspotenziale der Bildungsbewegungen in den Pflegeberufen dar. Die erste Domäne der Allgemeinen Bildung adressiert die allgemeinschulischen Vorkenntnisse sowie dadurch erworbene Kompetenzen, Denkstrukturen und Handlungsweisen. Die zweite und dritte Domäne adressieren die Kenntnisse innerhalb der Pflegebildung und zwar nach allgemeinen Kriterien, in Form der Allgemeinen Pflegebildung, aber auch nach spezifischen Orientierungen und Wissensbereichen, die Spezielle Pflegebildung. Dies bedeutet, dass die Domäne Allgemeinbildung mit der Domäne Allgemeine Pflegebildung und mit der Domäne Spezielle Pflegebildung zusammenwirkt: Jede/r Pflegende hat biografisch Kenntnisse, Abschlüsse und Zertifikate in diesen drei Domänen erworben. Zusätzlich sind Berufsfeldkenntnisse in der jeweiligen Institution erforderlich, beispielsweise in einem Pflegedienst, auf einem Wohnbereich oder auf einer Station. Diese sind erforderlich, um eine selbstständige, fachliche Expertise und professionelle Haltung im pflegerischen Handeln zu entwickeln.

In der Konsequenz bedeutet das BAPID-Bildungskonzept den Abschied von einer Priorisierung der erworbenen Kompetenzen und Abschlüsse eines pflegeschulischen Ausbildungsberufes. Das BAPID-Bildungskonzept definiert vier grundlegend voneinander zu unterscheidende Pflegende-Typen in Deutschland (BAPID II-V), die jeweils eine andere Zuständigkeit und Rolle im gemischten Pflegeteam haben sowie eine ergänzende Typik (BAPID VI), die eine fachliche Prozessleitung innehat. Die Pflegefachassistenz stellt den ersten grundständigen Pflegeberuf dar (BAPID Typ II), wobei sie an Pflegeprozessen mitwirken. Der pflegeschulische Pflegefachberuf wäre demgemäß BAPID Typ III, der komplexe Pflegeprozesse gestaltet. BAPID Typ IV umfasst den Bachelor Pflege nach PflBG § 37–39, der hochkomplexe Pflegeprozesse steuert. Als fachliche Prozessleitung – ähnlich wie beim Beispiel Oberarzt bzw. Oberärztin für Krankheitsprozesse – ist BAPID Typ V oder VI unbedingt erforderlich. Dies sind Pflegende mit einschlägigem Masterabschluss (APN) und erweitertem Kompetenzspektrum. Diese Pflegenden verfügen über die größte praktische Pflegeexpertise in Deutschland. Berufliche und damit formelle Pflege sollte aus internationaler und nationaler Pflegebildungsperspektive nur in Handlungsfeldern zugelassen werden, in denen fachliche APNs vorhanden und nachweislich praktisch wirksam sind.

Die BAPID-Kompetenzmatrix ist sowohl vertikal als auch horizontal lesbar. Die Matrix differenziert grundsätzlich zwischen formeller und informeller Pflege. Auch die formelle Pflege ist wiederum unterschieden in berufsschulische Pflegebildung einerseits und die hochschulische, d.h. akademische Pflegebildung andererseits. Folglich lassen sich BAPID Typ II und TYP III zur berufsschulischen Pflegebildung zuordnen. Die Ausbildung erfolgt an Pflegeschulen. BAPID TYP IV, V und VI repräsentieren die akademische Pflegebildung mit Erwerb eines Berufsabschlusses. Diese findet an Hochschulen und Universitäten statt.

Jede BAPID-Typik des formellen Pflegesystems entsteht erst als Mix aus allgemeiner Pflegebildung und durch spezielle Bildung in Form der Level adäquaten Fort- und Weiterbildung. BAPID entwickelt eine leitende Idee, die Fort- und Weiterbildung deutschlandweit zu systematisieren und dadurch vergleichbar zu gestalten. SO-S1-Fortbildungen werden von den Gesundheitseinrichtungen und niedrigschwellig sichergestellt. S2 und S3 Fort- und Weiterbildungen sollten im Bereich der Weiterbildungsinstitute und Schulen bleiben und setzen damit den Einsatz mit einem Master Pflegepädagogik oder gleichwertig beim lehrenden Personal voraus (P5), S4 und S5-Weiterbildungen sollten von den Pflegekammern[1] geschützt nur an ausgewählte hochschulische Institute und Universitäts- bzw. Hochschuleinrichtungen vergeben werden (z.B. DNQP der Hochschule Osnabrück) und setzen beim Lehrpersonal Promotion oder gleichwertige Abschlüsse (z.B. aus den Bereichen Pflegepädagogik oder Pflegewissenschaft) beim lehrenden Personal voraus (P6).

Die BAPID-Kompetenzmatrix ermöglicht es allen Pflegenden in Deutschland, ihre jeweiligen Domänen und Kompetenztypen zu identifizieren. Dies ist von entscheidender Bedeutung, um die Zuständigkeit klarer abzugrenzen, einzelne Kompetenztypen zu entlasten und das leicht entstehbare Allmachtsdenken »Alle machen Alles« oder »Alle können Alles« zu durchbrechen. Zudem wird die Attraktivität der Pflegeberufe durch die Sichtbarmachung möglicher Karriereverläufe

1 Pflegekammern oder gleichwertig landesrechtlich autorisierte berufsständische Vertretungen, die günstigstenfalls auch bundeseinheitlich institutionalisiert und ausgestattet werden.

und Entwicklungsmöglichkeiten gestärkt. Dazu bietet die Matrix einen Orientierungsrahmen für die eigene Karriereplanung und fördert die Durchlässigkeit innerhalb der Pflegeberufe. Nach BAPID gilt: Alle Pflegenden sind gleich bedeutsam im Pflegebildungsraum und im einzelnen Pflegeteam, aber nicht alle Pflegenden haben die gleichen Niveaustufen, Kompetenzbereiche und Handlungsspielräume. Wir möchten Sie einladen, sich mit der BAPID Kompetenzmatrix auseinander zu setzen

7.2 Kompetenzmatrix BAPID

Abb. 22: Kompetenzmatrix BAPID (eigene Darstellung)

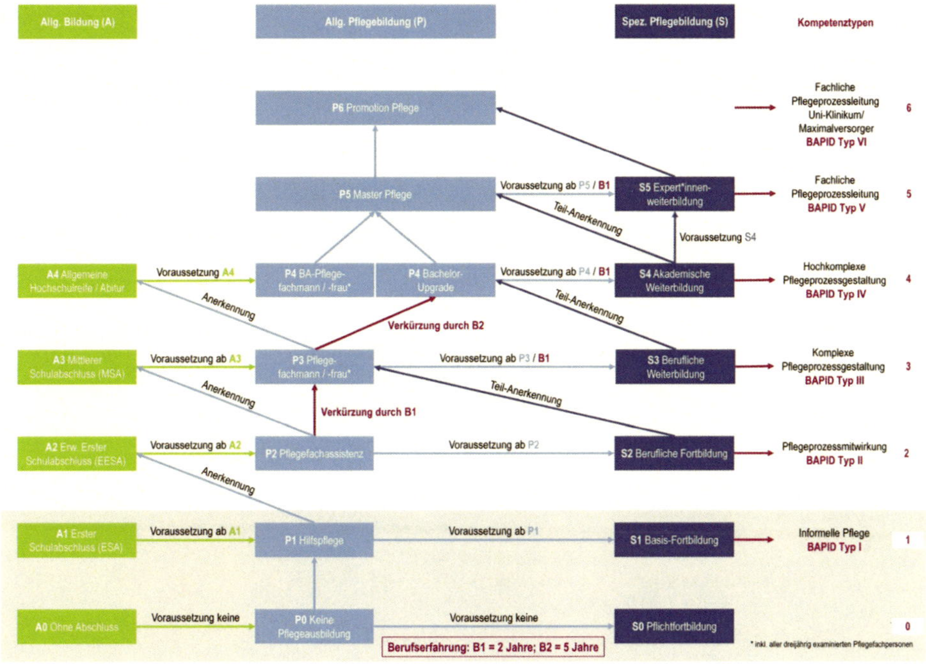

Abb. 23: Allgemeine Bildung (A) (eigene Darstellung)

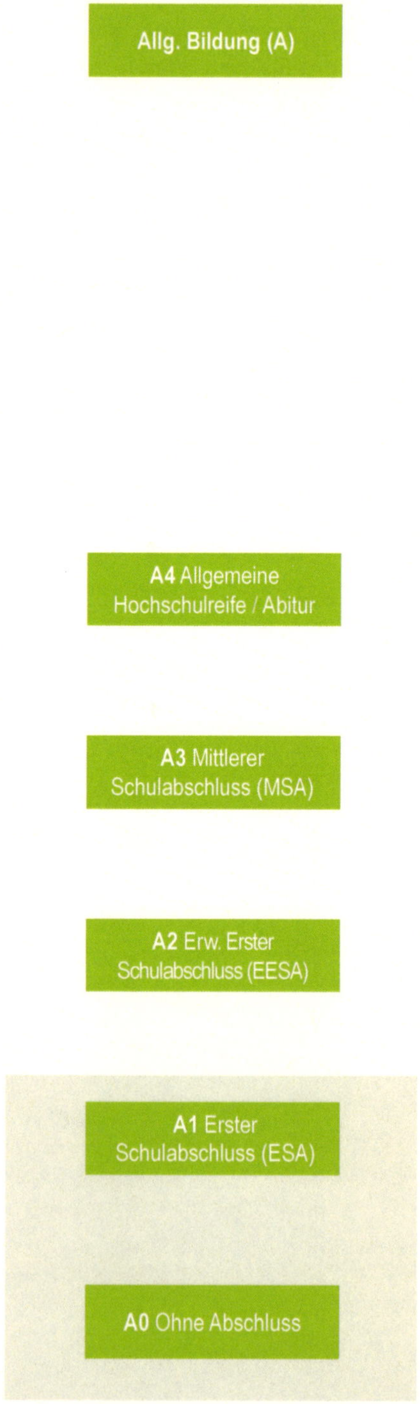

Der Strang »Allgemeinbildung (A)« orientiert sich an den Vorgaben der Kultusministerkonferenz (2021).
Stufe **A4** stellt den höchstmöglichen allgemeinbildenden Abschluss in Deutschland dar und ermöglicht den Zugang zum primärqualifizierenden Pflegestudiengang (nach PflBG §37-39) sowie den Zugang zu additiven Pflege-Bachelorstudiengängen.
Ab Stufe **A3** ist die Zugangsvoraussetzung zur pflegeschulischen Ausbildung Pflegefachmann/-frau erfüllt.
BAPID empfiehlt die Einmündung in den ersten formellen Pflegeberuf (Pflegefachassistenz) ab Stufe **A2**.
Die Stufen **A0** und **A1**, welche den Zugang zum informellen Pflegebereich (Hilfspflege und Lai*innenpflege) darstellen, sind grauschraffiert hinterlegt.

Abb. 24: Allgemeine Pflegebildung (A) (eigene Darstellung)

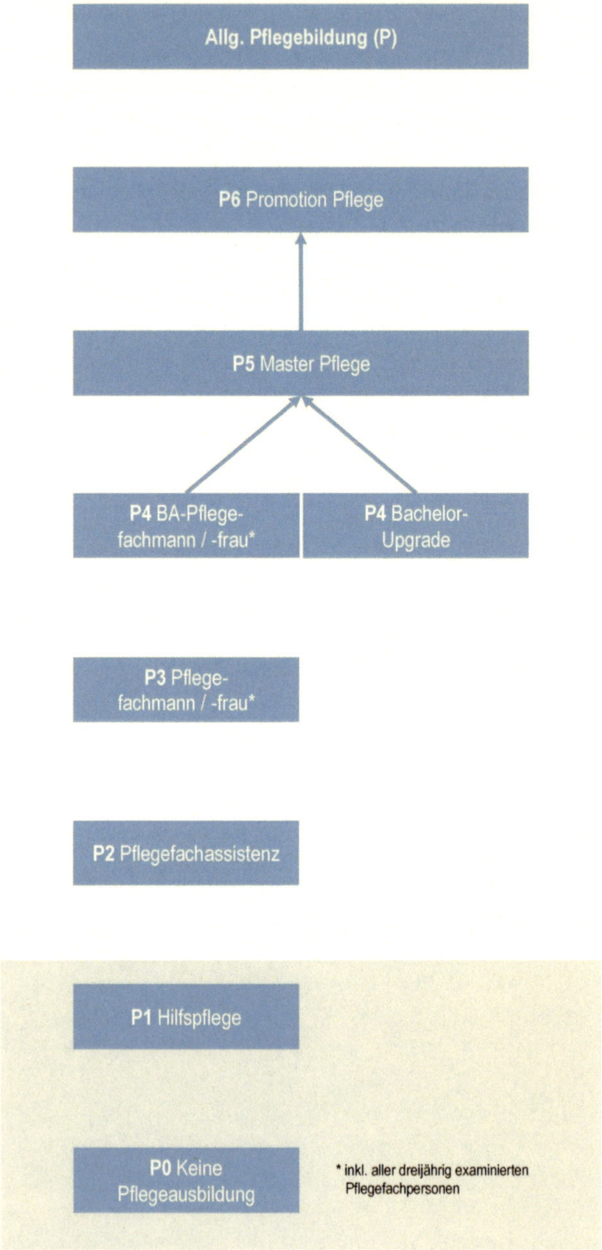

Der Strang »Allgemeine Pflegebildung (P)« orientiert sich an den Vorgaben des DQR/HQR und entspricht den derzeitigen gesetzlichen Regelungen für die Pflegeberufe.

P6 beschreibt DQR-Niveau 8/HQR-Niveau 3 als Promotionsniveau und damit als höchsten akademischen Abschluss.

P5 beschreibt DQR-Niveau 7/HQR-Niveau 2 auf Masterniveau.

P4 beschreibt DQR-Niveau 6/HQR-Niveau 1 auf Bachelorniveau und markiert den ersten akademischen Berufsabschluss.

P3 beschreibt auf DQR-Niveau 4 den höchsten beruflichen Pflegeabschluss auf pflegeschulischem Niveau.

P2 beschreibt auf DQR-Niveau 3 den ersten formellen Pflegeabschluss und markiert damit den Zugang zur professionellen Pflegebildungslandschaft.

Die grauschraffierten Stufen **P0** und **P1** sind dem informellen Pflegebereich (Hilfspflege und Lai*innenpflege) zugeordnet. Dabei entspricht **P1** absolvierter Bildungsangebote zur Hilfspflege von 0 bis 12 Monaten.

Abb. 25: Spezielle Pflegebildung (S)

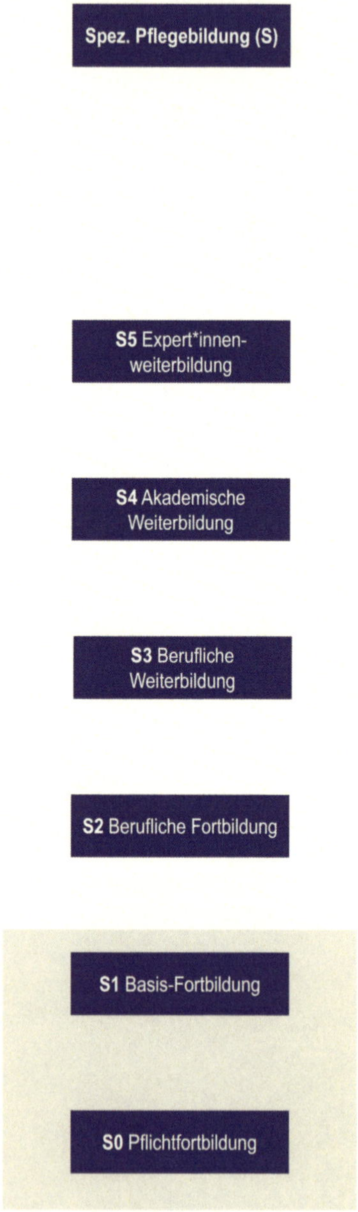

Der Strang »Spezielle Pflegebildung (S)« orientiert sich zum einen an internationalen Vorbildern wie z.B. Österreich (vgl. ÖGKV, n. d.), an Ergebnissen aus der QUAWE-Studie (vgl. Bergmann et al., 2022; Bergmann et al., i.E.), aus dem Core Competencies in Disaster Nursing des ICN (vgl. ICN, 2019a, 2022) und versucht den deutschen Pflegeweiterbildungsmarkt zu systematisieren. Die Stufen **S0** bis **S2** beschreiben den Bereich der beruflichen Fortbildung, die Stufe **S3** entspricht der beruflichen Weiterbildung und **S4** bis **S5** bauen systematisch aufeinander auf und beschreiben den akademischen Weiterbildungsbereich. Dabei sind die zu erreichenden Level 1–3 an dem Core Competencies Framework Disaster Nursing ausgerichtet.

S5 beschreibt das maximal zu erreichende Niveau im Bereich der Speziellen Pflegebildung und ist als Expert*innenweiterbildung gedacht. Hier werden zusätzlich zum Masterstudium Expert*innenqualifikationen für unterschiedliche Settings und Altersgruppen ermöglicht (z.B. Masterstudium Pflegemanagement plus Expert*innenweiterbildung Disaster Nursing (Kompetenzen Level 3); Masterstudium APN plus Expert*innenweiterbildung Pflege von Kindern und Jugendlichen (Kompetenzen auf Level 3).

S4 beschreibt die erste Stufe der Weiterbildungsmöglichkeit auf akademischem Niveau. Sie setzen DQR 6 voraus. Hier sollen Kompetenzen auf Level 2 erreicht werden (z.B. Primärqualifizierender Bachelor plus Akademische Weiterbildung Psychiatrie oder additiver Bachelor Pflegemanagement plus ambulante psychiatrische Versorgung) oder akademische Praxisanleitung.

S3 beschreibt die höchstmöglich zu erreichende Weiterbildungsstufe für nicht-akademisch qualifizierte Pflegefachpersonen auf min. DQR 4 mit Kompetenzerwerb auf Level 1 (z.B. Pflegefachmann-/frau plus Pflege von Kindern und Jugendlichen (2892 Stunden/2 Jahre) oder Intensivpflege (B1, 1200 Stunden/8 Monate) oder Praxisanleitung. In diesem Bereich erfolgt die Spezialisierung in den Pflegeberufen nach der grundständigen dreijährigen Pflegefachausbildung).

S2 beschreibt die höchste Stufe der beruflichen Fortbildung (z.B. Basale Stimulation, Kinaesthetics®, Basale Stimulation, Integrative Stimulation nach Nicole Richards® etc.). Diese Fortbildungsstufe ermöglicht es formell Pflegenden **P2-P6** sich im Bereich Behandlungspflege, spezifischen Settings weiterzubilden etc.).

Die grauschraffierte Stufe **S1** ist die erste Fortbildungsebene mit pflegespezifischen Inhalten (z.B. Hygiene, Ernährung, Umgang mit spezifischen Erkrankungen etc.). Sie kann von formell Pflegenden und von informell Pflegenden besucht werden.

Die grauschraffierte Stufe **S0** beinhaltet z.B. die Pflichtfortbildungen in Einrichtungen des Gesundheitswesens (Brandschutz, Datenschutz), die von allen Mitarbeitenden unabhängig ihrer Profession oder Qualifikation zu absolvieren sind. Sie kann von formell Pflegenden und von informell Pflegenden besucht werden.

Abb. 26: Allgemeine Bildung (A) und Allgemeine Pflegebildung (P) (eigene Darstellung)

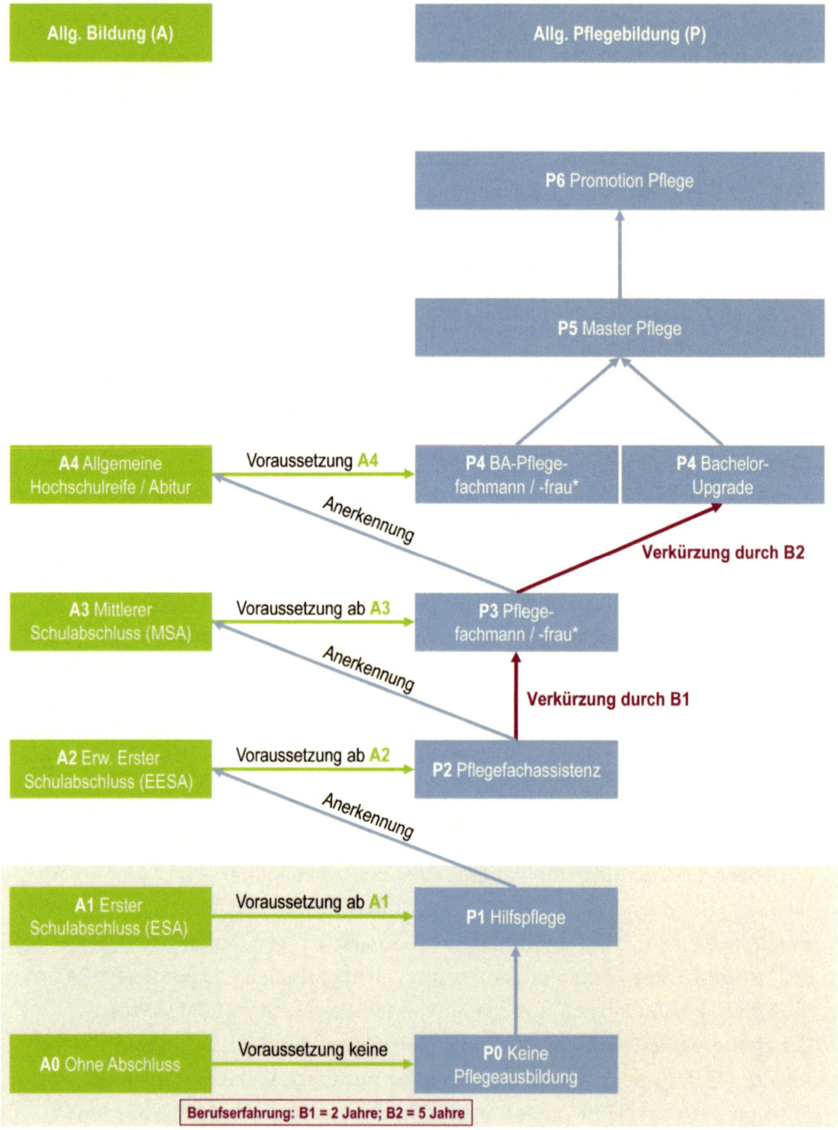

Die Allgemein Bildung (A) spielt in der Allgemeinen Pflegebildung bis Stufe A4 eine Rolle.
Die einzelnen Stufen von **A0** bis **A4** zeigen die direkten Einstiegsmöglichkeiten in den informellen und formellen Allgemeinen Pflegebildungsbereich auf (horizontale grüne Linie). Dabei wird berücksichtigt, dass Personen mit einem höheren Allgemeinbildenden Abschluss in niedrigere Pflegebildungsstufen einsteigen können. Im Rahmen der Durchlässigkeit führen die erfolgreich abgeschlossenen Pflegeausbildungen ab **P1** automatisch zu einem höheren Allgemeinbildenden Abschluss, da davon ausgegangen werden kann, dass während der Pflegeausbildung auch die Allgemeine Bildung im Verhältnis zunimmt. Ein direkter Zugang von Stufe **P1** zu **P2** ist nicht vorgesehen, sondern ergibt sich erst aus dem Erreichen eines höheren Allgemeinbildenden Abschlusses (A2).
Somit ist eine Durchlässigkeit zwischen Allgemeiner Bildung (A) und Allgemeiner Pflegebildung (P) von **A1/P1** bis **A4/P4** durchgängig und kontinuierlich gegeben.
Auf den Stufen **P2** und **P3** wird die Möglichkeit geboten mit einer entsprechenden Berufserfahrung von **B1** (ab 24 Monate) und **B2** (ab 5 Jahre) die jeweils nächsthöhere Stufe der Allgemeinen Pflegebildung zu verkürzen. Neben einer Anerkennung der informellen Berufspraxis, stellt diese Möglichkeit ein großes Potenzial zur akademischen Qualifizierung von Pflegefachpersonen dar. Damit verbunden könnte dies eine Möglichkeit sein der Akademisierungsquote und der Fachkräftesicherung in den Pflegeberufen einen Schub zu verleihen.

Abb. 27: Allgemeine Pflegebildung (P) und Spezielle Pflegebildung (S) (eigene Darstellung)

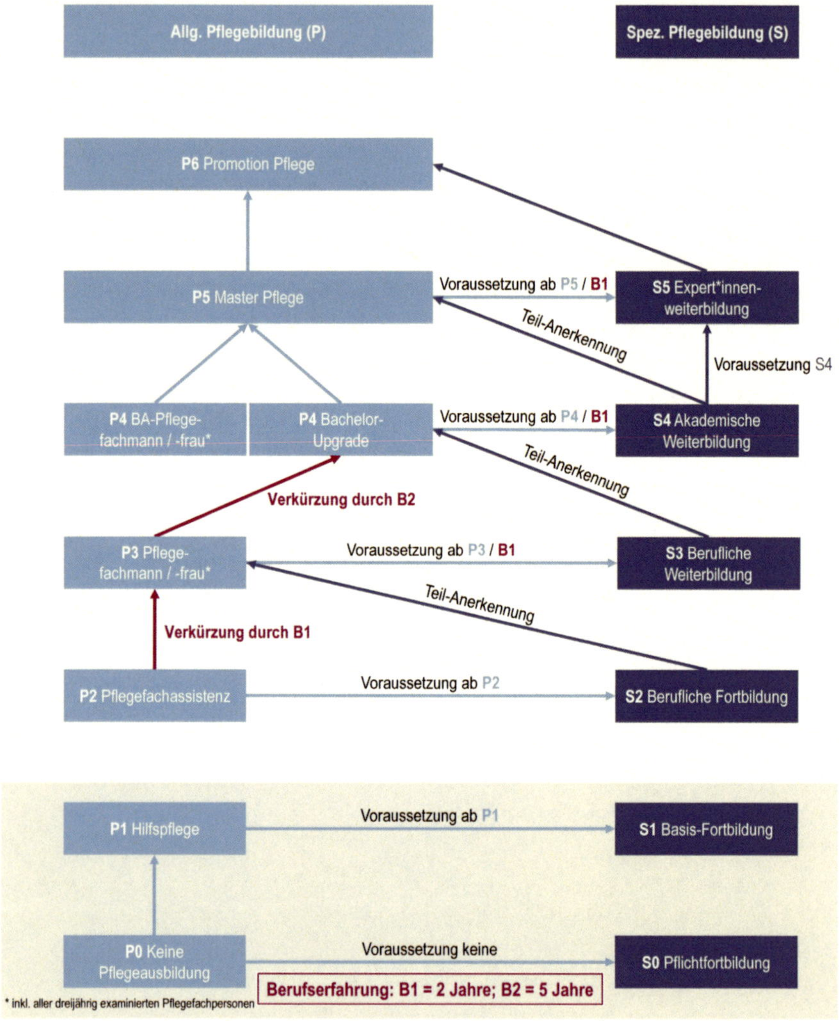

Berufliche Fort- und Weiterbildung ist im Kontext Lebenslangen Lernens als obligatorisch zu betrachten.
Die Zugänge zur Speziellen Pflegebildung (S) werden nach BAPID über die Stufe der Allgemeinen Pflegebildung (P) gesteuert.
Die Domäne Berufserfahrung spielt hier ebenfalls eine Rolle, jedoch einheitlich als Voraussetzung **B1** (ab 24 Monate Berufserfahrung) bevor eine Weiterbildung auf den Stufen **S3** bis **S5** begonnen werden kann. Dabei zählt die Berufserfahrung ab erreichen der neuen Stufe der Allgemeinbildung **P3** bis **P5** jeweils wieder bei **B0**.
Vorgesehen ist eine Anerkennung von Teilleistungen ab Stufe **S2** auf die Allgemeine Pflegebildung, die noch näher definiert werden müsste. Hier sind automatisierte Anerkennung von Modulen ein mögliches Szenario.
Das bedeutet beispielhaft, dass Pflegefachmänner/-frauen auf Stufe **P3** mit einer beruflichen Weiterbildung **S3** sowohl die Teilanerkennung aus der beruflichen Weiterbildung als auch die Verkürzungsmöglichkeit durch ihre Berufserfahrung nutzen können, um sich für die Stufe **P4** zu qualifizieren.
Die Möglichkeit in den Akademischen Weiterbildungsbereich **S4** einzumünden, wird erst ab Stufe **P4** ermöglicht. Dabei sollen die Stufen **S4** und **S5** als schlüssiges Gesamtkonzept konzipiert werden.

7.3 Karriere in der Pflege »Der Weg durch den Garten« (Hortus Curae)

Der pflegerische Karriereweg wurde in Deutschland über lange Zeit überwiegend durch autoritäre politische Systeme und deren jahrzehntelange Folgewirkungen, v.a. durch politischen Paternalismus verwässert und verhindert, so dass Deutschland in der Pflegebildung immer mehr ins internationale Abseits geraten ist. Erst seit 2020, also ca. 100 Jahre später als in den USA, kann man in Deutschland Pflege regulär und gesetzlich hinterlegt primärqualifizierend an einer Hochschule/Universität Pflege studieren und den pflegerischen Berufsabschluss erwerben. Erst im Jahre 2025 wird eine bundesweite Pflegefachassistenzgesetzgebung den 16 unterschiedlichen Pflegefachassistenzregelungen Einhalt gebieten. Das BAPID-Pflegebildungskonzept soll auf jeder Stufe der Pflege klare Karrierewege aufzeigen. Es ist nicht einzusehen, bestimmte Karriereoptionen anderen gegenüber zu priorisieren. Deshalb spricht BAPID auch von Typen. BAPID ermutigt dazu, einen individuellen Pflegetyp zu finden und – ausgehend von den eigenen Präferenzen – die weiteren Karrierewege und Optionen zu entdecken. Wie geht es dann von einer bestimmten Stufe aus für mich weiter? Oder wo möchte ich hin und welche Wege sind dafür erforderlich?

Der Karriereweg in der beruflichen Pflege und das Pflegebildungswesen in Deutschland sollen künftig dem Bild eines Gartens und einer strukturierten Vielfalt – einem Hortus Curae – entsprechen. Die Zugänge zu diesem besonderen Garten der Pflege, seine Öffnungszeiten und seine Wege werden nach dem Modell der BAPID Kompetenzmatrix klar strukturiert sein. Es existiert nicht immer ein allgemeingültiger Königsweg, jedoch lassen sich vereinfachte und komplexe Pfade unterscheiden. Es ist vorstellbar, dass unterschiedliche Beobachtungs- und Verweilinteressen im Pflegebildungsgarten existieren. Wichtig ist, dass alle in diesem Garten Pflegende sind. Sie wissen, wo sie gehen und was sie machen dürfen, ob sie den Rasen betreten, dort liegen oder neue Pfade betreten dürfen und wohin im Garten einen das Wegziel führt und mit welchen Gewinnen der Garten wieder verlassen werden kann.

7.4 Berufspraktische Anerkennung

In allen international ernstzunehmenden Pflegebildungssystemen ist eine zentrale Anerkennungs- und Registrierungsstelle für Beruflich Pflegende auf nationaler Ebene vorgesehen. Sie ist zuständig für die Berufszulassung und überprüft, ob die erforderliche Anzahl an Fortbildungspunkten gesammelt wurde oder ob die Lizenz zur Berufsausübung ihre Gültigkeit verliert. In Deutschland ist jede*r Sporttrainer*in verpflichtet, alle zwei Jahre entsprechende Fortbildungen nachzuweisen, um die Gültigkeit der Lizenz aufrechtzuerhalten. Dies gilt unabhängig vom Niveau der Lizenz. Im Pflegebereich wäre eine derartige Qualitätskontrolle von essenzieller Bedeutung, da das pflegerische Know-how durch kontinuierliche Fortbildungen erhalten bleiben muss. Der Wissenszuwachs ist durch die starke Pflegeforschung sowohl international als auch in Deutschland viel zu erheblich. Allein die steten Neuerungen durch das DNQP haben für die praktische Pflege in allen Settings so starke Auswirkungen, dass man quasi hinterm Mond pflegt, wenn man dazu jährlich keine Fortbildungen besucht.

Diese Registrierung[2] und Kontrolle der Berufsausübung ist nicht einfach nur Sache einzelner Bezirke oder Bundesländer, da auch nationale und gesellschaftliche Interessen davon berührt werden. Daseinsvorsorge ist als gesellschaftlicher Auftrag zu sehen. Pflegearbeit findet im sensiblen Handlungsradius von abhängigen und

2 Die Berufsausübung darf nicht einfach als Ländersache deklariert werden, da eine nationale Datenbank der beruflich Pflegenden und der Sammlung von Fortbildungspunkten in einer internationale nachvollziehbaren Weise institutionell für Deutschland abgesichert werden muss. Ohne Registrierung beruflich Pflegender und ohne Qualitätsnachweis über den kontinuierlichen Besuch von Fortbildungen ist Deutschland aus Pflegebildungsperspektive weiterhin international nicht anschlussfähig an Länder wie z.B. Brasilien oder Malta.

oftmals hilflosen Menschen statt und darf nicht von Personen ausgeübt werden, die Pflegebedürftige gefährden. Dies gilt insbesondere, wenn eine Gefährdung in einer Einrichtung erkannt wurde und die betreffende Pflegeperson im nächsten Bundesland erneut Pflegearbeiten übernimmt. Diese Gefährdung von Pflegebedürftigen sind vermeidbar und politisch zu unterbinden. Auch Einrichtungen des Gesundheitswesens sind angesichts des Fachkräftemangels in der Frage des zugelassenen Personals staatlich zu schützen und dementsprechend zu unterstützen.

Die von BAPID geprüfte und favorisierte Lösung wäre die Einrichtung einer Bundespflegekammer, welche die Kontrolle aller Fort- und Weiterbildungspunkte, die Entscheidung über die Berufszulassung aus dem In- und Ausland sowie die Untersuchung und Verhinderung von Gefährdungen durch einzelne pflegende Straftäter*innen in der Berufsausübung übernehmen würde.

7.5 BAPID und gesetzliche Novellierungen

Welche gesetzlichen Anpassungen sind nach BAPID in Deutschland erforderlich, um die Empfehlungen des BAPID-Pflegebildungsmodells umzusetzen? Eine Vielzahl an Gesetzesnovellierungen wurde bereits durch das PflBG sowie entsprechende Gesetzgebungen wie das Pflegekompetenzgesetz implementiert bzw. sollen implementiert werden.

Nach mindestens einjähriger Hilfspflegeausbildung sollte der EESA anerkannt werden. Im Anschluss an die Ausbildung zur Pflegefachassistenz sollte der MSA bundesweit anerkannt werden.

Nach erfolgtem MSA und der dreijährigen Pflegeausbildung nach europäischer Norm sollte man die einschlägige Zulassung zu Hochschulen/Universitäten in allen Bundesländern erhalten.

Alle vier Niveaustufen Pflegender sollen regelmäßig Fort- und Weiterbildungen besuchen und nachweisen. Alle Pflegenden, egal auf welcher Niveaustufe haben nach BAPID Anspruch auf Weiterbildungen auf ihrer Niveaustufe. P3 auf S3, P4 auf S4 und P5 auf S4 und S5. Der Nichtnachweis von regelmäßigen Fort-/ Weiterbildungen sollte generell zum Verlust der Berufsausübung führen.

Die Weiterbildungen sorgen zum einen für den Erhalt der Berufsausübung, aber auch zu einer Möglichkeit der Teilanerkennung auf der nächsten Niveaustufe. So sollte man anerkannte pflegerische berufliche Weiterbildungen im Umfang von 2 Jahren und mit mindestens 700 h Theorie (S3) auf Bachelorprofile anerkennen (30–60 ECTS).

Gleichsam können neben der Allgemeinen Pflegebildung auch die Spezielle Pflegebildung in numerischen Niveaustufen nun bundesweit unterschieden werden (S0-S5). Eine BAPID S-Klassifikation sollte künftig bundesweit gelten und hinter jeder Weiterbildung angeben werden.

Für Universitätskliniken/Maximalversorger sollte man Pflegende auf Masterniveau mit Promotion als fachliche Leitungen in allen Handlungsbereichen als gesetzlich verpflichtend vorsehen. Dadurch nur kann dem Anspruch von Universitätsmedizin als einer forschenden Gesundheitseinrichtung im Bereich der Pflegeforschung Rechnung getragen werden. Sie sind wie BAPID TYP V im Bereich der Expert*innenweiterbildung angebunden.

Absolvent*innen eines Masterabschlusses APN sollten generell analog zu einem Referendariat (vgl. Lehramt, Jura etc.) in eine einjährige begleitete Anerkennung einmünden, die gekoppelt ist an den Berufsabschluss. Dies ist unabhängig von „Berufsfelderfahrung" zu werten, da die Berufserfahrung noch nicht auf der Qualifikationsstufe erfolgt sein kann.[3]

7.6 Pflege 2035 nach BAPID in Deutschland - ein Szenario

Heike freut sich sehr: sie hat keine gute Schulkarriere gehabt und an die Hauptschule keine guten Erinnerungen. Nun hat sie mit ihrer bestandenen Pflegefachassistenzausbildung von zwei Jahren auch die Mittlere Reife-Bestätigung mit übernommen. Sie weiß zwar noch nicht genau, was ihr das nützen kann, aber sie sagt: »Für mich ist heute ein guter Tag, meine Schullaufbahn wurde nachträglich korrigiert und ich fühle mich sehr anerkannt und happy mit der Mittleren Reife, natürlich auch als Pflegefachassistentin!«

Alexandra ist APN-Nurse und hat eine Zulassung für zwei Jahre. Sie weiß, dass sie bis zum nächsten Stichtag noch 30 Weiterbildungspunkte in das Digitale Verwaltungssystem der Bundespflegekammer eintragen muss und sucht sich in dem bundesweit und von der Bundespflegekammer zertifizierten Weiterbildungsplattform zwei Veranstaltungen für den kommenden Monat heraus. Sie beabsichtigt, an je einer Veranstaltung zu den aktuellen Herausforderungen der Pflegewissenschaft sowie zu den Klimafolgenerkrankungen teilzunehmen.

Stephane ist Brasilianer und möchte in Deutschland Fuß fassen. Er erkennt klare Bildungspfade und Anschlussmöglichkeiten. Er hat fünf Jahre Bachelor-Studium absolviert und wird nach einem Sprach- und Anerkennungskurs den Weg nach Deutschland wagen. Sein Studienziel für den Master hält er sich noch offen. Er kann sich vorstellen, entweder in Richtung Pflegepädagogik oder Richtung APN zu gehen. Eventuell möchte er auch an der Uni bleiben und promovieren, um

3 Eine APN beginnt nach dem erfolgreichen Studium wieder als Novize*in auf der neuen Qualifikationsstufe (vgl. Benner, 2022). Diese Tatsache sehen wir in allen akademischen Berufen, seien es Ingenieure*innen, Architekten*innen, Lehrer*innen, Juristen, Ärzte*innen etc.

wissenschaftliche Praxis- und Bildungsprojekte voranzubringen. Er freut sich auf das klare Aufgabenfeld in Deutschland. »Hier kann ich mit meinem Abschluss nach dem Spracherwerb klar und schnell durchstarten und weiß, was ich darf und dass ich hochkomplexe Pflegeprozesse gestalten und steuern kann. Andere haben mir Deutschland empfohlen.«

Sandra hat sich erstmal für Familie entschieden. Das kostet sehr viel Zeit und sie arbeitet in Teilzeit. Dennoch absolvierte sie nach ihrer Ausbildung eine pflegeberufliche Weiterbildung zur Fachpflegeperson Intensivpflege, die sie sehr zufriedenstellte und ihr die Möglichkeit bot, interprofessionell im multidisziplinären Team zu arbeiten. Sie ist nun 35 Jahre, hat über zehn Jahre Berufserfahrung und interessiert sich für die Rolle von APN. Sie durfte in ihrem Krankenhaus einen Tag bei einer APN hospitieren und möchte nun ein berufsbegleitendes Masterstudium absolvieren. Sie hat Respekt vor dem wissenschaftlichen Arbeiten und ist froh, einen verkürzten Bachelorstudiengang absolvieren zu können, den sie ab dem kommenden Semester belegen wird. Sie freut sich auf das Studium, die Kinder nehmen nicht mehr so viele Zeit in Anspruch und ihr Mann arbeitet nun auch mehr im Home-Office als früher.

Hildegard freut sich über die Telecare-Möglichkeit. Zweimal wöchentlich besucht sie die Pflegesprechstunden von der APN Stephanie Müller. Sie besprechen die Befindlichkeit und passen ggf. die Medikation an. Die APN hat ihr erläutert, dass ihre Medikamente bei der derzeitigen Hitzewelle anders wirken und auf welche Nebenwirkungen sie achten soll und was sie selbst für sich tun kann. Sie ist stolz noch selbständig in ihrer kleinen Wohnung zu leben und fühlt sich selbst gestärkt und sicher.

7.7 Pflege 2035 ohne BAPID in Deutschland – ein Szenario

Nils möchte umziehen wegen seiner Freundin. Er hat eine Assistenzausbildung gemacht. Ihm fällt es schwer, sich in dem gewünschten Bundesland zurechtzufinden. Seinen Abschluss gibt es dort nicht. Er versteht das nicht, »Ich habe doch vorher auch ganz normal im Pflegeheim gearbeitet und durfte ganz klar die und die Sachen machen.«

Thao Thi interessiert sich für die Arbeit in Deutschland, weil sie in ihrem Land kaum Jobangebote hat. Sie informiert sich über Erweiterte Rollen und möchte den APN-Master im Ausland machen. Da es in Deutschland keine APN-Rollen gibt und auch kaum Aufstiegsstudiengänge, entscheidet sie sich nach England zu gehen. »Ich wäre lieber nach Deutschland gegangen, aber viele haben mir abgeraten, weil das ist zu kompliziert.«

Kevin ist Gesundheits- und Krankenpfleger. Er hat eine Fachweiterbildung zur verantwortlichen Pflegefachperson absolviert und bereits zehn Jahre Berufserfahrung. Er würde gerne noch weiterkommen, mehr Verantwortung, mehr Kompetenzen und auch mehr Geld verdienen. Er merkt für sich: »Das kann es für mich noch nicht gewesen sein. Ich möchte noch mehr!« Er versucht herauszufinden, wie sein Weg weitergehen könnte. Nach einer langen Internetrecherche und Gesprächen mit Kolleg*innen gibt er es frustriert auf. »Hätte ich doch was anderes gelernt. Hier ist für mich wohl die Karriere zu Ende.«

Karl-Heinz ist insulinpflichtiger Diabetiker. Er spritzt sich das Insulin noch selbst. Manchmal unterstützt ihn seine Tochter, aber die hat mit den drei Kindern genug zu tun und er will sie nicht immer stören. Einen Pflegedienst haben sie lange versucht zu bekommen und stehen dort auf der Warteliste. Seit einer Woche hat er bereits Diarrhoe und das Essen schmeckt ihm auch nicht so. An einem Abend findet seine Tochter ihn auf dem Boden liegend vor, sie ruft sofort den Notarzt. Vier Stunden später wacht er in der Notaufnahme des nächstgelegenen, aber doch 150 km entfernten, Krankenhauses auf. Die Diagnose: akute Hypoglykämie! Die Ärztin fragt, ob er denn seine Insulingabe nicht an seine Durchfallsymptome angepasst hat. Er schüttelt verlegen den Kopf und sagte: »Nein, das wusste ich leider nicht.«

8. Zusammenfassung/Ausblick

Inhaltlich knüpft BAPID logisch an bereits entwickelte Konzepte der Pflegebildung an und beschreibt auf der Basis einer breiten und fundierten Dokumentenanalyse zukünftige Herausforderungen und Anforderungen für Bildungswege in der Pflege. Diese werden in Kapitel 6 anhand der Oberkategorien *Demografischer Wandel, Professionalisierung, Digitalisierung* und *(Globale) Krisen* ausführlich erläutert und bieten den Lesenden eine wirklich profunde Grundlage für den aktuellen Diskussions- und Argumentationsstand.

Die gesellschaftlichen Transformationsprozesse, die aus dem sicher prognostizierten demografischen Wandel resultieren, haben erhebliche Auswirkungen auf die Zukunft der Pflegeberufe und die (Pflege-)Bildungslandschaft in Deutschland. Die Anzahl der Pflegebedürftigen in Pflegeeinrichtungen (+ rd. 15,7 %) und die Anzahl der Pflegebedürftigen, die in der Häuslichkeit versorgt werden (+ rd. 147,2 %) sind aktuell im Vergleich zu den vergangenen 15 Jahren stark angestiegen und das Krankheitsspektrum verändert sich stetig. Für die Bewältigung der globalen und nationalen Herausforderungen in der Gesundheitsversorgung der Bevölkerung wird es darauf ankommen, dass beruflich Pflegende selbst, als größte Berufsgruppe des Gesundheitswesens, in den Bereichen Gesundheitsförderung, Prävention und Kuration aktiv werden. Sie sind gefordert, Versorgungsmodelle von morgen in interprofessioneller Zusammenarbeit zu entwickeln, zu gestalten und ihre eigenen pflegerischen Kompetenzen sowie erweiterten Rollen konstruktiv für das gemeinsame Ziel einer hochwertigen und sicheren pflegerischen und gesundheitlichen Versorgungsqualität einzubringen. Um kontinuierlich geeigneten Nachwuchs gewinnen zu können, müssen Pflegeberufe zwingend sichtbarer in der Gesellschaft werden und ihre Attraktivität verbessern. Pflegeberufe konkurrieren mit vielen weiteren Berufen und in internationalen Gesundheitssystemen bei der Suche nach Fachkräften und Nachwuchs. Ein wichtiger Aspekt einer erschwerten Fachkräftesicherung in der Pflege sind heute schon die Belastungsfaktoren, denen Pflegende ausgesetzt sind. Ein funktionierender Qualifikationsmix, neue Rollenprofile, neue Versorgungskonzepte und Fachkräftesicherung können dem entgegenwirken. Nachwuchs wird durch »Sichtbarkeit« gewonnen, denn der Wunsch den Pflegeberuf zu ergreifen, wird häufig durch direkten oder indirekten Kontakt mit dem

Berufsprofil ausgelöst. Dazu benötigen junge Menschen klare Berufsprofile mit gutem Wording und Möglichkeiten, sich im Verlauf ihres Berufslebens kontinuierlich entfalten und weiterentwickeln zu können. In der Pflegepersonal-Vorausberechnung wird deutlich, dass das notwendige Pflegepersonal in den kommenden Jahren nicht in dem Maße ansteigen wird, wie die Anzahl der zu versorgenden Personen. Mit diesem statistischen Trend wird eine Veränderung des Versorgungsspektrums sowie eine zunehmende Initiative der Gesellschaft in Bezug auf die Notwendigkeit des Erhalts und der Pflege der eigenen Gesundheit einhergehen. Damit werden Edukation und Beratung in Angeboten der Gesundheitsförderung und Prävention zukünftig eine bedeutende Rolle spielen. Kommunale Versorgungsangebote müssen daher mit Advanced Practice Nurses ergänzt und gestärkt werden, um edukative Kompetenzen unter Einbezug der Lebenswelten bereitzustellen und Menschen zu empowern sowie präventiv Erkrankungen vorzubeugen. Akademisch ausgebildeten Pflegefachpersonen werden in Form von Advanced Practice Nurses (Community Health Nurses und School Nurses) demnach wichtige Aufgaben zukommen, um die Gesundheitskompetenz von Menschen zu erhöhen. Eine interviewte Person aus den Expert*inneninterviews machte deutlich, dass der Weg innerhalb der Bildungsstrukturen von Pflegeberufen über kurz oder lang nicht an einer Vollakademisierung von Pflegefachpersonen vorbeiführen wird: »Wir müssen in die Gesellschaft Impulse geben, dass diese Berufsgruppe höher qualifiziert werden muss.« (EXP02, Abs 44)

Zum Thema der Akademisierung von Pflegefachpersonal gibt es kontroverse Aussagen, in den Ergebnissen des hier vorgestellten BAPID Projekts. In den Expert*inneninterviews wird die Akademisierung kontrovers dargestellt. Einerseits steht die Frage im Raum, ob alle beruflich Pflegenden akademisiert werden müssten. Auch auf die Gefahr hin, dass die Qualität der beruflichen Pflegebildung unterschätzt und der Pflegeberuf auf dem Ausbildungsniveau diskreditiert werden könnte. Gleichzeitig aber wird auf die mangelnde Anschlussfähigkeit und die fehlende Wissenschaftlichkeit der beruflichen Ausbildung hingewiesen. Im Konzept BAPID wird ein weiterer Gedanke dazu aufgegriffen: der Weg in die weitere Akademisierung der Pflegeberufe kann nur gelingen, wenn strukturelle Förderungen und Programme für Graduiertenkollegs und Stipendien systematisch auf- und ausgebaut werden. Es gibt wenig Anlass, momentan von einer Vollakademisierung der Pflegeberufe in Deutschland auszugehen, da die Zahlen der studierten Pflegenden noch sehr gering sind. Vor dem Hintergrund internationaler Entwicklungen und europäischer Richtlinien kann jedoch prognostiziert werden, dass die Akademisierung im Pflegebildungsbereich ab 2025 in den kommenden Jahrzehnten zu einer Vollakademisierung von über 90 Prozent führen wird. Das Ziel könnte durch eine akademische Nachqualifizierung für bereits pflegeschulisch ausgebildete Pflegefachpersonen sowie durch den konsequenten Ausbau primärqualifizierender Pflegestudiengänge erreicht werden. Die Umsetzung dieser Maßnahmen erfordert jedoch den politischen Willen und die Schaffung der entsprechenden Bildungs- und Versorgungsstrukturen in Deutschland.

Dabei ist keineswegs eine Abwertung der pflegeberuflichen Pflegeausbildung intendiert. Steigende Anforderungen an die Qualität und Sicherheit der Gesundheitsversorgung der Bevölkerung können jedoch mit den erworbenen Kompetenzen einer dualen Ausbildung zukünftig nicht mehr abgebildet werden. Die Akademisierung wird zudem ein Schlüssel sein, um die gelingende interprofessionelle Zusammenarbeit mit Gesundheitsberufen und damit auch die Professionalisierung der Pflegeberufe zu stärken. Im Zusammenhang mit der Förderung der primären Akademisierung für Pflegeberufe muss die Lehrendenbildung in der Pflege zwingend neu oder anders gedacht werden. Ansätze hierfür konnten lediglich skizziert werden.

Die Veränderungen der Versorgungsformen und Versorgungsbedarfe bedürfen darüber hinaus technischer Lösungen, die insbesondere Menschen in ländlichen Regionen einen Zugang zu Versorgungs- und Beratungsleistungen sowie eine Notfallversorgung ermöglichen. Ein weiterer wichtiger Aspekt in der derzeitigen und künftigen Pflege(bildungs)landschaft betrifft daher die Möglichkeiten und Grenzen der Digitalisierung, die für alle pflegerischen Versorgungsformen relevant werden wird. Wichtig erscheint hierbei, dass beruflich Pflegende sich aktiv an der Entwicklung und Implementation digitaler Lösungen beteiligen, um Pflegebedürftige, Angehörige, beruflich Pflegende und alle beteiligten Stakeholder zu entlasten und die Sicherheit der gesundheitlichen Versorgung zu verbessern. Digitale Kompetenzen werden perspektivisch für alle Beteiligten als zu erwerbende Schlüsselkompetenzen angesehen.

Auch die mit Klimafolgen, Katastrophen und Krisen einhergehenden gesellschaftlichen Transformationen wirken sich auf die Pflege(bildungs)landschaft aus. Pflegende nehmen eine wichtige Rolle im Bevölkerungsschutz, in der Prävention, (Selbst-)Empowerment, Edukation und Beratung vulnerabler Bevölkerungsgruppen ein (beispielsweise durch Community Health Nurses). Daher ist es unerlässlich, Pflegende mit Kompetenzen zur nachhaltigen Entwicklung im Hinblick auf Umwelt- und Klimakrisen auszustatten und sie in die Lage zu versetzen, am Aufbau eines resilienten Gesundheitswesens mitzuwirken. Ebenfalls erforderlich ist es, den Erwerb von Fähigkeiten, Fertigkeiten und Haltungen für die Beantwortung von Bedarfen in Krisen, Notfälle und Katastrophen als besondere Aufgaben des Disaster Nursings deutlich stärker in den Fokus der Pflege(bildung) zu rücken.

Die vorliegende Bildungsarchitektur präsentiert eine horizontale und vertikale BAPID-Typik, welche den deutschen Pflegebildungsraum zwischen den Bildungsdomänen Allgemeine Bildung, Allgemeine Pflegebildung und Spezielle Pflegebildung strukturiert. Sie ist sowohl anschlussfähig an bestehende Ordnungssysteme wie DQR/EQR als auch an das föderalistische Prinzip mit seinen differenten Rechtskreisen zwischen Bund (Allgemeine Pflegebildung) und Ländern (Spezielle Pflegebildung). Die Gestaltung und Umsetzung einer einheitlichen Bildungsarchitektur ist jedoch nur möglich, wenn die Erfordernisse der Akademisierung, wie beispielsweise die Registrierung beruflich Pflegender und die (akademische/berufliche) Fortbildungspflicht, im Einvernehmen der Länder bundesweit einheitlich geregelt werden. Die Ergebnisse von BAPID verdeutlichen, dass die Pflegebildungsarchitektur in Deutschland im europäischen und globalen Kontext gedacht und entsprechend systematisiert werden muss. Die gegenwärtige Situation ist gekennzeichnet durch einen deutschen Sonderweg in der Pflegebildung und eine damit verbundene hohe Unübersichtlichkeit, die Fachkräftemangel sowie Deprofessionalisierung innerhalb der beruflichen Pflege vorantreiben.

Ungeachtet der Tatsache, dass zentrale Herausforderungen in den Abstimmungsbedarfen innerhalb der eigenen Profession identifiziert wurden, wird es entsprechend der hier entworfenen BAPID-Typisierung zukünftig in Deutschland vier Pflegeberufe auf vier Niveaustufen geben, die von den Bereichen der nichtberuflichen Lai*innenpflege unterschieden werden. Diese umfassen den BAPID Typ II- die Pflegefachassistenz, den BAPID Typ III- die pflegeschulisch ausgebildeten Pflegefachfrauen/Pflegefachmänner/Pflegefachpersonen, den BAPID Typ IV- die hochschulisch/universitär ausgebildeten Bachelor-Pflegenden und den BAPID Typ V (auch Typ VI an Universitätsklinika und Maximalversorger), die auf Masterniveau ausgebildeten Advanced Practice Nurses. BAPID ordnet ergänzend dazu die verschiedenen vertikalen Kompetenztypen in einer Weise zueinander, die sich aus bildungssystematischer Perspektive als sinnvoll erweist.

BAPID ermöglicht es Pflegenden, ihren ausgewählten Beruf innerhalb eines individuellen Lebenslaufbahnkonzepts zu gestalten und verschiedene Schritte in sich wandelnde Lebensphasen zu integrieren. Auf diese Weise erwerben Pflegende durch ihren Weg auf nächsthöhere Stufen der Qualifikationsniveaus zunehmend Kompetenz, die sie schließlich zur Übernahme erweiterter Kompetenzen befähigen. Des Weiteren wird ersichtlich, dass formale Bildungsstufen durch horizontale Fortbildungen an spezifische Handlungsfelder angepasst werden können. Infolgedessen können Fortbildungen auch in Bereichen wie der Pflege von Kindern und Jugendlichen, der Intensivpflege oder der psychiatrischen Pflege von BAPID profitieren. Pflegende können, obwohl sie auf einem Niveau verbleiben, dennoch in andere Handlungsfelder wechseln, ohne befürchten zu müssen, dass sie Handlungsradien oder Kompetenzen einbüßen. Das gleiche gilt auch für Internationale Pflegende, die in Deutschland Arbeit suchen und die sich durch diese Typik schneller ein- und zuordnen werden können.

Pflegende nutzen für die Pflegebildung und für sich selbst mit BAPID ein Konzept, dass in der Übersicht wenig kompliziert erscheint, an die aktuellen Bedingungen und Bedarfe angepasst wurde, auf längere Sicht funktionieren kann und die Stabilität und Attraktivität des Pflegeberufes vor dem Hintergrund der künftigen Herausforderungen sicherstellen wird.

9. Literatur

Agentur für Arbeit (2012). Den Aufschwung nutzen – Fachkräfte sichern: Geschäftsbericht 2011.

Agentur für Arbeit (2023). Qualifizierungschancengesetz für Arbeitnehmer. https://www.arbeitsagentur.de/vor-ort/bruehl/qualifizierungschancengesetz [16.06.2024].

Ahmed, Sirwan Khalid (2023). The Impact of ChatGPT on the Nursing Profession: Revolutionizing Patient Care and Education. Annals of biomedical engineering, 51(11), 2351–2352. https://doi.org/10.1007/s10439-023-03262-6

Albrecht, Lorenz, Reismann, Lydia, Leitzmann, Michael, Bernardi, Christine, Sommoggy, Julia von, Weber, Andrea & Jochem, Carmen (2023). Climate-specific health literacy in health professionals: an exploratory study. Frontiers in Medicine, 10, 1236319. https://doi.org/10.3389/fmed.2023.1236319

American Academy of Ambulatory Care Nursing (2018). Scope and Standards of Practice for Professional Telehealth Nursing. American Academy of Ambulatory Care Nursing. https://ebookcentral.proquest.com/lib/kxp/detail.action?docID=5985895 [16.06.2024].

Ammende, Rainer (2016). Historie der Pflegeausbildung. CNE.fortbildung (5), 2–6.

Ammenwerth, Elske & Kreyer, Christiane (2018). Digitale Lernwelten in der Pflege. In Karl-Heinz Sahmel (Hg.), Hochschuldidaktik der Pflege und Gesundheitsfachberufe (S. 155–169). Springer. https://doi.org/10.1007/978-3-662-54875-2_14

Arens, Frank (2022). Ordnungsmittelanalyse zur beruflichen Pflegeausbildung: Neuordnungen als eigene Angelegenheit der Bundesländer. Berufsbildungsforschung – Pflege und Gesundheit: Band 6. Wvb. Wissenschaftlicher Verlag Berlin.

Arens, Frank & Brinker-Meyendriesch, Elfriede (2018). Spektrum Lehrerbildung Pflege und Gesundheit: Zeitzeugen einer Disziplinenentwicklung. Berufsbildungsforschung Pflege und Gesundheit: Band 3. Wissenschaftlicher Verlag Berlin.

Auer, Christine, Brenner, Andrea & Krutter, Simon (2023). Pflege braucht Qualität: One Pager zu Maßnahmen zur Förderung der Ausbildung und zum Einsatz akademisch qualifizierter Pflegefachpersonen. https://dg-pflegewissenschaft.de/wp-content/uploads/2023/04/2023_04_16-Onepager-VFP_Flyer_230411_Web.pdf [16.06.2024].

Auffenberg, Jennie, Becka, Denise, Evans, Michaela, Kokott, Nico, Schleicher, Sergej & Braun, Esther (2022). »Ich pflege wieder, wenn…«: Potenzialanalyse zur Berufsrückkehr und Arbeitszeitaufstockung von Pflegefachkräften. https://www.arbeitnehmerkammer.de/fileadmin/user_upload/Downloads/Politik/Rente_Gesundheit_Pflege/Bundesweite_Studie_Ich_pflege_wieder_wenn_Langfassung.pdf [16.06.2024].

Ausserhofer, Dietmar, Gnass, Irmela, Meyer, Gabriele & Schwendimann, René (2012). Die Bestimmung der Inhaltsvalidität anhand des Content Validity Index am Beispiel eines Instruments zur Erfassung des Sicherheitsklimas im Krankenhaus. Pflegewissenschaft, 14(3), 151–158. https://doi.org/10.3936/1142

Autorengruppe Bildungsberichterstattung & W. Bertelsmann Verlag (2022). Bildung in Deutschland 2022: Ein indikatorengestützter Bericht mit einer Analyse zum Bildungspersonal. Bildung in Deutschland: Bd. 2022. wbv. https://elibrary.utb.de/doi/book/10.3278/9783763971749 [16.06.2024].

Baltruks, Dorothea (2023). Klimakrise – Führungskräfte sind gefordert. Pflegezeitschrift, 76(9), 56–59. https://doi.org/10.1007/s41906-023-2144-0

Balzter, Nadine (2016). Am Übergang von der Schule in den Beruf. In Stephanie Borgmann, Nicola Eysel & Shevek K. Selbert (Hg.), Zwischen Subjekt und Struktur: Suchbewegungen Qualitativer Forschung (S. 57–71). Springer. https://doi.org/10.1007/978-3-658-10838-0_5

Barr, Hugh (2002). Interprofessional Education: Today, Yesterday and Tomorrow. LTSN for Health Sciences & Practice.

Barr, Hugh, Ford, Jenny, Gray, Richard, Helme, Marion, Hutchings, Maggie, Low, Helena & Machin, Alison, Reeves, Scott (2017). Interprofessional Education Guidelines 2017. https://www.caipe.org/resources/publications/caipe-publications/caipe-2017-interprofessional-education-guidelines-barr-h-ford-j-gray-r-helme-m-hutchings-m-low-h-machin-reeves-s [16.06.2024].

Bartholomeyczik, Sabine (2017). Zur Entwicklung der Pflegewissenschaft in Deutschland – eine schwere Geburt. Pflege & Gesellschaft, 22(2), 101–118.

BBK (n. d.). Krisenmanagement. BBK. https://www.bbk.bund.de/DE/Themen/Krisenmanagement/krisenmanagement_node.html [16.06.2024].

Becka, Denise, Bräutigam, Christoph & Evans, Michaela (2020). »Digitale Kompetenz« in der Pflege: Ergebnisse eines internationalen Literaturreviews und Herausforderungen beruflicher Bildung (08/2020). Institut Arbeit und Technik (IAT), Westfälische Hochschule, University of Applied Sciences. https://EconPapers.repec.org/RePEc:zbw:iatfor:082020 [16.06.2024].

Becka, Denise, Enste, Peter, Evans, Michaela & Kucharski, Alexander (2021). Herausforderungen für den Einsatz und die Nutzung digitaler Technologien für Alter(n) und Pflege (11/2021). Institut Arbeit und Technik (IAT), Westfälische Hochschule, University of Applied Sciences.

Beckers, Rainer & Strotbaum, Veronika (2021). Telepflege – Telemedizin in der Pflege. In Gernot Marx, Rolf Rossaint & Nikolaus Marx (Hg.), Telemedizin: Grundlagen und praktische Anwendung in stationären und ambulanten Einrichtungen (S. 259–271). Springer. https://doi.org/10.1007/978-3-662-60611-7_23

Beer, Andreas (2023). Der Wissenschaftliche Beirat: Das letzte bislang unaufgeklärte Qualitätsinstrument. Hochschul- und Wissenschaftsforschung Halle-Wittenberg: v.16. BWV Berliner Wissenschafts-Verlag.

Behrend, Ronja, Machner, Mareen & Peters, Harm (2023). Interprofessionelles Lernen in der Aus-, Fort- und Weiterbildung der Gesundheitsberufe. In Johanne Pundt & Michael Rosentreter (Hg.), Themenband. Pflege dynamisch vorwärtsgerichtet: Aktuelle Tendenzen (S. 65–83). APOLLON University Press.

Behrend, Ronja & Scheel, Katharina (2023). Interprofessionelle Zusammenarbeit für mehr Qualität in der Langzeitpflege. In Antje Schwinger, Adelheid Kuhlmey, Stefan Greß, Jürgen Klauber & Klaus Jacobs (Hg.), Pflege-Report 2023: Versorgungsqualität von Langzeitgepflegten (S. 203–213). Springer Open. https://doi.org/10.1007/978-3-662-67669-1_13

Behrens, Johann, Görres, Stefan, Schaeffer, Doris, Bartholomeyczik, Sabine & Stemmer, Renate (2012). Agenda Pflegeforschung für Deutschland. Pflegezeitschrift 67(7), 424–428.

Benedix, Ulf & Kathmann, Till (2019). Neue Wege der Pflegeausbildung. IAW. https://doi.org/10.26092/ELIB/1614

Benner, Patricia (2022). Stufen der Pflegekompetenz. From Novice to Expert (3. Aufl.). hogrefe.

Bensch, Sandra & Greening, Monika (2023). Fort- und Weiterbildung in der Pflege und im Hebammenwesen. In Ingrid Darmann-Finck & Karl-Heinz Sahmel (Hg.), Pädagogik im Gesundheitswesen (S. 1–16). Springer. https://doi.org/10.1007/978-3-662-61428-0_37-1

Berberich, Christian (2022). Deprofessionalisierung der Pflege: Coolout als inhärente Grundlage einer unauflösbaren deprofessionellen Berufswirklichkeit? Springer.

Bergmann, Dana, Müller, Julia & Seltrecht, Astrid (2022). Qualifizierungsanforderungen von Weiterbildungen (QUAWE): Status Quo der Heterogenität des Feldes. Bundesinstitut für Berufsbildung (BIBB). https://www.bibb.de/dokumente/pdf/Erste_Rechercheergebnisse_QUAWE_05.2022.pdf [30.07.2024].

Bergmann, Dana & Seltrecht, Astrid (2023). Weiterbildungsordnungsarbeit für Pflegeberufe: Herausforderungsangeher:innen und Schwellenkonstrukteur:innen. In Rita Braches-Chyrek & Marianne Friese (Hg.), Care Work in der gesellschaftlichen Transformation: Beschäftigung, Bildung, Fachdidaktik (S. 241–255). wbv Media.

Bergmann, Dana, Kretschmer, Susanne, Müller, Julia, Pedde, Charley, Richter, Katja, Schatt, Viktoria, Scheele, Melanie, Weber, Heiko & Wittig, Wolfgang (im Erscheinen). Qualifizierungsanforderungen von Weiterbildungen in der Pflege. Bundesinstitut für Berufsbildung (BIBB).

BIBB (2021). Vier sind die Zukunft: Digitalisierung. Nachhaltigkeit. Recht. Sicherheit: Die modernisierten Standardberufsbildpositionen anerkannter Ausbildungsberufe. Bundesinstitut für Berufsbildung (BIBB). https://www.bibb.de/dienst/publikationen/de/download/17281 [16.06.2024].

BIBB (2024). Berufsbildungsbericht 2024. Bundesinstitut für Berufsbildung (BIBB). https://www.bmbf.de/bmbf/de/bildung/berufliche-bildung/strategie-und-zusammenarbeit/der-berufsbildungsbericht/der-berufsbildungsbericht_node.html [16.06.2024].

Bischoff, Claudia (2008). Frauen in der Krankenpflege: Zur Entwicklung von Frauenrolle und Frauenberufstätigkeit seit dem 19. Jahrhundert (4. Aufl.). Campus.

Bontrup, Heinz-Josef, Pulte, Peter, Hansen, Kathrin & Wischoff, Katrin (2001). Handbuch Ausbildung: Berufsausbildung im dualen System. DeGruyter.

Bowen, Glenn A. (2009). Document Analysis as a Qualitative Research Method. Qualitative Research Journal, 9(2), 27–40. https://doi.org/10.3316/QRJ0902027

Braeseke, Grit, Hahnel, Elisabeth, Engelmann, Freja, Musfeldt, Marc, Pörschmann-Schreiber, Ulrike & Rieckhoff, Sandra (2020). Studie zu den Potenzialen der Telepflege in der pflegerischen Versorgung. IGES.

Breuer, Florian, Brettschneider, Paul, Kleist, Per, Poloczek, Stefan, Pommerenke, Christopher & Dahmen, Janosch (2021). Erkenntnisse aus 31 Stunden Stromausfall in Berlin Köpenick – medizinische Schwerpunkte und Herausforderungen. Der Anaesthesist, 70(6), 507–514. https://doi.org/10.1007/s00101-021-00930-x

Brühe, Roland & Gahlen-Hoops, Wolfgang von (Hg.) (2024). Handbuch Pflegedidaktik II: Pflegedidaktisch denken. UTB transcript.

Buchan, James & Catton, Howard (2023). Recover to Rebuild: Investing in the Nursing Workforce for Health System Effectiveness. https://www.icn.ch/sites/default/files/2023-07/ICN_Recover-to-Rebuild_report_EN.pdf [16.06.2024].

Bundesagentur für Arbeit (2023). Arbeitsmarktsituation im Pflegebereich: Blickpunkt Arbeitsmarkt 2023. Bundesagentur für Arbeit.

Bundesagentur für Arbeit (2024). Informationen über das Programm Triple Win – Pflegekräfte. https://www.arbeitsagentur.de/vor-ort/zav/projects-programs/health-and-care/triple-win/das-programm [16.06.2024].

Bundesärztekammer (2019). Hinweise und Erläuterungen zu § 7 Abs. 4 MBO-Ä – Behandlung im persönlichen Kontakt und Fernbehandlung: Stand: 22.03.2019. Deutsches Ärzteblatt, 19(116), 1–9. https://www.bundesaerztekammer.de/fileadmin/user_upload/_old-files/downloads/pdf-Ordner/Recht/HinweiseErlaeuterungenFernbehandlung.pdf [16.06.2024].

Bundesärztekammer, Deutscher Pflegerat e.V. & KLUG (n. d.). Hitzeschutz in Deutschland: Was jetzt zu tun ist. https://www.bundesaerztekammer.de/fileadmin/user_upload/BAEK/Themen/Klimawandel/Politische_Forderungen_Hitzeaktionstag.pdf [16.06.2024].

Bundesministerium für Arbeit und Soziales & Bundesministerium für Bildung und Forschung (2019). Wissen Teilen. Zukunft Gestalten. Zusammen Wachsen: Nationale Weiterbildungsstrategie. BMAS.

Bundesministerium für Bildung und Forschung (n. d.). Qualifikationssuche. https://www.dqr.de/SiteGlobals/Forms/dqr/de/qualifikationssuche/suche_formular.html [16.06.2024].

Bundesministerium für Bildung und Forschung (2008). Stand der Anerkennung non-formalen und informellen Lernens in Deutschland: im Rahmen der OECD Aktivität »Recognition of non-formal and informal Learning ». BMBF.

Bundesministerium für Bildung und Forschung (2017). Nationaler Aktionsplan Bildung für nachhaltige Entwicklung: Der deutsche Beitrag zum UNESCO-Weltaktionsprogramm. BMBF.

Bundesministerium für Familie, Senioren, Frauen und Jugend (Hg.) (2019). Ausbildungsoffensive Pflege (2019 – 2023): Vereinbarungstext Ergebnis der Konzertierten Aktion Pflege/AG1. BMFSFJ.

Bundesministerium für Familie, Senioren, Frauen und Jugend (2020a). Achter Altersbericht: Ältere Menschen und Digitalisierung. BMFSFJ.

Bundesministerium für Familie, Senioren, Frauen und Jugend (2020b). Ausbildungsoffensive Pflege. BMBFSFJ. https://www.bmfsfj.de/bmfsfj/themen/aeltere-menschen/berufsfeld-pflege/ausbildungsoffensive-pflege/ausbildungsoffensive-pflege--132444 [16.06.2024].

Bundesministerium für Familie, Senioren, Frauen und Jugend (2022). Ausbildungsoffensive Pflege (2019 – 2023): Zweiter Bericht. BMFSFJ.

Bundesministerium für Familie, Senioren, Frauen und Jugend (2023a). Bundestag beschließt Pflegestudiumstärkungsgesetz. BMFSFJ. https://www.bmfsfj.de/bmfsfj/aktuelles/alle-meldungen/bundestag-beschliesst-pflegestudiumstaerkungsgesetz-231990 [16.06.2024].

Bundesministerium für Familie, Senioren, Frauen und Jugend (2023b). Freiwilliges Soziales Jahr. BMFSFJ. https://www.bmfsfj.de/bmfsfj/themen/engagement-und-gesellschaft/freiwilligendienste/jugendfreiwilligendienste/freiwilliges-soziales-jahr [16.06.2024].

Bundesministerium für Familie, Senioren, Frauen und Jugend & Bundesministerium für Gesundheit (2016). Bekanntmachung der von der 89. Arbeits- und Sozialministerkonferenz 2012 und der 86. Gesundheitsministerkonferenz 2013 als Mindestanforderungen beschlossenen »Eckpunkte für die in Länderzuständigkeit liegenden Ausbildungen zu Assistenz- und Helferberufen in der Pflege«. BMFSFJ & BMG.

Bundesministerium für Gesundheit (2020). Konzertierte Aktion Pflege: Erster Bericht zum Stand der Umsetzung der Vereinbarungen der Arbeitsgruppe 1 bis 5. BMG.

Bundesministerium für Gesundheit (2021). Konzertierte Aktion Pflege: Zweiter Bericht zum Stand der Umsetzung der Vereinbarungen der Arbeitsgruppe 1 bis 5. BMG.

Bundesministerium für Gesundheit (2022). Tarifliche Bezahlung in der Altenpflege verpflichtend: Gehaltssteigerungen um bis zu 30 Prozent. BMG. https://www.bundesgesundheitsministerium.de/presse/pressemitteilungen/tarifliche-bezahlung-in-der-altenpflege-verpflichtend [16.06.2024].

Bundesministerium für Gesundheit (2023a). Gemeinsam Digital: Digitalisierungsstrategie für das Gesundheitswesen und die Pflege. BMG.

Bundesministerium für Gesundheit (2023b). Kurzpapier: Vorläufige Eckpunkte Pflegekompetenzgesetz: – für Fachgespräch am 19. Dezember 2023; nicht ressortabgestimmt. BMG.

Bundesministerium für Gesundheit (2023c). Pflegearbeitsplatz mit Zukunft! Die Ergebnisse der Studie zur Arbeitsplatz-situation in der Akut- und Langzeitpflege auf einen Blick. BMG.

Bundesministerium für Gesundheit (2023d). Reform der Pflegeausbildung: Studierende erhalten künftig Vergütung. BMG. https://www.bundesgesundheitsministerium.de/presse/pressemitteilungen/reform-der-pflegeausbildung-bt-191023 [16.06.2024]

Bundesministerium für Gesundheit (2024a). Digitale Pflegeanwendungen (DiPA). BMG. https://gesund.bund.de/digitale-pflegeanwendungen#dipa-verzeichnis [16.06.2024].

Bundesministerium für Gesundheit (2024b). E-Health. BMG. https://www.bundesgesundheitsministerium.de/service/begriffe-von-a-z/e/e-health [16.06.2024].

Bundesministerium für Gesundheit (2024c). Pflegeberufegesetz. BMG. https://www.bundesgesundheitsministerium.de/pflegeberufegesetz [16.06.2024].

Bundespflegekammer (2024). Die Landespflegekammer Rheinland-Pfalz. Bundespflegekammer. https://bundespflegekammer.de/infoseite-pflegekammer-rlp.html [16.06.2024].

Die Bundesregierung (2022). Deutsche Strategie zur Stärkung der Resilienz gegenüber Katastrophen: Umsetzung des Sendai Rahmenwerks für Katastrophenvorsorge (2015–2030) – Der Beitrag Deutschlands 2022–2030. Die Bundesregierung.

Die Bundesregierung (2024). Die 17 globalen Nachhaltigkeitsziele verständlich erklärt. Die Bundesregierung. https://www.bundesregierung.de/breg-de/themen/nachhaltigkeitspolitik/nachhaltigkeitsziele-erklaert-232174 [16.06.2024].

Bundestiftung Aufarbeitung (2024). Umstrukturierung des Gesundheitswesens. Bundesstiftung Aufarbeitung. https://deutsche-einheit-1990.de/ministerien/mfg/umstrukturierung/ [16.06.2024].

Burgi, Martin & Igl, Gerhard (2021). Community Health Nursing – Wegweiser für die Etablierung in Deutschland. Robert Bosch Stiftung.

Büscher, Andreas & Blumenberg, Petra (2018). Expertenstandards als Instrument der Qualitätsentwicklung. In Antje Schwinger, Adelheid Kuhlmey, Stefan Greß, Jürgen Klauber & Klaus Jacobs (Hg.), Pflege-Report: Bd. 4.2018. Qualität in der Pflege: mit 24 Tabellen und 43 Abbildungen (S. 63–70). Springer Open. https://doi.org/10.1007/978-3-662-56822-4_7

Buschfeld, Detlef & Schumacher, Fred (2019). Tradierte Wege der Integration von akademischer und betrieblicher Bildung. In Barbara Hemkes, Karl Wilbers & Michael Heister (Hg.), Berichte zur beruflichen Bildung. Durchlässigkeit zwischen beruflicher und hochschulischer Bildung (S. 404–422). Budrich.

Christophers, Hinrich (2023). Wohnformen in der Seniorenwirtschaft – Ein kurzer Überblick über Ausgestaltung und rechtliche Rahmenbedingungen. In Elke Maria Reinhardt & Klaus Grunwald (Hg.), Perspektiven Sozialwirtschaft und Sozialmanagement. Seniorenwirtschaft: Management und Perspektiven (S. 315–338). Springer VS. https://doi.org/10.1007/978-3-658-39843-9_13

Cluster Zukunft der Pflege & Bundesministerium für Bildung und Forschung (2020). Technikbezogene Kompetenzen in der Ausbildungs- und Prüfungsverordnung für die Pflegeberufe: Positionspapier der AG »Wissenstransfer und Qualifizierung« des Clusters »Zukunft der Pflege«. https://www.cluster-zukunft-der-pflege.de/wp-content/uploads/2020/09/Positionspapier_Verankerung_Kompetenzen_-digitale-Pflegetechnik_PflAPrV_...pdf [16.06.2024].

Cooper, Harris M. (1988). Organizing Knowledge Syntheses: A Taxonomy of Literature Reviews. Knowledge in Society, 1988(1), 104–126.

CRED (2024). Disasters in Numbers. https://files.emdat.be/reports/2023_EMDAT_report.pdf [16.06.2024].

Czech, Herwig, Hildebrandt, Sabine, Reis, Shmuel P., Chelouche, Tessa, Fox, Matthew, González-López, Esteban, Lepicard, Etienne, Ley, Astrid, Offer, Miriam, Ohry, Avi, Rotzoll, Maike, Sachse, Carola, Siegel, Sari J., Šimůnek, Michal, Teicher, Amir, Uzarczyk, Kamila, Villiez, Anna von, Wald, Hedy S., Wynia, Matthew K. & Roelcke, Volker (2023). The Lancet Commission on medicine, Nazism, and the Holocaust: historical evidence, implications for today, teaching for tomorrow. Lancet (London, England), 402(10415), 1867–1940. https://doi.org/10.1016/S0140-6736(23)01845-7

Daum, Mario & Kolb, Jonas (2022). Die Digitalisierung der Pflege in Deutschland: Status quo, digitale Transformation und Auswirkungen auf Arbeit, Beschäftigte und Qualifizierung. DAA-Stiftung Bildung und Beruf.

Daxberger, Sabine, Peters, Miriam & Hauck, Claudia (2020). Qualifikationsprofile in der beruflichen Pflege: Die aktuelle Situation im deutschsprachigen Raum. BWP, 49(2), 22–25.

DBfK (2019). Advanced Practice Nursing: Pflegerische Expertise für eine leistungsfähige Gesundheitsversorgung. DBfK. https://www.dbfk.de/media/docs/newsroom/publikationen/Advanced-Practice-Nursing-Broschuere-2019.pdf [16.06.2024].

DBfK (2020). Pflege im Umgang mit dem Klimawandel: Informationen und Tipps für Pflegende zum Umgang mit Auswirkungen der Wetterextreme. DBfK.

DBfK (2022). Community Health Nursing: Aufgaben und Praxisprofile. DBfK.

Deutsche Gesellschaft für Pflegewissenschat e. V. (2021). Stellungnahme Deutsche Gesellschaft für Pflegewissenschaft e. V. (DGP) zur Schließung der Pflegewissenschaftlichen Fakultät der Philosophisch-Theologischen Hochschule Vallendar (PTHV). https://dg-pflegewissenschaft.de/wp-content/uploads/2021/04/2021_04_09_Stellungnahme_DGP-FINAL.pdf [16.06.2024].

Deutsche Krankenhausgesellschaft (2022). DKG-Empfehlungen zur pflegerischen Fachweiterbildung: in den Fachgebieten Pflege in der Endoskopie, Intensiv- und Anästhesiepflege, Pflege in der Nephrologie, Notfallpflege, Pflege in der Onkologie, Pflege im Operationsdienst, Pädiatrische Intensiv- und Anästhesiepflege, Pflege in der Psychiatrie, Psychosomatik und Psychotherapie vom 14.03./15.03.2022. DKG.

Deutscher Bildungsrat für Pflegeberufe (2007). Pflegebildung offensiv: Das Bildungskonzept des Deutschen Bildungsrates für Pflegeberufe 2006. Elsevier.

Deutscher Bildungsrat für Pflegeberufe (2020). Empfehlungen zur Musterweiterbildungsordnung für Pflegeberufe (MWBO PflB): Strategien für die pflegeberufliche Weiterbildung. DBR.

Deutscher Bundestag (2024). Sorgen um künftige Finanzierung der Freiwilligendienste. https://www.bundestag.de/dokumente/textarchiv/2024/kw08-pa-familie-jugendfreiwilligendienste-988966 [16.06.2024].

Deutscher Ethikrat e. V. (2024). Klimagerechtigkeit: Stellungnahme. Deutscher Ethikrat e. V. https://www.ethikrat.org/fileadmin/Publikationen/Stellungnahmen/deutsch/klimagerechtigkeit.pdf [16.06.2024].

Deutscher Pflegerat e. V. (2023). Stellungnahme des Deutschen Pflegerates e.V. (DPR) zum Gesetzesentwurf eines Gesetzes zur Stärkung der hochschulischen Pflegeausbildung, zu Erleichterungen bei der Anerkennung ausländischer Abschlüsse in der Pflege und zur Änderung weiterer Vorschriften. DPR.

Deutscher Pflegerat e. V. (2024). Anmerkungen des Deutschen Pflegerates e.V. (DPR) im Rahmen des Fachgesprächs zur bundeseinheitlichen Pflegeassistenzausbildung am 15.01.2024. DPR.

Deutsches Institut für angewandte Pflegeforschung e. V. (2017). Systematik von Fort- und Weiterbildungen der professionellen Pflege in Deutschland: Vorstudie. DIP.

Deutsches Netzwerk für Qualitätsentwicklung in der Pflege (2024). Übersicht über Veröffentlichungen: Stand: April 2024. https://www.dnqp.de/fileadmin/HSOS/Homepages/DNQP/Dateien/Weitere/Uebersicht_Expertenstandards.pdf [16.06.2024].

Diakonie Deutschland (2023). Aufgabenprofile akademisch qualifizierter Pflegefachpersonen: Empfehlungen der Arbeitsgruppe der Ausbildungsoffensive Pflege (2019 – 2023). https://www.pflegeausbildung.net/fileadmin/de.altenpflegeausbildung/content.de/user_upload/231010_Empfehlungen_AQP_final.pdf [16.06.2024].

Dielmann, Gerd (2001). Pflegeausbildung neu gedacht? Zum Ausbildungsmodell einer Zukunftswerkstatt der Robert Bosch Stiftung. Pflege & Gesellschaft, 6(3), 87–93.

Dieterich, Sven, Hoßfeld, Rüdiger, Latteck, Änne-Dörte, Bonato, Marcellus, Fuchs-Rechlin, Kirsten, Helmbold, Anke, große Schlarmann, Jörg & Heim, Stefan (2019). Verbleibstudie der Absolventinnen und Absolventen der Modellstudiengänge in Nordrhein-Westfalen (VAMOS): Abschlussbericht durch das Forschungskonsortium VAMOS [hsg Bochum].

Doering, Denise, Genz, Katharina, Micus-Loos, Christiane & Gahlen-Hoops, Wolfgang von (2024). Umschulende Personen als Zielgruppe pflegedidaktischen Handelns am Lernort Schule und am Lernort Praxis. Erkenntnisse aus dem Projekt ParAScholaBi: Herausforderungen & Chancen. In Roland Brühe & Wolfgang von Gahlen-Hoops (Hg.), Handbuch Pflegedidaktik: Eine Systematik und disziplinäre Standortbestimmung (S. 501–521). transcript.

Doh, Michael (2020). Auswertung von empirischen Studien zur Nutzung von Internet, digitalen Medien und Informations- und Kommunikations-Technologien bei älteren Menschen: Expertise zum Achten Altersbericht. Deutsches Zentrum für Altersfragen.

DQR (2013). Handbuch zum Deutschen Qualifikationsrahmen: Struktur – Zuordnungen – Verfahren – Zuständigkeiten. DQR.

DRK (2020). Krisenmanagement-Vorschrift des Deutschen Roten Kreuzes. DRK.

Drossel, Matthias, Feick, Frank & Kolb, Horst (2022). Bildung neu denken: Skills- & Grade-Mix Center. Pflegezeitschrift, 75(9), 50–53. https://doi.org/10.1007/s41906-022-1906-4

Dütthorn, Nadin (2023). Serious Games im Schlaglicht pflegedidaktischer Ansprüche. In Wolfgang von Gahlen-Hoops & Katharina Genz (Hg.), Pflegedidaktik im Überblick: Zwischen Transformation und Diffusion (S. 49–68). transcript. https://doi.org/10.1515/9783839464557-005

Eckhardt, Thordis (2023). DiPAs: Auf dem Weg in die Regelversorgung. Pflegezeitschrift, 76(4), 17–19. https://doi.org/10.1007/s41906-023-2027-4

Ehrhardt-Joswig, Jana (2024). Klimaschutz wirkt: Auch in der Pflege. Die Schwester, der Pfleger (2), 4–9.

Eid-Heberle, Kathleen & Burt, Susan (2023). Disaster Education in the Nursing Curriculum: Embracing the Past, Learning From the Present, Preparing for the Future. Journal of Radiology Nursing, 42(2), 155–161. https://doi.org/10.1016/j.jradnu.2022.10.005

EM-Dat. (2023). Inventorying hazards & disasters worldwide since 1988. https://www.emdat.be/ [16.06.2024].

EM-Dat. (Wed., 2024 UTC). Global Database For Comprehensive Disaster Data. EM-Dat.

Engelhardt, Julia (2021). Theorie-Praxistransfer in der dreijährigen Pflegeausbildung. In Andrea Kerres, Christiane Wissing & Birgit Wershofen (Hg.), Skillslab in Pflege und Gesundheitsfachberufen: Intra- und interprofessionelle Lehrformate (S. 49–62). Springer. https://doi.org/10.1007/978-3-662-61928-5_4

Enggruber, Ruth, Neises, Frank, Oehme, Andreas, Palleit, Leander, Schröer, Wolfgang & Tillmann, Frank (2021). Übergang zwischen Schule und Beruf neu denken: Für ein inklusives Ausbildungssystem aus menschenrechtlicher Perspektive. https://www.der-paritaetische.de/fileadmin/user_upload/Publikationen/expertise_uebergang-schule-beruf_2021.pdf [16.06.2024].

Europäische Kommission (2024). Deligierte Richtlinie (EU) .../... der Kommission vom 4.3.2024 zur Änderung der Richtlinie 2005/36/EG des Europäischen Parlaments und des Rates hinsichtlich der Mindestanforderungen an die Ausbildung der Berufe der Krankenschwester und des Krankenpflegers für allgemeine Pflege, des Zahnarztes und des Apothekers. Europäische Kommission.

Europäische Union (2005). Richtlinie 2005/36/EG des Europäischen Parlaments und des Rates vom 7. September 2005 über die Anerkennung von Berufsqualifikationen. Europäische Union.

Europäische Union (2015). ECTS-Leitfaden 2015 [Aktualisierte Ausgabe] 2015). Amt für Veröff. der Europ. Union. https://doi.org/10.2766/87592

Evans, Michaela & Hilbert, Josef (2019). Von KI in der Pflege zu KI für die Pflege. In Joachim Lange & Gerhard Wegner (Hg.), Beruf 4.0: Eine Institution im digitalen Wandel (S. 175–194). Nomos.

Ewers, Michael (2023). Schulgesundheitspflege und ihre Rolle bei der Förderung von Gesundheitskompetenz im Setting Schule – Erfahrungen aus der modellhaften Erprobung. In Katharina Rathmann, Kevin Dadaczynski, Orkan Okan & Melanie Messer (Hg.), Springer Reference Pflege – Therapie – Gesundheit. Gesundheitskompetenz: Mit 132 Abbildungen und 94 Tabellen (S. 575–584). Springer. https://doi.org/10.1007/978-3-662-67055-2_105

Ewers, Michael & Köhler, Michael (2024). CORE: Kompetenzen in der Katastrophenpflege. https://igpw.charite.de/en/research/health_professions_education/core/ [16.06.2024].

Ewers, Michael, Köhler, Michael & Ballmann, Julia (2024). AUPIK: Aufrechterhaltung der ambulanten Pflegeinfrastrukturen in Krisensituationen. Charité – Universitätsmedizin Berlin. https://igpw.charite.de/forschung/health_services_research/aupik/ [16.06.2024].

Ewers, Michael & Lehmann, Yvonne (2021). Aus- und Weiterbildung geregelter Gesundheitsberufe in Europa – eine Betrachtung aus international vergleichender Perspektive. In Ingrid Darmann-Finck & Karl-Heinz Sahmel (Hg.), Pädagogik im Gesundheitswesen (S. 39–56). Springer. https://doi.org/10.1007/978-3-662-66832-0_43

Eylmann, Constanze (2024). Professionalisierungsbestrebungen und Habitus: Anmerkungen zu einem Spannungsverhältnis in der Pflege. In Tobias Sander & Sarah Dangendorf (Hg.), Akademisierung der Pflege: Berufliche Identitäten und Professionalisierungspotentiale im Vergleich der Sozial- und Gesundheitsberufe (2. Aufl., S. 58–74). Beltz Juventa.

Fachkommission nach § 53 Pflegeberufegesetz (2022). Standardisierte Module zum Erwerb erweiterter Kompetenzen zur Ausübung heilkundlicher Aufgaben. Bundesinstitut für Berufsbildung (BIBB).

Fachkommission nach § 53 Pflegeberufegesetz (2020). Rahmenpläne der Fachkommission nach § 53 PflBG: Rahmenlehrpläne für den theoretischen und praktischen Unterricht (Schriften der Fachkommission nach § 53 PflBG). Bundesinstitut für Berufsbildung (BIBB).

Feuchtinger, Johanna & Jahn, Patrick (2018). 360° PFLEGE – Qualifikationsmix für den Patienten Robert Bosch Stiftung: Deutscher Qualifikationsrahmen – beispielhafte Ausarbeitung als Arbeitsgrundlage für die Arbeitsgruppen. https://qualifikationsmix-pflege.de/fileadmin/user_upload/downloads/360-Pflege-DQR_Definition_360Grad_Pflege.pdf [16.06.2024].

Fischer, Florian, Boscher, Claudia, Raiber, Lea, Steinle, Johannes, Rölle, Anita & Winter, Maik (2022). Implikationen für eine zukunftsorientierte Pflegeausbildung: Die Perspektive zukünftiger Nutzer*innen pflegerischer Leistungen im Alter. In Ulrike Weyland & Katrin Reiber (Hg.), Zeitschrift für Berufs- und Wirtschaftspädagogik Beiheft: Bd. 33. Professionalisierung der Gesundheitsberufe: Berufliche und hochschulische Bildung im Spiegel aktueller Forschung (S. 243–267). Steiner.

Fleischhut, Nikolas & Ansorg, Jörg (2019). Blended E-Learning: die Revolution in der Weiter- und Fortbildung von Pflegeberufen? In Arno Elmer & David Matusiewicz (Hg.), Die digitale Transformation der Pflege: Wandel, Innovation, Smart Services (S. 55–60). MWV.

Fletcher, Kelsie A., Reddin, Karen & Tait, Desiree (2022). The history of disaster nursing: from Nightingale to nursing in the 21st century. Journal of research in nursing: JRN, 27(3), 257–272. https://doi.org/10.1177/17449871211058854

Fogolin, Angela (Hg.) (2014). Beruflich qualifiziert studieren?! Informationen zum berufsbegleitenden Studium (2. Aufl.). Bundesinstitut für Berufsbildung (BIBB).

Forschungsinstitut Betriebliche Bildung (2022). Abschlussbericht 11/2022 QUAWE. Bundesinstitut für Berufsbildung (BIBB).

Forster, Cordula, Zerth, Jürgen, Klawunn, Ronny, Witek, Sandra, Krick, Tobias & Heimann-Steinert, Anika (2023). Die Evaluation des pflegerischen Nutzens im »Cluster Zukunft der Pflege«. In Tobias Krick, Jürgen Zerth, Heinz Rothgang, Ronny Klawunn, Stefan Walzer & Tobias Kley (Hg.), Pflegeinnovationen in der Praxis: Erfahrungen und Empfehlungen aus dem »Cluster Zukunft der Pflege« (S. 251–272). Springer Gabler. https://doi.org/10.1007/978-3-658-39302-1_14

Frank, Irmgard (2019). Durchlässigkeit und Gleichwertigkeit allgemeiner und beruflicher Bildung: eine historische Betrachtung. In Barbara Hemkes, Karl Wilbers & Michael Heister (Hg.), Berichte zur beruflichen Bildung. Durchlässigkeit zwischen beruflicher und hochschulischer Bildung (S. 114–127). Budrich.

Friebertshäuser, Barbara, Langer, Antje & Prengel, Annedore (Hg.) (2013). Handbuch Qualitative Forschungsmethoden in der Erziehungswissenschaft (4. Aufl.). Beltz.

Friese, Marianne (2018a). Berufliche und akademische Ausbildung für Care Berufe: Überblick und fachübergreifende Perspektiven der Professionalisierung. In Marianne Friese (Hg.), Berufsbildung, Arbeit und Innovation: Band 50. Reformprojekt Care Work: Professionalisierung der beruflichen und akademischen Ausbildung (S. 17–44). wbv.

Friese, Marianne (2018b). Care Work im Spannungsfeld gesellschaftlicher Transformation. Systematische Widersprüche und Entwicklungsperspektiven. In Marianne Friese (Hg.), Berufsbildung, Arbeit und Innovation: Band 50. Reformprojekt Care Work: Professionalisierung der beruflichen und akademischen Ausbildung (S. 17–38). wbv.

Fuchs, Philipp, Mielenz, Maik Oliver, Seidel, Katja & Wellmer, Sabine (2024). Erwartungen an die Pflegeausbildung: Praxisschock als Grund für Ausbildungsabbrüche? In Karin Reiber, Jutta Mohr, Michaela Evans-Borchers & Miriam Peters (Hg.), Fachkräftesicherung, Versorgungsqualität und Karrieren in der Pflege (S. 245–262). wbv.

Gahlen-Hoops, Wolfgang von (2019). Berufliche Fachrichtung und Fachdidaktik Gesundheit und Pflege. In Claudia Kalisch & Franz Kaiser (Hg.), Berufsbildung, Arbeit und Innovation: Band 48. Bildung beruflicher Lehrkräfte: Wege in die pädagogische Königsklasse (S. 177–190). wbv.

Gahlen-Hoops, Wolfgang von & Brühe, Roland (2024). Bestehende Studienstrukturen in der Lehrendenbildung Pflege. In Roland Brühe & Wolfgang von Gahlen-Hoops (Hg.), Handbuch Pflegedidaktik II: Pflegedidaktisch denken (S. 387–399). UTB; transcript.

Garcia González, Daniel & Peters, Miriam (2021). Ausbildungs- und Studienabbrüche in der Pflege – ein integratives Review. Bundesinstitut für Berufsbildung (BIBB).

Garthe, Nina (2023). Bleiben oder Gehen? Ältere Beschäftigte in der Pflege. Die Schwester, der Pfleger (12), 60–62.

Genz, Katharina (2022). Karrierewege in der Pflege: Chancen und Möglichkeiten. CNE.fortbildung, 15, 2–16.

Genz, Katharina (2023). Die Relevanz der Geschichte der Pflege für die gegenwärtige Professionalisierung der Pflege und deren Umsetzung in der generalistischen Pflegeausbildung. Geschichte der Gesundheitsberufe, 12(2), 132–142.

Genz, Katharina (2024). Einer Wiederholung der dunklen Geschichte vorbeugen: Medizinverbrechen im Nationalsozialismus und die Rolle der Pflege. pflegen: palliativ, 62, 8–9.

Georges, Daniela, Rakusa, Elena, Holtz, Anna-Victoria, Fink, Anne & Doblhammer, Gabriele (2023). Demenzerkrankungen in Deutschland: Epidemiologie, Trends und Herausforderungen. https://doi.org/10.25646/11566

Glamann, Nathalie & Carlo, Gian-Luca de (2023). Corona und die medizinische Pflege – Eine explorative Untersuchung zu psycho-sozialen Belastungen von Pflegekräften im ersten Pandemie-Jahr. In Heike Ohlbrecht & Astrid Seltrecht (Hg.), Gesundheit und Gesellschaft. Pflege: Systemrelevant – und nun? (S. 101–131). Springer. https://doi.org/10.1007/978-3-658-39402-8_6

Görres, Stefan, Stöver, Martina, Schmitt, Svenja, Bomball, Jaqueline & Schwanke, Aylin (2009). Qualitätskriterien für Best Practice in der Pflegeausbildung: Synopse evaluierter Modellprojekte – Abschließender Projektbericht. Institut für Public Health und Pflegeforschung (ipp).

Grewe, Annette & Stegmüller, Klaus (2022). Die Akademisierung der Pflege in Deutschland im Spannungsfeld von Berufsrecht und Hochschulrecht: Ein Rückblick auf die Jahre 1990–2010. In Lukas Slotala, Nadja Noll, Matthias Klemm & Heinrich Bollinger (Hg.), Die Internationalisierung der beruflichen Pflege in Deutschland (S. 75–99). Mabuse.

Guetterman, Timothy C., Fàbregues, Sergi & Sakakibara, Rae (2021). Visuals in joint displays to represent integration in mixed methods research: A methodological review. Methods in Psychology, 5, 100080. https://doi.org/10.1016/j.metip.2021.100080

Hackauf, Horst & Quenzel, Gudrun (2022). Diversität von Gesundheit und Krankheit im Kinder- und Jugendalter. In Robin Haring (Hg.), Springer Reference Pflege – Therapie – Gesundheit. Gesundheitswissenschaften (2. Aufl., S. 523–532). Springer. https://doi.org/10.1007/978-3-662-65219-0_43

Halletz, Isabell (2022). Der Fachkräftemangel im Gesundheitswesen: Können wir, wie wir wollen? Eine Einschätzung aus Sicht der Pflege. In Björn Stahlhut & Martin Lammert (Hg.), Gesamtstaatliche Sicherheitsvorsorge – gerüstet für den Ernstfall!? (S. 175–187). Berliner Wissenschafts-Verlag.

Hänel, Jonas (2024). Politik pflegen? PADUA, 19(1), 9–14. https://doi.org/10.1024/1861-6186/a000777

Hangel, Nora & Inthorn, Julia (2020). Ethische Fragen der Digitalisierung in der Pflege: Ein Überblick über zentrale Argumente. In Tim Drechsel & Julia Inthorn (Hg.), Wie viel Technik ist menschlich? Medienpädagogische und ethische Auseinandersetzung mit Digitalisierung in der Pflegeausbildung (S. 41–53). Kopaed.

Health Care Without Harm Europe (n. d.). Pflegeschulen-Selbstverpflichtung: Nurses Climate Challenge Europe. https://nursesclimatechallenge.org/de [16.06.2024].

Hecker, Kristin, Jahn, Patrick & Darmann-Finck, Ingrid (n. d.). Hochschulische Pflegeausbildung und Berufseinstieg (HPABE). Bundesinstitut für Berufsbildung (BIBB). https://www.bibb.de/de/152078.php [16.06.2024].

Heidemann, Christin, Scheidt-Nave, Christa, Beyer, Ann-Kristin, Baumert, Jens, Thamm, Roma, Maier, Birga, Neuhauser, Hannelore, Fuchs, Judith, Kuhnert, Ronny & Hapke, Ulfert (2021). Gesundheitliche Lage von Erwachsenen in Deutschland – Ergebnisse zu ausgewählten Indikatoren der Studie GEDA 2019/2020-EHIS. https://doi.org/10.25646/8456

Heinemann, Alisha M. B., Pape, Norman & Kakkattil, John M. (2020). Zum Umgang mit Heterogenität in der Ausbildung von Pflegefachpersonen. In Ingrid Darmann-Finck & Karl-Heinz Sahmel (Hg.), Pädagogik im Gesundheitswesen (S. 1–17). Springer. https://doi.org/10.1007/978-3-662-61428-0_29-1

Helfferich, Cornelia (2011). Die Qualität qualitativer Daten: Manual für die Durchführung qualitativer Interviews (4. Aufl.). VS.

Hemkes, Barbara & Wilbers, Karl (2019). Einführung: Herausforderung Durchlässigkeit: Versuch einer Näherung. In Barbara Hemkes, Karl Wilbers & Michael Heister (Hg.), Durchlässigkeit zwischen beruflicher und hochschulischer Bildung (S. 11–33). Budrich.

Hemkes, Barbara, Wilbers, Karl & Heister, Michael (Hg.) (2019). Berichte zur beruflichen Bildung. Durchlässigkeit zwischen beruflicher und hochschulischer Bildung. Budrich.

Hergesell, Jannis (2021). Innovationsimperativ und digitale Pflegetechnik. Eine gesellschaftsdiagnostische Perspektive auf »innovative« Assistenzen in der Altenpflege. In Manfred Hülsken-Giesler, Susanne Kreutzer & Nadin Dütthorn (Hg.),

Neue Technologien für die Pflege. Grundlegende Reflexionen und pragmatische Befunde. (S. 279–294). V & R unipress.

Herzberg, Jana & Team Praxisentwicklung im Studiengang Bachelor Pflege (2021). Konzept Praktische Studienphasen im Bachlelorstudiengang Pflege (Praxiscurriculum). Charité.

Hessisches Kultusministerium (2018). Kerncurriculum berufliches Gymnasium: Gesundheit. Hessisches Kultusministerium.

Hickmann, Helen & Koneberg, Filiz (2022). Die Berufe mit dem aktuell größten Fachkräftelücken. IW-Kurzbericht, 67, 1–3.

Hochschulrektorenkonferenz (2024). Hochschulkompass. https://www.hochschulkompass.de/home.html [16.06.2024].

Hower, Kira & Winter, Werner (2021). Pandemiebedingte Herausforderungen in der Pflege – Ansätze für die Betriebliche Gesundheitsförderung. In Bernhard Badura, Antje Ducki, Helmut Schröder & Markus Meyer (Hg.), Fehlzeiten-Report: Bd. 2021. Betriebliche Prävention stärken – Lehren aus der Pandemie (S. 379–396). Springer. https://doi.org/10.1007/978-3-662-63722-7_23

Hübner, Ursula & Egbert, Nicole (2017). Telepflege. In Peter Bechtel, Ingrid Smerdka-Arhelger & Kathrin Lipp (Hg.), Pflege im Wandel gestalten – eine Führungsaufgabe: Lösungsansätze, Strategien, Chancen (2. Aufl., S. 211–224). Springer. https://doi.org/10.1007/978-3-662-54166-1_21

Hülsken-Giesler, Manfred & Dütthorn, Nadin (2021). Situatives Lernen in der Pflege über digitale Simulation. Potenziale und Begrenzungen von Serious Games zur Unterstützung komplexer Lernprozesse in der Pflegebildung. In Manfred Hülsken-Giesler, Susanne Kreutzer & Nadin Dütthorn (Hg.), Neue Technologien für die Pflege. Grundlegende Reflexionen und pragmatische Befunde. (S. 363–378). V & R unipress. https://doi.org/10.14220/9783737012027.363

ICN (2019a). Core Competencies in Disaster Nursing: Version 2.0. International Council of Nurses.

ICN (2019b). Nurses: A Voice to Lead: Invest in nursing and respect rights to secure global health. International Council of Nurses.

ICN (2019c). Positionspapier: Pflegefachpersonen, Klimawandel und Gesundheit. International Council of Nurses.

ICN (2021). Der ICN-Ethikkodex für Pflegefachpersonen: Überarbeitet 2021. International Council of Nurses.

ICN (2022). Core Competencies in Disaster Nursing: Competencies for Nurse involved in Emergency Medical Teams (Level III). International Council of Nurses.

IEGUS, Contec & WifOR (2023). »Arbeitsplatzsituation in der Akut- und Langzeitpflege und Ermittlung sowie modellhafte Implementierung von Indikatoren für gute Arbeitsbedingungen in der Langzeitpflege«: Los 1: Analyse, Befragungen und Maßnahmenempfehlungen zum Pflegearbeitsplatz der Zukunft im Auftrag des Bundesministeriums für Gesundheit. https://www.bundesgesundheitsmi

nisterium.de/service/publikationen/details/abschlussbericht-zur-studie-arbeitsplatzsituation-in-der-akut-und-langzeitpflege-teil-1 [16.06.2024].

IFBG & Barmer (2023). Pflegestudie 2.0: Wiederholte Ressourcen- und Belastungsanalyse bei Pflegekräften. IFBG & Barmer.

IFRC (2023). World Disasters Report 2022: Trust, equity and local action. INTL FED OF RED CROSS.

IFRC (2024). What is a disaster? https://www.ifrc.org/our-work/disasters-climate-and-crises/what-disaster [16.06.2024].

Isfort, Michael (2024). Qualifizierung und Berufsaustritte in der Pflege. In Thomas Klie (Hg.), Pflegereport 2024: Die Baby-Boomer und die Zukunft der Pflege – Beruflich Pflegende im Fokus (S. 91–121). medhochzwei Verlag.

Jürgensen, Anke (2023). Pflegehilfe und Pflegeassistenz: Ein Überblick über die landesrechtlichen Regelungen für die Ausbildung und den Beruf (2. Aufl.). BIBB-Fachbeiträge zur beruflichen Bildung. Bundesinstitut für Berufsbildung (BIPP). https://hdl.handle.net/10419/280791 [16.06.2024].

Jürgensen, Anke & Dauer, Bettina (2021). Handreichung für die Pflegeausbildung am Lernort Praxis. Pflegeausbildung gestalten. Bundesinstitut für Berufsbildung (BIBB).

Kälble, Karl (2024). Zur Professionalisierung der Pflege in Deutschland: Stand und Perspektiven. In Tobias Sander & Sandra Dangendorf (Hg.), Akademisierung der Pflege: Berufliche Identitäten und Professionalisierungspotentiale im Vergleich der Sozial- und Gesundheitsberufe (2. Aufl., S. 29–56). Beltz Juventa.

Kellner, Anne (2022). »Schwesternschaft versus Gewerkschaft« – über die Persistenz eines Konflikts. In Katharina Genz, Anja Katharina Peters & Andrea Thiekötter (Hg.), Pflege und Politik im Spiegel der Zeit (S. 77–110). hpsmedia.

Kersting, Karin (2024). »Coolout« in der Pflege: Eine Studie zur moralischen Desensibilisierung (6. Aufl.). Mabuse. https://ebookcentral.proquest.com/lib/kxp/detail.action?docID=7419081 [16.06.2024].

Klein, Bettina, Hamel, Lucas, Peters, Miriam & Meng, Michael (2022). Patientenbezogener Mehrwert des Einsatzes von Pflegefachpersonen mit akademischer Ausbildung: Ein Rapid Review (BIBB Discussion Paper). Bundesinstitut für Berufsbildung (BIBB).

Klein, Zoé & Müller, Normann (2024). Erste Erhebung im BIBB-Pflegepanel: Monitoring der Pflegeausbildung. Die Schwester, der Pfleger (4), 62–66.

Klie, Thomas (2024). Die Baby-Boomer und die Zukunft der Pflege: Beruflich Pflegende im Fokus: Befunde, Analysen und Perspektiven – der Pflegereport 2024. In Thomas Klie (Hg.), Pflegereport 2024: Die Baby-Boomer und die Zukunft der Pflege – Beruflich Pflegende im Fokus (S. 1–28). medhochzwei.

KLUG (2022). Mit Hitze keine Witze: Wie schützen wir uns und andere? https://hitze.info/wp-content/uploads/2023/06/KLUG_MitHitzeKeineWitze_upload.pdf [16.06.2024].

Knorr, Melanie, Beyer, Angelika, Radicke, Franziska, Thomé-Soós, Friederike, Hoffmann, Wolfgang & Berg, Neeltje van den (2020). Geriatrische Versorgung in ländlichen Regionen: Ergebnisse aus zwei standardisierten Befragungen von Leistungserbringern und Akteuren [Geriatric care in rural areas: Results from two standardized surveys of care providers]. Zeitschrift für Evidenz, Fortbildung und Qualität im Gesundheitswesen, 153–154, 97–103. https://doi.org/10.1016/j.zefq.2020.05.006

Koch, Lee Franklin, Faßhauer, Uwe & Reiber, Karin (2019). E-Learning in der hochschulischen Pflegeausbildung in Deutschland und die Rolle von Hochschullehrenden – eine Delphi-Erhebung [E-Learning in bachelor-level nursing education in Germany and the role of the nurse educator – a Delphi survey]. Pflege, 32(1), 31–46. https://doi.org/10.1024/1012-5302/a000653

Kocher, Eva & Potocka-Sionek, Nastazja (2022). Rechtsfragen beim Einsatz polnischer Betreuungskräfte (Live-ins) in Deutschland durch Vermittlung polnischer Agenturen. https://www.eu-gleichbehandlungsstelle.de/eugs-de/analysen/rechtsfragen-beim-einsatz-polnischer-betreuungskraefte-live-ins-in-deutschland-durch-vermittlung-polnischer-agenturen-2124804 [16.06.2024].

Köller, Olaf & Zimmer, Karin (2019). Aufgaben und Herausforderungen im Bildungswesen. In Olaf Köller, Marcus Hasselhorn, Friedrich W. Hesse, Kai Maaz, Josef Schrader, Heike Solga, Katharina Spieß & Karin Zimmer (Hg.), Das Bildungswesen in Deutschland: Bestand und Potenziale (S. 229). Klinkhardt.

Kremer-Preiß, Ursula, Maetzel, Jakob & Huschik, Gwendolyn (2021). Neue Wohnformen für Pflegebedürftige – Mehrwert oder bloß Mehraufwand? In Klaus Jacobs, Adelheid Kuhlmey, Stefan Greß, Jürgen Klauber & Antje Schwinger (Hg.), Pflege-Report: Bd. 2021. Sicherstellung der Pflege: Bedarfslagen und Angebotsstrukturen (S. 117–129). Springer. https://doi.org/10.1007/978-3-662-63107-2_8

Kremer-Preiß, Ursula & Wolf-Ostermann, Karin (2023). Diskussion um Qualitätssicherung neuer Wohnformen dringender denn je. In Antje Schwinger, Adelheid Kuhlmey, Stefan Greß, Jürgen Klauber & Klaus Jacobs (Hg.), Pflege-Report 2023: Versorgungsqualität von Langzeitgepflegten (S. 159–173). Springer Open. https://doi.org/10.1007/978-3-662-67669-1_10

Kreutzer, Susanne (2021). Geschichte beruflicher Bildung in der Krankenpflege, Kinderkrankenpflege und psychiatrischen Pflege. In Ingrid Darmann-Finck & Karl-Heinz Sahmel (Hg.), Pädagogik im Gesundheitswesen (S. 79–94). Heidelberg.

Krüger, Lars, Krotsetis, Susanne, Nydahl, Peter & OpenAI's Generative Pretrained Transformer 3 (GPT-3) Model (2023). ChatGPT: Fluch oder Segen in der Pflege? Medizinische Klinik – Intensivmedizin und Notfallmedizin, 118(7), 534–539. https://doi.org/10.1007/s00063-023-01038-3

Kruse, Andreas & Schmitt, Eric (2021). Der Beitrag der Technik zur Förderung von Lebensqualität und Teilhabe im Alter. In Manfred Hülsken-Giesler, Susanne

Kreutzer & Nadin Dütthorn (Hg.), Neue Technologien für die Pflege. Grundlegende Reflexionen und pragmatische Befunde. (S. 33–56). V & R unipress. https://doi.org/10.14220/9783737012027.33

Kuckartz, Udo & Rädiker, Stefan (2022). Qualitative Inhaltsanalyse: Methoden, Praxis, Computerunterstützung: Grundlagentexte Methoden (5. Auflage). Beltz Juventa.

Kuhlmey, Adelheid & Gellert, Paul (2022). Lehren aus der Corona – Pandemie für Strukturentwicklungen im Versorgungssetting Pflegeheim: Endbericht des Projekts »Covid-Heim«. GKV.

Kultusministerkonferenz (2002). Anrechnung von außerhalb des Hochschulwesens erworbenen Kenntnissen und Fähigkeiten auf ein Hochschulstudium (I): Beschluss der Kultusministerkonferenz vom 28.06.2002. KMK.

Kultusministerkonferenz (2017a). Empfehlung zur Beruflichen Orientierung an Schulen: Beschluss der Kultusministerkonferenz vom 07.12.2017. https://www.kmk.org/fileadmin/Dateien/veroeffentlichungen_beschluesse/2017/2017_12_07-Empfehlung-Berufliche-Orientierung-an-Schulen.pdf [16.06.2024].

Kultusministerkonferenz (2017b). Qualifikationsrahmen für deutsche Hochschulabschlüsse. https://www.kmk.org/fileadmin/Dateien/veroeffentlichungen_beschluesse/2017/2017_02_16-Qualifikationsrahmen.pdf [16.06.2024].

Kultusministerkonferenz (2021). Das Bildungswesen in der Bundesrepublik Deutschland 2019/2020: Darstellung der Kompetenzen, Strukturen und bildungspolitischen Entwicklungen für den Informationsaustausch in Europa. KMK. https://www.kmk.org/fileadmin/Dateien/pdf/Eurydice/Bildungswesen-dt-pdfs/dossier_de_ebook.pdf [16.06.2024].

Kultusministerkonferenz (2022). Vereinbarung über die Schularten und Bildungsgänge im Sekundarbereich I: (Beschluss der KMK vom 03.12.1993 i. d. F. vom 07.10.2022). KMK.

Kuntz, Benjamin, Waldhauer, Julia, Schmidtke, Claudia & Lampert, Thomas (2022). Bildung und Gesundheit. In Robin Haring (Hg.), Gesundheitswissenschaften (2. Aufl., S. 553–571). Springer. https://doi.org/10.1007/978-3-662-65219-0_46

Kunze, Katrin (2024). Interprofessionelle Sozialisation als Teil der beruflichen Sozialisation von Gesundheitsberufen. In Ursula Walkenhorst & Martin Fischer (Hg.), Springer Reference Pflege – Therapie – Gesundheit. Interprofessionelle Bildung für die Gesundheitsversorgung (S. 1–11). Springer. https://doi.org/10.1007/978-3-662-65420-0_7-1

Lancet Countdown on Health and Climate Change (2021). Policy Brief für Deutschland 2021. https://www.klimawandel-gesundheit.de/wp-content/uploads/2021/10/20211020_Lancet-Countdown-Policy-Germany-2021_Document_v2.pdf [16.06.2024].

Landespflegekammer Baden-Württemberg (n. d.). pflege. nur mit uns! Landespflegekammer Baden-Württemberg. https://www.pflegekammer-bw.de/ [16.06.2024].

Landespflegekammer Rheinland-Pfalz (2023). Über uns. Landespflegekammer Rheinland-Pfalz. https://pflegekammer-rlp.de/uber-uns/ [16.06.2024].

Latteck, Änne-Dörte & Büker, Christa (2023). Hochschulische Ausbildung in Pflegeberufen. In Ingrid Darmann-Finck & Karl-Heinz Sahmel (Hg.), Springer Reference Pflege – Therapie – Gesundheit. Pädagogik im Gesundheitswesen (S. 171–182). Springer. https://doi.org/10.1007/978-3-662-66832-0_12

Lehmann, Yvonne, Holle-Sudiyono, Regina, Wabnitz, Katharina & Schwienhorst-Stich, Eva-Maria (2023). Pflegebildung für planetare Gesundheit. Pflegezeitschrift, 76(9), 36–39. https://doi.org/10.1007/s41906-023-2139-x

Lewin, Philip, Mähs, Mareike, Wendel, Pascal, Zeptner, Marco & Hildebrandt, Helmut (2024). Pflegende Baby-Boomer im Lichte der Routinedaten. In Thomas Klie (Hg.), Pflegereport 2024: Die Baby-Boomer und die Zukunft der Pflege – Beruflich Pflegende im Fokus (S. 66–90). Medhochzwei.

Loke, Alice Yuen, Guo, Chunlan & Molassiotis, Alex (2021). Development of disaster nursing education and training programs in the past 20 years (2000 – 2019): A systematic review. Nurse education today, 99, 104809. https://doi.org/10.1016/j.nedt.2021.104809

Lopez-Medina, I. M., Álvarez-Nieto, C., Grose, J., Elsbernd, A., Huss, N., Huynen, M. & Richardson, J. (2019). Competencies on environmental health and pedagogical approaches in the nursing curriculum: A systematic review of the literature. Nurse education in practice, 37, 1–8. https://doi.org/10.1016/j.nepr.2019.04.004

Löwenstein, Mechthild (2022). Wege in Die Generalistische Pflegeausbildung: Gestalten, Entwickeln, Vorangehen. Springer. https://ebookcentral.proquest.com/lib/kxp/detail.action?docID=7165860 [16.06.2024].

Mahler, Cornelia, Gutmann, Thomas, Karstens, Sven & Joos, Stefanie (2014). Begrifflichkeiten für die Zusammenarbeit in den Gesundheitsberufen: Definition und gängige Praxis. GMS Zeitschrift für Medizinische Ausbildung, 4(31), 1–10.

Marquardt, Katja (2022). Vielfalt als Chance: Diversität in der Pflege. Heilberufe, 74(10), 44–45.

Mayer, Hanna (2022). Pflegeforschung anwenden: Elemente und Basiswissen für Studium und Weiterbildung (6. Aufl.). facultas.

Meifort, Barbara (2001). Eliten brauchen Heloten. Heiteres Berufebasteln in der Krankenpflege. Dr. med. Mabuse, 130, 40–44.

Meng, Michael, Hofrath, Claudia, Peters, Miriam, Hamel, Lucas, Klein, Bettina & Dorin, Lena (2023). Primärqualifizierende Pflegestudiengänge im Überblick. In Antje Schwinger, Adelheid Kuhlmey, Stefan Greß, Jürgen Klauber & Klaus

Jacobs (Hg.), Pflege-Report 2023: Versorgungsqualität von Langzeitgepflegten (S. 215–231). Springer Open. https://doi.org/10.1007/978-3-662-67669-1_14

Meng, Michael, Peters, Miriam & Dorin, Lena (2022). Erste Sondererhebung des BIBB- Pflegepanels: Ein aktueller Überblick zu berufsqualifizierenden Pflegestudiengängen. Bundesinstitut für Berufsbildung (BIBB).

Micucci, Sarah (2023). Pflege in Uniform. https://www.elsevier.com/de-de/connect/pflege-in-uniform [16.06.2024].

Micus-Loos, Christiane, Plößer, Melanie, Geipel, Karen & Schmeck, Marike (Hg.) (2016). Normative Orientierungen in Berufs- und Lebensentwürfen junger Frauen. Springer VS. https://doi.org/10.1007/978-3-658-12626-1

Ministerium für Bildung, Wissenschaft, Jugend und Kultur Rheinland-Pfalz (2020). Lehrplan für die Fachoberschule: Fachrichtung: Gesundheit und Soziales. Ministerium für Bildung, Wissenschaft, Jugend und Kultur Rheinland-Pfalz.

Misoch, Sabina (2019). Qualitative Interviews (2. Aufl.). De Gruyter.

Mittelstät, Kathrin, Keppner, Celine, Mohr, Jutta, Reiner, Marcel, Scheu, Tobias & Späth, Jochen (2024). Übergänge in Weiterbildung und deren Verwertung in der Praxis: Gelingensfaktoren, Herausforderungen, Gestaltungsspielräume. Bundesinstitut für Berufsbildung (BIBB).

Mohr, Jutta (2022). Betriebliche Fort- und Weiterbildung in der beruflichen Pflege als Beitrag zur Professionalisierung auf individueller Ebene. In Ulrike Weyland & Karin Reiber (Hg.), Professionalisierung der Gesundheitsberufe: Berufliche und hochschulische Bildung im Spiegel aktueller Forschung (S. 269–294). Steiner.

Moses, Simone (2015). Die Akademisierung der Pflege in Deutschland. Studienreihe der Robert-Bosch-Stiftung. Huber.

Mücke, Hans-Guido & Matzarakis, Andreas (2019). Klimawandel und Gesundheit: Tipps für sommerliche Hitze und Hitzewellen. Umweltbundesamt.

Müller, Mirjam (2023). Bewerben auf Juniorprofessuren und Professuren: Strategien für die ersten Berufungsverfahren. Campus.

Müssig, Carsten (2021). Künstliche Intelligenz für Lernende und Lehrende: Lernende Software und Chancen für die Pflegebildung. Pflege Zeitschrift, 6(74), 36–40.

National Association of School Nurses (2017). Definition of School Nursing. NASN. https://www.nasn.org/about-nasn/about [16.06.2024].

Niedersächsisches Kultusministerium (2015). Rahmenrichtlinie für den berufsbezogenen Lernbereich in der Fachoberschule: Gesundheit und Soziales – Schwerpunkt Gesundheit-Pflege. https://www.nibis.de/nli1/bbs/archiv/rahmenrichtlinien/rrl_fos_gup.pdf [16.06.2024].

Nock, Annike Morgane, Iversen, Linda, Waidhas, Lukas & Petersen-Ewert, Corinna (2022). Community Health Nursing in der Stadt (CoSta). Pflege, 35(6), 373–380.

Noll, Nadja & Bollinger, Heinrich (2022). Die Integrationsarbeit der Pflegeteams: arbeitssoziologische Anmerkungen. In Lukas Slotala, Nadja Noll, Matthias

Klemm & Heinrich Bollinger (Hg.), Die Internationalisierung der beruflichen Pflege in Deutschland (S. 119–140). Mabuse.

OECD (2016). Health Workforce Policies in OECD-Countries: Right jobs, right skills, right places. OECD health policy studies. OECD. https://doi.org/10.1787/9789264239517-en

OECD (2023). Bildung auf einen Blick 2023. OECD-Indikatoren. DIPF Leibniz Institut für Bildungsforschung und Bildungsinformation. https://www.pedocs.de/volltexte/2024/28471/pdf/OECD_2023_Bildung_auf_einen_Blick.pdf https://doi.org/284714 [16.06.2024].

Partecke, Maud, Heß, Ulrike, Schäper, Christoph & Meissner, Konrad (2017). Interprofessionelles Lernen als Voraussetzung für interprofessionelle Zusammenarbeit. In Anke Simon (Hg.), Akademisch ausgebildetes Pflegefachpersonal: Entwicklung und Chancen (S. 145–154). Springer. https://doi.org/10.1007/978-3-662-54887-5_11

Peters, Miriam, Hülsken-Giesler, Manfred, Dütthorn, Nadin, Hoffmann, Bernward, Jeremias, Cornelia, Knab, Cornelius & Pechuel, Rasmus (2018). Mobile Learning in der Pflegebildung. In Claudia de Witt & Christina Gloerfeld (Hg.), Handbuch Mobile Learning (S. 971–992). Springer VS. https://doi.org/10.1007/978-3-658-19123-8_45

Peters, Miriam & Jürgensen, Anke (2022). Prüfen in Zeiten von Corona [Examination in times of Corona: A cross-sectional study on the use of digital media and the implementation of examinations in nursing education]. Pflege, 35(3), 189–197. https://doi.org/10.1024/1012-5302/a000868

Peters, Miriam & Telieps, Johanna (2023). Zuordnung der Abschlüsse in den Pflegeberufen zum DQR. BWP, 52(1), 57–59.

Peters, Sibylle (2023). Umschulung. In Rolf Arnold, Ekkehard Nuissl & Josef Schrader (Hg.), Wörterbuch Erwachsenen- und Weiterbildung (3. Aufl., S. 409–410). Klinkhardt.

Pfahl, Svenja & Unrau, Eugen (2023). Substituierbarkeitspotenziale nach Berufssegmenten 2019. https://www.boeckler.de/data/wsi_gdp_tr-subpotenzial-02.pdf [16.06.2024].

Pflegekammer Nordrhein-Westfalen (2024). Pflegekammer NRW in Zahlen. Pflegekammer Nordrhein-Westfalen. https://www.pflegekammer-nrw.de/ [16.06.2024].

Pichler, Peter-Paul, Jaccard, Ingram S., Hanewinkel, Leonie & Weisz, Helga (2023). Evidenzbasis Treibhausgasemissionen des deutschen Gesundheitswesens GermanHealthCFP. https://www.bundesgesundheitsministerium.de/fileadmin/Dateien/5_Publikationen/Gesundheit/Berichte/GermanHealthCFP_Sachbericht.pdf [16.06.2024].

Polit, Denise F. & Beck, Cheryl Tatano (2006). The content validity index: are you sure you know what's being reported? Critique and recommendations. Research in nursing & health, 29(5), 489–497. https://doi.org/10.1002/nur.20147

Powers, Robert (2010). Introduction to Disasters and Disaster Nursing. In Robert Powers & Elaine Daily (Hg.), International disaster nursing (S. 1–12). Cambridge University Press. https://doi.org/10.1017/CBO9780511841415.004

Punie, Yves (Hg.) (2017). European framework for the digital competence of educators: DigiCompEdu. Publications Office of the European Union. https://doi.org/10.2760/159770

Püschel, Laura, Gahlen-Hoops, Wolfgang von & Balzer, Katrin (2024). Interprofessionalität Lehren und Lernen: Projekt »interEdu«. Die Schwester, der Pfleger (4), 1–4.

Racoviÿÿ, Monica, Tate, Jody & Wait, Suzanne (2023). Overcoming the nursing workforce crisis in Europe to improve care for people with non-communicable diseases. British Journal of Nursing, 32(14), 698.

Rasche, Christoph, Reinecke, Adriana A. & Margaria, Tiziana (2022). Künstliche Intelligenz im Gesundheitswesen als Kernkompetenz? Status quo, Entwicklungslinien und disruptives Potenzial. In Mario A. Pfannstiel (Hg.), Künstliche Intelligenz im Gesundheitswesen: Entwicklungen, Beispiele und Perspektiven (S. 49–79). Springer Gabler. https://doi.org/10.1007/978-3-658-33597-7_2

Raveling, Jann (2022). Seit wann gibt es die Digitalisierung? Teil I: Eine Reise in die Geschichte des Computers und der Digitalisierung. https://www.wfb-bremen.de/de/page/stories/digitalisierung-industrie40/seit-wann-gibt-es-die-digitalisierung-geschichte-teil-eins [16.06.2024].

Reiber, Karin (2018). Pflegepädagogik: eine Etappe auf dem Weg der Akademisierung und Professionalisierung der Lehrtätigkeit an pflegeberuflichen Schulen? In Marianne Friese (Hg.), Berufsbildung, Arbeit und Innovation: Band 50. Reformprojekt Care Work: Professionalisierung der beruflichen und akademischen Ausbildung (S. 63–74). wbv.

Reiber, Karin (2023). Forschendes Lernen und seine Potenziale für die Gesundheitsberufe – didaktische Verortungen zwischen Wissenschafts- und Professionsbezug am Beispiel von Pflegeausbildung und -studium. In Ingrid Darmann-Finck & Karl-Heinz Sahmel (Hg.), Springer Reference Pflege – Therapie – Gesundheit. Pädagogik im Gesundheitswesen (S. 353–362). Springer. https://doi.org/10.1007/978-3-662-66832-0_20

Reiber, Karin, Braun, Jan & Mohr, Jutta (2023a). Berufliche Bildung in der Domäne Pflege zwischen Anforderungen des Beschäftigungssystems und individueller berufsbiografischer Entwicklung. In Rita Braches-Chyrek & Marianne Friese (Hg.), Care Work in der gesellschaftlichen Transformation: Beschäftigung, Bildung, Fachdidaktik (S. 75–89). wbv.

Reiber, Karin, Reuschenbach, Bernd, Wochnik, Markus, Grossmann, Daniel, Olden, Daria, Tsarouha, Elena, Krause-Zenss, Antje, Greissl, Kristina & Schatt, Viktoria (2023b). Veränderungen in Pflegeberuf und Pflegeausbildung: Intentionen und Effekte der Reform aus Sicht der Begleitforschung. BWP@Berufs- und Wirtschaftspädagogik – online (45), 1–19.

Reiber, Karin, Weyland, Ulrike & Wittmann, Eveline (2019). Professionalisierung des schulischen Bildungspersonals in den Gesundheits- und Pflegeberufen – Zwischenfazit eines berufs- und wirtschaftspädagogischen Sonderweges. In Evelyn Wittman, Dietrich Frommberger & Ulrike Weyland (Hg.), Schriftenreihe der Sektion Berufs- und Wirtschaftspädagogik der Deutschen Gesellschaft für Erziehungswissenschaft (DGfE). Jahrbuch der berufs- und wirtschaftspädagogischen Forschung 2019 (S. 45–58). Budrich. https://doi.org/10.2307/j.ctvqsf3c7.6

Reimer, Franz (2021). Schulpflicht für alle – Zweck oder Mittel? Der verfassungsrechtliche Rahmen für schulische Bildung und Chancen(un)gleichheit vor und nach der Pandemie. DDS – Die Deutsche Schule, 2021(04), 409–421. https://doi.org/10.31244/dds.2021.04.04

Reinartz, Florian & Güttler, Karen (2019). Künstliche Intelligenz in der Pflegedokumentation. In Arno Elmer & David Matusiewicz (Hg.), Die digitale Transformation der Pflege: Wandel, Innovation, Smart Services (S. 205–208). MWV.

Reinhart, Sebastian (2009). Krisen- und Katastrophenmanagement in der EU: Herausforderungen und Möglichkeiten. SIAK-Journal (3), 68–81.

Reinke, Marcus (2020). Digitale Veränderungen meistern: Vorsprung durch Changekompetenz. Haufe-Lexware. https://www.wiso-net.de/document/HAUF,AHAU,VHAU__9783648137628274 [16.06.2024].

Reuschenbach, Bernd & Darmann-Finck, Ingrid (2018). Pflege studieren – Intentionen, Strukturen und Erfahrungen. In Karl-Heinz Sahmel (Hg.), Hochschuldidaktik der Pflege und Gesundheitsfachberufe (S. 63–75). Springer. https://doi.org/10.1007/978-3-662-54875-2_6

Rhodius, Regina & Pregernig, Michael (2018). Per »Wissensmesse« zum Forschungsprogramm: Arbeitsphasen und Abstimmungsprozesse zwischen Wissenschaft und Praxis. In Rico Defila & Antonietta Di Giulio (Hg.), Transdisziplinär und transformativ forschen: Eine Methodensammlung (S. 163–194). Springer Nature.

Richter, Miriam Tariba (2024). Intersektionale Diversity-Perspektiven in der Pflegedidaktik. In Roswitha Ertl-Schmuck, Jonas Hänel & Franziska Fichtmüller (Hg.), Pflegepädagogik. Pflegedidaktik als Disziplin: Eine systematische Einführung (2. Aufl., S. 206–221). Beltz Juventa.

Robert Bosch Stiftung (2001). Pflege neu denken: Zur Zukunft der Pflegeausbildung. Schattauer.

Robert Bosch Stiftung (Hg.) (2018). 360° Pflege – Qualifikationsmix für den Patienten. https://www.bosch-stiftung.de/sites/default/files/publications/pdf/2018-08/RBS_Broschuere_360%C2%B0_Pflege.pdf [16.06.2024].

Robert Koch-Institut (2024a). COVID-19-Todesfälle in Deutschland. RKI. https://doi.org/10.5281/ZENODO.10896634 [16.06.2024].

Robert Koch-Institut (2024b). Themenschwerpunkt: Demografischer Wandel. RKI. https://www.rki.de/DE/Content/Gesundheitsmonitoring/Themen/Demografischer_Wandel/Demografischer_Wandel_node.html#:~:text=Mit%20zunehmendem%20Lebensalter%20steigen%20das,alternden%20Bev%C3%B6lkerung%20immer%20h%C3%A4ufiger%20auftreten [16.06.2024].

Robinsohn, Saul B. (1967/1971). Bildungsreform als Revision des Curriculums. In Frank Braun, Detlef Glowka & Helga Thomas (Hg.), Erziehung als Wissenschaft (S. 110–181). Klett. (Erstveröffentlichung 1967/1971).

Robinsohn, Saul B. (1969). Ein Strukturkonzept für Curriculumentwicklung. In Frank Braun, Detlef Glowka & Helga Thomas (Hg.), Erziehung als Wissenschaft (S. 182–206). Klett. (Erstveröffentlichung 1969).

Romberg, Anna, Heinze, Cornelia & Tannen, Antje (2022). Interventionen der Schulgesundheitspflege in Deutschland. Pflege, 35(6), 319–325.

Sachverständigenrat Gesundheit & Pflege (2024). Fachkräfte im Gesundheitswesen: Nachhaltiger Einsatz einer knappen Ressource. https://www.svr-gesundheit.de/fileadmin/Gutachten/Gutachten_2024/Gutachten_2024_barrierefrei.pdf [16.06.2024].

Sachverständigenrat zur Begutachtung der Entwicklung im Gesundheitswesen (2023). Resilienz im Gesundheitswesen: Wege zur Bewältigung künftiger Krisen: Gutachten 2023. MWV.

Sahmel, Karl-Heinz (Hg.) (2018). Hochschuldidaktik der Pflege und Gesundheitsfachberufe. Springer. https://doi.org/10.1007/978-3-662-54875-2

Sauer, Jochen (2020). Lernen in der Krise: Pflegeausbildung in Corona-Zeiten. Die Schwester, der Pfleger (6), 14–16.

Saul, Surya (2023). Betriebliche Einstiegsqualifizierung für die generalistische Pflegeausbildung: Kompetenzorientierte Qualifizierungsbausteine. Pflegeausbildung gestalten. Bundesinstitut für Berufsbildung (BIBB).

Saul, Surya & Jürgensen, Anke (2021). Handreichung für die Pflegeausbildung am Lernort Pflegeschule: Erläuterungen des PflBG, der PflAPrV und Empfehlungen für die Erstellung schulinterner Curricula in Anlehnung an die Rahmenlehrpläne der Fachkommission nach § 53 PflBG. Bundesinstitut für Berufsbildung (BIBB).

Scerri, Anthony & Morin, Karen H. (2023). Using chatbots like ChatGPT to support nursing practice. Journal of clinical nursing, 32(15-16), 4211–4213. https://doi.org/10.1111/jocn.16677

Schaeffer, Doris (2011). Professionalisierung der Pflege – Verheißung und Realität. Gesundheits- und Sozialpolitik, 65(5-6), 30–37. https://doi.org/10.5771/1611-5821-2011-5-6-30
Schaeffer, Doris & Ewers, Michael (2014). Agenda Pflegeforschung für Deutschland: Plädoyer für eine kontinuierliche themenzentrierte Förderung von Pflegeforschung. Pflegewissenschaft, 67(7), 424–428.
Schmailzl, Kurt J.G. (2019). Digitale und analoge Begleiter: Pflege und Daseinsvorsorge. In Arno Elmer & David Matusiewicz (Hg.), Die digitale Transformation der Pflege: Wandel, Innovation, Smart Services (S. 277–282). MWV.
Schmucker, Rolf (2020). Arbeitsbedingungen in Pflegeberufen. In Klaus Jacobs, Adelheid Kuhlmey, Stefan Greß, Jürgen Klauber & Antje Schwinger (Hg.), Pflege-Report 2019: Mehr Personal in der Langzeitpflege – aber woher? (S. 49–60). Springer.
Schröder, Rudolf (2019). Einleitung. In Rudolf Schröder (Hg.), Berufliche Orientierung in der Schule: Gegenstand der ökonomischen Bildung (S. 1–5). Springer VS. https://doi.org/10.1007/978-3-658-24197-1_1
Schröder, Rudolf & Fletemeyer, Tina (2019). Berufliche Orientierung im allgemeinbildenden Schulwesen vor dem Hintergrund bildungstheoretischer und schulpädagogischer Aspekte. In Rudolf Schröder (Hg.), Berufliche Orientierung in der Schule: Gegenstand der ökonomischen Bildung (S. 9–27). Springer VS.
Schröer, Laura, Radunovic, Chiara & Völz, Silke (2022). Forschung Aktuell 08/22. Forschung Aktuell, 1–18. https://doi.org/10.53190/fa/202208
Schwanda, Manuel (2016). Testung der Inhaltsvalidität eines Messinstrumentes anhand des Content Validity Index. https://doi.org/10.6094/KlinPfleg.2.31
Schwierk, Sam, Schön, Isabel & Klie, Thomas (2024). »Das war mein Traumberuf«: Interviews mit Pflegenden aus der Baby-Boomer-Generation. In Thomas Klie (Hg.), Pflegereport 2024: Die Baby-Boomer und die Zukunft der Pflege – Beruflich Pflegende im Fokus (S. 122–214). medhochzwei.
Schwulenberatung Berlin (2024). Vielfalt in der Pflege: Ein Praxis-Leitfaden für stationäre und ambulante Dienste. Schwulenberatung Berlin.
Sektion Historische Pflegeforschung der DGP e. V. (2019). Geschichte der Pflege in der generalistischen Pflegeausbildung: Positionspapier. https://dg-pflegewissenschaft.de/wp-content/uploads/2019/04/2019_03_29-Pflegegeschichte-im-Curriculum-final.pdf [16.06.2024].
Sellemann, Björn (2023). Digitalisierung und künstliche Intelligenz in der Pflege – Hype oder Hope? In Johanne Pundt & Michael Rosentreter (Hg.), Pflege dynamisch vorwärtsgerichtet: Aktuelle Tendenzen (S. 287–313). APOLLON University Press.
Senghaas, Monika & Struck, Olaf (2023). Arbeits- und Personalsituation in der Alten- und Krankenpflege. Wie beurteilen Beschäftigte und Führungskräfte Be-

lastungsfaktoren, Ressourcen und Handlungsmöglichkeiten? IAB. https://doi.org/10.48720/IAB.FB.2308

Sieger, Margot & Rustemeier-Holtwick, Annette (2021). Neue digital gestützte Bildungskonzepte in der klinischen Versorgung. In Manfred Hülsken-Giesler, Susanne Kreutzer & Nadin Dütthorn (Hg.), Neue Technologien für die Pflege. Grundlegende Reflexionen und pragmatische Befunde. (S. 341–362). V & R unipress.

Slotala, Lukas, Noll, Nadja, Klemm, Matthias & Bollinger, Heinrich (2022a). Einleitung: Die Internationalisierung der beruflichen Pflege in Deutschland. In Lukas Slotala, Nadja Noll, Matthias Klemm & Heinrich Bollinger (Hg.), Mabuse Wissenschaft: Bd. 129. Die Internationalisierung der beruflichen Pflege in Deutschland (S. 9–25). Mabuse.

Slotala, Lukas, Noll, Nadja, Klemm, Matthias & Bollinger, Heinrich (Hg.) (2022b). Die Internationalisierung der beruflichen Pflege in Deutschland. Mabuse.

Sommer, Ilka & Nussbaum Bitran, Ilana (2022). Die Anerkennung und Anwerbung von Pflegefachkräften aus dem Ausland: ökonomisch notwendig oder ethisch fraglich? In Lukas Slotala, Nadja Noll, Matthias Klemm & Heinrich Bollinger (Hg.), Die Internationalisierung der beruflichen Pflege in Deutschland (S. 161–182). Mabuse.

Song, Hummy, Ryan, Molly, Tendulkar, Shalini, Fisher, Josephine, Martin, Julia, Peters, Antoinette S., Frolkis, Joseph P., Rosenthal, Meredith B., Chien, Alyna T. & Singer, Sara J. (2017). Team dynamics, clinical work satisfaction, and patient care coordination between primary care providers: A mixed methods study. Health care management review, 42(1), 28–41. https://doi.org/10.1097/HMR.0000000000000091

SPD, Bündnis 90/Die Grünen & FDP (2021). Mehr Fortschritt wagen – Bündnis für Freiheit, Gerechtigkeit und Nachhaltigkeit: Koalitionsvertrag 2021–2025 zwischen der Sozialdemokratischen Partei Deutschlands (SPD), Bündnis 90/Die Grünen und den Freien Demokraten (FDP). SPD, Bündnis 90/Die Grünen & FDP.

Stagge, Maya (2022). Teamentwicklung in multikulturellen Pflegeteams. In Lukas Slotala, Nadja Noll, Matthias Klemm & Heinrich Bollinger (Hg.), Die Internationalisierung der beruflichen Pflege in Deutschland (S. 207–223). Mabuse.

Statistisches Bundesamt (2022). Pflegestatistik 2021: Pflege im Rahmen der Pflegeversicherung. Statistisches Bundesamt.

Statistisches Bundesamt (2023a). 7 % weniger neue Ausbildungsverträge in der Pflege im Jahr 2022: Pressemitteilung Nr. 295 vom 27. Juli 2023. Statistisches Bundesamt. https://www.destatis.de/DE/Presse/Pressemitteilungen/2023/07/PD23_295_212.html [16.06.2024].

Statistisches Bundesamt (2023b). Auszubildende in Pflegeberufen mit neu abgeschlossenem Ausbildungsvertrag: Bundesländer, Stichtag, Erhalt von Fördermitteln: [21241-0024-DLAND]. Genesis Datenbank. Statistisches Bundesamt.

Statistisches Bundesamt (2023c). Auszubildende in Pflegeberufen mit neu abgeschlossenem Ausbildungsvertrag: Deutschland, Stichtag, Altersgruppen [Ergebnis 21241–0003].: Genesis Datenbank. Statistisches Bundesamt.

Statistisches Bundesamt (2023d). Demografischer Wandel: Anteil der Bevölkerung ab 65 Jahren von 1950 bis 2021 von 10 % auf 22 % gestiegen: Pressemitteilung Nr. N033 vom 7. Juni 2023. Statistisches Bundesamt. https://www.destatis.de/DE/Presse/Pressemitteilungen/2023/06/PD22_N033_12.html [16.06.2024].

Statistisches Bundesamt (2023e). Psychische Erkrankungen waren 2021 die häufigste Ursache für Krankenhausbehandlungen von 10- bis 17-Jährigen: Pressemitteilung Nr. N042 vom 13. Juli 2023. Statistisches Bundesamt. https://www.destatis.de/DE/Presse/Pressemitteilungen/2023/07/PD23_N042_231.html [16.06.2024].

Statistisches Bundesamt (2023f). Statistik nach der Pflegeberufe-Ausbildungsfinanzierungsverordnung 2022. Statistisches Bundesamt.

Statistisches Bundesamt. (2024a). 15. koordinierte Bevölkerungsvorausberechnung: Annahmen und Ergebnisse. Statistisches Bundesamt. https://www.destatis.de/DE/Themen/Gesellschaft-Umwelt/Bevoelkerung/Bevoelkerungsvorausberechnung/begleitheft.html?nn=208696 [16.06.2024].

Statistisches Bundesamt (2024b). Demografische Aspekte: Demographischer Wandel und Bevölkerungszahl. Statistisches Bundesamt. https://www.destatis.de/DE/Themen/Querschnitt/Demografischer-Wandel/textbaustein-taser-blau-bevoelkerungszahl.html?nn=238640 [16.06.2024].

Statistisches Bundesamt (2024c). Migration in Zeiten des demografischen Wandels. Statistisches Bundesamt.https://www.destatis.de/DE/Themen/Querschnitt/Demografischer-Wandel/Aspekte/demografie-migration.html [16.06.2024].

Statistisches Bundesamt (2024d). Migration und Integration: Bevölkerung in Privathaushalten nach Migrationshintergrund und Altersgruppen. Statistisches Bundesamt. https://www.destatis.de/DE/Themen/Gesellschaft-Umwelt/Bevoelkerung/Migration-Integration/Tabellen/migrationshintergrund-alter.html [16.06.2024].

Statistisches Bundesamt (2024e). Pflegekräftevorausberechnung: Berichtszeitraum 2024–2070. Statistisches Bundesamt.

Steinhöfel, Cindy, Croy, Katharina von & Vogel, David (2023). Klimabezogene Gesundheitskompetenz: eine originäre Aufgabe für Pflegefachpersonen. In Viviane Scherenberg & Johanne Pundt (Hg.), Klima- und Gesundheitsschutz: Planetary-Health-Lösungsansätze (S. 315–330). APOLLON University Press.

Stemmer, Renate (2021). Beruflich Pflegende – Engpass oder Treiber von Veränderungen? In Klaus Jacobs, Adelheid Kuhlmey, Stefan Greß, Jürgen Klauber & Antje Schwinger (Hg.), Pflege-Report: Bd. 2021. Sicherstellung der Pflege: Bedarfslagen und Angebotsstrukturen (S. 173–184). Springer. https://doi.org/10.1007/978-3-662-63107-2_12

Stiftung ZQP (2023). Über die Forschungsdatenbank. ZQP. https://forschungsdatenbank.zqp.de/ueber-die-forschungsdatenbank [16.06.2024].

Stiftungsallianz (2020). Pflege kann mehr! Positionspapier der Stiftungsallianz für eine neue Rolle der professionellen Pflege im Gesundheitswesen. Pflege & Gesellschaft, 25(1), 78–85.

Su, Ya, Wu, Xi Vivien, Ogawa, Natsuka, Yuki, Michiko, Hu, Yun & Yang, Yan (2022). Nursing skills required across natural and man-made disasters: A scoping review. Journal of advanced nursing, 78(10), 3141–3158. https://doi.org/10.1111/jan.15337

Telieps, Johanna, Peters, Miriam, Falkenstern, Malte & Saul, Surya (2022). Kompetenzen für die Digitalisierung in der pflegeberuflichen Bildung. Wissenschaftliche Diskussionspapiere: Bd. 239. Budrich.

Teubner, Christian & Suhr, Ralf (2017). Stand der Pflegeforschung in Deutschland – ein Überblick. In Anke Simon (Hg.), Akademisch ausgebildetes Pflegefachpersonal: Entwicklung und Chancen (S. 101–111). Springer. https://doi.org/10.1007/978-3-662-54887-5_8

Tezcan-Güntekin, Hürrem (2021). Kulturelle Diversität in der Pflege – Bedeutung einer diversitätssensiblen Pflege für die Vermeidung freiheitsentziehender Maßnahmen. In Marco Bonacker & Gunter Geiger (Hg.), Migration in der Pflege: Wie Diversität und Individualisierung die Pflege verändern (S. 51–78). Springer. https://doi.org/10.1007/978-3-662-61936-0_3

Think Tank Vorbehaltsaufgaben & Deutsche Gesellschaft für Pflegewissenschaft e. V. (2024). Vorbehaltsaufgaben der Pflege: Pflegewissenschaftliche und pflegerechtliche Grundlegung und Einordnung. Deutsche Gesellschaft für Pflegewissenschat e. V. https://dg-pflegewissenschaft.de/wp-content/uploads/2024/03/Vorbehaltsaufgaben-_Broschuere-DGP-1.pdf [16.06.2024].

United Nations Office for Disaster Risk Reduction (2015). Sendai Framework for Disaster Risk Reduction 2015 – 2030. UNDRR.

Urban, Hans-Jürgen & Ehlscheid, Christoph (2020). Generationengerechtigkeit: Grenzen und Potenziale eines sozialpolitischen Kernbegriffs. Aus Politik und Zeitgeschichte (APuZ), 70(52-53), 25–30.

Veenema, Tener Goodwin (2018). Disaster Nursing and Emergency Preparedness, Fourth Edition (4th ed.). Springer.

Vogel, Thomas, Wéber, Júlia & Gahlen-Hoops, Wolfgang von (2023). Naturbildung im Beruf? Zum Naturverständnis von Auszubildenden – Befunde der Untersuchung »Naturbildung im Beruf« (NaBiBer) in Mecklenburg-Vorpommern. In Iris Pfeiffer & Heiko Weber (Hg.), AGBFN: Bd. 31. Zum Konzept der Nachhaltigkeit in Arbeit, Beruf und Bildung: Stand in Forschung und Praxis (S. 303–325). Budrich.

Vossenkuhl, Andreas (2018). (Berufs-)Schulpflicht in Deutschland. BWP, 39(6) (2010), 53–54.

Walkenhorst, Ursula & Hollweg, Wibke (2023). Interprofessionelles Lehren und Lernen in den Gesundheitsberufen. In Ingrid Darmann-Finck & Karl-Heinz Sahmel (Hg.), Springer Reference Pflege – Therapie – Gesundheit. Pädagogik im Gesundheitswesen (S. 303–318). Springer. https://doi.org/10.1007/978-3-662-66832-0_18

Walter, Benjamin, Albers, Albert, Schelleis, Alexandra & Kurrle, Armin (2017). Efficient Use of Sounding Board Method at Project Milestones and its Potentials for Virtualization. Procedia CIRP, 60, 284–289. https://doi.org/10.1016/j.procir.2017.02.004

Wecht, Daniel (2021). Pflegeberufereform – Erwartungen und Herausforderungen: Beruf im Wandel [Nursing profession reform-expectations and challenges: A profession in transition]. Der Urologe. Ausg. A, 60(8), 1054–1060. https://doi.org/10.1007/s00120-021-01609-2

Wehrstedt von Nessen-Lapp, Nora & Wiedermann, Anja (2023). Was bewirkt eine Pflegekammer für die Berufsgruppe? Pro und Kontra der Pflegekammer. In Johanne Pundt & Michael Rosentreter (Hg.), Pflege dynamisch vorwärtsgerichtet: Aktuelle Tendenzen (S. 85–109). APOLLON University Press.

Weidner, Frank (2015). Der große Bluff der Kammergegner. Die Schwester, der Pfleger, 54(10), 71–73.

Weidner, Frank (2022). Positionen und Perspektiven im Akademisierungsdiskurs zur Pflege. Gesundheits- und Sozialpolitik, 76(4-5), 23–29.

Weidner, Frank, Harder, Nelly & Schubert, Christina (2024). VAPiK – Vorbehaltsaufgaben der Pflege im Krankenhaus: Abschlussbericht. DIP.

Weidner, Frank & Schubert, Christina (2022). Die erweiterte pflegerische Versorgungspraxis: Abschlussbericht der begleitenden Reflexion zum Förderprogramm »360° Pflege – Qualifikationsmix für Patient:innen – in der Praxis«. Deutsches Institut für angewandte Pflegeforschung e.V.

Weiss, Veronika, Vieback, Linda, Brand, Lisa-Marie & Brämer, Stefan (2022). Digitale Kompetenzen von Schülerinnen und Schülern in der schulischen Ausbildung der Pflege- und Gesundheitsfachberufe. In Peter Schlögl, Georg Tafner, Annette Ostendorf, Julia Bock-Schappelwein & Franz Gramlinger (Hg.), Wie wollen wir arbeiten? Berufliches Lernen zwischen Tradition und Transformation: Beiträge zur 7. Berufsbildungsforschungskonferenz (BBFK). wbv. https://doi.org/10.3278/6004914w077

Weltgesundheitsorganisation (2019). Gesundheitshinweise zur Prävention hitzebedingter Gesundheitsschäden: Neue und aktualisierte Hinweise für unterschiedliche Zielgruppen. WHO.

Welz-Spiegel, Claudia & Spiegel, Frank (Hg.) (2023). Interprofessionelles Management im Gesundheitswesen. Springer. https://doi.org/10.1007/978-3-662-67654-7

Winklmayer, Claudia, Matthies-Wiesler, Franziska, Muthers, Stefan, Buchien, Sebastian, Kuch, Bernhard, Heiden, Matthias an der & Mücke, Hans-Guido (2023). Hitze in Deutschland: Gesundheitliche Risiken und Maßnahmen zur Prävention. RKI. https://doi.org/10.25646/11645

Winter, Werner (2024). Jung und alt: In Pflegeteams organisieren. Die Schwester, der Pfleger (2), 58–61.

Wissenschaftsrat (2022). HQGplus-Studie zu Hochschulischen Qualifikationen für das Gesundheitssystem – Update. https://www.wissenschaftsrat.de/download/2022/9541-22.html https://doi.org/10.57674/V8GX-DB45 [16.06.2024].

Wissenschaftsrat (2023). Perspektiven für die Weiterentwicklung der Gesundheitsfachberufe – Wissenschaftliche Potenziale für die Gesundheitsversorgung erkennen und nutzen. Wissenschaftsrat.

Witzel, Andreas & Reiter, Herwig (2022). Das problemzentrierte Interview – eine praxisorientierte Einführung. Juventa.

Wolf-Ostermann, Karin & Kremer-Preiß, Ursula (2022). Neue Wohnformen – ein Königsweg für die »Junge Pflege«? In Klaus Jacobs, Adelheid Kuhlmey, Stefan Greß, Jürgen Klauber & Antje Schwinger (Hg.), Pflege-Report 2022: Spezielle Versorgungslagen in der Langzeitpflege (S. 197–206). Springer Open. https://doi.org/10.1007/978-3-662-65204-6_13

World Health Organization (1988). Learning together to work together for health. WHO. https://apps.who.int/iris/bitstream/handle/10665/37411/WHO_TRS_769.pdf?sequence=1&isAllowed=y [16.06.2024].

World Health Organization (2010a). Framework for Action on Interprofessional Education & Collaborative Practice. WHO.

World Health Organization (2010b). WHO Global Code of Practice on the International Recruitment of Health Personnel. WHO. https://www.who.int/publications/i/item/wha68.32 [16.06.2024].

World Health Organization (2017). Enhancing the Role of Community Health Nursing for Universal Health Coverage. WHO.

World Health Organization (2019). Ten threats to global health in 2019. WHO. https://www.who.int/news-room/spotlight/ten-threats-to-global-health-in-2019 [16.06.2024].

World Health Organization (2021). The impact of COVID-19 on health and care workers: a closer look at deaths. WHO. https://iris.who.int/handle/10665/345300 [16.06.2024].

World Health Organization (2023). Climate Change. WHO. https://www.who.int/news-room/fact-sheets/detail/climate-change-and-health [16.06.2024].

Zeyer-Gliozzo, Birgit (Hg.) (2022). Research. Digitalisierung und die Rolle von Weiterbildung. Springer. https://doi.org/10.1007/978-3-658-41722-2

Zimmermann, Markus, Herzberg, Jana, Meister, Christiane, Rester, Christian, Schellhoff, Melanie & Gahlen-Hoops, Wolfgang von (2022). Angekommen im

Pflegestudium? Studienmotivation und erste Erfahrungen Pflegestudierender mit dem Studium der Pflege nach Einführung des Pflegeberufegesetzes. Pädagogik der Gesundheitsberufe, 9(2), 115–127.

Zink, Julia, Christ, Linda, Polenske, Cindy & Boddez, Maria (2019). Digitalisierung der Pflege aus Sicht der Generation Y. In Arno Elmer & David Matusiewicz (Hg.), Die digitale Transformation der Pflege: Wandel, Innovation, Smart Services (S. 71–76). MWV.

Bildnachweise

Titelbild: Eugenesergeev – stock.adobe.com/Monkeybusinessimages – stock.adobe.com
Abb. 1: eigene Darstellung
Abb. 2: eigene Darstellung
Abb. 3: eigene Darstellung
Abb. 4: eigene Darstellung
Abb. 5: eigene Darstellung
Abb. 6: eigene Darstellung
Abb. 7: eigene Darstellung
Abb. 8: eigene Darstellung
Abb. 9: eigene Darstellung
Abb. 10: eigene Darstellung
Abb. 11: eigene Darstellung
Abb. 12: Statistisches Bundesamt, 2023d
Abb. 13: eigene Darstellung unter Verwendung von ©Symbol erstellt von edit.im von www.flaticon.com
Abb. 14: Statistisches Bundesamt, 2024e
Abb. 15: eigene Darstellung
Abb. 16: eigene Darstellung
Abb. 17: eigene Darstellung unter Verwendung von https://www.flaticon.com/de/kostenlose-icons
Abb. 18: eigene Darstellung unter Verwendung von Layerace by freepik.com
Abb. 19: eigene Darstellung unter Verwendung von Icons: freepik.com/Peerapak Takpho flaticon.com/Kerismacher flaticon.com freepik.com
Abb. 20: eigene Darstellung
Abb. 21: eigene Darstellung unter Verwendung von Icons: freepik.com/Vektoren: pch.vector freepik.com
Abb. 22: eigene Darstellung
Abb. 23: eigene Darstellung
Abb. 24: eigene Darstellung
Abb. 25: eigene Darstellung

Abb. 26: eigene Darstellung
Abb. 27: eigene Darstellung